Marion von Gratkowski

Zwillinge doppelt so schön & halb so schlimm

Für meine Zwillinge
Maximilian und Constantin
und ihren kleinen, großen Bruder Nicolai

3. Auflage bereits im März 2011

Lutz von Gratkowski Verlag
Postfach 40 11 11
D-86890 Landsberg
Tel. 0049-8191-966 739
info@twins.de
www.twins.de
Fotos: privat
Titelfoto: Fotostudio Petra Kraus, Lauf
Zeichungen: Uta Knyrim, Erfurt
Druckerei: Druckerei Holzmann, Bad Wörishofen
1. Auflage März 2010/2. Auflage Oktober 2010
3. Auflage März 2011
ISBN 978-3-927058-12-5

LvG

Herzlichen Glückwunsch!

Sie erwarten Zwillinge und Sie haben sich das richtige Buch gekauft!

Sicher kommen Sie direkt vom Arzt, der Ihnen breit grinsend erklärt hat: »Herzlichen Glückwunsch, Sie bekommen Zwillinge!« Kein Grund zur Panik. Den ersten Schritt in die richtige Richtung haben Sie getan. Sie haben sich dieses Buch gekauft. Gute Information ist wichtig, denn so vermeiden Sie Fehler (zum Beispiel beim Kauf eines Zwillingskinderwagens) und können unbegründete Ängste abbauen oder ganz vermeiden. Aber auch, wenn Ihre Zwillinge schon da sind, kann Ihnen dieses Buch nutzen. Die Schwangerschaftsseiten überblättern Sie einfach und gehen gleich zu den praktischen Tipps ab Seite 58.

Wahrscheinlich war das Buch in Ihrer Buchhandlung nicht gleich vorrätig - Zwillinge sind ja immer noch ein eher seltenes Ereignis. Und wenn Sie es jetzt zum erst Mal in den Händen halten, bekommen Sie vielleicht einen gehörigen Schreck (den zweiten nach dem Arztbesuch) - 256 Seiten? Waaaas? Kann man so viel schreiben über Zwillinge? Sind die wirklich so kompliziert in der Handhabung?

Nein, keine Angst. Nicht alle Kapitel in diesem sehr ausführlichen Ratgeber zum Thema Zwillinge sind für alle Zwillingsmütter und -väter gedacht und auch nicht geeignet. Betrifft Sie ein Kapitel nicht, überblättern Sie es einfach. Sind Sie ein eher ängstlicher Typ, der sich Sorgen macht, was auf Sie zukommen könnte, lesen Sie in der Schwangerschaft am besten nur die Kapitel, die für die Vorbereitung wichtig sind: Schwangerschaft und Geburt, Vorbereitung auf das Stillen, sinnvolle Anschaffungen. Alles andere braucht Sie jetzt noch nicht zu interessieren.

Sieht es nach einer Frühgeburt aus oder haben Sie bereits Zwillinge als Frühchen geboren, können Sie Ihre Nase in die betreffenden Seiten stecken. Sind Sie von dieser Thematik nicht betroffen, überspringen Sie dieses Kapitel einfach.

»Zwillinge - doppelt so schön & halb so schlimm« soll Ihnen helfen, den nicht immer ganz stressfreien Alltag mit Ihren Kindern mehr zu genießen, manches Problem leichter zu nehmen, Gleichgesinnte (= Gleichbetroffene) zu finden und durch den Kontakt zu diesen, die eigenen Schwierigkeiten auf ein anderes - normales - Niveau zu senken.

Zwillinge sind etwas ganz Tolles! Lassen Sie sich nicht beirren, wenn „Besserwisser" etwas anderes behaupten. Und lassen Sie sich auch nicht beirren von den vielen Problemen, die im Folgenden beschrieben werden. Denn in diesem Ratgeber liegt der Schwerpunkt nicht auf den Problemen, sondern auf den Lösungen dafür.

Und beziehen Sie nicht gleich jedes Problem auf sich. Machen Sie's besser und informieren sich richtig, ohne dabei die Freude auf und an Ihren Zwillingen zu verlieren!

Landsberg, im März 2011

Marion von Gratkowski

PS. Das Buch wurde aufgrund des großen Erfolges bereits nach einem guten halben Jahr in zweiter Auflage herausgebracht. Und jetzt steht bereits eine dritte Auflage an. Natürlich wird das Buch immer überarbeitet und auf den neuesten Stand gebracht. Neu ist diesmal die große Kinderwagenübersicht im Anhang.

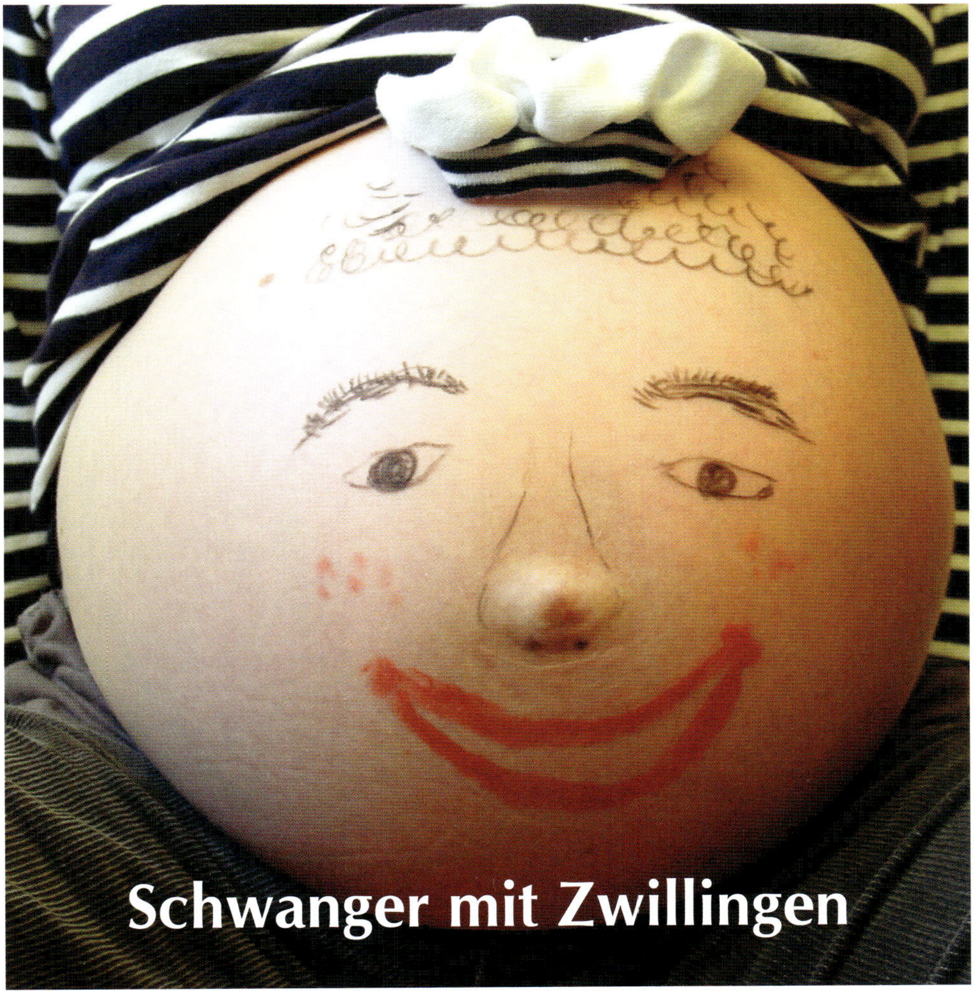

Schwanger mit Zwillingen

Wie entstehen Zwillinge? Gibt es Unterschiede zwischen der Schwangerschaft mit Zwillingen und der »einfachen« Schwangerschaft? Sind Zwillingsschwangerschaften grundsätzlich Risikoschwangerschaften? Welche Beschwerden machen Zwillingsschwangeren besonders zu schaffen? Geraten Zwillingsschwangere mehr aus dem seelischen Gleichgewicht? Und wie sehen die letzten wichtigen Vorbereitungen vor der Geburt aus?

Foto: Antje Kremer

Die Zwillinge werden entdeckt

Heute kann man meist schon in der 5. oder 6. Woche feststellen, dass Zwillinge zu erwarten sind. Denn in diesem Fall sieht der Arzt zwei Fruchtanlagen. Und auch Sie werden es dank moderner Ultraschalltechnik meistens gleich erkennen. Allerdings weiß man heute auch, dass sich manche Zwillingsanlagen wieder zurückbilden, das heißt, dass nur eine Einlingsschwangerschaft bestehen bleibt. Durch routinemäßige Ultraschalluntersuchungen gehen Wissenschaftler sogar davon aus, dass rund ein Achtel aller Schwangerschaften als Doppelschwangerschaft beginnt. So gesehen kommen auf jedes lebend geborene Zwillingspaar (derzeit etwa eine Zwillingsgeburt auf jede 85. Geburt; deutschlandweit etwa 11.500 Zwillinge pro Jahr) circa sechs Einzelkinder, die aus einer Zwillingsschwangerschaft übrig geblieben sind. Auf jeden Fall sollte sich Ihr Arzt mit der Diagnose »Zwillingsschwangerschaft« zurückhalten, bis beide Herzschläge zu sehen sind.

Noch vor vierzig Jahren erfuhren viele Zwillingseltern erst bei der Geburt vom doppelten Kindersegen. Damals waren die Ärztinnen und Ärzte weitgehend auf das angewiesen, was sie von außen ertasten konnten. Manchmal deutete auch schon der enorme Bauchumfang auf eine Zwillingsschwangerschaft hin. Oder aber es waren mehr oder weniger zufällig zwei verschiedene Herztöne zu hören. Doch oft überlagern sich diese, denn die Herzen der Babys können im gleichen Rhythmus schlagen.

Ein Zwilling versteckt sich

Heute kommt es so gut wie gar nicht mehr vor, dass eine Zwillingsschwangerschaft bis zur Geburt nicht entdeckt wird. Während der Vorsorge sind regelmäßige Ultraschalluntersuchungen vorgesehen und da wäre es schon sehr unwahrscheinlich, dass sich ein Zwilling dauerhaft verstecken kann. Früher waren unentdeckte Zwillinge keine Seltenheit. Für das nicht entdeckte Kind können Schwangerschaft und Geburt zahlreiche Gefahren mit sich bringen. Eine etwaige Unterversorgung während der Schwangerschaft oder ein Sauerstoffmangel während der Geburt werden nicht festgestellt und

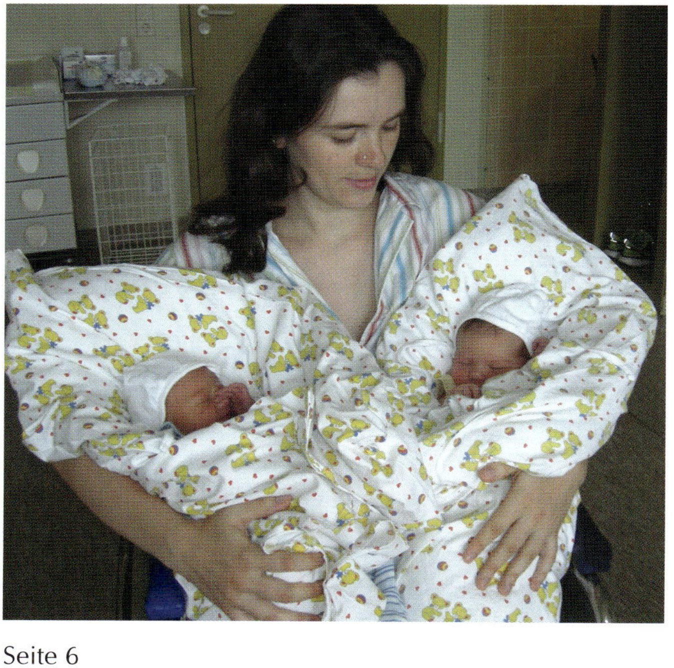

Schwer vorstellbar: Das Leben als Mutter (und Vater) eines Doppelpacks. Janine Kadel mit Liam und Flora.

Foto: Janine Kadel

PRAKTISCHE TIPPS: Erste Informationen suchen und viel fragen

Angst vor dem Unbekannten überwindet man am besten durch gute Information: Notieren Sie sich deshalb alle Fragen, die Sie an Ihre Gynäkologin oder Ihren Gynäkologen haben und die Sie beim nächsten Vorsorgetermin stellen möchten. Auf vieles finden Sie aber auch in diesem Buch eine Antwort. Seit einigen Jahren erweist sich auch das Internet als gute Informationsquelle. Geben Sie bei Google das Wort ›Zwillinge‹ ein – Sie werden eine Unmenge an Information finden, die aber auch selektiert sein will. Die wichtigsten Internetlinks deshalb im Anhang dieses Buches.

können demnach auch nicht behandelt werden. Im Fall von Drillingen oder gar Vierlingen werden die Kinder häufig erst nach und nach entdeckt, da sie einander überlagern können. Aber auch in diesem Fall führen die hochauflösenden Ultraschallgeräte, die heute benutzt werden, zu wesentlich genaueren Ergebnissen als noch vor zehn Jahren.

Wie häufig sind Zwillinge?

Heute weiß man, dass nahezu ein Achtel aller Schwangerschaften als Zwillingsschwangerschaft beginnt. Dass auf ein lebend geborenes Zwillingspaar sechs »überlebende Einlinge« kommen, die eigentlich Teil eines Zwillingspaares sind, liegt am Kontrollmechanismus des mütterlichen Organismus, der den Embryo auf genetische Anomalien »testet« und an einer Vielzahl weiterer Faktoren, die im einzelnen noch nicht genau erforscht sind. So gesehen sind 12 bis 15 Prozent aller Menschen eigentlich keine Einzelkinder, sondern nur der überlebende Teil einer Zwillingsschwangerschaft. Und das mit oft ungeahnten Folgen für die Psyche wie es im Buch »Das Drama im Mutterleib – Der verlorene Zwilling« (siehe Anhang) sehr interessant dargestellt wird.

Der erste Schreck, die erste Freude

Die meisten Schwangeren bekommen erst einmal einen ordentlichen Schreck, wenn sie erfahren, dass sie Zwillinge erwarten. Das ist ganz natürlich, und Sie brauchen sich dessen nicht zu schämen. Die Reaktionen auf den unverhofften Zuwachs können manchmal ziemlich heftig sein und reichen durchaus von Lachen bis Weinen.
Zwillinge sind ja nicht wirklich planbar und werfen nicht selten das Familienkonzept, die Pläne für weitere Berufstätigkeit, ja sogar den gesamten Lebensplan über den Haufen. Und da soll man dann gelassen bleiben?
Die Autoren einer Mehrlingsstudie, die die Allgemeine Rentenanstalt Lebens- und Rentenversicherungs-AG, Stuttgart, anläßlich ihres 150. Jubiläums in Auftrag gegeben hatte, sprachen sogar von einem »Schock«. In der Untersuchung, die Prof. Dr. Alfred Lorenzer vom Fachbereich Gesellschaftswissenschaften der Johann-Wolfgang-Goethe Universität Frankfurt durchführte, wurden 35 Zwillingsfamilien befragt. 20 bezeichneten die Überraschung, Zwillinge zu bekommen, klar als Schock.
Die Studie kommt jedoch auch zu dem beruhigenden Ergebnis: »Der erste Schreck sagt aber wenig darüber aus, wie er von den Betroffenen verarbeitet werden konnte. Es lässt sich nicht ableiten, dass die spontan Begeisterten auch die erfolgreicheren Zwillingseltern sein werden, ebensowenig ergibt das Material, dass die anfangs schockierten Mütter bzw. Eltern größere Probleme mit ihren Kinder haben, obgleich einige angeben, dass es einige Zeit gedauert und viel Kraft gekostet hat, die neue Situation zu akzeptieren.«

Wie reagieren die anderen?

Wenn Freundinnen, Freunde, Verwandte oder die Kolleginnen und Kollegen vom doppelten Kindersegen hören, freuen sich die meisten mit den werdenden Eltern und verfolgen gespannt den weiteren Verlauf der Schwangerschaft. Im Geburtsvorbereitungskurs werden Sie ebenfalls im Mittelpunkt stehen und auch in Ihrer Arztpraxis wird man Sie bei den routinemäßigen Vorsorgeuntersuchungen sicher bevorzugt behandeln. Sonnen Sie sich in dieser Aufmerksamkeit und gewöhnen Sie sich schon mal dran, denn diesen »Wundertier-Status« werden Sie nach der Geburt Ihrer Zwillingen erst recht nicht ablegen können. Die erhöhte Aufmerksamkeit, die Sie genießen, ist für eine Zwillings- oder gar Drillingsmutter auch immer eine kleine Entschädigung für die Extra-Beschwerden und den Stress, der mit dem Mehrfachnachwuchs einhergehen kann.
Es gibt natürlich auch Mitmenschen, die alles schlecht reden müssen. Die nur von Problemen mit Zwillingen und negativen Schwangerschaftsverläufen wissen. Besonders »nette« Zeitgenossen haben eventuell auch Kommentare wie »Wenn mir das passiert wäre, würde ich mich erschießen!« (alternativ dazu: »erhängen«) auf Lager. Schalten Sie die Ohren auf Durchzug (da können Sie schon mal für die späteren Schreiattakken Ihrer Zwillinge üben) und lassen Sie sich von so einem Geschwätz nicht negativ beeinflussen. Sehen Sie alles, was auf Sie zukommt, realistisch – oder besser: Sehen Sie's gelassen positiv.

Wie entstehen Zwillinge?

Eineiige Zwillinge (monozygote Zwillinge) entstehen durch Teilung aus einem einzigen befruchteten Ei. Sie sind mit identischen Erbanlagen versehen und stets gleichgeschlechtlich. Sie sehen sich sehr ähnlich, haben gleiches Haar (Farbe und Struktur) und gleiche Augen (Form und Farbe), sie weisen auch die gleichen Unregelmäßigkeiten am Gebiss auf, doch ihre Fingerabdrücke unterscheiden sich. Völlig identisch sind sie also nicht. Manche eineiige Zwillinge haben auch spiegelverkehrt angeordnete Merkmale – Haarwirbel, die sich in verschiedene Richtungen drehen, Muttermale auf zwei entgegengesetzten Seiten.
Eineiige Zwillinge machen jedoch nur etwa ein Viertel aller Zwillinge aus. Die Mehrzahl der Zwillinge ist zweieiig. Zweieiige Zwillinge (dizygote Zwillinge) sind Zwillingsgeschwister, die aus zwei verschiedenen Eizellen entstehen, die von je einer männlichen Samenzelle befruchtet werden. Im Körper einer Frau sind viele tausend Eianlagen vorhanden, doch nur etwa 500 davon gelangen je zur Reife. Während eine Eizelle reift, werden Hormone freigesetzt, die verhindern, dass ein weiteres Ei gleichzeitig zur Reife kommt.
Aber dieser Unterdrückungsmechanismus funktioniert eben nicht immer. Dann entwickeln sich zwei Eizellen gleichzeitig, die beide befruchtet werden und sich in die Gebärmutter einnisten können. Die Hälfte aller zweieiigen Zwillinge sind ein Junge und ein Mädchen, je 25 Prozent sind zwei Jungen und zwei Mädchen.
Neuerdings geht man davon aus, dass es noch eine dritte Art von Zwillingen gibt: Hierbei teilt sich die Eizelle schon vor der Befruchtung durch zwei unterschiedliche Spermien. Diese Zwillinge sind dann ähnlicher als normale Geschwister oder zweieiige Zwillinge und nicht ganz so identisch wie eineiige Zwillinge. Auch eine Befruchtung in zwei Monatszyklen ist theoretisch denkbar, aber sehr selten.
Und auch das ist möglich: Zwillinge können von verschiedenen Vätern stammen. Erst kürzlich ging eine solche Geschichte um die Welt - ein eifersüchtiger Türke hatte per DNA-Test feststellen lassen, dass eines der Kinder nicht von ihm stammen konnte. Die zwangsverheiratete Mutter der Kinder, hatte immer noch ein Verhältnis mit ihrer wahren Liebe. Ein Zwillingskind stammte vom ungeliebten Ehemann, das andere vom Freund.

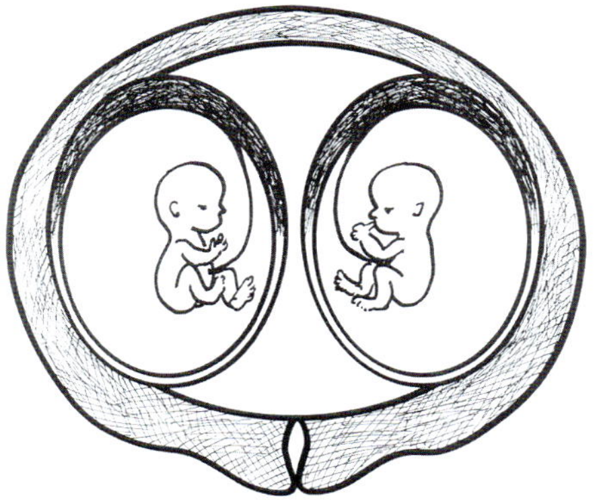

Zweieiige Zwillinge ganz getrennt untergebracht

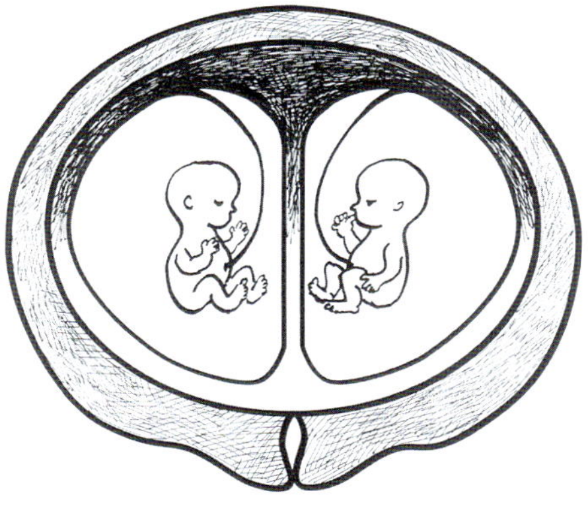

Eineiige Zwillinge mit getrennten inneren Eihäuten

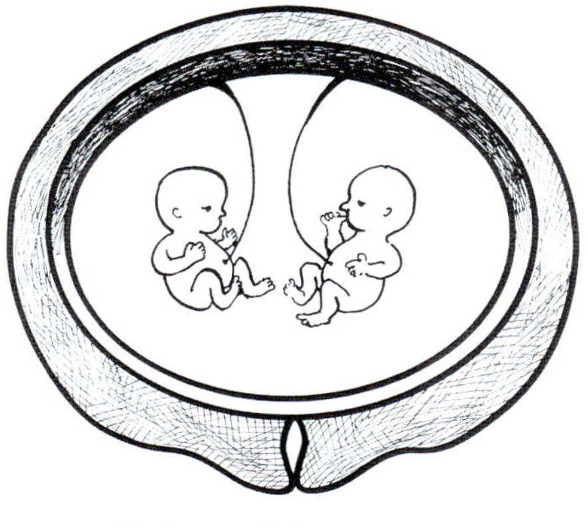

Eineiige Zwillinge in einer gemeinsamen Fruchthöhle

Zeichnungen: Uta Knyrim, Erfurt

Persönliche Erfahrungen: Kann man die Zwillinge spüren?

»Bei uns hießen die Zwillinge schon bald ›der Untere‹ und ›der Obere‹. Es war deutlich zu merken, welches Kind sich bewegte. Der Untere schien etwas ›braver‹ zu sein, wir erwarteten ein Mädchen, das sich nur durch etwas Schluckauf bemerkbar machte. Der ›Obere‹ zappelte viel und boxte, wenn ich etwas gegessen hatte. Das würde dann wohl ein Junge werden. Tatsächlich war der ›Untere‹ Maximilian, ein sehr wildes Kind, und der ›Obere‹ war Constantin, ein sehr zurückhaltender Junge.« (Marion v. G.)

Drillinge entstehen durch Teilung von Eizellen und/oder durch mehrere gleichzeitig reife Eizellen. Dabei gibt es verschiedene Kombinationen mit eineiigen und/oder zweieiigen Drillings- und Vierlingskindern. Eineiige Drillinge und Vierlinge gibt es, aber sie sind sehr selten.

Unterbringung und Versorgung im Mutterleib

Eineiige Zwillinge können je nach Teilungszeitpunkt in zwei getrennten Fruchtblasen, in einer gemeinsamen äußeren und zwei getrennten inneren Eihäuten oder in einer gemeinsamen Fruchtblase wachsen. Eine befruchtete Eizelle teilt sich nach 24 Stunden zum ersten Mal. Spaltet sich zu diesem frühen Zeitpunkt ein Keim ab, dann wachsen die Zwillinge mit jeweils einer eigenen Plazenta in je einer eigenen Fruchtblase heran. Diese frühe Teilung kommt jedoch sehr selten vor.
Sehr viel häufiger entstehen eineiige Zwillinge etwa um den sechsten Tag nach der Befruchtung. Bis zu diesem Stadium hat sich die Eizelle bereits mehrere Male geteilt und will sich in die Schleimhaut der Gebärmutter einnisten. Zwillinge, die zu diesem Zeitpunkt entstehen, haben nur eine Plazenta, eine gemeinsame äußere Eihaut und zwei getrennte innere Eihäute. Zwischen diesen Kindern bestehen häufig Gefäßverbindungen über die Plazenta. In diesem Fall besteht die Gefahr, dass sich ein sogenanntes Fetofetales Transfusionssyndrom (kurz: FFTS) herausbildet. Mehr dazu auf Seite 11.
Doch es gibt auch eineiige Zwillinge, die noch später entstehen. Hat sich das befruchtete Ei schon eingenistet, ist die Plazenta bereits angelegt und trennt sich der Keim erst jetzt ab, kommt es zu Zwillingen, die in einer Fruchtblase und mit einer (großen) Plazenta heranwachsen. Auch hier besteht die Gefahr eines FFTS. Allerdings ist die Variante mit nur etwa 1 Prozent die seltenste.
Bei zweieiigen Zwillingen laufen eigentlich zwei Schwangerschaften gleichzeitig ab. Jedes Kind wächst in seiner eigenen Fruchtblase heran und wird auch durch seine eigene Plazenta versorgt. Oft gehen auch beide Plazenten ineinander über, so dass sie sich wie eine gemeinsame, große Plazenta darstellen.

Es wird eng für die beiden

Während Einzelkinder etwa bis zum 6. Monat so viel Platz haben, dass sie sich frei bewegen können, wird es für Zwillinge im Bauch schon viel früher eng. Zwillingsmütter spüren die Bewegungen ihrer Kinder auch schon früher (etwa Ende des 4. Monats) als Frauen, die nur ein Baby erwarten. Andererseits werden die Bewegungen oft weniger heftig empfunden – für stärkere Tritte reicht der Platz nicht.
Die meisten Zwillinge wachsen in getrennten Fruchtblasen heran (nur etwa 1 Prozent - siehe oben - ist in einer gemeinsamen Fruchtblase untergebracht, man nennt sie »Mono-mono-Zwillinge«), und Fruchtwasser mildert die Tritte und Püffe, die sie sich gegenseitig verabreichen. Die Bewegungsfreiheit endet für Zwillinge ohnehin etwa ab der 30. Schwangerschaftswoche, dann nämlich sind sie zu groß (oder der Platz ist zu eng), um ihre Lage noch wesentlich zu ändern. Sie sitzen in der Gebärmutter fest – meist der eine auf der rechten und der andere auf der linken Seite. Bei Drillingen und Vierlingen wird es natürlich schon früher eng.
Teilen müssen Zwillinge aber nicht nur den Platz, sondern auch die Verpflegung. Vor allem, wenn sie durch eine gemeinsame Plazenta versorgt werden, besteht die Gefahr, dass der eine dem anderen etwas »wegnimmt«. Auch zwei einzelne Plazenten können zusammenwachsen, wenn sie dicht beieinander liegen, und damit besteht ebenfalls die Gefahr, dass ein Zwilling auf Kosten des anderen lebt.

NOCH MEHR INFO: Das Fetofetale Transfusionssyndrom

Von einem Fetofetalem Transfusionssyndrom spricht man, wenn einem Kind Blut zufließt und dem anderen entzogen wird. Im Extremfall kommt es zum Absterben des unterversorgten Zwillingskindes (»Donor«). Aber auch dem Baby, dem zuviel Blut zufließt (»Rezipient«), geht es nicht gut, das Zuviel an Blut führt zu einer Belastung des Herz-Kreislaufsystems und kann den Tod durch Herzversagen zur Folge haben. Indiz für das FFTS ist eine enormen Steigerung der Fruchtwassermenge, da der Empfänger des Blutes viel Harn und Fruchtwasser produziert, das einen erheblichen Druck auf den Muttermund ausübt.
Behandelt wird dieses Syndrom durch Entlastungspunktionen (zuviel Fruchtwasser wird abgesaugt), die mehrfach durchgeführt werden müssen. Die Schwangerschaft muss genauestens überwacht werden (eventuell stationäre Aufnahme in die Klinik). Dennoch sind Ultraschallaufnahmen natürlich immer nur Momentaufnahmen, und es dürfte nicht einfach sein, den Zeitpunkt zu finden, zu dem die Geburt möglicherweise eingeleitet werden muss. Es besteht auch die Möglichkeit, die Gefäße dieser miteinander verbundenen Zwillingskreisläufe mit Lasertechnik zu trennen. Dr. Kurt Hecher am Universitätsklinikum Hamburg-Eppendorf (UKE) hat große Erfahrungen und gute Erfolge damit. Verschiedene andere Universitätskliniken versuchen inzwischen, nachzuziehen, aber die meisten Erfolge und besten Apparaturen dazu sind immer noch in Hamburg.
Beim Fetofetalen Transfusionssyndrom sind die Zwillinge selbst vollkommen »normal«, die Probleme liegen in der Plazenta und führen häufig zu Fehlentwicklungen bei den Zwillingen. Das FFTS tritt nur bei eineiigen Zwillingen mit einer gemeinsamen Plazenta auf und entsteht wahrscheinlich bereits zum Zeitpunkt der Teilung des befruchteten Eis. Je später sich das befruchtete Ei teilt, desto größer die Probleme insgesamt und die Wahrscheinlichkeit für die Ausbildung eines FFTS.
Das FFTS tritt etwa bei 15 Prozent der eineiigen Zwillingsschwangerschaften mit einer gemeinsamen Plazenta auf. Tatsächlich könnte es noch häufiger vorkommen, aber nicht erkannt werden (Fehlgeburt).
Das Baby, das das Blut durch eine Gefäßverbindung zum anderen Zwillinge empfängt, also der Rezipient bekommt zuviel Blut. Deshalb muss sein Herz hart arbeiten, um es durch den Körper und die Plazenta zu pumpen. Das führt zu einer starken Belastung und Ermüdung des ungeborenen Kindes. Es könnte an Herzversagen sterben. Aufgrund des hohen Blutvolumens und -druckes uriniert der Rezipient sehr viel und produziert so eine große Menge Fruchtwasser. Dies kann bei einer Ultraschalluntersuchung (sichtbar gefüllte Harnblase des Ungeborenen, erhöhte Fruchtwassermenge) erkannt werden. Das betroffene Baby wächst meist schneller als der andere Zwilling.
Der andere Zwillinge, der sogenannte Donor, verliert Blut über die verbindenden Blutgefäße in Richtung Rezipient und erhält über eventuell vorhandene andere Blutgefäße nur wenig Blut zurück. Er leidet an einer Unterversorgung von Blut, an deren Folgen er sterben kann, wenn das FFTS nicht behandelt wird. Den Donor nennt man auch »Stuck Twin«, weil er kaum Fruchtwasser in seiner Fruchtblase hat und vom vermehrten Fruchtwasser des anderen an die Wand gedrückt wird. Wegen der geringen Menge Blutes, die er bekommt, uriniert er kaum, was ebenfalls im Ultraschall zu sehen ist und er ist meist der kleinere Zwilling.
Wenn das FFTS in der Mitte der Schwangerschaft festgestellt wird und nicht behandelt wird, liegt die Wahrscheinlichkeit, dass die Kinder nicht überleben werden bei 80 bis 100 Prozent insgesamt.
Die Anzeichen für das Vorliegen von FFTS sind eine für den Zeitpunkt der Schwan-

gerschaft überdurchschnittlich große Gebärmutter und damit zusammenhängende Beschwerden wie Atemnot, Spannungsgefühl oder Rückenschmerzen etc., Ultraschallbilder, die bei einer gemeinsamen Plazenta und gleichgeschlechtlichen Zwillingen die folgenden Merkmale zeigen: Deutlich zuviel Fruchtwasser in einer Fruchtblase und eine volle Harnblase dieses Kindes, deutlich zuwenig Fruchtwasser in der anderen Fruchtblase und eine leere Harnblase dieses Kindes, Anzeichen für Herzprobleme bei einem Zwilling (Klappeninsuffizienz, eventuelle Wasseransammlungen im Körper), starke Unterschiede im Größenwachstum der Zwillinge.
Bei einer Fruchtwasserentlastung wird eine Nadel durch die Gebärmutter in die Fruchtblase des Rezipienten eingeführt und Fruchtwasser abgelassen. Bei dieser Methode wird vor allem die Gefahr einer Frühgeburt reduziert, während die Belastung der Zwillinge durch das FFTS meist bleibt. Diese Therapie kann nahezu überall durchgeführt werden kann. Die Nachteile ist die bei einer jeden Amniozentese bestehende Gefahr der Fehlgeburt und dass sich an den Belastungen für die Zwillinge meist nichts ändert. Die Wahrscheinlichkeit, dass beide Zwillinge überleben liegt bei 42 Prozent, dass mindestens einer der Zwillinge überlebt bei 60 Prozent und dass keiner der Zwillinge überlebt bei 40 Prozent. Überlebende Kinder können neurologische Schäden mit Behinderungen unterschiedlichen Ausmaßes entwickeln (circa 20 Prozent).
Die Lasertherapie, die in Deutschland vor allem durch Prof. Kurt Hecher in Hamburg angewandt und bekannt gemacht wurde, versucht die Ursache für das FFTS zu beseitigen, in dem mittels eines Lasers die verbindenden Blutgefäße in der Plazenta unterbrochen werden und damit der Blutfluss vom Donor zum Rezipienten gestoppt wird. Der Vorteil: Die Ursache für die Belastung der Zwillinge kann beseitigt werden kann. Der Nachteil: Die Therapie wird nur in wenigen Kliniken in Europa durchgeführt und es müssen bestimmte medizinische Voraussetzungen vorliegen, damit die Lasertherapie durchgeführt werden kann. Die Schwangerschaft sollte die 25. Woche nicht überschritten haben. Bei einer Vorderwandplazenta oder vorhergegangenen Fruchtwasserentlastungen kann der Eingriff technisch schwieriger sein. Die Wahrscheinlichkeiten für das Überleben beider Zwillinge liegen hier bei 70 Prozent, dass mindestens ein Zwilling von beiden überlebt, bei 88 Prozent und die Überlebenschance bezogen auf alle Feten beträgt 79 Prozent. Allerdings besteht auch hier ein gegenüber einer normal verlaufenden Zwillingsschwangerschaft deutlich erhöhtes Risiko, dass überlebende Kinder neurologische Schäden mit Behinderungen unterschiedlichen Ausmaßes entwickeln, dieses scheint jedoch kleiner zu sein als nach Fruchtwasserentlastungen (circa 6 Prozent schwerwiegende Behinderungen).
Anlaufstellen für Informationen sind in erster Linie die betreuenden Ärzte und die Klinik für Geburtshilfe und Pränatalmedizin des Universitätsklinikums Hamburg-Eppendorf, wo Lasereingriffe durchgeführt werden können. In der Elterninitiative steht eine Mutter, die selbst einen Lasereingriff hatte und Zwillinge geboren hat, Eltern mit dieser Problematik für Gespräche zur Verfügung. Darüber hinaus gibt es im Internet englischsprachige Seiten von Selbsthilfe-Organisationen, die zu allen mit dem FFTS verbundenen Problemen sehr aktuelle Informationen und persönliche Unterstützung anbieten. (Adressen im Anhang)
Quelle: UKE, www.uke.uni-hamburg.de, Gabriele Bergert und Prof. Kurt Hecher.

Nur in 15 Prozent der Fälle kommt es zu einer Verbindung zwischen den Plazentakreisläufen. Mehr über das sogenannte Fetofetale Transfusionssyndrom (FFTS) im vorstehenden Kasten.
Es kommt auch vor, dass eine Plazenta an einer schlechter durchbluteten Stelle der Gebärmutter sitzt. Damit ist die Versorgung für einen Zwilling ebenfalls schlechter. Das schwächere Kind wird zwar bei der Geburt weniger wiegen als der stärkere Zwil-

ling (Gewichtsunterschiede können 1.000 Gramm und mehr betragen), doch das Längenwachstum ist von der unfreiwilligen »Fastenkur« während der Schwangerschaft meist nicht wesentlich beeinflusst. Die Entwicklung von Gehirn und Herz wird in dieser Situation durch eine Art Notversorgung gewährleistet, die beide vorrangig mit Sauerstoff beliefert, wenn ein Mangel droht.
Die Enge im Mutterleib muss aber nicht nur als Konkurrenz empfunden werden, sie kann auch besondere Nähe und Gemeinschaft bedeuten. Viele Zwillinge fühlen sich deshalb später auch erst in engem Hautkontakt (zum Beispiel im Bettchen) mit dem anderen Zwilling wirklich wohl und geborgen. Um mehr darüber zu erfahren, sollten Sie in die Thematik »vorgeburtliche Erfahrung« einsteigen und da bieten sich ganz sicher wieder das Buch »Das Drama im Mutterleib – der verlorene Zwilling«, (siehe Anhang), aber auch das Buch »Der verlorene Zwilling« von Evelyne Steinemann, Kösel Verlag, (mehr darüber ebenfalls im Anhang) an.

Vaginale Entbindung oder Kaiserschnitt?

Alle Zwillingsgeburten sind Risikogeburten. Das heißt aber nicht, dass alle Zwillinge per Kaiserschnitt geholt werden. Generell wird nach der 37. Schwangerschaftswoche eine vaginale Entbindung angestrebt, wenn das erste Kind in Schädellage liegt. Vor der 34. Woche ist unabhängig von der Lage der Kinder meist ein Kaiserschnitt angezeigt. Zwischen 34. und 37. Woche wird bei Steiß-/Steißlage, Steiß-/Schädel- und Schädel-/Steißlage mit dem Kaiserschnitt sehr großzügig verfahren. Etwa 50 Prozent aller Zwillinge liegen richtig, das heißt, beide Kopf nach unten in Schädellage. Oft ist der stärkere Zwilling (wenn es einen stärkeren gibt) in Führung, und das ist auch gut so: Er weitet die Geburtswege für sein Zwillingsgeschwisterchen, das dann mühelos hinausgleiten kann.
Liegt das erste Kind in Steißlage, wird bei einer Erstgebärenden meist ein Kaiserschnitt durchgeführt, bei Mehrgebärenden kommt es auf die Größe des ersten (bzw. auch des zweiten) Zwillings an und auf den Geburtsverlauf (etwa auf die Schnelligkeit der Eröffnung des Muttermundes). Wenn das erste Kind Kopf voran die Geburtswege weitet, wird das zweite als Steißlage meist auch vaginal geboren werden können. Manchmal dreht sich das zweite Kind (oder lässt sich drehen) noch in Schädellage, sobald das erste geboren ist. In manchen Fällen wird für das zweite Kind doch noch ein Kaiserschnitt gemacht, was aber bei vorausschauender Geburtsleitung sehr selten vorkommt. Manche Ärztinnen und Ärzte entscheiden auch nach dem Gewicht der Kinder, das anhand der per Ultraschall gemessenen Größe geschätzt werden kann:

Persönliche Erfahrungen: Sorgen und Angst um die Zwillinge

»Es ist hart, zu den Babys eine zuversichtliche, fröhliche Beziehung aufzubauen, wenn man nicht weiß, wie lange sie noch in der Gebärmutter bleiben oder ob es nicht schon bald zum Abbruch kommt. Leider fand auch bei uns nie eine psychologische Begleitung in dieser horrenden Leidensphase statt.« (Sigrun L.)
»Schon in der 15. Schwangerschaftswoche hatte ich das Glück, in die Hände der Perinatalstation der Klinik ‚UKE Hamburg' zu kommen. Das UKE führte gerade eine Studie zum Thema ‚Zwillingstransfusionssyndrom' durch und suchte hierfür noch Probanden. Und zwar Schwangere, die eineiige Zwillinge erwarten mit nur einer gemeinsamen Plazenta (monochorial). Nach Absprache mit meiner Arbeitgeberin, nahm ich begeistert teil. Schließlich ermöglichte mir die Teilnahme an der Studie regelmäßige zusätzliche Ultraschalluntersuchungen (Doppler-Sono). Ich war dort in der Betreuung von Herrn Prof. Hecher und einer sehr netten Ärztin, Frau Dr. Huber (die inzwischen leider nicht mehr im UKE ist), die meine Begeisterung, die Kinder zu ‚sehen' jedes Mal teilte.« (Urte R.)

Liegt das erwartete Geburtsgewicht unter 1.500 Gramm oder bestehen voraussichtlich Gewichtsunterschiede von mehr als 500 Gramm, werden die Ärzte eher zu einem Kaiserschnitt raten, anderenfalls kann vaginal entbunden werden. Kann der Kaiserschnitt längerfristig geplant werden, setzt man den Termin dafür meist in die 38. Schwangerschaftswoche an.
Als Risikogeburten werden Zwillingsgeburten sehr sorgfältig überwacht, deshalb sollten Sie sich auf etwas mehr Hightech einstellen (mehr darüber im Kapitel »Besonderheiten und mögliche Komplikationen«). Möglicherweise raten Ihnen manche Ärzte von vornherein zu einer Periduralanästhesie (PDA), die Ihre untere Körperhälfte vom Zwerchfell abwärts betäubt und somit gefühllos macht. Dann kann ein plötzlich notwendiger Kaiserschnitt ohne lange Vorbereitungen durchgeführt werden. Solche Notsituationen sind allerdings eher selten. Wenn die Geburt vorausschauend geleitet und begleitet wird, werden Komplikationen in der Regel so rechtzeitig erkannt, dass gar nicht erst ein Notkaiserschnitt unter entsprechender Hektik gemacht werden muss.
Mein Tipp: Machen Sie sich am besten keine allzu genauen Vorstellungen, wie die Geburt Ihrer Zwillinge verlaufen sollte. Dann sind Sie nicht so enttäuscht, wenn doch alles anders kommt. Erstens tut sich der leichter, der sich vorher richtig informiert hat und zweitens, derjenige, der sich trotzdem alle Möglichkeiten offen hält. Bei Drillingen wird in der Regel ein Kaiserschnitt geplant. Es hat jetzt allerdings kürzlich in der Klinik Köln-Holweide (Juli 2010) eine »natürliche« Drillingsgeburt (und alle wohl auf) gegeben.

Welche Frauen bekommen Zwillinge?

Sicher haben Sie sich schon gefragt »Wieso ich?«, »Wieso ich – wir haben doch keine Zwillinge in der Familie!« Frauen, die etwas älter sind und schon Kinder haben, können eher mit Zwillingen rechnen als sehr junge werdende Mütter. Denn das Hormon (FSH = Follikel stimulierendes Hormon), das die natürliche Reifung der Eianlagen während des Zyklus steuert, wirkt weniger zuverlässig, je älter die Frau ist. Deshalb sind die Chancen bei einer Frau von 35 Jahren sechsmal so groß wie bei einer

NOCH MEHR INFO: Vaginale oder Kaiserschnittentbindung?

Der korrekte Name einer relativ neuen Studie lautet »Twin Birth Study, Prospektiv randomisierte Multicenterstudie zur Beurteilung des optimalen Geburtsmodus bei Zwillingen«. Die Studie zum Thema »Zwillingsgeburten« geht von der Universität in Toronto, Kanada, aus. Die Abteilung University of Toronto‘s Maternal, Infant and Reproductive Health Research Unit (kurz MIRU) Maternal, Infant und Reproductive Health Research Unit forscht seit 1989.
Die Zwillingsstudie wurde vor dem Hintergrund, dass selbst Zwillinge, die mit mehr als 2.500 Gramm Geburtsgewicht geboren werden, höheren Risiken ausgesetzt sind als gleichschwere Einlinge, ins Leben gerufen. Mit Hilfe der Studie soll festgestellt werden, welche Geburtsart - vaginal oder geplanter Kaiserschnitt - die Chancen von Zwillingen verbessern kann. Die Forscher haben dabei auch im Auge, dass das Risiko vor allem für den zweitgeborenen Zwilling deutlich höher ist. An der Studie können nur Frauen teilnehmen, die jenseits der 32. Schwangerschaftswoche schwanger sind, und deren Zwillinge nicht in einer gemeinsamen inneren Fruchthülle aufwachsen. Auch wenn ein Zwilling schwerstbehindert ist, so dass er voraussichtlich keine Überlebenschance hat, darf dessen Mutter nicht an der Studie teilnehmen.
Insgesamt haben sich 140 Geburtszentren in 30 Ländern dazu bereit erklärt, an der Studie mitzuwirken. Darunter zum Beispiel auch das Münchner Klinikum Großhadern. Erste Zwischenergebnisse der Studie sind in Kürze zu erwarten.

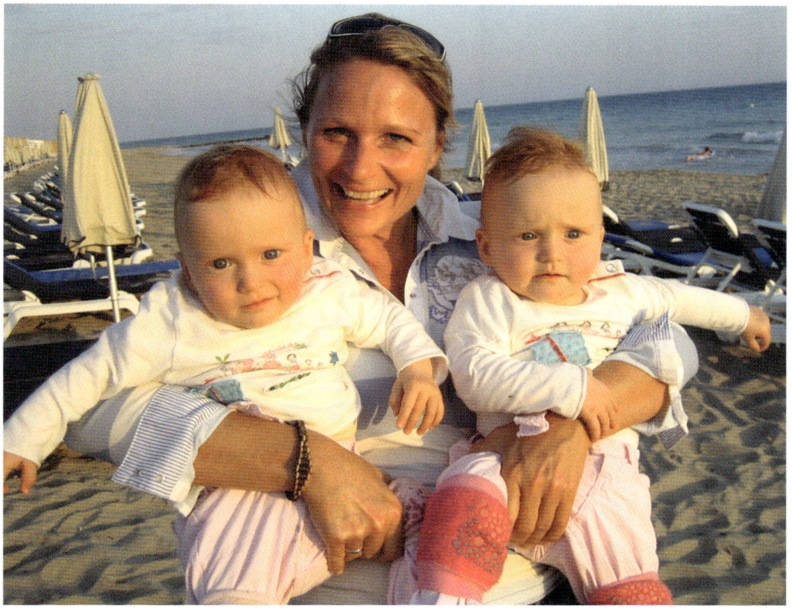

Die Architektin Antje Tschunt war bereits fast 40 als sie Ella und Selma bekam. Ein Alter, in dem sie die beiden nur genießen konnte. Das bisschen Stress steckte sie einfach weg.

Foto: Antje Tschunt

20jährigen, dass sie Zwillinge bekommt. Bis zum 35. Lebensjahr steigt die Kurve an, doch danach sinken die Chancen für doppelten Nachwuchs rapide. Die Chancen, eineiige Zwillinge zu bekommen, bleiben dagegen unabhängig vom Alter konstant. Wieso eineiige Zwillinge entstehen, ist wissenschaftlich nicht erforscht.

Dass die jahrelange Einnahme der Anti-Baby-Pille häufiger zu Mehrlingsschwangerschaften führen kann, ist nicht bewiesen. Allerdings kommt es aufgrund von Hormonbehandlungen zu Zwillings-, Drillings- bis hin zu Sechslingsschwangerschaften. Heute gibt es auch immer mehr Zwillinge und Drillinge, die durch »künstliche« Befruchtungsmethoden entstehen, weil ihre Mütter auf natürlichem Weg nicht schwanger werden können.

Unter den Drillings- und Vierlingsschwangerschaften entstehen bis zu 95 Prozent durch Hormonbehandlungen und andere Methoden (siehe Info auf Seite 18). Um die Chance einer Schwangerschaft zu erhöhen und die langwierige Prozedur nicht zu oft wiederholen zu müssen, werden den Frauen mehrere befruchtete Eizellen gleichzeitig eingesetzt. Was daraus wird, hängt davon ab, wie viele dieser Eizellen sich dann tatsächlich in der Gebärmutter einnisten.

Für die gängige Theorie, dass Zwillinge in der Familie erblich sind, gibt es immer noch keinen eindeutigen Beweis. Zwar kommt es in einigen Familien zu einer auffälligen Häufung von Zwillingsgeburten, doch konkrete Zusammenhänge (abgesehen von einer genetisch bedingten erhöhten FSH-Produktion) haben Wissenschaftlerinnen und Wissenschaftler bislang nicht nachweisen können. Schließlich spielen anscheinend auch noch regionale Faktoren eine Rolle. So gibt es in Finnland besonders viele Zwillinge (etwa bei jeder 59. Geburt). Hierzulande ist nur etwa jede 85. Geburt eine Zwillingsgeburt, allerdings ist diese Zahl stark gestiegen durch die künstlichen Befruchtungen und Hormonbehandlungen. Den Rekord hält Nigeria mit einer Zwillingsgeburt auf jede 22. Geburt.

Immer mehr Zwillinge durch »künstliche« Befruchtung

Heute ist die Zahl der Paare, die ungewollt kinderlos bleiben, ungewöhnlich hoch. So stellt die private Internetseite www.ungewollt-kinderlos.de fest, dass nahezu jedes

NOCH MEHR INFO: Folsäure steigert Zwillingsrate

Das Vitamin Folsäure ist für Zellwachstum verantwortlich und kann, wenn es vor oder in der Schwangerschaft eingenommen wird, die Rate von Neuralrohrdefekten senken. Eine mögliche Folge könnte allerdings die Zunahme von Mehrlingsgeburten sein, wie eine prospektive Kohortenstudie im Lancet (2006; 367: 1513-1519) ergab. Die Häufigkeit von Zwillingen ist keineswegs eine Naturkonstante, wie vielfach angenommen wird. In Japan sind Zwillinge mit einer Häufigkeit von 1 zu 200 extrem selten, bei den Yoruba, einem Stamm in Nigeria, soll jede sechste Schwangerschaft eine Mehrlingsschwangerschaft sein, was nicht allein auf genetische Unterschieden beruht. In Nigeria wird auch der Verzehr der Yam-Wurzel dafür verantwortlich sein. Denn wenn Yoruba-Frauen in die Stadt ziehen (und diese Wurzel nicht mehr so häufig oder gar nicht essen), sinkt auch die Häufigkeit von Zwillingen, wie Gary Steinman vom Long Island Jewish Medical Center in New York City im Editorial (Lancet 2006; 367: 1461-1462) berichtet.

Auch in Europa hat die Ernährung einen deutlichen Einfluss auf die Häufigkeit von Zwillingsschwangerschaften. Während der Mangeljahre des Zweiten Weltkriegs gab es nur wenige Zwillinge. Bei Veganern sind Mehrlingsgeburten fünfmal seltener als bei anderen Vegetariern oder Nicht-Vegetariern. Als Ursache vermutet Steinman eine niedrigere Konzentration des IGF (insulin-like growth factor) im Serum, was man sich in der Viehzucht zunutze macht. Durch Kreuzung wurden Stämme geschaffen, die besonders häufig zwei Kälber gebären. Die Tiere dieser Stämme haben bis zu 2-fach höhere IGF-Konzentrationen im Blut als andere.

Ein weiterer Grund ist Steinman zufolge die Verwendung von rekombinanten Wachstumshormonen in der Milchwirtschaft. Die Hormone steigern die Fleisch- und Milchproduktion, gelangen über diese Produkte aber auch in die menschliche Nahrung. In den USA, wo dies erlaubt ist, stieg die Rate der Zwillinge zwischen 1992 und 2001 um 32 Prozent, in Großbritannien, wo dies verboten ist, dagegen um 16 Prozent. Der zweite Grund für den Anstieg in den USA könnte die Einführung der Folsäuresubstitution im Mehl im Jahr 1998 sein.

In der Reproduktionsmedizin lässt sich der Zusammenhang am besten untersuchen. Paul Haggarty vom Rowett Research Institute und Mitarbeiter befragten deshalb 602 Frauen, die die Dienste der Aberdeen Reproduction Unit in Anspruch genommen hatten. Sie wurden nach der Einnahme von Folsäure und Vitamin B12 befragt. Außerdem wurden die Serumwerte bestimmt. Tatsächlich kam es bei Frauen mit einer hohen Folateinnahme, die zur Vermeidung von Neuralrohrdefekten empfohlen wird, häufiger zu Zwillingen, wenn zwei oder mehr Embryonen transferiert wurden. Die Wahrscheinlichkeit nahm mit dem Anstieg der Folsäurekonzentration im Serum kontinuierlich zu. Die Einführung der Folsäuresubstitution in Großbritannien würde jedes Jahr zu 600 zusätzlichen Zwillingsgeburten bei den Frauen führen, die mit reproduktionsmedizininischen Unterstützung (IVG, ICSI) schwanger werden.

7. Paar zeitweise nicht in der Lage ist, Kinder zu zeugen und zu bekommen. Beim Mann liegt eine eingeschränkte Zeugungsfähigkeit bereits vor, wenn im Spermiogramm weniger als 20 Millionen (!) mindestens zur Hälfte beweglicher und normal geformter Spermien je Milliliter zu finden sind. Männliche Infertilität ist bislang wenig erforscht. Ein Hodenhochstand in der Kindheit führt in 80 Prozent der Fälle zu einer eingeschränkten Zeugungsfähigkeit. Das fruchtbare Gewebe der Hoden wird häufig

durch Krampfadern zerstört, die wiederum durch zu enge Kleidung und Radsport begünstigt werden. Auch Rauchen schränkt die Durchblutung der Hoden ein und wirkt durch die Gifte fruchtbarkeitsmindernd. In circa 10 Prozent der Fälle sind genetische Ursachen wie das Klinefelter Syndrom u.a. nachweisbar. Der Mann braucht häufig lange, um einen kompetenten Arzt zu finden. Zuständig sind sowohl Urologen, Andrologen wie auch Dermatologen - und keiner richtig.

Bei der Frau spielt noch mehr als beim Mann der Faktor Alter eine große Rolle. Die Eizellqualität lässt im Lauf der Jahre deutlich nach, so dass nicht nur die Gefahr von Fehlbildungen ansteigt, sondern auch die Wahrscheinlichkeit der Entstehung und Einnistung eines gesunden Embryos (= Schwangerschaft) sich ab dem 25. Lebensjahr bis zum Ende des dreißigsten Lebensjahrzehnts auf 10 Prozent reduziert hat! Ältere Frauen brauchen im Schnitt deutlich länger bis sie schwanger werden - und das lange bevor die Wechseljahre einsetzen.

Während einer langen Verhütungsdauer steigt auch die Wahrscheinlichkeit, dass Unterleibsentzündungen vorgekommen sind, durch die Eileiter unbemerkt verkleben können. Ebenso können sich die schmerzhaften Gebärmutterschleimhautwucherungen, genannt Endometriose, im Laufe der Zeit immer weiter ausbreiten und die Fortpflanzungsorgane funktionsuntüchtig machen.

Hormonstörungen sind eine weitere häufige Ursache von Unfruchtbarkeit.

Zum Beispiel kann auch Amalgam, das in der Zahnmedizin verwendet wird, durch Anlagerung an der Hypophyse Zyklusstörungen verursachen. Extremer Stress und ungesunde Lebensweise können die Bereitschaft zur Schwangerschaft zumindest vorübergehend beeinträchtigen.

Es gibt viele Faktoren, die das empfindliche Gleichgewicht des Körpers stören können und viele Einflüsse sind leider nicht revidierbar. Weithin überschätzt werden einige wenige, sehr eng definierte Fälle psychisch bedingter Unfruchtbarkeit (zum Beispiel bei Magersucht), die auf circa 5 Prozent geschätzt werden.

In Deutschland sind fünf verschiedene Methoden der »künstlichen« Befruchtung möglich (siehe Info). Seit der Gesundheitsstrukturreform übernimmt die Solidargemeinschaft nur noch 50 Prozent aller Kosten für höchstens drei Versuche ICSI/IVF/Kryo. Die Zuzahlungshöchstgrenze von 2 Prozent des Einkommens gilt nicht für den Eigenanteil an den Kinderwunsch-Behandlungen.

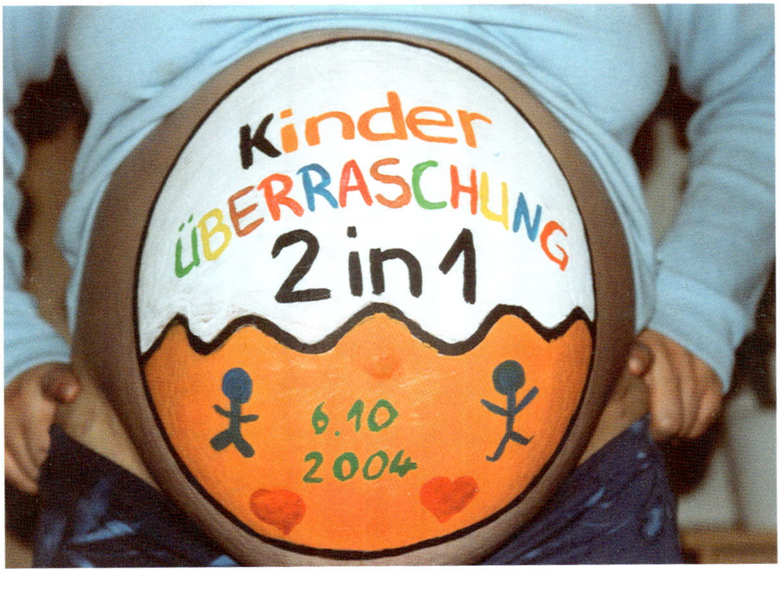

Bei der »künstlichen Befruchtung« ist es eher keine Überraschung, wenn sich zwei befruchtete Eizellen einnisten.

Foto: Nicole Grabow

Ungefähre Kosten nach EBM*):

- 2.200 bis 3.100 € pro IVF je nach Medikation
- 3.200 bis 4.300 € je ICSI bei jeweils durchschnittlich max. 20 Prozent »Baby-Take-home«-rate (ähnlich wie beim natürlichen Zeugungsakt)
- 200 - 600 € je Insemination (werden von den Kassen jedoch nach wie vor bis zu 8 mal übernommen)
- 700 - 1.200 € je Versuch Kryo-Konservierung

*)Die Kosten sind der Preisliste einer einzigen Praxis entnommen und variieren von Fall zu Fall.

NOCH MEHR INFO: »Künstliche« Befruchtung

Bei der assistierten Fertilisation passiert nichts »Künstliches«. In Deutschland praktizierte Methoden sind:

- **Insemination (mit oder ohne Stimulation): Sind die männlichen Samenzellen zu »schwach«, um den weiten Weg von Muttermund bis Gebärmutter zurückzulegen, können sie beim Eisprung per Injektion vom Arzt direkt in die Gebärmutter injiziert werden. Dies ist die einfachste Version der künstlichen Befruchtung.**

- **In-Vitro-Fertilisation (IVF): Hier wird der Weg vom Eierstock durch die Eileiter zur Gebärmutter, auf dem die Eizelle normalerweise befruchtet wird, überbrückt. Mit hormoneller Stimulation der Frau durch Spritzen wird die Reifung mehrerer Eizellen angeregt. Durch die Stimulation kann es zu Nebenwirkungen wie Wassereinlagerungen, Gefühlsschwankungen, Kopfschmerzen kommen. Die reifen Eizellen werden in einem ambulanten Eingriff durch die Scheide entnommen und im Reagenzglas mit dem Samen des Mannes zusammen gebracht. Nach 2 bis 5 Tagen werden die befruchteten Embryonen wieder in die Gebärmutter der Frau eingebracht (Transfer). Nach 14 Tagen bangen Wartens ist feststellbar, ob eine Einnistung erfolgte oder nicht. Das Verfahren wurde 1978 in England erstmals erfolgreich durchgeführt.**

- **Intracytoplasmatische Spermainjektion (ICSI): Seit etwa zehn Jahren erst gibt es die Therapie bei männlicher Infertilität. Auch hier muss sich die Frau der gleichen Prozedur unterziehen wie bei IVF. Hier wird jedoch eine einzelne Samenzelle dem Samenerguss des zeugungsunfähigen Mannes entnommen und mit einer Mikronadel direkt in die Eizelle injiziert um eine Befruchtung herbeizuführen. Eine ICSI ist also eine IVF plus Spermainjektion.**

- **ICSI nach Tese: Sind in der Samenflüssigkeit des Mannes überhaupt keine Samenzellen zu finden (Azoospermie) gibt es die Möglichkeit, diese in einem ambulanten Eingriff direkt aus dem Hodengewebe des Mannes zu entnehmen (Tese) und damit eine ICSI durchzuführen.**

- **Kryo-Transfer: Nicht transferierte befruchtete Eizellen können im vorembryonalen Stadium in flüssigem Stickstoff eingefroren und in einem anderen Zyklus eingesetzt werden.**

- **Heterologe Insemination: Wenn die anderen Verfahren bei männlicher Unfruchtbarkeit nicht möglich sind, nicht erfolgreich waren oder von dem Paar abgelehnt werden, gibt es die Möglichkeit einer Insemination mit Spendersamen aus einer Samenbank. Der Spender wird nach Ähnlichkeit mit der Blutgruppe und dem Aus-**

sehen des sozialen Vaters ausgewählt. In einem notariellen Vertrag übernimmt der soziale Vater bereits vor der Zeugung die väterliche Verantwortung. Das Kind hat ein Recht auf die Kenntnis seiner biologischen Herkunft. Bislang sind die Ärzte jedoch nicht verpflichtet, die Spenderakten bis zur Volljährigkeit des Kindes aufzubewahren.
Die Erfolgschancen auf eine Schwangerschaft variieren je nach Vorbedingungen und Alter der Patienten. Sie bewegen sich pro Versuch kaum höher als beim normalen Geschlechtsverkehr gesunder Paare zum Zeitpunkt des Eisprungs – also nur bei circa 25 Prozent. Da der Schwangerschaftstest sehr früh durchgeführt wird, werden auch frühe Frühgeburten registriert, so dass nur mit einer durchschnittlichen Geburtenrate von etwa 20 Prozent zu rechnen ist. Pessimistischen Schätzungen zufolge kann etwa der Hälfte aller Sterilitätspatienten mit künstlicher Befruchtung nicht geholfen werden.
Fehlbildungen und Fehlgeburten kommen bei allen Verfahren nicht deutlich häufiger vor als bei spontan eintretenden Schwangerschaften und werden häufig auf das höhere Alter der Gebärenden zurück geführt. 2002 kamen in Deutschland etwa 15.000 Kinder nach Anwendung oben genannter Techniken zur Welt. Es ist erlaubt, bis zu drei Embryonen auf einmal zu transferieren. Die Gefahr der Mehrlingsgeburten mit großen Gefahren für Mutter und Kind und hohen medizinischen Kosten für die Versorgung Frühgeborener ist dann um etwa das 20fache erhöht. Dass die Paare bei selbstgezahlten Versuchen häufiger bereit sind, mit dem Einsetzen von mehr als einer befruchteten Eizelle ein höheres Risiko einzugehen, versteht sich von selbst. **Quellen: Homepage des Universitätskliniken Hamburg, Frankfurt, Gießen, D.I.R., www.ungewollt-kinderlos.de**

Tipps für die Schwangerschaft

Bedauerlicherweise gibt es so gut wie keine populärwissenschaftliche Literatur über Zwillingsschwangerschaften und so können werdende Zwillingsmütter eigentlich nie so richtig abschätzen, wie hoch denn nun das Risiko tatsächlich ist. Das Risiko ist natürlich sehr individuell einzuschätzen. Dennoch möchte das folgende Kapitel Antworten auf diese Frage geben.
Nach ihren persönlichen Erfahrungen befragt, konnten vor allem erfahrene Mütter keine allzu gravierenden Unterschiede zwischen einer Einzelschwangerschaft und einer Zwillingsschwangerschaft feststellen. Da dürften erfahrene Ärzte allerdings widersprechen.

Vorsorge ist wichtig

Müssen Frauen, die Zwillinge erwarten, eigentlich öfter zur Vorsorgeuntersuchung? Ja und nein. Das hängt ganz vom Verlauf der Schwangerschaft, von den Beschwerden, aber auch von Ihrem jeweiligen Gynäkologen ab. Wenn Ihre Schwangerschaft ohne Komplikationen verläuft, werden Sie in der Regel, wie Einzelschwangere auch, alle vier Wochen zur Untersuchung bestellt. Ab der 30. Schwangerschaftswoche – bis dahin verlaufen Zwillingsschwangerschaften nicht unbedingt viel anders als Einzelschwangerschaften – wird Sie Ihre Ärztin oder Ihr Arzt vielleicht im Drei- oder Zwei-Wochen-Rhythmus sehen wollen. Insgesamt sind zehn Vorsorgeuntersuchungen in einer Schwangerschaft vorgesehen. Bei Zwillingen werden es natürlich mehr.
Wenn Sie Vertrauen in Ihre ärztliche Betreuung haben, werden Sie die Risiken der Zwillingsschwangerschaft weniger beunruhigen. Wenn Sie sich dagegen unverstanden oder schlecht behandelt fühlen, wechseln Sie ohne Hemmungen oder schlechtes Gewissen noch während der Schwangerschaft die Ärztin oder den Arzt.

Untersuchungen beim Vorsorgetermin

Bei jedem Arzttermin werden in der Schwangerschaft verschiedene Vorsorgeuntersuchungen wiederholt, um zu kontrollieren, ob die Entwicklung des Kindes und der Mutter normal ist: Messung des Körpergewichts und des Bauchumfangs der werdenden Mutter, Messung des Blutdrucks, Untersuchung des Urins auf Eiweiß, Zucker und Sedimente, Kontrolle des Gebärmutterstands, Kontrolle der kindlichen Herztöne, Kontrolle der Lage des Kindes bzw. der Kinder. Am Blutbild kann abgelesen werden, ob die Schwangere eventuell eine Eisentherapie mit Tabletten machen muss, im Urin lässt sich erhöhte Eiweißausscheidung (Hinweis auf Schwangerschaftsvergiftung – siehe auch HELLP-Syndrom auf Seite 27 ff.) nachweisen. Wasseransammlungen und Blutdruckerhöhung sind weitere Anzeichen einer beginnenden Toxikose, die meist erst im letzten Schwangerschaftsdrittel auftritt. Zucker im Urin kann auf einen bestehenden Schwangerschaftsdiabetes hinweisen.
Sollten bei Ihnen besondere medizinische Gründe vorliegen, können weitere Untersuchungen in der Schwangerschaft notwendig werden. Dazu gehören die Untersuchungen auf Toxoplasmose, ein AIDS- sowie Hepatitis-Test und bei genetischem Risiko auch eine humangenetische Beratung und/oder Untersuchung.

Die **Ultraschall-Untersuchungen** (auch Ultraschallscreening) bieten die Möglichkeit, die Babys in Ihrem Bauch zu beobachten und ihre Lage und Entwicklung zu überwachen. Für die werdenden Eltern ist es faszinierend und beglückend zu sehen, wie das Kind aussieht, sich bewegt und entwickelt. Für Zwillings- und Drillingseltern gibt die Ultraschalluntersuchung die zusätzliche Sicherheit, dass sich beide (alle drei) Kinder (gleich) gut entwickeln und zum Beispiel kein Problem mit einem FFTS besteht.
Im Rahmen der Mutterschaftsrichtlinien werden drei Ultraschall-Untersuchungen empfohlen:

Screening in der 9. bis 12. Woche
Screening in der 19. bis 22. Woche
Screening in der 29. bis 32. Woche

Was kann man im Ultraschall erkennen? Bei der ersten Ultraschall-Untersuchung wird noch über die Scheide untersucht und der richtige Sitz der Schwangerschaft/im Fall von Zwillingen beider Anlagen überprüft. Die zweite und dritte Ultraschall-Untersuchung werden über die Bauchdecke durchgeführt. Am Monitor können Sie mitverfolgen, wie Ihre Babys aussehen, wie sie sich bewegen und wo sie liegen. Der Arzt erkennt dabei auch häufig das Geschlecht der Kinder. Zudem misst er verschiedene Größen, wie beispielsweise den Kopfumfang und die Länge des Oberschenkels der Kinder, um die richtige Entwicklung sicher zu stellen. Gerade bei Zwillingen ist die regelmäßige Messung der Wachstumsgröße wichtig. Nach der 33. Woche verläuft die Wachstumskurve bei Zwillingen etwas flacher als die von »Einlingen«. Das bedeutet jedoch nicht gleich eine Gefährdung.
Zudem wird der Arzt die **Fruchtwassermenge** messen. Sollten sich verdächtige Anhaltspunkte (zum Beispiel für ein FFTS) ergeben, wird Ihr Arzt Sie an ein Diagnosezentrum überweisen, wo eine Fein-Ultraschalluntersuchung vorgenommen werden kann.
Die **Herztöne** der Babys lassen sich ebenfalls per Ultraschall überprüfen. Auf dem Bildschirm sind dann zwei pulsierende Flecken zu sehen. Zum Ende der Schwangerschaft wird auch immer mal wieder ein CTG (Kardiotokogramm) geschrieben, um zu sehen, ob es den Kindern noch gut geht. Mit diesem Gerät werden die Babys auch während der Geburt überwacht.
Bei Drillingen sind auf jeden Fall häufigere Kontrolluntersuchungen erforderlich.

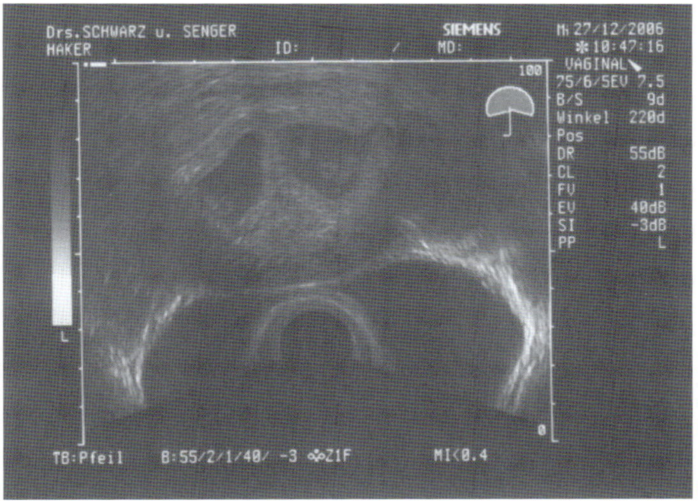

Deutlich zu sehen: Zwei Fruchthöhlen mit Inhalt.

Foto: Janine Kadel

Meist wird dann auch vorsorglich zu einer vorzeitigen Einweisung in die Klinik geraten.
Außer den gesetzlichen Vorsorgeuntersuchungen gibt es eine ganze Reihe von weiteren Untersuchungen in der Schwangerschaft, die privat bezahlt werden müssen. Da das Nutzen-Risiko-Verhältnis hierbei jedoch nicht eindeutig bewiesen ist, muss jede Frau bzw. jedes Paar für sich entscheiden, ob es weiterführende Untersuchungen für sich in Anspruch nehmen möchte.

Pränatale Untersuchungsmethoden

Besteht der Verdacht auf eine Behinderung eines oder beider Zwillinge, kann man bereits vor der Geburt Untersuchungen durchführen, die mehr Aufschluss über das Risiko geben. Frühzeitig auf Fehlentwicklungen des Kindes reagieren zu können, ist eindeutig das große Plus der Pränatalen Diagnostik. So können medizinische Behandlungen eventuell schon im Mutterleib durchgeführt, oder aber direkt nach der Geburt eingeleitet werden. Und die werdenden Eltern sind vorbereitet. Sie können sich psychisch auf mögliche Beeinträchtigungen ihres Kindes einstellen oder, im schlimmsten Fall, die Schwangerschaft frühzeitig beenden.
Auf der anderen Seite werden durch die Pränatale Diagnostik aus den neun Monaten guter Hoffnung manchmal auch neun Monate Angst und Schrecken. Denn die Befunde Pränataler Diagnostik sind nicht immer eindeutig. So bieten sie keine hundertprozentige Sicherheit, Fehlbildungen des Ungeborenen zu erkennen. Zum einen, weil keine Methode alle möglichen Defekte untersucht, zum anderen, weil alle Befunde auch Fehler aufweisen können. Außerdem entwickeln sich einige Fehlbildungen von alleine wieder zurück und die Sorgen der Eltern erweisen sich im nachhinein als ungegründet. Ist eine Fehlbildung eindeutig diagnostiziert, ist oftmals keine Behandlung möglich. Und fast immer bleibt offen, wie stark das Leben des Kindes beeinträchtigt sein wird. Werdenden Eltern wird deshalb geraten, sich durch ein Zuviel an Pränataler Diagnostik nicht verrückt machen zu lassen. Gehören die werdenden Eltern nicht zu einer Risikogruppe (zum Beispiel Spätgebärende, erbliche Gendefekte), reichen die Regeluntersuchungen der normalen Schwangerschaftsvorsorge aus. So können die werdenden Eltern medizinisch betreut die Schwangerschaft in vollen Zügen genießen.

Quelle: www.planet-wissen.de

Triple-Test

Der Triple-Test wird zwischen der 15. und 20. Schwangerschaftswoche durchgeführt und untersucht das Blut der werdenden Mutter nach dreierlei Hormonwerten: alpha-Fetoprotein (AFP), freies Estriol (E3) und beta-Choriongonatropin (beta-HCG). Aus den gemessenen Werten kann bei genauer Kenntnis des Schwangerschaftsalters errechnet werden, ob ein erhöhtes Risiko besteht, dass das ungeborene Kind (bei Zwillingen: Kinder) an einem Down-Syndrom (Trisomie 21) oder an einem »offen Rücken« (Spina bifida) leidet. Der Sinn des Triple-Tests besteht darin, eine Risikoabschätzung vorzunehmen und der Schwangeren eine Entscheidungshilfe zu geben, wenn sie sich noch nicht sicher ist, ob sie eine Fruchtwasseruntersuchung (Amniozentese) durchführen lassen möchte.

Das Altersrisiko, ein Kind mit Down-Syndrom zu bekommen, beträgt bei einer 25jährigen werdenden Mutter 1:1351 und erhöht sich bei einer 35jährigen Frau auf 1:384. Der Triple-Test gibt an, ob im konkret untersuchten Fall ein höheres oder niedrigeres Risiko als das Altersrisiko einer 35jährigen Schwangeren besteht. Ist das Risiko höher als 1:384 wird im allgemeinen zu einer Amniozentese mit Chromosomenuntersuchung geraten.

Amniozentese

Zu den bekanntesten pränatalen Untersuchungsmethoden gehört die Amniozentese, bei der unter Ultraschallkontrolle mittels einer Hohlnadel durch die Bauchdecke der Schwangeren einige Milliliter Fruchtwasser entnommen werden. In dieser Flüssigkeit befinden sich auch abgelöste Zellen des Fötus, mit denen eine Zellkultur angelegt wird. Die Ergebnisse der Fruchtwasseruntersuchung sind erst bis zu vier Wochen später verfügbar. Sie sind jedoch sehr genau und Fehldiagnosen selten. Die lange Wartezeit bis zum Eintreffen des Ergebnisses wird von vielen Schwangeren als sehr belastend empfunden.

PERSÖNLICHE ERFAHRUNG: Pränatale Untersuchungen

»Mein Frauenarzt drängte von Anfang an zu einer Amniozentese, wegen meines Alters, aber dann kam noch eine Wachstumsdifferenz eines Zwillings dazu. Ich hatte große Angst, dass etwas nicht stimmen könnte mit diesem Baby. Ich ließ mir also Fruchtwasser entnehmen. Ich empfand das als sehr unangenehm und hatte Angst, dass etwas schief gehen könnte. Aber alles verlief ohne Probleme.

Drei Wochen später in der 22. Schwangerschaftswoche rief morgens um 8.00 Uhr mein Arzt an. Er teilte mir ohne Umwege mit, dass er das Ergebnis hätte, und dass bei einem Zwilling (einem Mädchen) ein Chromosomendefekt vorläge. Auf meine Frage, was das für uns bedeuten würde, sagte er: ›Wahrscheinlich wird es die Schwangerschaft gar nicht überleben, und wenn doch, wird es wahrscheinlich nur wenige Stunden oder Tage am Leben bleiben und wäre schwerbehindert und missgebildet. Es wäre mit dem Leben nicht vereinbar krank.‹ Ich weiß heute gar nicht mehr, was ich gefühlt oder gedacht habe in diesem Moment. Alles um mich herum brach zusammen. Ich konnte nur noch weinen und ich war nicht mehr in der Lage, auch nur einen klaren Gedanken zu fassen. Im humangenetischen Labor machte man uns zum ersten mal Hoffnung, dass vielleicht doch alles gar nicht so schlimm werden würde. Dass man viel zuwenig wüsste über solche Fälle. Und zum ersten Mal verspürte ich wieder etwas Freude auf meine Kinder und nicht nur Panik vor dem, was kam!« (Andrea P.) Anm. d. Autorin: Lilly (das angeblich behinderte Kind) und Leon sind heute ganz gesunde, quietschfidele Zwillingen von drei Jahren.

Die Fruchtwasserpunktion wird hauptsächlich eingesetzt nach auffälligen Befunden im Triple-Test oder beim Ultraschall. Mit der Amniozentese können Chromosomenstörungen (beispielsweise Trisomie21 = Down-Syndrom), Neuralrohrdefekte (»offener Rücken«) und erblich bedingte Muskel- und Stoffwechselerkrankungen diagnostiziert werden. Mit der Amniozentese kann natürlich auch das Geschlecht bestimmt werden. Die Fruchtwasseruntersuchung wird in der Regel erst ab der 16. Schwangerschaftswoche durchgeführt.
Nach dem Eingriff können Krämpfe, Wehen, Fruchtwasserverlust oder leichte Blutungen vorkommen. Das Fehlgeburtsrisiko nach der Amniozentese beträgt 0,5 bis 1 Prozent. Ein Schwangerschaftsabbruch nach dieser Untersuchung ist eine mit Wehenmitteln künstlich eingeleitete Geburt. Die Schwangere hat in dieser Phase der Schwangerschaft meist schon ein intensives Verhältnis zum Ungeborenen aufgebaut und die Kindsbewegungen gespürt. Dieser späte Schwangerschaftsabbruch kann bei Frauen schwere Depressionen auslösen.
Bei Zwillingen werden beide Fruchthöhlen punktiert. Um zu vermeiden, dass zweimal aus der gleichen Fruchtblase Fruchtwasser entnommen wird, wird in die erste punktierte Fruchthöhle ein blaufärbendes Mittel eingespritzt. Man muss kein Fachmann oder keine Fachfrau sein, um zu wissen, dass die Amniozentese bei Zwillingen für Mutter und Kinder noch mal belastender ist, als wenn nur ein Baby erwartet wird. Es stellt sich vor allem auch die Frage, was wird, wenn eines der Kinder behindert ist oder auch nur der Verdacht einer Behinderung besteht?

Die Chorionzottenbiopsie

Auch mit der Chorionzottenbiopsie lassen sich unter anderem Chromosomenschäden, bestimmte Stoffwechselstörungen, Muskelerkrankungen (Muskeldystrophie, Mucoviscidose) und das Geschlecht des Kindes bestimmen. Eine Aussage über Neuralrohrdefekte kann nicht getroffen werden. Diese Untersuchung wird circa zwischen der 10. bis 12. Schwangerschaftswoche in spezialisierten Zentren durchgeführt.
Chorionzotten sind Bestandteile der Plazenta (Mutterkuchens). Das Gewebe enthält die gleichen Erbinformationen wie die Körperzellen des Embryos. Das Gewebe aus den Chorionzotten wird mit Hilfe einer Kanüle gewonnen, die unter Ultraschallkontrolle durch die Bauchdecke und die Gebärmutterwand oder durch die Vagina (Scheide) zum Mutterkuchen geführt wird. Der Eingriff kann ambulant erfolgen. Bereits innerhalb von 1 bis 8 Tagen ist das Ergebnis verfügbar. Der Vorteil dieser Methode liegt darin, dass die Ergebnisse relativ früh in der Schwangerschaft vorliegen. Stellt sich nach dieser Untersuchung die Frage, ob ein Schwangerschaftsabbruch erfolgen soll, kann er früher als bei der Fruchtwasserpunktion erfolgen. Das Fehlgeburtsrisiko nach dieser Untersuchung liegt bei ungefähr 0,5 bis 2 Prozent. Die Wahrscheinlichkeit, dass die Ergebnisse zweifelhaft sind und eine Nachuntersuchung erfolgen muss, liegt bei circa 2 Prozent. Das Risiko einer Fehldiagnose beträgt unter 0,2 Prozent.

Doppelte körperliche Beschwerden?

● **Übelkeit.** Die hormonelle Umstellung in den ersten drei Monaten der Schwangerschaft fällt meist drastischer aus als bei einer Einlingsschwangeren. Die Plazenta, die erhebliche Mengen an Sexualhormonen produziert, ist größer bzw. zweifach vorhanden. Aus der Umstellung resultiert das häufige Auftreten von Übelkeit und Erbrechen. Gegen psychische Ursachen hilft oft schon die Unterstützung der Umwelt und verständnisvolle Zuwendung. Oder Sie nehmen ein kleines Frühstück im Bett – noch vor dem Aufstehen – ein. Sie können sich auch Medikamente verordnen lassen, die den Brechreiz (angeblich) lindern. Gefahr durch das Erbrechen besteht allerdings erst, wenn der gesamte Stoffwechsel entgleist. Das kann durch eine Urinuntersuchung auf Azeton festgestellt werden. Gegebenenfalls wird eine Infusionsbehandlung notwendig, die ambulant oder stationär durchgeführt werden kann. Nach den ersten drei Monaten verschwindet die verstärkte Übelkeit oft wie von selbst.

- **Depressionen.** Auch Depressionen können als Begleiterscheinung der Hormonumstellung zu Beginn der Schwangerschaft auftreten. Sie verschwinden ebenso wie die Übelkeit, wenn der Körper sich an seine neue Situation gewöhnt hat.

- **Kurzatmigkeit.** Manche Frauen haben das Gefühl, kaum noch Luft zu bekommen.

PERSÖNLICHE ERFAHRUNGEN: So war meine Schwangerschaft

»Sowohl physisch als auch psychisch hatte ich eine überwiegend problemlose Schwangerschaft. Mein Bauch war in der 33. Woche so dick und hinderlich, dass ich nach einer halben Stunde einfacher Hausarbeit fix und fertig war. Ab der 30. Woche habe ich nicht mehr zugenommen, weil ich nur noch kleine Mengen essen konnte. So erging es mir in den beiden ersten Schwangerschaften aber auch. Die Kinder allerdings holen sich, was sie brauchen, mitunter auch auf Kosten der Gesundheit der Mutter.« (Gudrun Sch.)
»Ich hatte insgesamt eine gute Schwangerschaft, meine seelische Verfassung war sehr gut. In den letzten Monaten ließ die erhöhte Blutmenge die Adern schwellen. Wenn ich länger gesessen hatte und dann aufstand, taten mir die Oberschenkel weh, und ich musste mich erst einlaufen. Mein sonst lebhaftes Temperament glich dem einer Schnecke, ich war kurzatmig.« (Marion D.)
»Die Schwangerschaft war die schönste Zeit meines bisherigen Lebens. Ich fühlte mich fit, gesund, und alle meinten, ich sähe blendend aus. Der Bauch wurde dick und dicker, und ich unbegreiflicherweise immer beweglicher.« (Andrea S.)
»Bis auf die beschwerliche Zeit am Ende der Schwangerschaft fühlte ich mich körperlich gut. Dank meiner guten Einstellung hatte ich auch das zweite Risiko – Diabetes – im Griff. Zum Ende der Schwangerschaft stellte sich eine beginnende EPH-Gestose ein, also leicht erhöhter Blutdruck und Wasseransammlungen in den Beinen.« (Melitta K.)
»Bis auf die letzten vier Wochen habe ich mich sehr wohl gefühlt. Ich war allerdings dauernd müde, hatte Vitaminmangel, Rückenschmerzen und ein sehr ausgeprägtes Geruchsempfinden. Etwa ab dem achten Monat konnte ich kaum noch schlafen. Die letzten vierzehn Tage vor der Geburt konnte ich weder sitzen noch liegen. Ich bin stundenlang Tag und Nacht durch die Wohnung gelaufen. Ich war hundemüde. Ich konnte auch nichts mehr essen und habe mich nur noch von Malzbier ernährt. Außerdem hatte ich Probleme mit meiner Blase. Ich traute mich nicht mehr aus der Wohnung.« (Angela B.)
»Die Schwangerschaft verlief so mittelprächtig. Am Anfang war mir immer recht kötzelig zumute, dann wurde der Bauch immer dicker, der Große hatte des öfteren Trotzanfälle, die nur damit zu lösen waren, dass man ihn packte und dorthin schleifte, wo man ihn hinhaben wollte (soviel zu: ›Schwangere sollen nicht schwer heben ... ‹) und zum Schluss musste ich mich wegen starker Vorwehen schonen, das heißt vom Bett zum Sofa, zum Klo und wieder zurück, so ungefähr.« (Julia L.)
»Genießen konnte ich die Schwangerschaft nicht so lange, denn die Zeit, in der ich Schwangerschaftskleidung tragen konnte, passierte im Schnelldurchlauf: In drei Monaten war ich vom vierten in den neunten Monat geraten, rein äußerlich, denn in der 24. Woche (es war Mitte Juli) hatte ich schon einen Bauchumfang wie im neunten Monat und es wurde allmählich beschwerlich. Viele Leute sprachen mich inzwischen an, ›wann es denn soweit sei?‹ und ich wagte kaum zu sagen, dass der Geburtstermin der 11.11. sein sollte.« (Anya K.)

Vor allem beim Treppensteigen macht sich Kurzatmigkeit stark bemerkbar. Einfachste Hausarbeit strengt schon nach wenigen Minuten an.

●**Sodbrennen.** Viele Frauen können gegen Ende der Schwangerschaft nur noch geringe Mengen essen, weil die Zwillinge auf den Magen drücken. Sodbrennen entsteht, weil Magensäure in die Speiseröhre zurückfließt. Medikamente helfen oft nicht. Besser ist es, sich ein paar Minuten aufrecht hinzusetzen, einen Zwieback zu knabbern oder ein paar Haselnüsse solange zu kauen, bis sie ein geschmackloser Brei sind. Sie können auch einen Teelöffel Heilerde in einem Glas Wasser verrühren und trinken. Aus Majoran, Basilikum oder Ingwer können Sie einen Tee zubereiten, von dem Sie zwischen den Mahlzeiten immer wieder einen Schluck nehmen. Oft hilft es auch schon, Speisen zu vermeiden, die den Magen reizen könnten: stark gewürzte und gebratene Speisen, saures Obst, Kaffee und Hefegebäck.

●**Blasen- und Darmprobleme.** Im fortgeschrittenen Stadium der Schwangerschaft drücken die Zwillinge auch auf die Blase. Manche Frauen trauen sich dann kaum noch aus dem Haus, weil sie sich nicht mehr so recht auf ihre Blase verlassen können. Ein Ausscheidungsproblem ganz anderer Art ist die lästige Verstopfung. Die Darmtätigkeit lässt während der Schwangerschaft etwas nach. Um die Verdauung dennoch gut in Gang zu halten, sollten Sie viel Rohkost essen, Vollkornprodukte und Joghurt, vermischt mit Weizenkleie oder anderen Ballaststoffen.

●**Wasseransammlungen.** Zwillingsmüttern machen auch Wasseransammlungen oft zu schaffen. Die Schuhe von »vorher« passen nicht mehr, oder die Fußsohlen brennen schon nach ein paar Schritten. Wenn Sie Umstandskleidung besorgen, denken Sie auch an Umstandsschuhe – weit und bequem, mit flachen Absätzen, möglichst ohne fremde Hilfe anzuziehen.

●**Krampfadern.** Mit dem Wachstum des Bauches erhöht sich der statische Druck auf die untere Körpervene, so dass die Bildung von Krampfadern begünstigt wird. Gibt es in Ihrer Familie vermehrt Krampfadern, sollten Sie besonders darauf achten. Dagegen

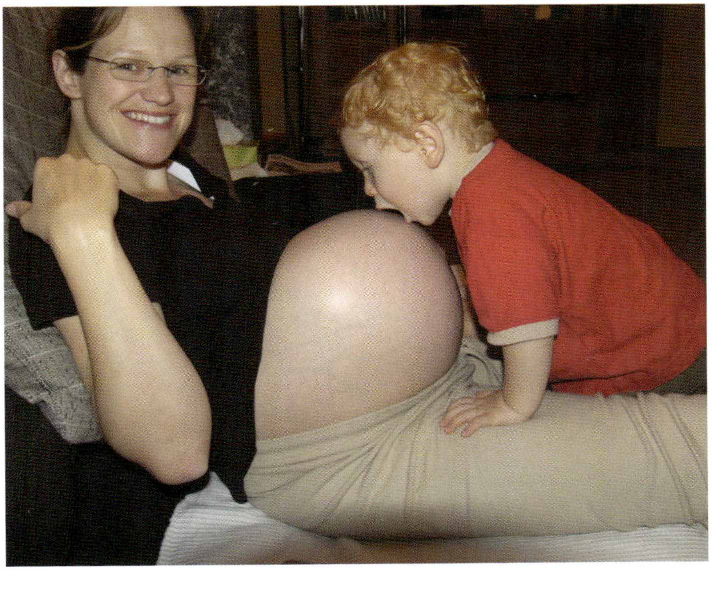

So ein Bauch kann schon beachtliche Ausmaße annehmen. Christina Siegemund hatte gute Chancen, den Bauchwettbewerb der Zeitschrift ZWILLINGE zu gewinnen.

Foto: Christina Siegemund

können Sie sich Stützstrümpfe verschreiben lassen, die allerdings an heißen Sommertagen sehr lästig sein können. Bestes (vorbeugendes) Mittel gegen Krampfadern ist immer noch die Entlastung der Beine, die Sie deshalb so oft wie möglich hoch lagern sollten. Darüber hinaus fördert morgendliches vier- bis fünfminütiges Abbrausen der Beine mit kaltem Wasser (keine Wechselbäder!) das Zusammenziehen der venösen Gefäße.

● **Kreuzschmerzen.** Ebenfalls vermehrt treten Kreuzschmerzen in der zweiten Hälfte der Schwangerschaft auf, da sich der Körperschwerpunkt nach vorn verlagert, und die Schwangere ein verstärktes Hohlkreuz ausbildet. Gegen Kreuzschmerzen kann ein Schwangerschaftsmieder verschrieben werden, dessen Nutzen allerdings nicht unumstritten ist. Die befragten Zwillingsmütter fanden jedoch, dass es der Wirbelsäule hilft, die enorme Last zu tragen. Gegen Kreuzschmerzen helfen auch flache Schuhe, auf einem Stuhl statt im Sessel zu sitzen, und zum Schlafen eine relativ harte Matratze. Manche Frauen empfinden auch die Lage der Kinder oder deren heftige Bewegungen als lästig oder sogar schmerzhaft. Bei Problemen mit dem Ischiasnerv können Sie sich Massagen verschreiben lassen. Lindernd wirkt auch eine Akupunkturbehandlung.

● **Unbeweglichkeit.** Viele werdende Zwillingsmütter klagen über ihre Unbeweglichkeit in den letzten Wochen. Der Bauchumfang kann mehr als 1,20 Meter betragen, an Gewicht nehmen einige Frauen über 30 Kilogramm zu (mehr darüber im Kapitel »Ernährung« auf Seite 30). Da fällt jeder Schritt, jede Bewegung schwer – sogar das Aufstehen oder Hinsetzen. Manche Frauen müssen sich immer erst eine Weile »einlaufen«.

● **Schwangerschaftsstreifen und Hautjucken.** Viele Frauen cremen sich den Bauch ein, um Schwangerschaftsstreifen zu vermeiden. Besser geeignet sind Öl und sogenannte Zupfmassagen. Allerdings hängen Risse im Gewebe, also Schwangerschaftsstreifen, von der jeweiligen Hautbeschaffenheit ab. Manche Frauen neigen zu diesen Streifen, andere wiederum nicht. Gegen lästiges Hautjucken wegen übergroßer Dehnung des Bauches helfen Cremes gegen Juckreiz.

● **Schlaflosigkeit.** Die meisten Frauen leiden gegen Ende der Schwangerschaft unter Schlaflosigkeit. Das hat mehrere Gründe. Zum einen sind die Kinder meist dann aktiv, wenn bei der Mutter Ruhe eingekehrt ist. Zum anderen drücken sie auf die Blase, und die meisten Frauen kommen ohne nächtlichen Gang zur Toilette nicht mehr aus. Außerdem haben die meisten Mühe, mit dem dicken Bauch überhaupt noch zu liegen. Der nämlich muss bei jeder Drehung mit – das kann sich niemand vorstellen, der es nicht mitgemacht hat: der Bauch muss buchstäblich mit herumgehoben werden. Hinzu kommen noch Phantasien oder auch Ängste, die sich um die nahende Geburt und die Zeit danach ranken. Einmal durch vorgenannte Gründe aufgewacht, können viele Frauen nicht mehr einschlafen. Stehen Sie in diesem Fall für ein paar Minuten auf, lenken Sie sich ab, gehen Sie in der Wohnung umher, machen vielleicht noch etwas Hausarbeit, wozu Sie tagsüber keine Lust hatten, lesen Sie oder trinken Sie ein Glas warme Milch. Mütter von »Einzelkindern« machen allerdings die gleichen Erfahrungen.

PERSÖNLICHE ERFAHRUNG: Mir ist ja soooo schlecht!

»Meine unwahrscheinliche Freude wurde leider getrübt. Mir war ja soooo schlecht! Ich übergab mich, wo ich nur konnte. Ich verbrachte die meiste Zeit auf der Toilette oder im Bett. Bei meiner zweiten Ultraschalluntersuchung war mein Mann Uli Gott sei Dank dabei. ›Frau B.‹, sagte mein Arzt, ›es haben sich drei Eier eingenistet‹.« (Conny B.)

● **Schwangerschaftsanämie.** Schwangerschaftsanämien, die bei Zwillingsschwangerschaften häufiger vorkommen als bei Einlingsschwangerschaften, werden durch Kontrolle des roten Blutfarbstoffes erkannt. Dagegen können Sie Eisen in Tablettenform einnehmen.

● **Schwangerschaftsvergiftung, Präeklampsie, EPH-Gestose, Toxikose.** Die sogenannte Schwangerschaftsvergiftung (Schwangerschaftstoxikose oder -gestose) kann im Rahmen der Vorsorge rechtzeitig festgestellt werden. Sie kommt in etwa 20 Prozent der Fälle vor, in der Regel allerdings erst jenseits der 30. Woche. Die Symptome sind ein zu hoher Blutdruck (über 140 : 90), zu viel Eiweiß im Urin (mehr als 300 mg/24 Stunden) und Wassereinlagerungen. Außerdem sind häufig starke Schwellungen an den Beinen, an den Armen und im Gesicht zu beobachten, die auch durch Bettruhe nicht verschwinden. Eine plötzliche Gewichtszunahme kann ein erstes Warnsignal sein. Für die Schwangere bringt die Präeklampsie folgende Symptome mit sich: Oberbauchschmerzen, starke Kopfschmerzen oder Sehstörungen. Die Behandlung reicht von diätetischen über medikamentöse Maßnahmen, rechtzeitiger Krankschreibung bis hin zur stationären Krankenhauseinweisung bzw. Einleitung der Geburt bei möglichst fortgeschrittener Reifung der Kinder. Wird der Schwangerschaftshochdruck nicht behandelt, besteht die Gefahr einer verminderten Durchblutung der Plazenta, die zu einer verzögerten Entwicklung des ungeborenen Kindes führen kann.
Die Ursachen einer Präeklampsie sind bisher nicht bekannt, es gibt jedoch einige Faktoren, die die Gefahr für das Entstehen der Erkrankung erhöhen. Hierzu zählen zum Beispiel Zuckerkrankheit, Herzkrankheiten, Übergewicht sowie chronische Nierenerkrankung und eine Bluthochdruckerkrankung vor der Schwangerschaft sowie eine familiäre Vorbelastung.
Besonders schwere Verlaufsformen der Präeklamsie sind die Eklampsie, die mit krampfartigen Anfällen bis zur Bewusstlosigkeit einhergeht, sowie das HELLP-Syndrom. Beide schweren Verlaufsformen sind lebensgefährlich für Mutter und Kind.

● **Das gefährliche HELLP-Syndrom.** Das HELLP-Syndrom ist eine besonders schwerwiegende Verlaufsform der Präeklampsie, einer Bluthochdruckerkrankung in der Schwangerschaft, die durch eine schwere Leberfunktionsstörung kompliziert wird. Bei einem HELLP-Syndrom tritt eine massive Störung der Blutgerinnung ein und die Funktion der Leber und der Nieren ist erheblich gestört. Der Name HELLP-Syndrom leitet sich von den englischen Begriffen für die Hauptsymptome ab:
- Hämolysis = Auflösung der roten Blutkörperchen
- elevated liver enzymes = Erhöhung der Leberwerte
- low platelet count = Verminderung der Blutplättchen (Thrombozyten)

Bei einem HELLP-Syndrom sind die Leberwerte erhöht, die Thrombozytenzahl sinkt unter 100.000/Mikroliter Blut (normal sind 250.000 - 400.000/Mikroliter) und das Fibrinogen, ein weiterer Gerinnungsfaktor, ist ebenfalls niedriger als normal. Sind zu wenig Blutplättchen vorhanden, ist die Blutungsneigung verstärkt. Ein HELLP-Syndrom tritt meist im letzten Schwangerschaftsdrittel auf.

PRAKTISCHER TIPP: Beschwerden ernst nehmen!

Wenn Sie sich während der Schwangerschaft über das eine oder andere körperliche Problem sorgen, sprechen Sie mit Ihrer Ärztin oder Ihrem Arzt darüber. Es ist nichts so banal, dass es sich nicht doch lohnte, untersucht zu werden (zum Beispiel können lästige »Kreuzschmerzen« erste – vorzeitige – Wehen sein!). Wenn Sie regelmäßig die Vorsorgetermine wahrnehmen, werden Blut- und Urinwerte kontrolliert, die Ihnen, auch wenn sie von der Norm abweichen, zunächst keine Beschwerden bereiten.

Ein HELLP-Syndrom kann sich innerhalb weniger Stunden voll ausprägen, dann ist die Erkrankung für die Mutter lebensgefährlich und die Geburt muss sofort eingeleitet werden - meist durch Kaiserschnitt.
Erste Anzeichen sind heftige Schmerzen im Oberbauch, Schwellungen in Armen, Beinen und im Gesicht, erhöhter Blutdruck und eine erhöhte Ausscheidung von Eiweiß im Urin. Auch Übelkeit, Sehstörungen und eine gelbe Hautfärbung können Warnsignale für ein HELLP-Syndrom sein.
Ein HELLP-Syndrom ist deswegen so tückisch und ist sehr schwer einzuschätzen, weil alle diese Symptome auftreten können, aber nicht müssen. So sind bei etwa 20 Prozent der Betroffenen zwar die Leberwerte und die Gerinnungsparameter erheblich verändert, die klassischen Symptome der Präeklampsie, nämlich Bluthochdruck und erhöhte Eiweißwerte im Urin, fehlen. Auch Schwellungen, gelbe Hautfärbung oder Schmerzen können völlig fehlen. Andererseits kommen die beschriebenen Krankheitszeichen sehr häufig im Laufe einer Schwangerschaft vor, ohne dass sie Vorboten eines beginnenden HELLP-Syndroms sind. Es wäre sicherlich falsch, zum Beispiel bei einer Schwellung in den Beinen oder bei jeder Übelkeit sofort an ein HELLP-Syndrom zu denken.
Außerdem muss sich das Syndrom nicht voll ausprägen. Eine nur geringgradige Störung der Blutgerinnung beziehungsweise ein erhöhter Blutdruck können durchaus behandelt werden, ohne dass die Geburt eingeleitet werden muss. Allerdings müssen dann die Blutwerte streng und engmaschig kontrolliert werden.
Wird ein HELLP-Syndrom nicht rechtzeitig behandelt, können schwere Komplikationen auftreten: Hirnblutungen, Lungenödeme, Blutungen in der Leber, Leberrisse beziehungsweise vorzeitige Ablösung der Plazenta können für Mutter und Kind gefährlich werden und lebensbedrohlich sein.

Muss ich mich in der Zwillingsschwangerschaft doppelt schonen?

Die Antwort darauf hängt wieder ganz von der individuellen Verfassung und Belastbarkeit der werdenden Mutter ab. Es gibt kein Patentrezept, wie Sie sich verhalten sollen. Am besten folgen Sie den Signalen Ihres Körpers, gönnen sich eine Ruhepause, bevor Ihnen »alles zuviel« ist. Verrichten Sie keine anstrengenden Hausarbeiten mehr, erledigen Sie vieles im Sitzen, schicken Sie Ihren Mann zum Einkaufen und legen Sie sich hin, so oft Sie können. Auch bei den Vorbereitungen für die Ankunft der Zwillinge – Besorgungen, Kinderzimmer einrichten oder gar ein Umzug – sollten Sie sich sehr zurückhalten. Zu viel Schonung kann keinesfalls schaden, zu wenig dagegen sehr.
Die Gewichtszunahme bei Zwillingsschwangerschaften kann am Ende der Schwangerschaft etwa 2 bis 3 Kilogramm über der normalen Zunahme bei Schwangeren von 10 bis 11 Kilogramm liegen, aber auch wesentlich darüber. Doch eine zu große Gewichtszunahme hat keine Vorteile, im Gegenteil, es ergeben sich sowohl bei der Geburt Probleme durch zusätzliche Fettansammlungen (auch im Bereich des kleinen Beckens) als auch Nachteile für die Figur. Schwangerschaftsstreifen, die durch die Überdehnung der Bauchdecke häufiger entstehen, werden durch eine übermäßige Gewichtszunahme noch begünstigt.
Alkohol und Rauchen sind zwei Dinge, die Sie in der Schwangerschaft meiden sollten. Vielleicht können Sie auf diese Weise das Rauchen ganz aufgeben?!

Ernährung in der Zwillingsschwangerschaft

Allgemein sollte die Ernährung in einer Schwangerschaft ausgewogen und abwechslungsreich sein und nicht übertrieben kalorienreich. Es empfehlen sich auf jeden Fall frische Früchte, Gemüse und Vollkornprodukte. Essen Sie lieber mehrere kleinere Mahlzeiten am Tag, vor allem zum Ende der Schwangerschaft hin, passt auch nicht mehr viel auf einmal in Ihren Magen. Ansonsten gibt es keine speziellen Vorgaben für die Ernährung in einer Zwillingsschwangerschaft. Auf keinen Fall sollten Sie jetzt für zwei oder gar für drei essen. Entscheidend ist, dass dem Körper alle benötigten Nährstoffe in vernünftiger Relation zugeführt werden. In der ersten Schwangerschaftshälfte genügt es, wenn Sie 2.500 Kalorien pro Tag, in der zweiten Hälfte 2.700 bis 2.800 Kalorien zu sich nehmen. Bei einem abwechslungsreichen Speisezettel wird es nicht zur Fehlernährung kommen.

Sind Sport und Sex tabu?

Eine Sportart können Sie getrost ausüben, so lange sie Ihnen Spaß macht und nicht von ärztlicher Seite verboten wird: Schwimmen. Denn Schwimmen entlastet die Wirbelsäule, die in Ihrem Fall noch stärker beansprucht wird als bei Schwangeren, die nur ein Kind erwarten. Allerdings steigt mit dem Besuch von öffentlichen Bädern auch die Infektionsgefahr. Sie sollten selbst entscheiden, ob Sie dieses Risiko eingehen. Andere Sportarten wie Joggen oder Radfahren werden Sie vielleicht schon bald von selbst aufgeben, weil sie Ihnen zu anstrengend werden. Generell kommt es darauf an, wie man eine Sportart betreibt. Hochleistungssport verbietet sich sowieso während der Schwangerschaft. Lassen Sie aber auch ärztlich abklären, ob Sie den gymnastischen Teil des Geburtsvorbereitungskurses mitmachen dürfen. Bei Frühgeburtsbestrebungen sind Gymnastikübungen verboten.

Gegen Sex in der Schwangerschaft ist so lange nichts einzuwenden, wie Sie und Ihr Partner noch Spaß daran haben und keine Komplikationen auftreten. Sollten Sie in der frühen Schwangerschaft einige Zwischenblutungen gehabt haben, wird Ihnen Ihr Arzt dazu raten, auf Geschlechtsverkehr bis zur 14. Woche zu verzichten. In den ersten Monaten jedoch werden Müdigkeit, Übelkeit, schmerzende Brüste, allgemeiner Stress und Sorgen Ihre Lust auf Sex verringern. Viele Frauen berichten, dass diese Unlust, mit fortschreitender Schwangerschaft und Abnahme der Beschwerden, nachlässt.

Auch manche Männer haben Probleme damit, Sex mit ihrer Partnerin während der Schwangerschaft zu haben. Sie machen sich Gedanken

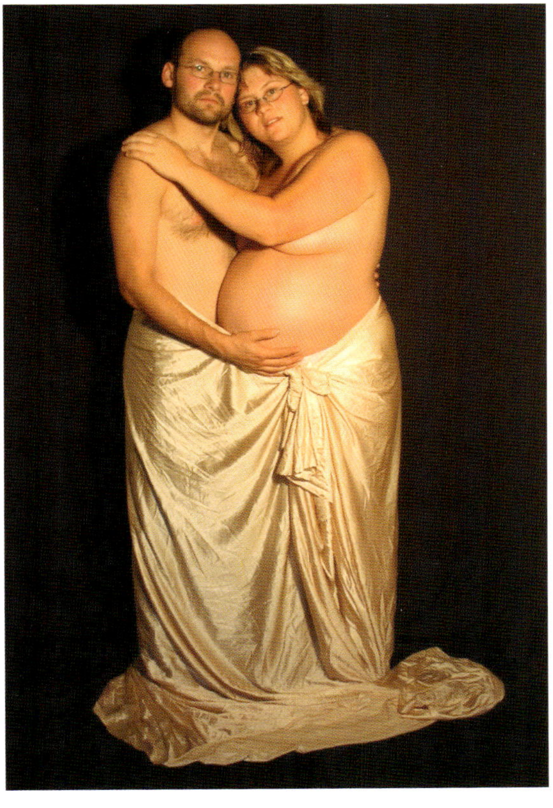

Das Ehepaar Popp nutzte die Gelegenheit, ein besonders romantisches Foto zu machen. PS. Dazu hatten die Popps jetzt unverhofft zum zweiten Mal Gelegenheit ;-))

Foto: Grit Popp

NOCH MEHR INFO: Ernährung in der Schwangerschaft

Auch in unseren Breitengraden kann es zu Mangelzuständen kommen, so dass Ihr Arzt Nahrungsergänzungsmittel verordnet.
Am häufigsten tritt ein Eisenmangel auf. Speziell bei Zwillingsschwangerschaften wird von ärztlicher Seite sehr großzügig eine Eisentherapie verordnet werden, da Blutarmut (Anämie) gerade in diesem Fall ein häufiges Problem darstellt. Allerdings führen Eisentabletten zu Verstopfung, so dass es besser ist, eisenhaltige Nahrungsmittel zu sich zu nehmen als Tabletten.
In manchen Regionen (in Jodmangelgebieten) sollten Zwillingsschwangere zusätzlich Jod in Form von Kaliumjodidtabletten einnehmen, da der Neugeborenenkropf unter dieser Behandlung fast ganz verschwindet.
Magnesium wird mittlerweile ein Schutzeffekt bei Neigung zu Frühgeburt, bei Schwangerschaftsvergiftungen und bei einer Ernährungsstörung einer zu kleinen Plazenta zugeschrieben. All diese Elemente können in sogenannten Multivitaminpräparaten kombiniert eingenommen werden, allerdings werden die Kosten dafür nicht von den Kassen übernommen. Einzelpräparate dagegen werden von den Kassen bezahlt und sind sehr sinnvoll.
Der erhöhte Kalzium- und Phosphorbedarf kann in der Schwangerschaft durch ein Glas Milch oder ein Schälchen Magerquark am Abend gedeckt werden.
Neuerdings ist auch von Folsäure in der Schwangerschaft viel die Rede. Das Vitamin Folsäure gehört genau genommen zu den Vitaminen der B-Gruppe. Der Körper braucht dieses Vitamin für die Zellbildung und Zellteilung. Das ist natürlich besonders in der Schwangerschaft der Fall, wo sich aus einer Zelle zu Beginn der Schwangerschaft ein Mensch mit ungefähr 100 Milliarden Zellen entwickelt. Folsäure wird schon von Beginn der Schwangerschaft an vermehrt gebraucht. Der Bedarf steigt um das Doppelte des Normalbedarfs an und liegt in der Schwangerschaft bei 800 μg oder 0,8 mg pro Tag.
Folsäure ist in Spinat, Salat, Weizenkeimen, Grünkohl, Rosenkohl, Eigelb, Milchprodukten, Kartoffeln, Reis, Orangen, Trauben, Kirschen, Erdbeeren, Hülsenfrüchten und Fleisch vorhanden. Das Vitamin ist sehr hitzeempfindlich und wird oft beim Kochen vernichtet. Folsäure kann als Nahrungsergänzungspräparat verschrieben werden. Ernährungswissenschaftler empfehlen die Einnahme von Folsäure bereits vor der Schwangerschaft (wenn eine Schwangerschaft geplant ist). Die vermehrte Einnahme von Folsäure wird allerdings auch mit der Entstehung von Zwillingsschwangerschaften in Verbindung gebracht (siehe Seite 16). Positiv: Ausreichende Versorgung mit Folsäure verhindert Defekte am Neuralrohr, aus dem sich das zentrale und periphere Nervensystem entwickelt. Defekte wie offener Rücken (spina bifida), Wasserkopf (Hydrozephalus) und Lippen-Kiefer-Gaumen-Segel-Fehlbildungen können durch ausreichend Folsäure vermieden werden.

darüber, dass sie ihre Partnerin oder das Baby, in Ihrem Fall die Babys, verletzen könnten oder haben einfach Schwierigkeiten damit, den neuen Körper ihrer Partnerin anzunehmen. Die Sorge, die Babys zu verletzen, ist jedoch unbegründet und der Muttermund ist durch den dicken Schleimpfropf überdies gut gegen Infektionen geschützt.
Allerdings setzt der Liebesakt das Hormon Oxytocin (körpereigenes Wehenhormon) in Ihrer Blutbahn frei. Oxytocin hilft dem Muttermund, sich auf die Wehen vorzubereiten und in der sehr späten Schwangerschaft die Wehen einzuleiten. Auch das Sperma, das reich an natürlichen Prostaglandinen ist, hilft der Gebärmutter, sich zusammenzuziehen und kann ebenso Wehen auslösen. Das ist sicherlich völlig ungefährlich, wenn Ihre Schwangerschaft normal verläuft. Dennoch wird Ihnen Ihr Arzt raten, auf Sex während des letzten Drittels der Schwangerschaft zu verzichten, gerade auch, wenn Sie bereits vorzeitige Wehen hatten. Wenn Sie unsicher sind, was Sie sich

noch zumuten können, fragen Sie Ihre Ärztin oder Ihren Arzt. Sie bzw. er kann am besten beurteilen, ob eine Gefährdung für die Schwangerschaft besteht.

Wie lange kann ich noch arbeiten?

Auch wenn eine Frau Zwillinge erwartet, beträgt die Mutterschutzfrist für Berufstätige vor dem errechneten Geburtstermin nur sechs Wochen. Doch die meisten Frauen sind schon lange vor dieser Zeit arbeitsunfähig. Bedauerlicherweise hat der Gesetzgeber bis heute nicht vorgesehen, den Mutterschutz vor der Geburt für Zwillings- und Mehrlingsschwangere zu verlängern. Nach der Geburt stehen Mehrlingsmüttern 12 Wochen zu, also 4 Wochen mehr als Einlingsmüttern. Auch nur ein Tropfen auf den heißen Stein ...

Ab der 30. Schwangerschaftswoche werden Krankschreibungen flexibel gehandhabt, das heißt, manche Ärztinnen und Ärzte schreiben Frauen, die Zwillinge erwarten, problemlos krank, andere lassen sich recht bitten. Ohne Probleme erfolgt die Krankschreibung, wenn sich irgendwelche Frühgeburtsbestrebungen feststellen lassen, wenn es also zu vorzeitigen Wehen oder zu einer beginnenden Öffnung oder Verkürzung des Muttermundes kommt. Die Art Ihrer Arbeit ist dabei eher sekundär.

Besser: Es besteht die Möglichkeit, dass von ärztlicher Seite ein »generelles Beschäftigungsverbot« ausgesprochen wird. Das ist für die betroffenen Frauen finanziell günstiger, da sie Lohnfortzahlungen weiterhin in voller Höhe bekommen. Dieses Beschäftigungsverbot betrifft nicht nur »exotische« Berufe wie Dachdeckerin oder Kaminkehrerin. Viele Ärzte wissen oft nicht, dass sie so ein Verbot aussprechen können, da es ja eher selten vorkommt. Trauen Sie sich in jedem Fall, einmal nachzufragen!

- Setzen Sie sich so oft wie möglich hin. Ich habe sogar im Sitzen Geschirr gespült.

- Gehen Sie beim Bücken in die Knie; keinen Katzenbuckel machen.

- Wenn Sie aus liegender Position aufstehen möchten: Drehen Sie sich erst zur Seite und richten Sie sich dann seitlich auf.

- Stützen Sie sich mit den Ellbogen auf einem Tisch oder einer Arbeitsplatte in der Küche auf, und lassen Sie den Bauch einfach mal hängen.

- Schneiden Sie sich beizeiten noch einmal die Fußnägel. Es könnten Wochen kommen, da sehen Sie Ihre Füße nicht mehr!

- Besorgen Sie sich deshalb rechtzeitig ein Paar Schuhe, in das Sie ohne zu gucken, ohne sich bücken zu müssen, ohne Hilfe hineinschlüpfen können.

PERSÖNLICHE ERFAHRUNG: Mutterschutzfrist zu kurz

»Als ich endlich zu Hause bleiben durfte, genoss ich ›die Ruhe vor dem Sturm‹. Die letzte Zeit hatte ich meinen Arbeitsplatz mit dem vollbesetzten Bus kaum noch erreichen können. Wenn ich also die letzten zwei Haltestellen laufen musste, statt Bus zu fahren, musste ich mich zwischendurch am Straßenrand hinsetzen, weil der Bauch so zog. Als meine Kinder sieben Wochen zu früh geboren wurden, wäre ich theoretisch noch am Arbeitsplatz gesessen.

Mein Arzt hatte mich nicht früher krankschreiben wollen. Damals wusste ich auch nichts von einem Beschäftigungsverbot, das die werdende Mutter finanziell günstiger stellt und nicht nur etwas für Kaminkehrerinnen ist.« (Marion v. G.)

PRAKTISCHE TIPPS: das Leben mit einem Riesenbauch

- **Massieren Sie Ihren Bauch regelmäßig mit einer Creme (besser: Öl), und wenden Sie auch die sogenannte Zupfmassage an.**

- **Als Umstandskleidung sind zu empfehlen: Weite Kleider, weite Sweatshirts und Jogginghosen ohne Hosengummi (mit Hosenträgern befestigt), Hosen nur dann, wenn sie ein verstellbares Gummi im Bund haben, andere Umstandshosen mit Elastikeinsatz rutschen ständig, kneifen und sind bald zu eng. Auch Latzhosen sind nicht unbedingt bis zuletzt tragbar.**

- **Heute gibt es ja modisch gesehen viel mehr Möglichkeiten und auch Zwillingsschwangere müssen nicht wie eine Tonne im Sack herumlaufen. Besorgen Sie sich eine Bauchbinde, die stützt und wärmt nicht nur den Babybauch, die sieht auch schick aus und es gibt sie mit lustigen Motiven, die auf Zwillinge hinweisen. Bezugsadresse im Anhang.**

- **Im Winter empfiehlt sich statt eines engen Mantels ein dicker Umhang, den Sie auch noch im nicht schwangeren Zustand tragen können.**

- **Viele Frauen bedienen sich im Kleiderschrank ihres Mannes.**

- **Um mit dem dicken Bauch besser liegen zu können, stützen Sie ihn mit vielen Kissen ab. Besorgen Sie sich jetzt schon ein praktisches Stillkissen, das nicht nur beim Stillen gute Dienste leistet.**

- **Wenn die Hüftknochen beim Liegen schmerzen, betten Sie Ihre Hüfte auf die Mitte eines aufgeblasenen Schwimmreifens.**

- **Im letzten Schwangerschaftsdrittel empfiehlt es sich, Fingerringe (vor allem sehr eng sitzende) abzunehmen, da die Finger anschwellen.**

- **Beim Autofahren sollten Sie sich trotz Bauchs anschnallen. Der Bakkengurt verläuft dann unterhalb des Bauches.**

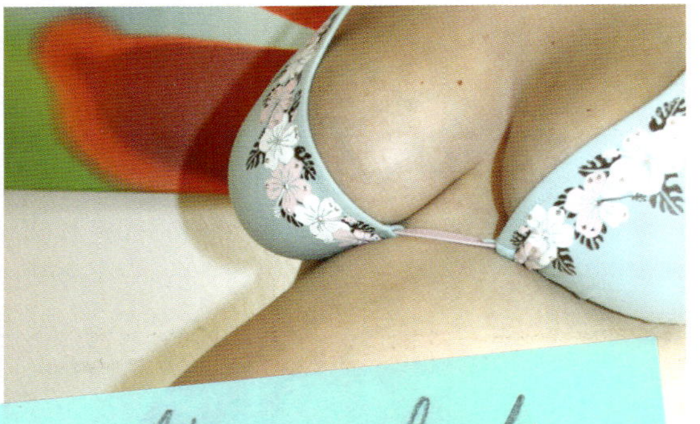

So ein Bauch kann in der Zwillingsschwangerschaft stattliche 120 cm rund werden ... Ob danach eine operative Bauchdeckenstraffung nötig ist, hängt von der Beschaffenheit des Bindegewebes ab.

Foto: Janine Kadel

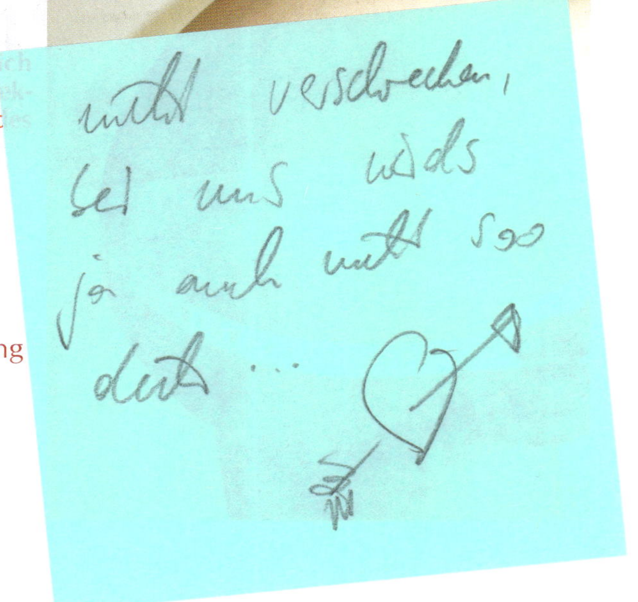

Das seelische Befinden: anfangs auf und ab, dann Freude!

Jede Frau, die zum ersten Mal schwanger ist, wird abgesehen davon, dass sie sich freut, gewisse Ängste haben. Das kommt nicht nur bei Zwillingsmüttern vor. Frauen, die Einlings- und Zwillingsschwangerschaft kennen, können in dieser Beziehung keine gravierenden Unterschiede feststellen. Viele machen sich natürlich Gedanken, ob sie mit den neuen Anforderungen fertig werden. Hier ist die seelische Unterstützung durch den Partner, die Eltern und Freundinnen sehr wichtig. Sie sollten das Gefühl haben, dass Sie nicht allein sind, sondern dass Sie alle zusammen das schaffen, was auf Sie zukommt. Schön wäre es natürlich, dass die Hilfe dann auch wirklich angeboten wird, wenn es soweit ist ...
In den ersten Wochen kann manchen Frauen auch die stärkere Hormonausschüttung zu schaffen machen. Depressionen sind die Folge. Sobald sich der Körper an die neue Situation angepasst hat, verschwinden solche Stimmungsschwankungen wieder. In all den Jahren, in denen ich mit anderen Zwillingsmüttern zu tun habe, hat sich immer wieder herausgestellt, dass sich die meisten sehr rasch an die neuen Perspektiven gewöhnt haben bzw. sich alle sehr auf ihre Zwillinge und die tolle Aufgabe freuen, statt sich zu fürchten vor dem, was kommen könnte!
Wenn die trüben Gedanken allerdings so gar nicht verschwinden wollen, sprechen Sie mir Ihrem Arzt darüber. Vor allem nach der Geburt kann aus ein bisschen Babyblues eine handfeste Depression werden und die muss behandelt werden.

Welche Ängste sind wirklich berechtigt?

Am meisten sorgen sich Zwillingsschwangere um Gesundheit und Lebensfähigkeit der Kinder nach der Geburt. Während bis in die siebziger Jahre die Sterblichkeit von Zwillingskindern fünf- bis zehnmal so hoch lag wie bei Einzelkindern, kann eine Zwillingsmutter heute damit rechnen, dass sich ihre Kinder ähnlich entwickeln wie Einzelkinder. In den letzten 30 Jahren hat es in der Medizin große Fortschritte gegeben. Dank moderner Ultraschallgeräte werden Zwillingsschwangerschaften, aber auch Komplikationen früh erkannt, so dass man gegensteuern kann. Seit über 20 Jahren werden wehenhemmenden Medikamente eingesetzt und können die vorzeitige Wehentätigkeit unterbrechen. Dadurch wurde die Anzahl der Zwillingskinder, die bei der Geburt unter 2.500 Gramm wiegen, mittlerweile von 60 auf 20 Prozent gesenkt.
Außerdem hat die Behandlung von Frühgeborenen enorme Fortschritte gemacht. Dadurch gilt nicht nur, dass Zwillinge, die nach der 37. Woche geboren werden, gleiche Überlebenschancen haben wie »Einlinge«, sondern dass auch die Frühgeborenen annähernd gleich gute Chancen haben. So sollten in modernen Frühgeburtszentren zum Beispiel Hirnblutungen bei Kindern unter 1.000 Gramm nicht mehr häufiger vorkommen als bei Kindern über 2.000 Gramm.
Auch bei Drillingen und Vierlingen gibt es heute dank großer medizinischer Fortschritte sehr gute Überlebenschancen. Das mittlere Geburtsgewicht von Drillingskindern liegt derzeit bei 1.760 Gramm (nach einer Berechnung des ABC Club e.V., Darmstadt).
Missbildungen, genetische Störungen und Stoffwechselstörungen sind bei Zwillingen nicht häufiger zu erwarten als bei Einlingen. Die so spektakulären Doppelmissbildungen (siamesische Zwillinge) sind sehr selten, kommen nur etwa einmal auf 60.000 Geburten vor. Sie entstehen, wenn sich das befruchtete Ei sehr spät teilt, etwa 14 bis 15 Tage nach der Befruchtung. Zu diesem Zeitpunkt haben sich die Zellen des Keims bereits so spezialisiert, dass eine komplette Verdoppelung nicht mehr wahrscheinlich ist. Die meisten befruchteten Eianlagen teilen sich jedoch um den 6. Tag nach der Zeugung.
Eine Reihe von Missbildungen kann heute schon frühzeitig durch die Ultraschalltech-

nik entdeckt werden. So wissen Sie aber auch schon bald, dass Sie sich auf zwei gesunde Kinder freuen können.

Die Beziehung zu zwei Babys im Bauch

Was ist das für ein Gefühl, gleich zwei Babys im Bauch zu haben? Vielleicht ist es nur ganz am Anfang ein bisschen komisch - aber dann empfinden es werdende Zwillingsmütter als ganz normal. Man spürt die Bewegungen der Kinder unterschiedlich, gibt ihnen Namen (zum Beispiel »Ratz & Rübe«), macht sich Gedanken über ihr Wesen (vielleicht strampelt einer besonders viel?) und freut sich einfach auf beide.

Vorbereitungen vor der Geburt

Im folgenden gebe ich Ihnen viele praktische Tipps und Checklisten für Ihre notwendigen Erledigungen vor der Geburt Ihrer Zwillinge: Wie Sie gegebenenfalls Ihr erstgeborenes Kind gut auf die neuen Geschwisterchen vorbereiten können, was bei Geburtsvorbereitungskursen zu beachten ist, nach welchen Kriterien Sie Ihre Klinik und die kinderärztliche Betreuung auswählen sollten. Schließlich einige Gedanken zu der Frage, ob vielleicht ein Umzug in eine größere Wohnung notwendig ist.

Wie bereitet man ältere Geschwister auf Zwillinge vor?

Wenn ein zwei- oder dreijähriges Kind gleich zwei neue Babys vorgesetzt bekommt, sind Schwierigkeiten meist nicht auszuschließen. Die Mutter scheint nun überhaupt keine Zeit mehr zu haben, mit den Zwillingen kann man noch nicht spielen, der Papi kümmert sich auch nur noch um die »Neuen« und beim Spaziergang oder Verwandtenbesuch stehen immer nur diese beiden »Schreihälse« im Mittelpunkt. Auf S. 37 sind alle wichtigen Tipps dazu zusammengestellt.

Haustiere und Zwillinge

Nicht nur ältere Geschwister müssen behutsam auf die »Invasion« vorbereitet werden. Es gilt auch drüber nachzudenken, wie das geliebte Haustier auf den Familienzuwachs in Form von Zwillingen reagieren könnte. Schon in der Schwangerschaft soll-

PERSÖNLICHE ERFAHRUNG: Schwangerschaftsdepression

»Viele von den Eltern erzählen in Ihrer Zeitschrift, sie haben einen Schock gehabt. Ich glaube, ich wäre froh gewesen, wenn ich ›nur‹ einen Schock gehabt hätte. Ich wollte die Zwillinge von Anfang an nicht, aber eine Abtreibung wäre für mich auch nicht in Frage gekommen.
Ich hatte Selbstmordgedanken. Ich weinte, weinte und weinte und wollte nicht mehr leben. Wenn ich nicht die Kinder töten kann, dann wenigstens mich. Ich sah nur noch einen Tunnel mit Dunkelheit und am Ende kein Licht.
Eine Freundin, die Psychologie studiert hatte, machte mich darauf aufmerksam, dass die Hormone in der Schwangerschaft Depressionen und Selbstmordgedanken auslösen können. Ich wandte mich an meine Kinesiologin. Kinesiologie ist eine Lehre der Bewegung. Sie sagte mir: ›Du musst Deine Gedanken transformieren, das heißt, umdenken in dieser schwierigen Situation.‹ Diese positiven Gedanken habe ich aufnotiert: Ich lebe in der ganzen Fülle der Möglichkeiten. Es gibt immer einen anderen Weg. Ich bin in Sicherheit.« (Katrin O.)

ten Sie gewisse Vorsorgemaßnahmen treffen, zum Beispiel die Reinigung des Katzenklos einer anderen Person überlassen. Denn Katzen übertragen Toxoplasmose. Infiziert sich eine Schwangere mit den Erregern, so besteht große Gefahr für eine Behinderung des Kindes/der Kinder. Toxoplasmose kann allerdings behandelt werden, je früher je besser. Senkung der Wahrscheinlichkeit für eine Behinderung um bis zu 60 Prozent.

Damit sich der Hund an die neuen »Hunde« (= Zwillinge) gewöhnt, raten Hundebesitzer, eine volle Windel aus der Klinik mit nach Hause zu bringen und das scheint eine wirklich gute Idee zu sein. So kann der Vierbeiner schon mal erschnuppern, mit wem er demnächst sein »Frauchen« teilen muss.

Sind die Babys dann zu Hause, sollten Sie auf jeden Fall auf entsprechende Hygiene achten. Händewaschen, nachdem Sie den Hund oder die Katze gestreichelt haben, ist angesagt, vielleicht auch in der ersten Zeit ein flüssiges Desinfektionsmittel. Ihre Tiere sollten entwurmt sein. Und später müssen Sie aufpassen, dass Ihre krabbelnden Kinder nicht an den Fressnapf Ihres Tieres gehen. Ansonsten sollten Sie es nicht übertreiben mit der Hygiene. Untersuchungen haben festgestellt, dass Kinder, die mit mehr »Dreck« in Berührung kommen (zum Beispiel auf dem Land), robuster und widerstandsfähiger gegenüber Infektionen sind als behütete »Stadtkinder«.

Natürlich müssen Sie auch darauf achten, dass Ihre Tiere den Babys nicht gefährlich werden können. Also Hund und Katze nicht allein mit den Säuglingen lassen. Außerdem müssen Hund und Katze (und andere Tiere) auch vor den Übergriffen der Zwillinge geschützt werden. Nicht jedes Tier reagiert nur gutmütig auf rabiate Streichelversuche.

Grundsätzlich sind Haustiere für nicht mehr ganz so kleine Kinder zu empfehlen. So lernen sie, Verantwortung für ein Tier zu übernehmen. Vielleicht kann sogar jeder Zwilling ein eigenes Tier bekommen? Das wäre dann ja auch gleich wieder an Vorteil für eine möglichst individuelle Entwicklung der Zwillinge.

Geburtsvorbereitungskurse

Sind die Zwillinge Ihre ersten Kinder, dann möchten Sie vielleicht an einem Geburtsvorbereitungskurs teilnehmen. Die meisten Schwangeren tun dies etwa zwischen dem 6. und 9. Monat. Sie sollten unbedingt schon früher daran denken. Die Krankenkassen zahlen den Geburtsvorbereitungskurs, der von ärztlicher Seite verschrieben wird. Kommt der Partner zur Geburtsvorbereitung mit, muss er seine Teilnahme selbst bezahlen. Alle größeren Kliniken, in denen Geburten betreut werden, bieten solche Vorbereitungskurse in der Regel an. Darüber hinaus führen auch freie Hebammen und entsprechend geschulte Personen diese Veranstaltungen durch.

Was bringen solche Kurse? Die meiste Zeit wird für Gespräche genutzt. Hier können Frauen Fragen stellen, die vielleicht

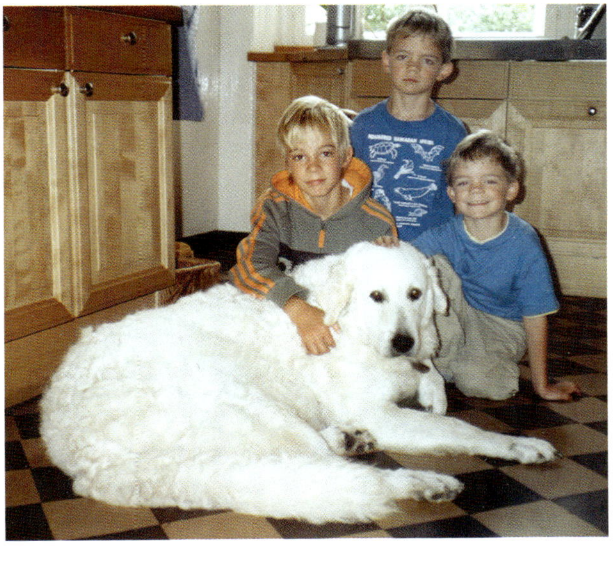

Timm, Marius und Philipp sind mit dem Hund aufgewachsen. Sinnvoll ist es, den Hund vor der Geburt schon an die Zwillinge zu gewöhnen.

PERSÖNLICHE ERFAHRUNG: Erst Schock, dann Freude!

»Ich wollte natürlich, wie sollte es anders sein, eine gute Mutter werden und es mir mit dem Baby nach zwölf Berufsjahren gemütlich machen. Und jetzt das. Zuerst waren Joachim, mein Mann, und ich beleidigt, denn ohne dass wir gefragt worden waren, hatte sich ein zweites Baby eingenistet. Doch langsam freundeten wir uns mit dem blinden Passagier in meinem Bauch an, und erlebten gemeinsam ganz intensiv die Schwangerschaft.« (Anita D.-L.)

nirgendwo sonst beantwortet würden. Im meist klein gehaltenen Kreis fällt es auch leichter, über eigene Sorgen und Nöte zu sprechen. Hier können Schwangere, die ihr erstes Kind erwarten, von den Erfahrungen anderer Frauen profitieren, die schon einmal ein Kind geboren haben.

In diesen Vorbereitungskursen werden auch Entspannungstechniken geübt. Doch wer das »Sich-Entspannen« hier zum ersten Mal bewusst trainiert, sollte sich nicht wundern, wenn es nicht gleich oder gar nicht klappt. Sicher ist es sinnvoller, wenn Sie sich schon rechtzeitig mit gezielten Entspannungstechniken wie Yoga oder autogenem Training beschäftigt haben. Und noch etwas Wesentliches können Sie in Geburtsvorbereitungskursen lernen: die richtige Atemtechnik für die Wehen. Den geringsten Teil des Kurses machen gymnastische Übungen aus. Sie sollen vor allem den Beckenboden für die Belastungen der Schwangerschaft und der Geburt trainieren. Doch viele Zwillingsschwangere dürfen nicht »turnen«, da die Gefahr einer Frühgeburt besteht.

Sehr empfehlenswert sind Kurse, an denen auch die werdenden Väter teilnehmen können. Das gibt ihnen das Gefühl, nicht ausgeschlossen zu sein, und sie erfahren etwas über die bevorstehende Geburt, die auch sie aktiv miterleben sollen. Sie lernen hier, wie sie ihre Frau während der Geburt sinnvoll unterstützen können, zum Beispiel auch durch Massagen gegen Rückenschmerzen.

Praktisches Zwillingstraining

Sind Sie noch unerfahren im Umgang mit Babys, weil die Zwillinge Ihre ersten Kinder sind, so überlegen Sie sich vielleicht, ob Sie nicht einen Säuglingspflegekurs besuchen sollen. Das macht man heute eher nicht mehr, denn die meisten Eltern lernen die wichtigsten Handgriffe am eigenen Baby, wenn es erst einmal da ist. Rooming-In in den Kliniken und Anleitung durch die Kinderschwestern machen dies möglich. Vielleicht haben Sie aber auch schon ein Kind und möchten sich trotzdem informieren, wie es so zugeht in einer »Zwillingsfamilie«. Den besten Einblick gewinnen Sie, wenn Sie einfach einmal – oder noch besser: öfter einmal – bei so einer Familie vorbeischauen. Nebenbei können Sie sich auch gleich mit der Säuglingspflege vertraut machen.

Wenn Sie keine Freundin mit Zwillingen haben, fragen Sie doch einfach Ihren Gynäkologen, ob Ihnen nicht entsprechende Kontakte vermittelt werden können. Oder wenden Sie sich an einen Zwillingsclub (Adressen im Anhang), der Ihnen gerne weiterhilft. Und scheuen Sie sich vor allem nicht, bei einer dieser Adressen anzurufen. Die meisten Zwillingsmütter sind gerne bereit, ihre Erfahrungen weiterzugeben.

Die Auswahl der Klinik

Die meisten werdenden Eltern wünschen sich heute eine möglichst natürliche Geburt in nicht allzu steriler Umgebung. Statt chromblitzender Kreißsäle, gibt es heute die Möglichkeit, in Hotelzimmeratmosphäre mit geschmackvoller Einrichtung zu entbinden. Doch Zwillinge werfen Pläne einer gemütlichen Geburt in heimeliger Umgebung in der Regel über den Haufen. Stellen Sie sich auf etwas mehr Hightech ein.

PRAKTISCHE TIPPS: So freuen sich auch die Geschwister

Manche Kinder reagieren mit »Wieder-in-die-Hose-Machen« oder sogar mit offener Aggressivität. Wenn Sie Ihr erstgeborenes Kind gut auf seine neuen Geschwister vorbereiten, haben Sie es hinterher möglicherweise leichter. Und so könnte diese Vorbereitung aussehen:

- Spielen Sie schon während der Schwangerschaft mit Ihrer Tochter oder Ihrem Sohn »Zwillinge«. Mit zwei (gleichen) Puppen, die die Babys darstellen, üben Mutter und Kind, wie es ist, Zwillinge zu haben.
- Nehmen Sie Ihr Kind zu den Vorsorgeuntersuchungen, zum Ultraschall, mit.
- Wecken Sie keine falschen Erwartungen. Versprechen Sie Ihrem/r Ältesten keine neuen Spielkameraden, denn bis er/sie mit den Zwillingen spielen kann, dauert es noch eine ganze Weile. Zwillinge sind erst einmal eher »Kaputtmacher«, die die Spiele des älteren Kindes zerstören.
- Lassen Sie Ihr ältestes Kind die Bewegungen der Babys in Ihrem Bauch fühlen.
- Malen Sie ein Bild, zum Beispiel: Das ist Thomas (3 Jahre), und das sind seine beiden neuen Schwestern oder Brüder.
- Vielleicht sagen Sie Ihrem/r Erstgeborenen, dass er/sie besonders stolz darauf sein könne, gleichzeitig zwei Geschwister zu bekommen.
- Fragen Sie Ihr Kind um Rat, welchen Zwillingswagen Sie kaufen sollen. Lassen Sie es auch andere Anschaffungen aussuchen. Beziehen Sie es in alle Vorbereitungen mit ein.

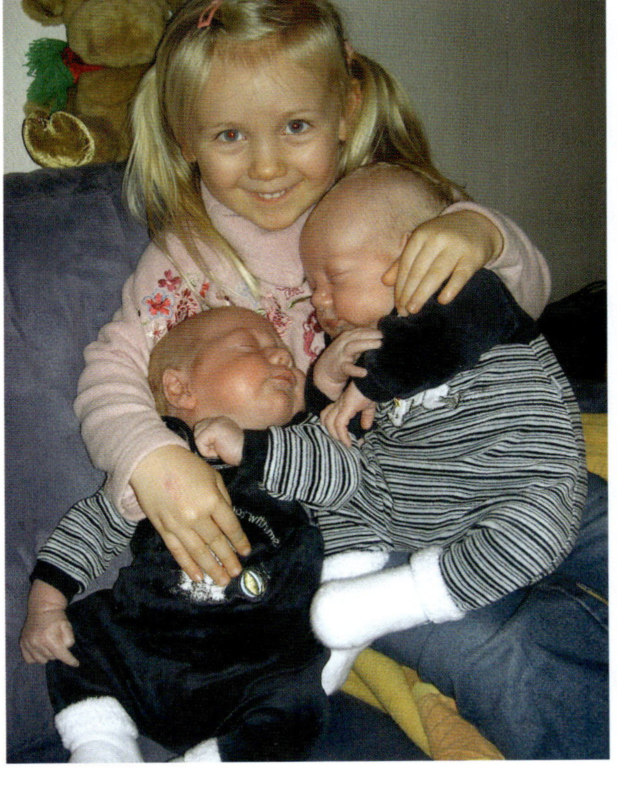

- Erwarten Sie nicht, dass Sie Ihr ältestes Kind stets zur Versorgung der Zwillinge voll einspannen können.
- Besorgen Sie ein Bilderbuch über das Bekommen neuer Geschwister.
- Üben Sie schon mal für den Ernstfall nach der Geburt und spannen Sie andere Erwachsene in die Betreuung Ihres älteren Kindes ein. Bleibt Ihr älteres, kleines Kind für eine halbe Stunde allein bei der netten Nachbarin?
- Regeln Sie unbedingt schon im Vorfeld die Unterbringung Ihres Kindes während Ihres Krankenhausaufenthaltes. Bleibt es über Nacht bei der Oma oder macht es Probleme?

Foto links: Lea mit Jan und Tim Wucherpfennig

PERSÖNLICHE ERFAHRUNG: Eifersucht bei Geschwistern

»Wir dachten, dass Florian noch zu klein wäre, um schon richtig eifersüchtig zu sein. Welche Fehleinschätzung! Als die Zwillinge mit ungefähr neun Monaten mobil wurden, war das der Anfang eines ganz schlimmen Jahres.« (Betty W.)

Die Wahl des Kinderarztes

Wenn Sie nicht schon eine gute kinderärztliche Betreuung haben oder Ihre Kinder Ihrer Hausärztin anvertrauen möchten, sollten Sie sich rechtzeitig, also möglichst schon vor der Geburt Ihrer Zwillinge, darum kümmern. Bei der Wahl sollten Sie folgendes beachten:

- Suchen Sie sich eine Praxis, die nicht zu weit entfernt liegt, damit sie auch ohne lange Anfahrt zu erreichen ist.

- Klären Sie vor Ihrer endgültigen Entscheidung, ob diese Ärztin oder dieser Arzt auch Hausbesuche macht.

- Rufen Sie ruhig schon vor der Geburt in der Praxis an, und fragen Sie, ob überhaupt noch neue Patienten angenommen werden.

- Fragen Sie bei dieser Gelegenheit auch gleich, ob es möglich ist, für Zwillinge »Spezialtermine« auszumachen, das heißt, ob Sie stets als erste frühmorgens oder nach der Mittagspause drankommen können.

Oft sind Mütter, die noch keine Kinder hatten, in den ersten Wochen nach der Geburt unsicher im Umgang mit den Babys. Dann ist es beruhigend zu wissen, wohin man sich mit allen medizinischen Sorgen und Nöten wenden kann. Wenn Ihre Zwillinge jedoch zu früh gekommen sind, hatten Sie vielleicht keine Gelegenheit mehr, sich nach einem passenden Kinderarzt umzusehen. Dann fragen Sie am besten auf der Neugeborenen-Intensivstation Ihrer Entbindungsklinik nach. Die Klinikärzte, die Ihre Frühgeborenen dort betreuen, kennen oft Kolleginnen und Kollegen, die sie weiterempfehlen können.

Ist ein Umzug in eine größere Wohnung nötig?

Wenn Sie ein Kind planen, haben Sie normalerweise auch den nötigen Wohnraum zur Verfügung, in dem Sie dieses Wunschkind unterbringen können. Wenn sich jedoch zu diesem geplanten Baby noch ein zweites, ungeplantes, hinzugesellt, stehen Sie möglicherweise vor der Frage: umziehen oder nicht?
Doch nicht nur das Platzproblem kommt auf Sie zu, wenn Ihnen Zwillinge »ins Haus« (oder die Wohnung) stehen. Denken Sie einmal an solche Dinge wie: Kann man den Zwillingswagen im Hausflur abstellen; passt er in den Keller? Gibt es einen Fahrstuhl im Haus? Ist die Wohnung sehr hellhörig? Könnten sich Nachbarn gestört fühlen? Können Nachbarn zu laut für Ihre Kinder sein (jaja, auch das gibt es!)? Sind Lebensmittel- und andere wichtige Geschäfte in der Nähe? Komme ich schnell zum Spazieren gehen ins Grüne? Habe ich einen Balkon, um die Babys dort an die frische Luft stellen zu können? Gibt es genügend Möglichkeiten, Wäsche zu trocknen? Wenn Sie es sich leisten können, dann rate ich Ihnen dringend: Ziehen Sie rechtzeitig in eine größere Wohnung um, nicht höher gelegen als im ersten Stock, am besten mit Gartenanteil oder Gartenmitbenutzung, in ein Haus mit Garten, in eine kinderfreundliche Gegend mit wenig Verkehrsaufkommen und einigen Geschäften in der Nähe und mit netten Nachbarn. Das erspart Ihnen eine Menge Extrastress!

Aber nicht jede Familie kann eine größere Wohnung oder auch nur den Umzug bezahlen. Leider sind es jedoch meist die ohnehin sozial schwächeren Familien, deren Wohnsituation sich dringend ändern müsste. Gehen Sie, wenn Sie sich keine hohe Miete leisten können, rechtzeitig zum Wohnungs- oder zum Sozialamt. Sprechen Sie mit Ihrer Gemeinde. Scheuen Sie sich nicht, zu fragen, ob Sie Anspruch auf Wohngeld oder eine Sozialwohnung haben. Seien Sie hartnäckig, und geben Sie nicht schon von vornherein auf.

Die letzten Wochen

Nun steht die Geburt der Zwillinge unmittelbar bevor. Die Möglichkeit der Frühgeburt ist größer als bei einer »einfachen« Schwangerschaft. Was ist dagegen zu tun? Wie ist die Situation, wenn Sie in den letzten Wochen zu Hause oder in der Klinik liegen müssen? Wie kündigt sich die Geburt an?

Zwillinge kommen oft zu früh, Drillinge fast immer

Während die Frühgeburtenrate noch vor etwa 30 Jahren bei über 60 Prozent lag, ist sie mittlerweile auf etwa 20 Prozent zurückgegangen. Die Hauptursache für diese immer noch hohe Rate ist vorzeitige Wehentätigkeit durch vermehrte Dehnung der Gebärmutter und den erhöhten Gewichtsdruck des Kindes auf den Muttermund; hinzu kommt häufig noch eine Verschlussschwäche des Muttermundes. Während die Schwangerschaftsdauer früher bei nicht diagnostizierten Zwillingsschwangerschaften im Schnitt 34,5 Wochen betrug, liegt sie heute bei 38 Wochen.
Bei Drillingen ist in erhöhtem Maße mit einer Frühgeburt zu rechnen. Nach einer Untersuchung des ABC Club e.V., Darmstadt, beträgt die mittlere Tragzeit bei Mehrlingsgeburten heute 33,4 Schwangerschaftswochen.

Was Sie tun können, um eine Frühgeburt zu verhindern

● **Schonung.** Wenn keine Komplikationen aufgetreten sind und keine Frühgeburtsbestrebungen bestehen, wenn darüber hinaus beide Zwillinge einen gleichmäßigen Wachstumsverlauf zeigen, ist »doppelte« Schonung nicht nötig. Trotzdem schadet es nicht, immer mal wieder eine Ruhepause einzulegen.

● **Cerclage.** Bei beginnender Muttermundverschlussschwäche (Zervixinsuffizienz) in der ersten Schwangerschaftshälfte besteht die Möglichkeit, den Gebärmutterhals mit

PRAKTISCHER TIPP: Lernen Sie die Hebamme kennen

Gehen Sie zu einem Geburtsvorbereitungskurs, den »Ihre« Hebamme leitet. Es ist besser, wenn Sie sie vor der Geburt Ihrer Zwillinge kennengelernt haben, denn das schafft eine gute Atmosphäre und gibt Ihnen Vertrauen. Oft ist es möglich, dass Sie von dieser Hebamme auch nach der Geburt zu Hause noch einige Male besucht werden.
Es gibt inzwischen aber auch die Möglichkeit, sich von vornherein eine eigene Hebamme auszusuchen. Das ist noch besser, weil Sie die gesamte Schwangerschaft über die Möglichkeit haben, sich an einander zu gewöhnen und Vertrauen zu fassen. Die von der Kasse bezahlten Hausbesuche der Hebamme nach der Geburt sind übrigens auch eine ganz tolle Gelegenheit, im Umgang mit den Babys und allen auftretenden Schwierigkeiten quasi unter Anleitung fit zu werden. So eine Begleitung in den ersten Wochen hätte ich mir auch gewünscht.

PERSÖNLICHE ERFAHRUNG: Praktisches Zwillingstraining

»Ich hatte das große Glück, schon während der Schwangerschaft bei meiner Freundin Sabine zu sehen, wie man mit Zwillingen zurechtkommt. Ich durfte den robusteren Zwilling wickeln, baden oder füttern. Und meine Freundin gab mir gute Tipps, welche Anschaffungen sich wirklich lohnen. Dieses praktische Zwillingstraining machte mir weit mehr Mut als jeder herkömmliche Säuglingspflegekurs.« (Sieglinde A.)

einem Bändchen zu verschließen. Die Cerclage wird unter Narkose gemacht (auch Periduralanästhesie) und erfordert einen kurzen Klinikaufenthalt von etwa einer Woche. Auch im Anschluss daran müssen Sie sich vielleicht schonen. Gelöst wird die Cerclage in der 38. Schwangerschaftswoche. Mit dem Beginn der Geburt ist dann oft in den nächsten Tagen zu rechnen. Die Cerclage ist nicht ganz unumstritten, vor allem fürchten Ärztinnen und Ärzte die dadurch erhöhte Infektionsgefahr.

- **Wehenhemmende Medikamente.** Wehenhemmer können durch eine Infusion (den Tropf) gegeben werden oder in weniger schweren Fällen in Tablettenform. Die Medikamente sorgen dafür, dass sich die Gebärmutter entspannt (also die Tendenz, sich zusammenzuziehen, nachlässt), zusätzlich wird manchmal ein Beruhigungsmittel gegeben, das die Frauen insgesamt ruhiger stellt. In richtiger Dosierung gegeben, schaden die Medikamente den Babys nicht. Bei den Schwangeren können Wehenhemmer mit Nebenwirkungen wie starkem Herzklopfen und Nervosität einhergehen.

- **Liegen.** Zusätzlich zur Einnahme wehenhemmender Mittel werden Sie viel liegen müssen. Nicht immer müssen Sie dafür stationär in die Klinik.

Wenn Sie zu Hause liegen müssen

Die letzten Wochen zu Hause werden Ihnen möglicherweise noch schwerer fallen, wenn Sie fest liegen müssen. Sie brauchen jemanden, der für Sie kocht und ein paar Hausarbeiten verrichtet. Am einfachsten ist es immer noch, wenn der Partner oder Verwandte – die Schwester, Mutter oder Schwiegermutter – einspringen können. Im dörflichen Bereich kann man eventuell eine Haushaltshilfe oder Dorfhelferin anfordern, die dann von der Krankenkasse bezahlt wird.
Gehören zum Haushalt noch mehrere Kleinkinder, sind die Kassen eher bereit, eine Haushaltshilfe zu zahlen. Andererseits müssen Sie gerade in diesem Fall eher damit rechnen, dass Ihre Ärztin/Ihr Arzt zu einer stationären Aufnahme in der Klinik rät. Denn eine echte Schonung der Mutter ist mit Kleinkindern im Haushalt kaum möglich. Ein Problem ist sicher auch die Isolation der werdenden Mutter, wenn sie liegen muss. Jetzt zeigt sich, wer wirklich gute Freundinnen hat.

Wenn Sie in der Klinik liegen müssen

Eine stationäre Aufnahme in der Klinik mehrere Wochen vor dem Entbindungstermin ist dann erforderlich, wenn die Gefahr einer Frühgeburt besteht, bei Schwangerschaftstoxikosen und wenn die Kinder nicht mehr ausreichend von der Plazenta versorgt werden. In den meisten Fällen muss ein sogenannter Wehenhemmer eingesetzt werden, mit dem die vorzeitigen Wehen gestoppt werden können. Zusätzlich wird heute oft Magnesium in Tablettenform oder in die Infusion gegeben. Das entspannt die Muskulatur und wirkt sich außerdem günstig auf eine Plazentainsuffizienz (Mangelversorgung der Babys) aus. Droht eine Frühgeburt, wird zusätzlich bis zur 36. Schwangerschaftswoche ein Kortisonpräparat gespritzt, das die Lungenreife der Unge-

PRAKTISCHE TIPPS: So finden Sie die richtige Klinik für sich

- Suchen Sie eine Klinik aus, die technisch auf dem neuesten Stand ist und wo Ärzte, Hebammen und Schwestern Erfahrungen mit der Entbindung von Zwillingen haben.

- Wählen Sie eine Klinik, in der es zum Standard gehört, dass mindestens eine Kinderärztin oder ein Kinderarzt (besser: zwei) bei der Geburt dabei sind.

- Auf alle Fälle sollten Sie Vertrauen haben zu der Klinik Ihrer Wahl. Schließlich ist eine Geburt nicht ein rein mechanischer Vorgang, sondern vor allem ein Erlebnis mit viel Gefühl. Deshalb sollten Sie sich dort, wo Sie Ihre Kinder zur Welt bringen, auch wohl fühlen.

- Regionale Tipps zur Klinikwahl gibt das Heft »Wo bekomme ich mein Baby« mit mehr als zehn regionalen Ausgaben, wo alle Geburtskliniken und deren Leistungen in Ihrer Stadt beschrieben sind. Sie bekommen es im Zeitschriftenhandel oder in Ihrer gynäkologischen Praxis. Ein ähnliches Heft wird inzwischen auch von der Zeitschrift »Eltern« herausgegeben.

- Schauen Sie sich die Klinik vorher an. Zu diesem Zweck veranstalten Kliniken Informationsabende. Wenn es möglich ist, besuchen Sie auch eine Frühgeborenenabteilung. Wenn man weiß, wie es dort zugeht, ist der Schock nicht so groß, wenn die eigenen Zwillinge davon betroffen sind. Vor allem, wenn Sie Drillinge erwarten, wird man Ihnen diesen Wunsch in der Klinik sicherlich gern erfüllen!

- Falls Sie eine Frühgeburt befürchten, sollten Sie auf alle Fälle eine Klinik wählen, in der Ihre Babys anschließend auf einer Neugeborenen-Intensivstation untergebracht werden können.

- Falls Komplikationen zu erwarten sind, sollten Sie vielleicht alle weiteren Vorsorgeuntersuchungen direkt in der von Ihnen gewählten Geburtsklinik durchführen lassen. Das schafft Vertrauen zu den dortigen Ärztinnen, Ärzten und Hebammen.

- Denken Sie daran, dass jeder Transport ein zusätzliches Risiko für Ihre Neugeborenen birgt.

- Melden Sie sich rechtzeitig in der Klinik Ihrer Wahl an. Meist genügt es, wenn Sie dort eine Vorsorgeuntersuchung machen lassen, bei der gleich alle wichtigen Daten aufgenommen werden.

- Fahren Sie den Weg zur Klinik ein paarmal ab, prägen Sie sich die Strecke ein. Probieren Sie auch mögliche Schleichwege aus. Prägen Sie sich die direkte Route zur Klinik auf einer Nachtfahrt ein. Denken Sie bei Ihrer Entscheidung an die Dauer der Anfahrt.

- Erkundigen Sie sich, welcher Eingang des Krankenhauses Tag und Nacht geöffnet ist.

- Falls Sie liegend in die Klinik gefahren werden müssen (etwa bei einem vorzeitigen Blasensprung mehrere Wochen vor dem errechneten Geburtstermin), brauchen Sie einen Krankenwagen. Notieren Sie sich deshalb frühzeitig die Telefonnummern der entsprechenden Sanitätsdienste (Deutsches Rotes Kreuz, Arbeiter-Samariterbund etc.). Notieren Sie sich ebenso die Telefonnummer Ihrer Entbindungsklinik, eventuell mit Direktdurchwahl.

- In keiner Klinik kann man Ihnen ein Bett reservieren. Auch wenn Sie unangemeldet kommen, sollten Sie nicht abgewiesen werden.

borenen beschleunigt (Lungenreifungsspritze). Wehenhemmende Medikamente putschen auf. Oft muss gleichzeitig Valium zur Beruhigung gegeben werden.
Die stationäre Behandlung sollte nicht zu streng sein, das heißt, die Frauen sollten aufstehen dürfen, um auf die Toilette zu gehen und um sich zu waschen. Strenges Liegen ist überhaupt nur bei vorzeitigem Blasensprung erforderlich. Wer lange gelegen hat, wird nach der Entbindung sehr wackelig auf den Beinen sein. Doch Muskelschwäche und eventuelle Kreislaufschwächen sind eher subjektiv empfundene Beschwerden, gefährlicher ist die Thrombosegefahr, die bei zu strengem Liegen auftreten kann.

Es geht los

Zwillingsgeburten kündigen sich an wie Geburten von einzelnen Kindern. Sie können Wehen in regelmäßigen Abständen (von etwa 10 Minuten) bekommen. Da die Gebärmutter sehr gedehnt ist, werden diese ersten regelmäßigen Wehen manchmal auch nur als leichtes Ziehen in der Rückengegend empfunden. Im Fall ausgetragener Zwillinge kann es auch zu einer Wehenschwäche kommen, weil die Gebärmutter so gedehnt ist, dass sie sich nicht mehr richtig zusammenziehen kann. Dann kann es sogar sein, dass Sie ein Mittel bekommen müssen, das die Wehentätigkeit anregt, oder dass mit der Sprengung der ersten Fruchtblase nachgeholfen wird oder schließlich sogar ein Kaiserschnitt nötig wird.
In vielen Fällen kommt die Zwillingsgeburt durch einen Blasensprung in Gang. Nur beim Blasensprung sollten Sie sich liegend in die Klinik transportieren lassen, da die Gefahr eines Nabelschnurvorfalls besteht. Bei Frauen, die bis zuletzt wehenhemmende Mittel bekommen haben, genügt oft schon, den Tropf abzustellen, damit die Geburt in Gang kommt. Bei manchen Schwangeren muss die Geburt schließlich sogar eingeleitet werden, weil die Plazenta die Babys nicht mehr ausreichend versorgt.

Beim ersten Anzeichen sofort in die Entbindungsklinik?

Eile ist vor allem geboten nach einem Blasensprung mit schlagartigem Einsetzen der stärkeren Wehen und bei Mehrgebärenden, also Frauen, die schon Kinder bekommen haben.
Generell wird die Geburt nicht rascher verlaufen als bei Einlingen. Im Gegenteil, bei Zwillingen kann die etwas häufiger auftretende Wehenschwäche den Geburtsablauf noch verzögern. Wenn Sie sich in der Klinik besser aufgehoben fühlen, sollten Sie rechtzeitig dort hinfahren. Entscheiden Sie diese Frage dennoch nicht nur nach Ihrem Gefühl, sondern vor allem nach Rücksprache mit Ihrem Gynäkologen, denn Wehen bedeuten zusätzliche Belastung für die Kinder. Deshalb ist eine frühzeitige Überwachung mit CTG wichtig, um Gefahren (zum Beispiel Sauerstoffmangel) rechtzeitig zu erkennen.

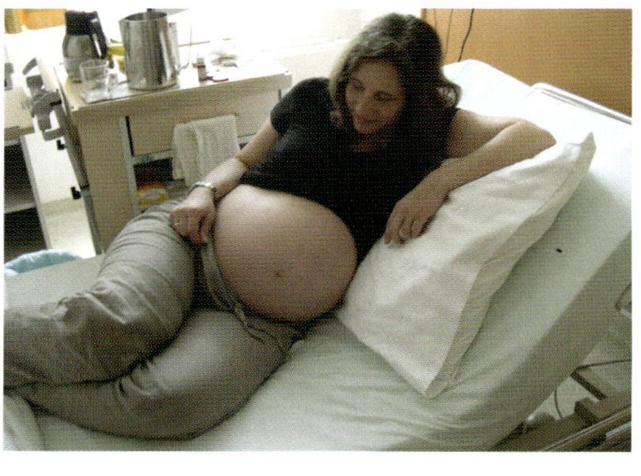

Die Zeit wird ganz schön lang, wenn man einige Wochen in der Klinik liegen muss ...

Foto: Ursi Obernhofer

Die meisten Drillingsschwangeren verbringen die letzten Wochen ihrer Schwangerschaft ohnehin schon in der Klinik. Die (Kaiserschnitt-)Geburt ihrer Kinder wird geplant.

Ein Zwilling hat im Mai, der andere im Juli Geburtstag ... ?

Müssen Zwillinge und Drillinge unbedingt immer kurz hintereinander geboren werden? Oder ist es denkbar, die Geburt des zweiten Kindes zu stoppen, wenn das erste zu früh geboren wurde, um so die Überlebenschancen wenigstens für das zweite (dritte) Kind zu steigern? Nicht nur in den USA sind solche Fälle bekannt, in denen die Geburt der Zwillinge (oder Drillinge) 7 bis 12 Wochen auseinander lag. Auch deutsche Kliniken - zum Beispiel die Uniklinik in München-Großhadern - haben dies bei Drillingen schon erfolgreich praktiziert.
Die Schwierigkeiten: Die Wehen lassen sich nur schwer stoppen, und es besteht erhöhte Infektionsgefahr für Mutter und verbleibendes Baby, da der Muttermund bereits geöffnet ist. Wichtig: Vom Muttermund muss der Druck genommen werden, deshalb wird man das Becken der Mutter leicht erhöht lagern.
Der Vorteil: Babys, die die viel zu frühe Geburt nicht überlebt hätten, haben nur so eine Chance. Außerdem bringt jede Woche größere Chancen, dass frühgeburtlich bedingte Behinderungen ausbleiben.

PRAKTISCHE TIPPS: Letzte Besorgungen - Zeit wird's

Im wahrsten Sinne des Wortes: Sie sollten den Koffer für Ihren Klinikaufenthalt schon etwas früher gepackt haben als andere. Solange Sie noch mobil sind, das heißt keine vorzeitigen Wehen haben und nicht liegen müssen, sollten Sie letzte Besorgungen machen:

- **Haben Sie alle wichtigen Babyartikel schon besorgt?**
- **Wissen Sie schon, welchen Kinderwagen Sie sich zulegen möchten?**
- **Ist das Kinderzimmer fertig eingerichtet?**
- **Haben Sie sich in Ihrer Bücherei einen Stapel Bücher besorgt?**
- **Haben Sie sich auch ein Buch übers Stillen geholt?**
- **Haben Sie mit Ihrem Arbeitgeber besprochen, wie es nach dem Mutterschaftsurlaub weitergehen soll?**
- **Hat Ihr Partner schon seinen Urlaub geregelt? Eventuell möchte er Ihnen ja nach der Geburt Ihrer Zwillinge zur Hand geben. Vielleicht kann er einen »Urlaub auf Abruf« vereinbaren, um flexibel zu sein?**
- **Bei Drillingen: Haben Sie sich um eine (bezahlte) Hilfskraft bemüht?**
- **Haben Sie sich über Kinderärztinnen und -ärzte informiert, die für Sie in Frage kommen?**
- **Gehen Sie noch einmal zum Friseur, solange sie noch dazu in der Lage sind.**
- **Haben Sie Ihren Koffer für die Klinik schon gepackt?**
- **Notieren Sie sich rechtzeitig wichtige Telefonnummern: Gynäkologe (Praxis- und Privatnummer), Sanitätsdienste, Entbindungsklinik (eventuell mit Durchwahl zur Entbindungsstation).**
- **Und schließlich: Haben Sie ein paar Namen für die Kinder parat?**

PERSÖNLICHE ERFAHRUNG: Schlechte Wohnung - mehr Stress

»Wir hätten noch umziehen sollen ... Ich glaube, uns hat der zusätzliche Stress durch mangelhafte Wohnverhältnisse (kein Fahrstuhl, vierter Stock, laute Nachbarn, Baustellen) erst richtig fertiggemacht. Wie soll man ausgeglichen sein, wenn die Kinder dank U-Bahn-Baustelle mit den dazugehörigen Geräuschen und Erschütterungen einer Ramme keinen Mittagsschlaf mehr machen können und die Gläser in den Schränken noch weit nach 22 Uhr zittern und klirren?« (Marion v. G.)

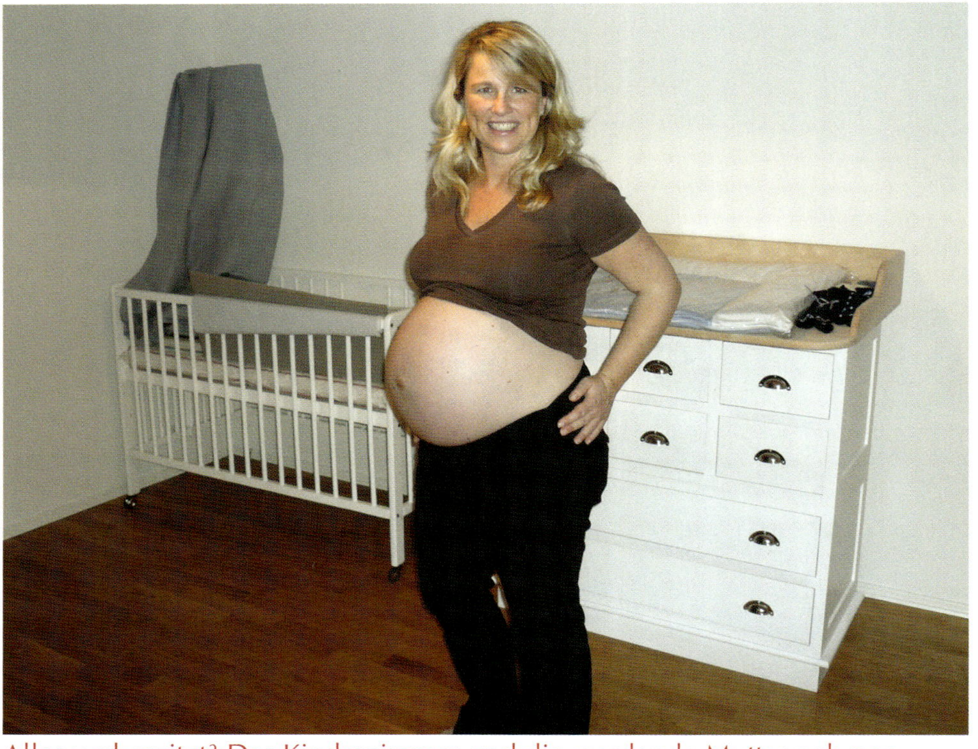

Alles vorbereitet? Das Kinderzimmer und die werdende Mutter nehmen langsam Form an ... Foto: Annette Manhart

PERSÖNLICHE ERFAHRUNGEN: Durchhalten lohnt sich!

»In der 30. Schwangerschaftswoche mit 74 Kilogramm breit wie hoch (1,10 x 1,58 Meter) musste ich ins Krankenhaus. Es hieß, so lange wie möglich durchzuhalten.« (Conny B.)

»Als ich wegen vorzeitiger Wehen in der 30. SSW ins Krankenhaus musste, war für mich am allerwichtigsten, dass zu Hause alles parat war. Das war es natürlich nicht und so machte ich mir viele Sorgen, ob meine Babys dann in ein gemachtes Nest kämen oder in eine Rumpelkammer, die unser sogenanntes Kinderzimmer noch darstellte. Meine Sorge war natürlich völlig übertrieben. In meiner Abwesenheit hat mein Mann mit Freunden alles hergerichtet, ja sogar einen Kinderwagen gekauft und mit Hilfe seiner Mutter die wichtigsten Babysachen besorgt. Alles war piccobello, als ich schließlich doch erst einmal ohne Kinder nach Hause kam.« (Bettina T.)

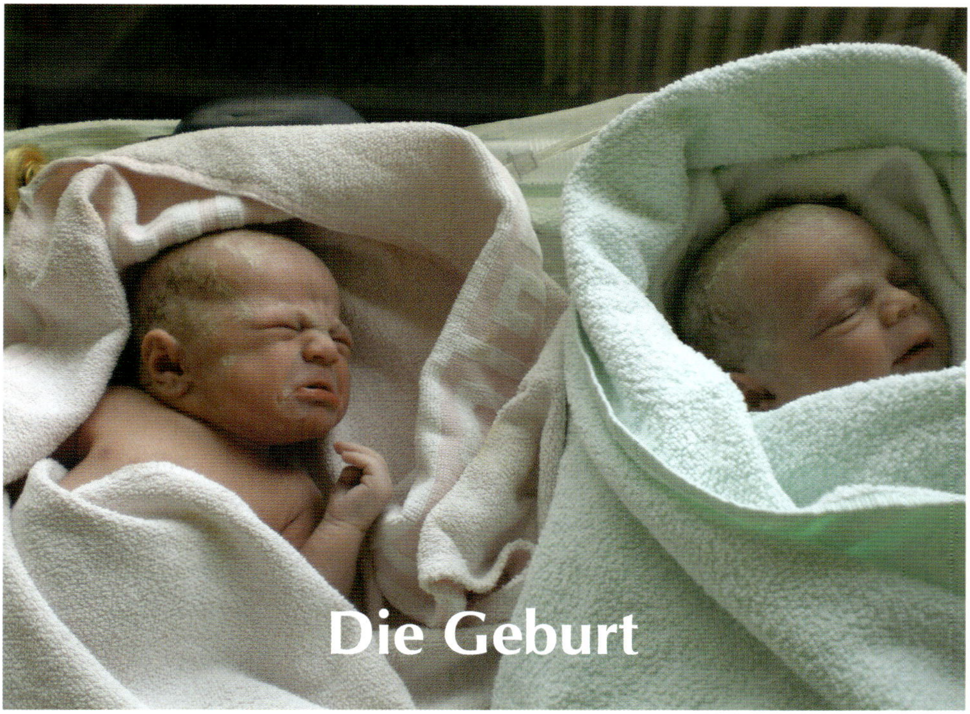

Die Geburt

In diesem Kapitel geht es um die verschiedenen
Möglichkeiten der Entbindung - vaginal
oder per Kaiserschnitt, sowie die Besonderheiten
und eventuell auftretende Komplikationen
bei der Zwillingsgeburt.
Schließlich berichten Frauen von
ihren ganz persönlichen glücklichen
Geburtserfahrungen.

Foto: Lilly und Marlen Fischer

Was ist anders bei einer Zwillingsgeburt?

Der erste Geburtsabschnitt, die Eröffnungsperiode, kann bei Zwillingen etwas länger dauern. Ansonsten unterscheidet er sich nicht von einer »Einlingsgeburt«.
Eine Geburtsdauer von 7 bis 8 Stunden (durchschnittlich) gilt bei Zwillingen als die Norm. Bei Mehrfachgebärenden, also Müttern, die bereits Kinder geboren haben, ist auch eine kürzere Dauer von 4 bis 5 Stunden möglich.

Die Herztöne beider Zwillinge müssen überwacht werden

Manchmal wird die Fruchtblase des ersten Kindes gesprengt, dadurch kann die Wehentätigkeit verstärkt werden. Zwilling 1 sinkt tiefer und drückt auf den Muttermund, was die Ausschüttung der Hormone Oxytocin und Prostaglandin bewirkt, die die Wehen weiter antreiben.
Die Austreibungsperiode dauert beim ersten Zwilling ebenso wie bei einer »Einlingsgeburt« etwa 30 Minuten. Dann aber muss noch Zwilling 2 geboren werden.
Zwilling 1 wird meist sofort abgenabelt, damit sich Hebammen und Ärzte um Zwilling 2 kümmern können.
Zwilling 2 braucht meist nur ein bis zwei Presswehen, um geboren zu werden. Der Abstand zwischen beiden Geburten beträgt circa 20 Minuten, soll - so die vorherrschende Meinung - 30 nicht überschreiten.
Während der Eröffnungsphase kann auch eine werdende Zwillingsmutter eine Haltung einnehmen, die ihr bequem ist. Allerdings sollte sie bei der eigentlichen Geburt liegen, so dass Hebammen und Ärzte freies Betätigungsfeld haben.

Überwachung der kindlichen Herztöne

Das wichtigste bei einer Zwillingsgeburt ist die Überwachung des kindlichen Befindens. Dieses kann mit verschiedenen Methoden erfolgen.

- **Herztonwehenschreiber.** Der Kardiotokograph (CTG), der Herztonwehenschreiber, nimmt die kindlichen Herztöne durch ein Mikrophon beziehungsweise einen Ultraschalltonkopf kontinuierlich auf. Anhand der aufgezeichneten CTG-Kurven können Geburtshelfer und Hebamme mit ziemlicher Sicherheit auf das Befinden beider Kinder schließen. Die Überwachung mit dem Herztonwehenschreiber durch die Bauchdecke hindurch ist bei intakter Fruchtblase auch bei Zwillingen möglich. Waren früher zwei Geräte nötig, um die Herztöne aufzuzeichnen, so genügt heute ein Gerät, das die Herztöne der Zwillinge unterscheiden kann.

- **Östrogene.** Eine zusätzliche Überwachungsmöglichkeit ist die Kontrolle der Östrogene im Urin beziehungsweise im Blut der Mutter. Diese Untersuchung wird meist schon vor Beginn der Wehentätigkeit durchgeführt. Im Fall einer Zwillingsgeburt ist sie jedoch nicht so aussagekräftig, da selbst bei Normalwerten ein Zwillingskind minderversorgt sein kann.

- **Fruchtwasserspiegelung.** Schließlich kann man noch eine Fruchtwasserspiegelung vornehmen, die allerdings nur bei dem Kind möglich ist, das vorne liegt. Eine Verfärbung des Fruchtwassers weist auf eine eventuelle Gefährdung des Ungeborenen hin.

- **Kopfschwartenelektrode.** Ist die Fruchtblase des ersten Kindes schon geplatzt, kann das führende Kind auch per Kopfschwartenelektrode überwacht werden. Diese so entstehende Herztonkurve (EKG) ist etwas genauer und wird vor allem nicht durch den

Lagewechsel der werdenden Mutter während der Geburt gestört. Der kleine Pieks beim Setzen der Elektrode ist vergleichbar mit einem sehr kleinen Nadelstich.

●**Blutentnahme aus der Kopfhaut.** Die genaueste Methode, um die Sauerstoffversorgung des vorangehenden Kindes festzustellen, ist die Blutentnahme aus der kindlichen Kopfhaut. Dazu genügt ein Tropfen Blut, der dann im Labor auf Sauerstoff- und Kohlendioxydgehalt untersucht wird. Diese zusätzliche Überwachung ist aber nur erforderlich, wenn das CTG nicht sicher interpretiert werden kann, was nur selten vorkommt. Für die werdende Zwillingsmutter hat die Überwachung per CTG einen kleinen Nachteil: Sie muss relativ bewegungslos liegen. Schon bei kleinsten Lageveränderungen kann der Ultraschalltonkopf verrutschen, und die kindlichen Herztöne müssen neu eingestellt werden. Allerdings sind die Geräte von heute auch weiterentwickelt als noch vor zehn Jahren. Sie können darum bitten, dass man Sie zeitweise von sämtlichen Überwachungsgeräten befreit, so dass Sie sich frei bewegen können. Wenn die gleich zu Beginn der Wehentätigkeit geschriebenen Herztonkurven unauffällig sind, steht dem nichts im Weg. Die kindlichen Herztöne sollten dann weiterhin im halbstündigen Abstand kontrolliert werden. Es besteht auch die Möglichkeit, den ersten Zwilling über die EKG-Ableitung telemetrisch zu überwachen.

Welche Medikamente während der Geburt?

Ebenso wichtig wie die Überwachung der kindlichen Herztöne ist eine Venenkanüle im Arm der Mutter. Jederzeit kann dann ein dringend notwendiges Medikament intravenös gegeben werden. Die Infusion kann kurzfristig von der Venenkanüle abgestöpselt werden, wenn Sie herumlaufen möchten.
Welche Medikamente können während der Geburt nötig sein? Gerade bei Zwillingsschwangerschaften ist die Gebärmutter häufig so überdehnt, dass sie sich nicht mehr richtig zusammenziehen kann. Ein Wehenmittel kann die Wehen, aber auch deren Wirksamkeit, verstärken. Der Wehentropf kann dazu führen, dass die Wehen sehr heftig und ohne größere Pausen kommen.
Je nach Dauer der Geburt kann auch Glucose durch den venösen Zugang gegeben werden, damit die werdende Mutter körperlich nicht so abbaut, wenn es lange dauert. Während der Geburt soll die werdende Mutter nüchtern bleiben, da bestimmte Komplikationen eine Narkose notwendig machen können.
Die Wehenschmerzen können medikamentös gelindert werden. Denn selbst eine noch so intensive Geburtsvorbereitung und die Anwendung von Atemtechniken können die Schmerzen nicht ganz ausschalten. Denken Sie nicht, dass Sie etwas falsch machen, wenn Sie die Wehen als sehr schmerzhaft empfinden. Jede Frau reagiert und empfindet anders. Die totale Wehenschmerzausschaltung ist durch die Periduralanästhesie möglich. Allerdings muss sie exakt gelegt werden (siehe dazu Seite 50), damit sie ihre vollständige Wirkung erzielt. Nachteilig wirkt sich dabei aus, dass die Gebärenden in der Austreibungsphase oft nicht richtig mitpressen können, weil sie das Heranrollen einer Wehe nicht richtig spüren. Das macht dann häufiger den Einsatz von Saugglocken und Zangen erforderlich.
Während der Austreibungsphase, die beim ersten Kind bis zu einer halben Stunde dauern kann, werden beide Kinder kontinuierlich überwacht. In dieser Phase besteht das Hauptrisiko für die Kinder. In vielen Fällen wird die Geburtshelferin jetzt eine lokale Betäubung der Beckenbodennerven (Pudendusanästhesie) durchführen, damit bei einem eventuellen Dammschnitt keine Schmerzen auftreten. Andererseits nimmt man heute eher in Kauf, dass es zu einem Dammriss kommt. So unwahrscheinlich es klingt: der heilt besser.

Das erste hat's geschafft, und nun kommt das zweite

Nach der Geburt des ersten Kindes sind zwei Dinge wichtig, nämlich die Vergewisserung, dass es dem zweiten Kind (noch) gut geht und die Überprüfung seiner Lage. Ersteres erfolgt durch Kontrolle der Herztöne (die zweite Fruchtblase wird nicht sofort springen), und die Lage kann durch Untersuchung von der Scheide aus oder durch ein Ultraschallbild geklärt werden. Dann wird abgewartet, bis wieder Wehen einsetzen. Oft muss ein Wehenmittel gegeben werden, um die Tätigkeit erneut in Gang zu bringen. Wenn sich der Kopf des zweiten Babys richtig einstellt, also zum Becken hin tiefer tritt (eventuell durch Mitpressen), wird meist die zweite Fruchtblase gesprengt. In der Regel wird dann das zweite Kind in den nächsten zwei Wehen geboren.
Erfahrene Hebammen können das zweite Baby von außen schienen, so dass es in die richtige Position gleitet, um geboren zu werden. Es kann aber auch erforderlich sein, das Baby von unten her – also vaginal – in die richtige Position zu bringen.
Immer noch gilt, dass das zweite Kind gefährdeter ist als das erste. Die Gebärmutter, die zuletzt einem enormen Druck standhalten musste, kollabiert regelrecht, wenn das erste Kind geboren ist. Doch da der Geburtskanal vom ersten Kind vorgebahnt wird, kann das zweite Kind oft durch eine einzige Presswehe geboren werden. Die Wehen müssen allerdings in den meisten Fällen für die zweite Geburt wieder in Gang gebracht werden.

Häufigste Komplikationen bei Zwillingsgeburten

Wie auch bei jeder »Einlingsgeburt« kann es plötzlich zu einer Verschlechterung der kindlichen Herztöne kommen. Je nachdem wie weit die Geburt fortgeschritten ist, wird die Ärztin oder der Arzt die Wehen stoppen oder die Geburt so schnell wie möglich beenden. Treten die Herztonveränderungen in der sogenannten Eröffnungsphase auf (also wenn der Muttermund noch nicht vollständig offen ist), werden sofort Wehenhemmer verabreicht, um die Wehen zu stoppen. Dabei erholt sich das Kind (oder die Kinder) meist schnell. Danach wird über das weitere Vorgehen entschieden. Häufig genügt es schon, wenn die Gebärende ihre Lage ändert. In einigen Fällen wird aber auch ein Kaiserschnitt notwendig sein.
Treten die Herztonveränderungen während der Austreibungsphase auf, wird die Geburt meist vaginal beendet werden können, vorausgesetzt, der Kopf ist tief genug im Becken. Das geschieht durch die Saugglocke beziehungsweise durch die Geburtszange und das Mitpressen der Gebärenden. Wenn sich die Herztöne des zweiten Kindes nach der Geburt des ersten verschlechtern, kann in vielen Fällen doch noch eine normale Geburt durchgeführt werden durch sofortiges Sprengen der zweiten Fruchtblase, Wehentropf und Mitpressen der Gebärenden. Ein Kaiserschnitt nur für das zweite Kind ist sehr selten erforderlich.
Andere Komplikationen sind beispielsweise ein Geburtsstillstand – nichts geht mehr – weder vor noch zurück. Bei Zwillingen kann die Gebärmutter so überdehnt sein, dass sie sich nicht mehr richtig zusammenziehen kann. Denkbar ist auch, dass sich die Zwillinge im Mutterleib so verhaken, dass nichts mehr voran geht.
Auch die Ablösung der Plazenta ist eine Komplikation, die sich während einer Zwillingsgeburt ergeben kann. Allerdings kommen solche Komplikationen auch bei Einlingsgeburten vor, sind also nicht zwillingsspezifisch.
Notkaiserschnitte sind auch bei Zwillingen eher selten, da die Vorsorgetermine in der Schwangerschaft und die gute Überwachung während der Geburt frühzeitig Komplikationen erkennen lassen und nicht in einer Notsituation entschieden werden muss. Darüber hinaus propagieren heute immer mehr Ärzte, bei Zwillingen von vornherein einen Kaiserschnitt zu machen. Ja sogar bei vielen Einlingen wird heute ein sogenannter

»Wunschkaiserschnitt« gemacht. Wie kann man sich eine Operation wünschen?

Die Nachgeburtsphase

Der gefährlichste Geburtsabschnitt für die Mutter ist die Nachgeburtsphase, also der Zeitraum zwischen der Geburt des zweiten Kindes und dem Ausstoßen der Nachgeburt bzw. den folgenden zwei Stunden. Wenn sich die Plazenta löst, kommt es zu einer Blutung, die gerade bei Zwillingsmüttern deutlich stärker ausfallen kann, weil die Gebärmutter überdehnt war und sich deshalb häufig nicht mehr so fest zusammenziehen kann. Unter diesen Umständen ist es wieder von Vorteil, wenn Ihnen bereits zu Beginn der Geburt eine Infusion gelegt wurde, durch deren Zugang Ihnen jetzt sofort Blutersatzstoffe bzw. Medikamente gegeben werden können, die die Gebärmutter zur Kontraktion bringen.
Nach der Geburt und anschließendem hohen Blutverlust kann sogar eine Bluttransfusion notwendig werden. Nach der Geburt des zweiten Zwillings wird meist vorsorglich das Mittel Methergin gespritzt, das die Gebärmutter zur Kontraktion anregt. Falls eine stärkere Blutung auftritt und die Nachgeburt noch nicht gelöst ist, muss dies unter Narkose gemacht werden. Diese Probleme treten jedoch ebenso, wenn auch seltener, bei »Einlingsgeburten« auf.

Können auch Zwillinge einen sanften Start ins Leben haben?

Auch bei Zwillingen ist ein sanfter Start ins Leben möglich. Heutige Kliniken gestalten ihre Räumlichkeiten für die Entbindung meistens so, dass sich Gebärende darin wohlfühlen können. Neben Zubehör, das den Wohlfühlfaktor verstärken soll (zum Beispiel Badewanne für ein Entspannungsbad), sind allerdings auch alle medizinischtechnischen Hilfsmittel zur Hand, wenn eine Notsituation auftreten sollte.
Die WHO/UNICEF-Initiative »Babyfreundliches Krankenhaus« zertifiziert Entbindungskliniken nach den Maßstäben, die für eine gesunde Geburt und Entwicklung von Babys ausgerüstet sind. Babyfreundliche Krankenhäuser haben ihr Personal speziell zum Thema »Stillen« fortgebildet. Sie informieren alle schwangeren Frauen umfassend über den Nutzen der Muttermilch. Sie fördern das Stillen und begünstigen damit das Entstehen der Eltern-Kind-Beziehung. Während des Klinikaufenthaltes erhalten Mütter kompetente Unterstützung beim Stillbeginn.
Auch nach Entlassung aus der Klinik sind Babyfreundliche Krankenhäuser weiterhin fachkompetente Ansprechpartner für die jungen Familien. Dazu gehören beispielsweise 24-Stunden-Hotlines, ambulante Stillberatung oder Stillcafés. Eine aktuelle Liste Babyfreundlicher Krankenhäuser findet sich im Internet unter www.babyfreundlich.org Selbstverständlich profitieren auch Zwillingsmütter von dieser Initiative, der weltweit mehr als 20.000 Kliniken angehören.

Zu Hause oder lieber ambulant?

Hausgeburten haben in den vergangenen Jahren wieder zugenommen. Hausgeburten sind jedoch grundsätzlich problematisch, denn auch aus einem anfangs völlig normalen Geburtsverlauf können sich plötzlich schwere Komplikationen ergeben. Bei einer Zwillingsgeburt ist das Risiko für Komplikationen ohnehin erhöht. Als werdende Zwillingsmutter sollten Sie deshalb eine Hausgeburt nicht ernsthaft in Erwägung ziehen. Sind die Zwillinge Ihre ersten Kinder, werden Sie sowieso auf eine Hausgeburt verzichten, weil Sie sich in einer gut ausgerüsteten Klinik sicherer aufgehoben fühlen.
Eine Alternative kann die ambulante Geburt sein. Auch bei Zwillingen, wenn sie gesund geboren wurden, ist es möglich, die Entbindungsklinik wenige Stunden nach

der Geburt zu verlassen. Allerdings sollte die Geburt ohne Komplikationen (erhöhter Blutverlust u.a.) verlaufen sein und die Zwillinge sollten topfit sein und nicht unter Anpassungsschwierigkeiten leiden.
Die meisten frischgebackenen Zwillingsmütter werden jedoch froh sein, dass Sie sich noch einige Tage in der Klinik erholen und sich langsam an ihre neue Mutterrolle (mit all' ihren Tausend Fragen) gewöhnen können. Außerdem bedarf die Entscheidung für eine ambulante Geburt einer guten Vorbereitung. Sie brauchen neben einer Hebamme, die Sie und die Kinder routinemäßig zu Hause betreut, einen Kinderarzt, der regelmäßig nach den Babys sehen muss, und schließlich müssen Sie jemanden haben, der Ihnen im Haushalt und bei der Versorgung der Babys hilft.

Die Zwillinge kommen per Kaiserschnitt

Beginnt die Geburt vor der 34. Schwangerschaftswoche, dann werden die Kinder sehr häufig durch Kaiserschnitt entbunden. Auch wenn die Kinder (beide oder eines) in Steißlage liegen, wird vielfach ein Kaiserschnitt gemacht. Seltener blockieren sich große Zwillinge, die eigentlich richtig liegen, gegenseitig so, dass auch trotz richtiger Lage ein Kaiserschnitt nötig ist. Bei einer Zwillingsschwangerschaft ist auch die Überdehnung der Gebärmutter möglich, die sich dann nicht mehr wirksam zusammenziehen kann. Auch dann wird ein Kaiserschnitt gemacht, wenn es nicht mehr vorwärts geht und Gefahr für die Kinder besteht.
Bei Wachstumsstörungen eines oder beider Kinder infolge Plazentainsuffizienz kann ebenfalls eine operative Entbindung notwendig werden. Darüber hinaus muss bei Schwangerschaftstoxikosen, die medikamentös nicht behandelt werden können, oft frühzeitig entbunden werden. Wenn eine Einleitung durch Wehenmittel nicht möglich ist, muss ebenso ein Kaiserschnitt gemacht werden. Und schließlich machen Indikationen wie vorliegende Plazenta (bei der Plazenta praevia, versperrt die Plazenta die Geburtswege), eine vorzeitige Lösung der Nachgeburt mit stärkeren vaginalen Blutungen genauso wie bei »Einlingen« die operative Entbindung notwendig.
Ein Kaiserschnitt muss manchmal sofort gemacht werden, wenn während der Geburt eine Herztonverschlechterung eines oder beider Kinder eintritt und die Geburt noch nicht unmittelbar bevorsteht. Auftretende Komplikationen können aber auch bei Zwillingen meist rechtzeitig vorhergesehen und der erforderliche Kaiserschnitt kann mit der werdenden Mutter besprochen werden.
Immer mehr kommt auch der geplante Kaiserschnitt (und damit auch der sogenannte Wunschkasiserschnitt) »in Mode«. Welche Vor- oder Nachteile eine natürliche Geburt oder ein Kaiserschnitt für den gefährdeteren, den zweiten Zwilling haben, wird gerade in einer kanadischen Studie (siehe auch Seite 14) untersucht. Heute liegt die Kaiserschnittrate in Deutschland insgesamt - also aller Geburten - etwa bei 30 Prozent.

● **Peridural- bzw. Spinalanästhesie.** Es ist auch möglich, den Kaiserschnitt unter Periduralanästhesie zu machen. Manche Frauen erhoffen sich von der PDA, dass sie auf diese Weise wenigstens »etwas von der Geburt ihrer Kinder mitbekommen«. Doch die OP bei vollem Bewusstsein erfordert – auch wenn die unmittelbare Sicht auf das Operationsfeld durch Tücher verhängt ist – starke Nerven. Auch hat sich gezeigt, dass die PDA nicht

PERSÖNLICHE ERFAHRUNG: Papa beim Kaiserschnitt?

»Diese Momente sind natürlich unbeschreiblich und unvergesslich. Ich kann dieses ›aktive Dabeisein‹ nur empfehlen; es wird für jeden ein unvergessliches Erlebnis sein. Auch muss man keine Angst vor ›blutigen Szenen‹ haben, denn davon sieht man, wenn man nicht sehr neugierig ist, nichts.« (Thomas R.)

immer so zuverlässig wirkt, dass das Schmerzempfinden gänzlich ausgeschaltet ist.

● **Vollnarkose.** Wird der Kaiserschnitt unter Vollnarkose durchgeführt, so bekommen Sie dennoch alle Vorbereitungen zur Operation mit. Auch das ist belastend, und die meisten Frauen sind froh, wenn der werdende Vater als Mutmacher mit dabei sein darf. Um die Babys nicht zu lange mit der Narkose zu belasten, wird sie erst sehr spät eingeleitet. Dies geschieht über die bereits gelegte Venennadel, vorher atmet die Patientin schon über eine Maske Sauerstoff ein. Die Schwangere wird auf dem OP-Tisch etwas auf die linke Seite verlagert, da dadurch der Druck der Gebärmutter auf die untere Hohlvene vermindert und so der Gefahr des Kreislaufkollaps begegnet wird.

Der Ablauf beim Kaiserschnitt

Die Kaiserschnittentbindung ist auch heute noch mit einem erhöhten Risiko verbunden. Es besteht die Gefahr einer Thrombose, verstärkter Blutung und auch eine erhöhte Infektionsgefahr. Risiken lassen sich jedoch durch entsprechende vorbeugende Maßnahmen auf ein Minimum reduzieren. Unangenehm für die Frauen sind vor allem die postoperativen Schmerzen und die Notwendigkeit der Infusionsbehandlung – oft mit hochwirksamen Antibiotika vorbeugend gegen Infektionen – während der ersten drei Tage nach der Operation.

Bei der Operation durchtrennt der Chirurg das Fettgewebe und die Schichten der Bauchdecke, eröffnet dann Gebärmutter und Fruchtblase. Nachdem das Fruchtwasser abgesaugt ist, werden die Babys, eins nach dem anderen, mit den Händen herausgeholt. Dabei kommt es vor, dass das eigentlich »erstgeborene« Baby als Nummer zwei das Licht der Welt erblickt. Der Schnitt selbst wird dicht über der Schamhaargrenze quer gemacht. Nur wenn es sehr schnell gehen muss, weil Komplikationen aufgetreten sind, wird ein senkrechter Schnitt gemacht. Die innere Wunde wird mit einem Faden verschlossen, der sich von selbst auflöst. Der äußere Faden wird nach ein paar Tagen gezogen oder löst sich ebenfalls auf. Die Narbe selbst wird später kaum zu sehen sein, da der Schnitt besonders sorgfältig genäht wird.

Noch am Tag der Kaiserschnittentbindung wird die Stationsschwester mit der frischgebackenen Zwillingsmutter das Aufstehen üben. Spätestens 24 Stunden nach der Narkose können die Kinder auch schon zum Stillen angelegt werden.

Immer mehr Kliniken lassen die Väter bei der Kaiserschnittgeburt dabei sein. Sie werden meist am Kopfende ihrer Frau postiert, weil sie an dieser Stelle am wenigsten »im Weg sind«. Für viele Frauen ist es eine zusätzliche Beruhigung, den vertrauten Partner in diesem bedeutungsvollen Moment an ihrer Seite zu wissen. Väter, die dabei gewesen sind, empfinden die Geburt ihrer Zwillinge als Erlebnis, das sie nicht missen möchten.

Wenn Ihr Partner nicht dabei sein möchte, drängen Sie ihn nicht. Er sollte es wirklich frei entscheiden können. Kommt ja auch ein bisschen drauf an, welche Einstellung er ganz generell zur Operationssaal-Atmosphäre hat ...

PRAKTISCHER TIPP: Welche Geburtshilfsmittel gibt es?

Fragen Sie bereits vor Ihrer Klinikwahl, welche Geburtshilfsmittel zur Verfügung stehen – zum Beispiel ein Gebärstuhl – und ob Sie ein Entspannungsbad nehmen können. Das Risiko einer Zwillingsgeburt verlangt sicher nicht, dass Sie flach wie ein Brett liegend stundenlang Wehen über sich ergehen lassen müssen (wie ich damals). Wie heißt es so schön: Die liegende Geburtshaltung ist nach dem Kopfstand die zweit unsinnigste Haltung – zumindest in der geburtsvorbereitenden Phase. Zur eigentlichen Geburt ist es für Hebammen und Ärzte sicher besser, wenn die werdende Mutter liegt und sie schnell eingreifen können, um den Babys auf die Welt zu helfen.

PERSÖNLICHE ERFAHRUNG: Ich will lieber weg!

»Auf dem CTG konnte ich an den Ausschlägen schon vor den Wehen erkennen, wann wieder eine heranrollte. Ehrlich gesagt, wäre ich dann lieber aufgesprungen und davongelaufen, als diese Schmerzen weiter über mich ergehen zu lassen. Ich hatte gelesen, dass manche Frauen lieber wegrennen wollten. Dass ich eine von ihnen sein würde, konnte ich mir vorher nicht vorstellen.« (Charlotte S.)

Drillings- und Vierlingsgeburten

Drillings- und Vierlingsgeburten gehören zu den Risiko- bzw. Hochrisikogeburten, denn ein erhöhtes Risiko besteht für die frühgeborenen Kinder, aber auch für die Mütter. Deshalb sollten Sie sich unbedingt für eine gut ausgestattete Klinik entscheiden, die auch eine Intensivstation für Neugeborene hat. Drillinge werden in der Regel nicht vaginal entbunden, da unter anderem die Gefahr besteht, dass sich die Kinder verhaken. Vierlinge kommen meist so früh, dass eine vaginale Entbindung schon deshalb nicht in Frage kommt.
Diese Zeilen machen Ihnen sicher nicht gerade viel Mut. Doch in der Regel sind Sie schon lange vor der (geplanten?) Geburt Ihrer Kinder in der Klinik Ihrer Wahl. Sie lernen Ärztinnen, Ärzte, Schwestern und anderes Personal kennen und werden immer vertrauter mit der ungewohnten Umgebung und auch mit den medizinischen Fachbegriffen und Vorgängen. Fragen Sie, wenn Sie etwas nicht verstehen oder Gewissheit haben möchten. Je informierter Sie sind, desto gelassener können Sie auf das warten, was auf Sie zukommt.
Alles ist möglich: Im Juli 2010 wurden in der Klinik Köln-Holweide Drillinge vaginal entbunden. Die etwas zu früh geborenen Drillinge sind alle wohlauf.

Sind die Zwillinge ein- oder zweieiig?

Wenn Eltern wissen möchten, ob ihre Zwillinge ein- oder zweieiig sind, dann ist gleich nach der Geburt der rechte Moment, um das festzustellen. Spätere Tests sind teuer und werden in der Regel nur dann gemacht, wenn geklärt werden muss, ob Transplantationen zwischen den Zwillingsgeschwistern möglich sind.

Welche Methoden zur Feststellung der Eiigkeit gibt es, und wie sicher sind sie?

- **Plazenten.** Sind zwei Plazenten vorhanden, so ging man früher davon aus, dass es sich um zweieiige Zwillinge handelte. Doch auch bei eineiigen gibt es zwei Plazenten, was mit dem Teilungszeitpunkt zusammenhängt. Auch wenn es nur eine große Plazenta gibt, besagt das noch gar nichts. Denn bei zweieiigen Zwillingen können zwei Plazenten auch zu einer großen zusammenwachsen.

- **Fruchthüllen.** Dass sich jedes Kind in einer eigenen Fruchtblase entwickelt hat, will ebenfalls noch gar nichts heißen. Bei den meisten eineiigen Zwillingen gibt es zwei Fruchthüllen. Das hängt wieder mit dem Teilungszeitpunkt zusammen. Je später sich das befruchtete Ei teilt, desto mehr haben die Zwillinge gemeinsam.

- **Das Aussehen der Zwillinge.** Kurz nach der Geburt sieht man manchen Kindern schon an, dass sie sehr unterschiedlich sind. Andererseits müssen sich die Zwillinge erst noch »zurechtwachsen«. Gewichtsunterschiede durch unterschiedliche Versorgung im Mutterleib, deformierte Köpfchen durch enge Geburtswege lassen Zwillinge zunächst unterschiedlich erscheinen, obwohl sie sich nach ein paar Wochen zum

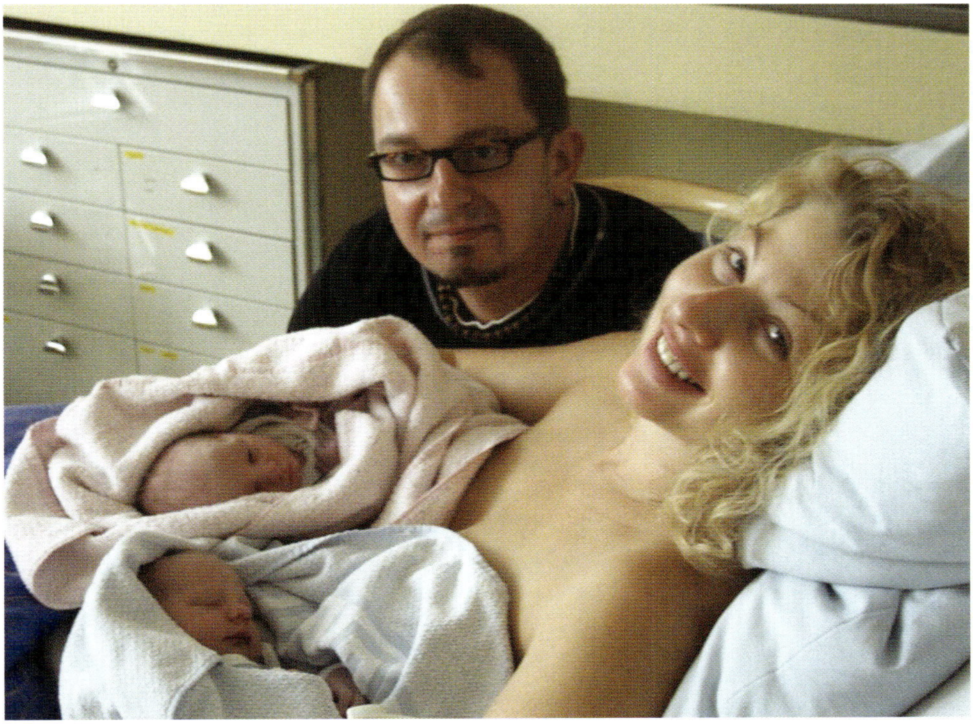

Frisch geschlüpft: Jonah und Tom Etzrodt

Verwechseln ähnlich sehen. Manche eineiigen Zwillinge bleiben aber auch Zeit ihres Lebens unterschiedlich, weil sich vorgeburtliche Gewichtsunterschiede gar nicht mehr ausgleichen. Auch unter zweieiigen Zwillingen gibt es Kinder, die einander sehr ähnlich sehen.

● **Blutgruppen.** Am einfachsten lässt sich die Eiigkeit über den Vergleich der Blutgruppen feststellen. Direkt nach der Geburt kann zu diesem Zweck aus der Nabelschnur etwas Blut entnommen werden. Stimmen beide Blutgruppen – auch die Untergruppen und der Rhesusfaktor – überein, dann kann davon ausgegangen werden, dass es sich um eineiige Zwillinge handelt. Allerdings könnten auch bei zweieiigen Zwillingen die Blutgruppen rein zufällig übereinstimmen.

● **Zähne, Fingerabdrücke, EKG.** Bei eineiigen Zwillingen sind die Zähne gleich angeordnet, selbst Unregelmäßigkeiten sind bei beiden gleich. Fingerabdrücke eineiiger Zwillinge sind zwar nicht absolut identisch, aber sehr viel ähnlicher als bei zweieiigen Zwillingen. Selbst EKGs können gewisse Hinweise geben, da sie bei eineiigen Zwillingen ähnlichere Muster aufweisen als bei zweieiigen. Keine Methode ist für sich allein absolut sicher. Den zuverlässigsten Beweis für Ein- oder Zweieiigkeit bringt eine Kombination mehrerer Untersuchungen.

PERSÖNLICHE ERFAHRUNG: Die Gretchenfrage rund um's Ei ...

»Eineiig oder zweieiig? Diese Frage hörte ich sicher schon 1000mal! Für mich spielt die ›Ei-Frage‹ keine so große Rolle. Ich habe bloß die Fragerei satt und möchte endlich Bescheid wissen, um dann richtig Auskunft geben zu können.« (Irma P.)

Die Chromosomenanalyse als sicherste Methode

Das Verfahren der Chromosomenanalyse weist eine Sicherheit von nahezu 100 Prozent auf. Man kann diesen Test inzwischen in einigen Labors durchführen lassen. Er kostet circa 150 Euro (plus MWSt.) – Adresse im Anhang.

»Die Gleichheit oder Unterschiedlichkeit der DNA von Menschen überprüft man heutzutage am einfachsten mithilfe von Mikrosatelliten (auch Short Tandem Repeats, STRs, genannt), dem sogenannten genetischen Fingerabdruck. Dabei handelt es sich um Genorte, die sich mit hoher Wahrscheinlichkeit von Mensch zu Mensch der Länge nach unterscheiden. Dies ergibt sich aus einer unterschiedlich häufigen Wiederholung von kleinen Abschnitten der DNA, die bei einer Person vielleicht 12 mal, bei der anderen 15 mal wiederholt wird. Diese Genorte sind genau die gleichen, die auch bei der DNA Analyse zur Aufklärung von Verbrechen oder bei Vaterschaftstests eingesetzt werden.

Für eine Eiigkeitsanalyse bekommen Interessenten von ihrem Labor zwei Stiltupfer zugeschickt, mit denen sie bei jedem Kind mit einem Wattebausch circa fünfmal über die Wangenschleimhaut streichen. Dann wird der Tupfer in ein beigelegtes mit Alkohol gefülltes Röhrchen gesteckt und dann so abgebrochen, dass das Röhrchen wieder verschlossen werden kann. Der Alkohol verhindert, dass die empfindliche DNA zerstört wird. Natürlich darf man nicht vergessen, die Röhrchen jeweils mit den Namen der Zwillinge zu beschriften! Im Labor bestimmen wir dann 15 STRs. Stimmen all diese Merkmale zur Gänze überein, handelt es sich mit weit mehr als 99 Prozent Wahrscheinlichkeit um eineiige Zwillinge. Stimmen sie nicht zur Gänze überein, kann es sich nur um zweieiige handeln. Das Ergebnis bekommt man innerhalb von 14 Tagen als Urkunde zugesandt.« Quelle: Institut für Rechtsmedizin, Prof. Dr. M. Klintschar, Robert Kochstraße 40, 37075 Göttingen. E-mail: michael.klintschar@mh-hannover.de

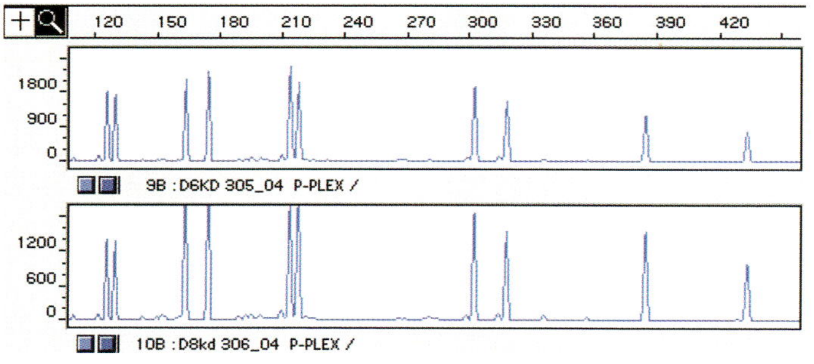

Abb. 1 Genetischer Fingerabdruck eines eineiigen Zwillingspärchens. Die kürzeren Merkmale (die mit weniger Wiederholungen) sind links. Je länger die Merkmale werden, desto weiter rechts sind sie abgebildet. Die Höhe der Kurven ist unerheblich). Bei eineiigen Zwillingen sind alle Merkmale gleich lang!

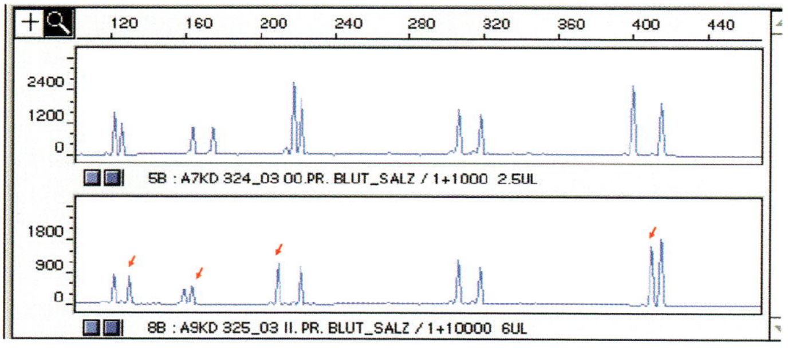

Abb. 2 Genetischer Fingerabdruck eines zweieiigen Zwillingspärchens. Manche Merkmale sind gleich, andere (mit Pfeil markiert) unterschiedlich lang.

PERSÖNLICHE ERFAHRUNG: Schnell nach Hause

»Auf eigene Verantwortung verließen wir überglücklich die Klinik. Zu Hause legten wir uns alle vier ins Bett und genossen die Ruhe. Und siehe da – ein paar Stunden später war reichlich Milch für Finja und Pina da.« (Sabine S.)

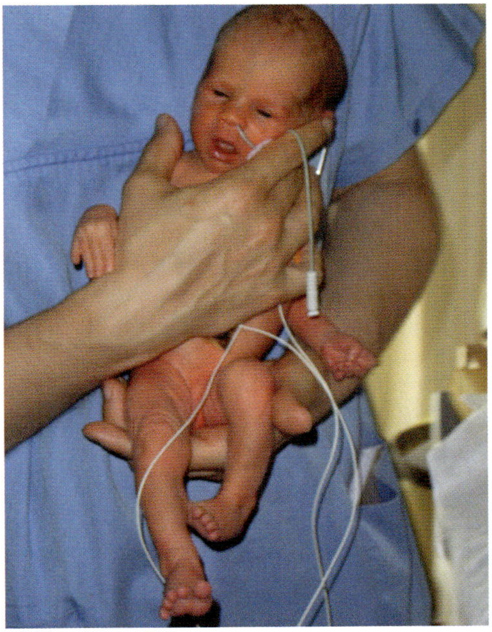
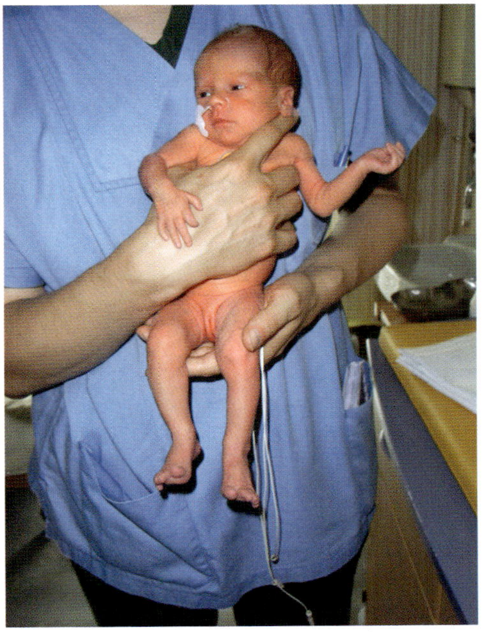

Ganz frisch geboren: Lilly und Isabel Siegemund. Nach der Geburt werden die Zwillinge erst einmal untersucht. Foto: Christina Siegemund

NOCH MEHR INFO: Was ist die Periduralanästhesie

Die Periduralanästhesie, kurz PDA genannt, ist eine Form der Regionalanästhesie. Als Synonym wird auch der Begriff Epiduralanästhesie verwendet. Die Schmerzausschaltung erfolgt im Wirbelsäulenkanal, in unmittelbarer Nähe des Rückenmarks und seiner spezifischen Strukturen. Diese Methode bewirkt eine segmentale sympathische, sensorische und motorische Nervenblockade an den Wurzeln der sogenannten Spinalnerven. Das Betäubungs- oder Schmerzmittel kann exakt an dem Ort zu Wirkung kommen, an dem diese beabsichtigt ist. Bei der sogenannten lumbalen Periduralanästhesie erfolgt die Punktion im Bereich der Lendenwirbelsäule zwischen zwei Lendenwirbelkörpern. Wird die Wirbelsäule tiefer punktiert, spricht man von der Kaudalanästhesie. Die Schmerzausschaltung kann mittels einmaliger Injektion (single shoot) oder wiederholt bzw. kontinuierlich erfolgen; hierfür kommen spezielle Katheter- und Pumpensysteme zum Einsatz. (Quelle: www.onmeda.de, © 2009 - Onmeda)

Weitere online-Informationen über die PDA hier:
www.onmeda.de
www.netdoktor.de
www.9monate.qualimedic.de
www.babyundfamilie.de

Persönliche Erfahrung: So haben Frauen die Geburt erlebt

»Am Morgen war der Muttermund drei Zentimeter offen. Also hieß es spazieren gehen, dichtere Wehen, mir ging es gut, den Kleinen auch. Bis zum Abend hatte sich trotzdem nicht viel getan. Der Blasensprung war fast 24 Stunden her und der Schlafmangel groß. Der Wehentropf war nicht mehr vermeidbar. Ein paar Stunden später wurde eine PDA gesetzt, von einem sehr liebevollen Narkosearzt, der mir jeden Vorgang haarklein beschrieb und so meine Angst vertrieben hat. Ich konnte noch aufstehen und spürte jede Wehe, jedoch mit wenig Schmerzen. Um 23.00 Uhr hatte ich die ersten Presswehen. Plötzlich hält die Hebamme inne und sagt, hier fühle ich Augen und eine Nase, Wilma war mit dem Gesicht nach unten verdreht. Der Oberarzt schließlich traute sich mir zu sagen, dass ein Kaiserschnitt unvermeidlich sei. Tränen meinerseits und sehr hilfreiche Worte seitens des Personals folgten. Die OP-Vorbereitungen liefen dann in aller Ruhe ab. Ich durfte wach bleiben, der Vater an meiner Seite. Um 2.15 Uhr legte der Oberarzt das erste Kind, mit großen wachen Augen, auf meine Brust. ›Das erste ist ein Mädchen‹, sagte er und wenige Minuten später brachte er den zweiten Zwilling ans Licht der Welt. So schnell es ging, durften wir alle vier zurück in den Kreißsaal, die nackten Kleinen lagen auf meinem Bauch und an der Brust. Wilma wog 2.300 Gramm bei 45 Zentimeter Länge, Henri 2.700 Gramm bei 47 Zentimeter. Zum Glück waren beide in stabilem Zustand.« (Friederike S.)

»Langsam spürte ich auch schon erste Wehen. Eine halbe Stunde später lernte ich das Team (Chefarzt, Assistenzarzt) kennen. Ich wurde über die PDA (Periduralanästhesie) informiert, die zu empfehlen wäre, besonders weil die Möglichkeit einer Kaiserschnittgeburt noch immer bestehe. Da ich medizinisch auch ein bisschen Ahnung habe, empfand auch ich es als sinnvoll, diese ›Erleichterung‹ empfinden zu dürfen. Die Wehen wurden stärker und sie kamen in immer kürzeren Abständen, ich wusste nicht mehr, wie zu liegen oder drehen. Das lange Warten hatte dann ein Ende, um 14.00 Uhr erblickte Chiara mit 2.210 Gramm und 42 Zentimeter als erste das Licht der Welt und um 14.08 Uhr Giuliano mit 2.420 Gramm und 47 Zentimeter. Es war die 34. Schwangerschaftswoche. Chiara wurde als Sterngucker (mit dem Gesicht nach oben liegend) geboren, was zur Folge hatte, dass die Geburt mit der Zange unterstützt werden musste. Zusätzlich hatte sie nicht die Kraft, bis zum Schluss des Geburtskanals zu gelangen. Für Giuliano war dadurch der lange Weg auf die Welt schon vorgebahnt und mit zwei zusätzlichen Presswehen geschafft. Das doppelte Wunder war geboren!« (Rebecca K. aus der Schweiz)

»Als Hebamme Nadine um 6 Uhr ihren Dienst begann und in den Wehenraum hineinkam, freute ich mich sogar, ich kannte sie vom Sehen aus der Schule. Ich empfand Nadine als perfekte Hebamme für mich und meinen Mann. Sie war ruhig und einfühlsam, genauso wie ich es mir wünschte. Und so langsam ging es voran. Gegen 7.00 Uhr ging es vom Wehenzimmer in den Kreißsaal und meine liebe Hebamme Nadine, für sie sollten es auch die ersten Zwillinge sein, gab mir eine schmerzlindernde Spritze. Wie herrlich, ich hatte nicht einmal mehr Lust zu erzählen, zu gucken o.ä. Ich veratmete Wehe um Wehe. Gegen 10.00 Uhr ließ die Wirkung nach und ich bekam so langsam Presswehen und spürte wieder mehr. Meine Bitte nach noch so einem Wundermittel wurde nicht erhört. Wir sollten also unserem Ziel immer näher kommen. Der Raum füllte sich langsam mit Hebammen und Ärzten, doch für mich ging jetzt alles sehr schnell. Pressen, pressen, pressen und beten, dass alles gut geht. Dann 12.25 Uhr erblickte Richard mit 2.270 Gramm und 48 Zentimeter das Licht der Welt. Richard schrie nicht, vielmehr jammerte er wie ein kleines Kätzchen. Joseph folgte ihm nach aufregenden 17 Minuten mit 2.470 Gramm und 50 Zentimeter. Joseph war wohl der Meinung: ›Nein, ich mag noch nicht.‹ Denn er schob sich wieder nach oben und machte keinerlei Anzeichen, Richard zu folgen. Auch heute kann ich sagen, dass er der ›Bequemere‹ ist. Doch dann war er da.« (Yvonne W.)

»Entbunden habe ich im Klinikum Großhadern in München. Nach einem Blasensprung in der Nacht (Gott sei Dank war Paul schon bei den Großeltern stationiert, da ich ja nichts mehr machen durfte; zumindest eine Sorge weniger), kamen am 26.6.2007 unsere zweieiigen Zwillinge, Philipp Anton und Luis Julian, im Abstand von fünf Minuten spontan zur Welt. Dank einer PDA war das Ganze wirklich geradezu entspannt und die zwei Lurchis brachten nach 35 Wochen in meinem Bauch 2.290 und 2.300 Gramm auf die Waage. Ich habe mit der Geburt bei einer weltweiten Zwillingsstudie teilgenommen, bei der geklärt werden soll, welche Entbindungsmethode bei Zwillingen risikoärmer ist. Teilnehmen konnte jede Zwillingsmutter, die es bis in die 32. Schwangerschaftswoche geschafft hatte und bei der es bis dahin keine medizinische Indikation für einen Kaiserschnitt gab und der erste Zwilling mit dem Kopf nach unten lag. Per Random-Verfahren wurde dann bestimmt, ob ich vaginal oder per Kaiserschnitt entbinden sollte. Da ich nicht unbedingt einen Kaiserschnitt wollte, war ich dann schon ein bisserl erleichtert, dass ein Telefonat nach Kanada ergab, dass es eine vaginale Geburt werden sollte (und man hätte natürlich noch jederzeit aussteigen können). Das Ganze brachte natürlich einen zusätzlichen Pamperbonus im Kreißsaal, aber nichtsdestotrotz auf diesem Wege noch einmal vielen herzlichen Dank an Dr. Hasbargen und sein Team, bei den nächsten Zwillingen gerne wieder bei Ihnen!« (Julia L.)

»Nachdem sich in der 38. Woche immer noch nichts von alleine getan hatte, hab' ich mich zu ›einer‹ Einleitung der Geburt durchgerungen! Leider hat's erst beim fünften Versuch geklappt, einen Tag vor dem ursprünglich errechneten Geburtstermin. Und ich bin mir sicher, wenn ich nichts unternommen hätte, wären die zwei noch ein, zwei Wochen länger in meinem Bauch geblieben. Aber ich konnte wirklich nicht mehr! Insgesamt habe ich 30 Kilogramm zugenommen, von denen ich in der ersten Woche nach der Geburt schon wieder 25 Kilo abgenommen habe. Das war aber der hohe Blutverlust (drei Liter!) und das viele, viele Wasser in meinen Beinen. Und nicht zu vergessen: 7.650 Kilogramm Kinder! In den ersten ein, zwei Wochen nach der Geburt habe ich schon ziemlich dringehangen und war wirklich sehr schwach! Ich habe mich jedoch erstaunlich schnell erholt. Nicht umsonst habe ich dafür gekämpft, keinen Kaiserschnitt zu bekommen und das ganze auch ohne PDA zu schaffen. Ehrlich gesagt, bin ich auch ein bisschen stolz darauf. zwei so schwere Babys auf natürlichem Weg bekommen zu haben und das ganz ohne Schmerzmittel! Wie meinte der Oberarzt im Nachhinein so aufmunternd zu mir: ›Frau B. hier ziehen wir alle den Hut vor Ihnen. Das hätte keine andere Frau so lange und so tapfer mitgemacht wie Sie!‹ Das war natürlich Zucker für meine Seele.« (Anke B.)

»Meine Schwangerschaft verlief dafür, dass es zwei waren, wohl ganz gut. Ich hatte bis zur 26. Woche keine größeren Probleme. Danach ging es los, mit vorzeitigen Wehen, viel liegen (was natürlich nicht so einfach ist, wenn man schon ein Kind hat). Ich bekam eine Haushaltshilfe von der Krankenkasse bezahlt. Meine Eltern halfen viel und wir hatten viel Hilfe von Freunden. In der 32. SSW hatte ich nachts so starke Wehen, dass wir ins Krankenhaus fuhren. Bis zur 34. SSW habe ich es noch geschafft. Aber dann wollten die zwei einfach raus. Am 27.9.2007 um 8:15 Uhr wurde Jamina per Sectio geboren. Sie wog 2.340 Gramm und war 47 Zentimeter groß. Ihr Bruder Jahvis wurde um 8:16 Uhr geboren und war 2.130 Gramm schwer und 45 Zentimeter groß. Sie waren beide kerngesund, nur noch etwas zu schwach zum Trinken. Sie mussten noch dreieinhalb Wochen im Krankenhaus bleiben und wurden dort ›aufgepäppelt‹. Mit 2.500 Gramm durften wir sie endlich mit nach Hause nehmen. « (Sabine H.)

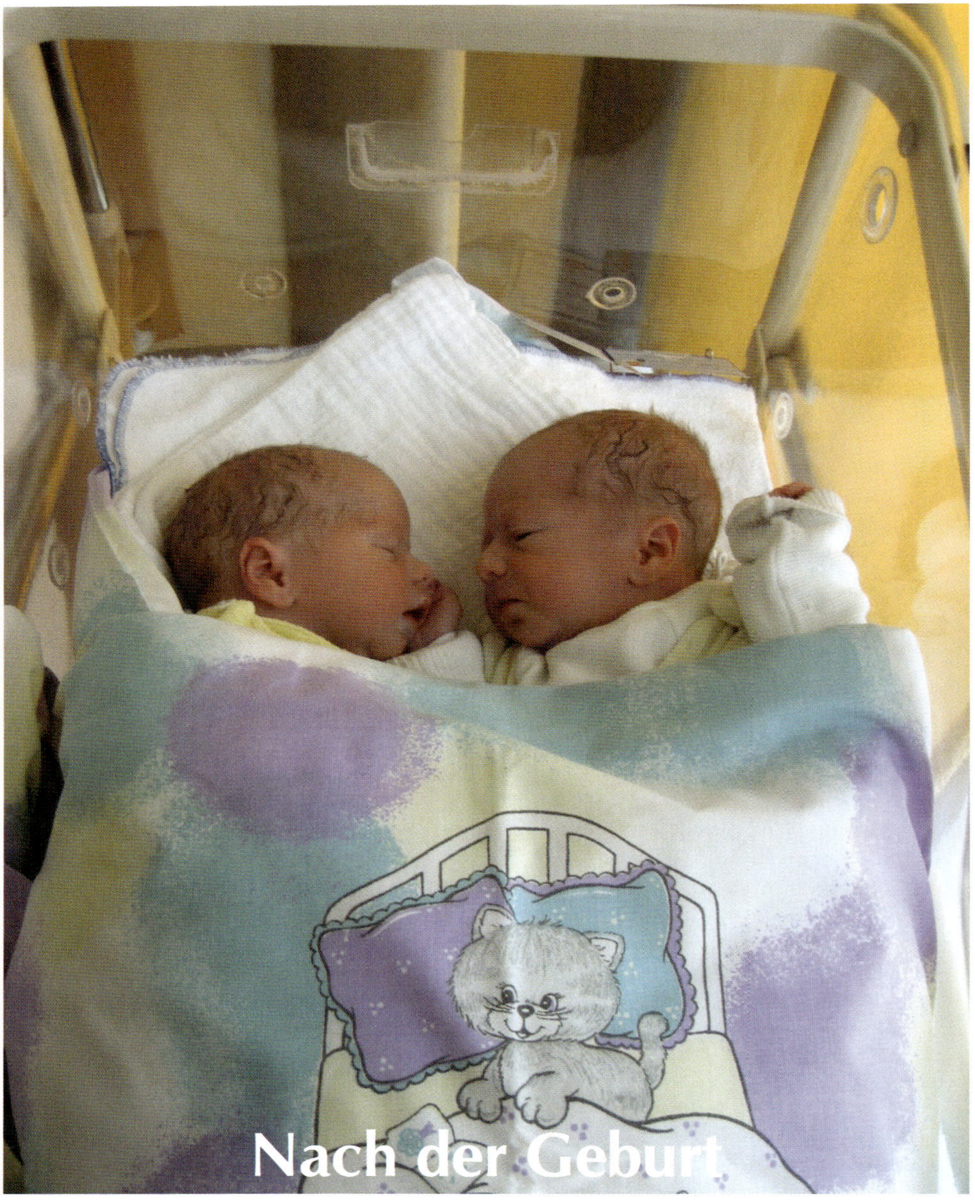

Nach der Geburt

Wie gestaltet sich der Klinikaufenthalt?

Frühchen und andere Sorgenkinder

Kann man Zwillinge stillen?

Foto: Luca und Leon Füssel

Wie sollen die Kinder heißen?

Wie viel Mühe haben Eltern oft, sich auf einen Namen für ein Kind zu einigen. Wie viel schwieriger kann es werden, wenn Zwillinge kommen. Ich hatte eine ständige Namensliste, auf der ich immer neue Namen eintrug. Sie sollte mich in den Kreißsaal begleiten. Natürlich habe ich sie vergessen! Und da das geplante Mädchen Maximilian war, hatte der zweite Zwilling drei Tage lang - sehr zum Entsetzen der Kinderschwestern - gar keinen Namen. Schließlich entschieden wir uns für Constantin »mit C«, was in all den Jahren zu Fusseln am Mund und wegen der Länge der Namen zu Schreibkrämpfen beim Ausfüllen behördlicher Formulare geführt hat.

- Auch bei der Namensgebung gilt: Lieber nicht so ähnlich, um Verwechslungen zu vermeiden.

- Möglichst verschiedene Anfangsbuchstaben wählen - im Computerzeitalter ganz wichtig.

- Namen aussuchen, mit denen die Zwillinge leben können - also nicht Max & Moritz, Hanni & Nanni.

- Witzige Namensvorschläge - vielleicht zur Verschönerung der Geburtsanzeige: Ex & Hopp, Auf & davon, Moet & Chandon ...

Wie geht's nach der Geburt weiter?

Nach der Geburt müssen Sie und Ihre Zwillinge möglicherweise noch in der Klinik bleiben. Was ist dabei zu beachten? Welche Chancen und Risiken gibt es für Frühgeborene? Mehr dazu und viele Informationen rund ums Stillen gibt es auf den nächsten Seiten.

Die Gefühle danach

Nun ist alles – mehr oder weniger gut – überstanden, und die Freude ist groß. Jedenfalls wäre der Anlass dafür groß genug. Doch eine Geburt wühlt auf und muss erst verarbeitet werden. Wie kommt's, dass nicht bei allen Müttern sofort nach der Geburt »eitel Sonnenschein« herrscht, dass sich die Glücks- und Muttergefühle erst mit Verzögerung einstellen? Und was hat es mit den Wochenbett-Depressionen auf sich?

Jede Frau fühlt anders

Auch bei Zwillingen kann es eine sogenannte »Bilderbuchgeburt« geben. Allerdings ist es noch nicht vorbei, wenn das erste Kind geboren worden ist. Und so wird die Zeit des ersten Kennenlernens - Baby auf Mamas Bauch - sicher kurz gehalten werden, damit das zweite Kind kommen kann. Medizinisch gesehen, ist diese Phase die spannendste. Und so wird erst einmal überprüft, ob es Baby 2 noch gut geht, Baby 1 wird in der Zwischenzeit vom Personal gut versorgt. Und dann gilt es, die Wehen wieder in Schwung zu bekommen, falls sie nicht von selbst anlaufen.
Wenn beide Kinder erst einmal da sind, gesund und ohne Komplikationen geboren, kann sich ebenso wie nach der Geburt eines Einzelkindes ein großes Glücksgefühl einstellen. Allerdings kann die Freude auch auf sich warten lassen. Wenn Sie nicht sofort nach der Geburt vom Glück überwältigt werden, denken Sie nicht, dass mit Ihnen etwas nicht stimmt. Jede Frau fühlt und empfindet anders. Oft überwiegt auch einfach die Erschöpfung, oder die Narkose wirkt nach.

Wenn die Babys auf die Intensivstation müssen

Eine Bilderbuchgeburt ist allerdings nicht allen Zwillingsmüttern vergönnt. Im Durchschnitt kommen Zwillinge immer noch etwa drei Wochen zu früh, oder es stellen sich andere Komplikationen ein. Wenn Ihre Zwillinge unter solchen Umständen geboren werden, sind Sie vielleicht nach der Geburt gar nicht recht froh, obwohl letzten Endes doch noch alles gutgegangen ist, die Kinder und Sie gesund sind. Einerseits möchten Sie gerne glücklich sein, andererseits bedrückt Sie jedoch, dass Sie Ihre Kinder nicht bei sich haben können, weil sie vielleicht intensivmedizinisch versorgt werden müssen.
Viele Zwillingsmütter, deren Kinder zu früh geboren wurden und auf der Intensivstation betreut werden mussten, berichten von gespaltenen Gefühlen. Sie sind froh, zwei gesunde Kinder zu haben, und doch tieftraurig, weil sie ihren Babys nicht nahe sein können. Als besonders bedrückend empfinden es die Mütter dann, wenn ihre Zimmerkolleginnen ihre »termingerecht« geborenen Kinder rund um die Uhr bei sich haben. In vielen Kliniken wird auf diesen Umstand Rücksicht genommen und es werden Frühchenmütter mit anderen Frühchenmüttern zusammengelegt. In diesen Tagen hat zum Beispiel das Klinikum München-Großhadern eine neue Intensivstation für Frühchen geschaffen, auf der Mütter von Frühgeborenen unter sich sind. Bravo! Das hätte auch mir manche bittere Träne erspart, als meine Zwillinge Maximilian und Constantin sieben Wochen zu früh geboren wurden.
Besonders schlimm ist es auch, wenn Frühchenmütter ihre Zwillinge erst Tage nach der Geburt sehen können, weil sie vielleicht selbst gesundheitliche Probleme haben oder die Babys in einer ganz anderen Klinik untergebracht sind. »Ich hatte das Gefühl, das wären gar nicht meine«, sagte eine Mutter. Eine andere fühlte sich »als Mutter eines Blinddarms«. Übereinstimmend berichten alle, die ihre Babys nicht von Anfang an bei sich haben konnten, dass sich diese Trennung negativ auf die Mutter-Kind-Beziehung ausgewirkt habe. Alle mussten sich erst einmal an ihre Kinder gewöhnen. Glücks- und Muttergefühle stellten sich erst mit einiger Verzögerung ein, aber sie stellten sich ein!

»Nur« ein Kaiserschnitt ...

Bei Zwillingsgeburten kommt es überdurchschnittlich oft zu einem Kaiserschnitt. Und leider gibt es auch immer mehr Zwillingsmütter, die sich sogar einen Kaiserschnitt wünschen. Sicher ist es besser, einen Kaiserschnitt von vornherein mit einzukalkulieren, denn dann kann die Enttäuschung nicht so groß sein, wenn es zu keiner spontanen Geburt kommt. Allerdings können Frauen, bei denen »nur« ein Kaiserschnitt möglich war, auch irgendwie das Gefühl haben, sie seien um etwas betrogen worden. Und schließlich: Eine Operation ist eine Operation.
Manche Frauen haben das Gefühl, keine vollwertigen Mütter zu sein, weil sie nicht zu einer »normalen« Geburt fähig waren. Es fällt ihnen schwer, von Anfang an eine Beziehung zu ihren Kindern aufzubauen. »Bei einem Kaiserschnitt sind die Kinder einfach so da, so plötzlich, und man ist nicht aktiv dabei«, schrieb eine Zwillingsmutter aus der Schweiz, »die Geburt hatte im wichtigsten Moment eine Lücke«.

PERSÖNLICHE ERFAHRUNG: Kein Mitspracherecht?

»Man sagte mir, dass es nun besser sei, die Kinder direkt per Kaiserschnitt zu holen. Auch wenn es Quatsch ist, meinte ich damals ein Mitspracherecht gehabt zu haben, und stimmte dem ›Vorschlag‹ zu. Für mich war diese Entscheidung kein Schock, eher eine Erlösung von meinem damaligen sehr unangenehmen Zustand. Ich konnte zu dieser Zeit so gut wie nichts mehr essen und der Druck in meinem Riesenbauch war auch immer quälender geworden« (Pia R.)

Manche (aber nicht alle) »Kaiserschnitt-Mütter« fühlen sich in den ersten Tagen danach so schlapp, dass sie ihre Kinder gar nicht besuchen können oder möchten. Hoher Blutverlust und eventuell etwas Fieber machen sich bemerkbar. Dass sich unter diesen Umständen keine Jubelgefühle einstellen, liegt auf der Hand.
Für Frauen, die wegen einer Kaiserschnitt- oder Frühgeburt Depressionen haben, sollte psychologische Betreuung im Krankenhaus eigentlich selbstverständlich sein. Vor allem im Frühchenbereich hat sich erfreulicherweise in den letzten Jahren einiges getan. Siehe dazu Seite 64.

Praktische Tipps: So kommen Sie mit dem Babyblues klar

- **Ein Großteil Ihrer möglichen Depressionen geht auf die hormonelle Umstellung zurück. Mütter von »Einzelkindern« sind davon genauso betroffen – vielleicht ein kleiner Trost?!**

- **Setzen Sie sich nicht selbst unter Druck, bloß weil sich das große Glück anfangs noch nicht einstellen will. Eine Geburt ist immer ein einschneidendes Erlebnis im Leben einer Frau. Das will erst einmal verkraftet werden.**

- **Vielleicht haben Sie sich die Geburt anders vorgestellt, und jetzt sind Sie enttäuscht, weil alles doch so ganz anders gelaufen ist.**

- **Vielleicht waren die äußeren Umstände nicht so, wie sie hätten sein sollen? Die Kinder zu früh dran, die Hebamme muffig oder arrogant, der Ehemann oder Freund als Partner bei der Geburt eher lästig als hilfreich? (Kommt manchmal vor.)**

- **Das alles kann Ihnen ein Gefühl des Versagt-Habens verschaffen. Doch ein Versagen bei der Geburt gibt es nicht. Eine Geburt wird sehr individuell empfunden, auch die Schmerzempfindlichkeit von Frauen ist sehr unterschiedlich.**

- **Richten Sie sich selbst ein bisschen her. Etwas Make-up, eine Haarwäsche oder eine Dusche können Wunder wirken. (Frage: Wie machen es nur Schauspielerinnen wie Jennifer Lopez oder Angelina Jolie, dass sie schon wenige Tage »danach« wie aus dem Ei gepellt wirken?)**

- **Besonders depressiv sind Sie vielleicht, wenn Sie Ihre Kinder erst Tage nach der Geburt sehen dürfen, weil sie in einer anderen Klinik untergebracht sind. Bitten Sie die Ärztinnen und Ärzte um ein Foto, das ist besser als nichts. Vor 27 Jahren bekam ich gleich zwei Polaroidfotos meiner Zwillinge – heute macht's eine »Digicam« möglich.**

- **Lassen Sie sich nicht hängen, tun Sie lieber etwas gegen Ihren ausgedehnten Bauch, machen Sie ordentlich Gymnastik. Mehr zum Thema Rückbildung auf Seite 90 ff.**

- **Versuchen Sie, Ihre Milchproduktion in Gang zu bringen (siehe Seite 95 ff), das lässt Ihnen weniger Zeit für traurige Gedanken.**

- **Setzen Sie sich neue Ziele, planen Sie für die Zukunft. Alles hat sich nun monatelang auf den Tag X konzentriert. Jetzt ist er da, und die Luft ist erst einmal raus. Die Anspannung ist weg, und Sie hängen zunächst etwas in der Luft. Trübsal blasen hilft nicht über einen solchen Schwebezustand hinweg, sondern eine neue Aufgabe.**

- **Manchmal schlägt einem nur der öde Klinikalltag aufs Gemüt. Sobald Sie wieder in gewohnter Umgebung sind, wird sowieso alles besser.**

Praktische Tipps: Den Klinikaufenthalt angenehm gestalten

Die Zeit in der Klinik sollte so angenehm wie möglich gestaltet werden. Das gilt für Ihre eigene Unterbringung und Versorgung, aber natürlich auch für die Ihrer Zwillinge, die vielleicht auf die Intensivstation oder in die Kinderklinik müssen.

- **Überlegen Sie rechtzeitig, ob Sie lieber im Einzelzimmer oder im Mehrbettzimmer liegen möchten. Wenn Ihre Kinder zu früh geboren werden, ist es möglicherweise angenehmer, allein zu liegen, als ständig mit einer glücklichen jungen Mutter mit glücklichem, rosigen Baby konfrontiert zu sein. Vielleicht hilft Ihnen aber auch gerade in dieser Situation eine Gesprächspartnerin, mit der Sie Ihre Sorgen besprechen können.**

- **Bitten Sie, dass man Sie mit einer Mutter zusammenlegt, die sich in einer ähnlichen Situation befindet, deren Baby ebenfalls zu früh geboren wurde und deshalb auch auf der Intensivstation betreut werden muss. Geteiltes Leid ist halbes Leid.**

- **Oder lassen Sie sich zu einer Frau legen, die »nur« einen gynäkologischen Eingriff hinter sich hat.**

- **Wenn Sie Rooming-in praktizieren möchten, ist das mit Ihren Zwillingen in einem Einzelzimmer sicherlich einfacher.**

- **Sind die Zwillinge Ihre ersten Kinder, so fühlen Sie sich im Umgang mit ihnen vielleicht unsicher. Dennoch möchten Sie nicht immer gleich eine der Kinderschwestern rufen, die ohnehin oft genug glauben, Mütter kämen mit ihren Babys nicht zurecht. Dann ist es wieder von Vorteil, wenn Sie Ihr Zimmer mit einer bereits »erfahrenen« Mutter teilen, die Ihnen sicher den einen oder anderen Handgriff gerne erklärt.**

- **Wenn Sie stillen möchten, achten Sie darauf, was Sie essen. Nicht in allen Kliniken wird beim Speisenangebot auf stillende Mütter Rücksicht genommen. Ich bekam am Tag nach Maximilians und Constantins Geburt Sauerkraut! Schon für mich in dieser Situation schlecht, aber für die Frühgeborenen, die meine Milch bekommen sollten?**

- **Wenn Sie etwas brauchen, scheuen Sie sich nicht, darum zu bitten. Wenn Sie etwas beunruhigt, fragen Sie.**

- **Bitten Sie Ihre Besucherinnen und Besucher, zu unterschiedlichen Zeiten zu kommen, damit der Ansturm auf einmal nicht zu groß ist. Denken Sie auch an Ihre Zimmernachbarin – die wird ihr Baby auch einmal in Ruhe versorgen wollen.**

Rooming-in

Was für viele Mütter heute gar keine Frage ist, will bei Zwillingen wieder doppelt gut überlegt sein, nämlich, ob sie ihre Zwillinge bei sich im Zimmer haben möchten oder lieber auf Rooming-in verzichten sollten. Wenn Sie sich dafür entscheiden, sollten Sie ein Einzelzimmer nehmen. Mit einer entsprechenden Zusatzversicherung (die allerdings schon bestehen muss) sind die Kosten für diesen »Luxus« abgedeckt, andernfalls müssen Sie den Aufpreis selbst bezahlen. Doch das ist eben der Preis für mehr Ruhe.
Welche Vorteile hat es, wenn Sie Ihre Babys von Anfang an bei sich haben? Rooming-in fördert ganz eindeutig die Mutter-Kind-Beziehung. Es ist ja eigentlich auch ganz unnatürlich, wenn Mutter und Neugeborene nach der Geburt getrennt werden.

Rooming-in ist eine gute Gelegenheit für Frauen, die zum erstenmal Mutter geworden sind, sich mit der Versorgung ihrer Babys unter Anleitung der Kinderschwestern vertraut zu machen.
Wenn Sie Ihre Zwillinge stillen möchten, sollten Sie sich auf jeden Fall für Rooming-in entscheiden. Nur wenn Sie Ihre Babys jederzeit anlegen können, wird nämlich die Milchproduktion entsprechend angeregt (siehe auch Seite 78).
Vielleicht hängt jedoch die Entscheidung nicht allein von Ihnen ab. In den vielen Kliniken werden die Babys abends abgeholt und bei Bedarf – auch nachts - wieder gebracht. Das ist eigentlich eine gute Zwischenlösung, bei der man als frischgebakkene Mutter vielleicht doch ein paar Stündchen ungestörten Schlaf bekommt. In früheren Jahren gab es noch rigorose Kinderschwestern, die Zwillingsmüttern manchmal tagsüber nur jeweils ein Kind überließen, weil »Sie ja doch nicht mit beiden gleichzeitig fertig werden«. Dieser Einwand ist natürlich völliger Unsinn, und die Zeiten haben sich geändert. Heute haben die meisten Zwillingsmütter beide Kinder mit im Zimmer und die Kinderschwestern helfen den Neu-Müttern beim Umgang mit den Babys, so dass Sie den »Ernstfall« während Ihres Klinikaufenthaltes wunderbar üben können.
Auf jeden Fall sollten Sie den Klinikaufenthalt auch nutzen, um sich noch einmal zu erholen. Ich habe meinen dritten Sohn bewusst nachts im Kinderzimmer abgegeben, und so ruhiger (und erholsamer) geschlafen. Gebracht wurde er mir, wenn er Hunger hatte.

!!! ACHTUNG: Die folgenden Seiten lesen Sie bitte nur, wenn Sie betroffen sind! Es macht auch keinen Sinn, über Frühchen zu lesen, so lange Sie noch schwanger sind! Nicht alle Zwillinge werden zu früh geboren und nicht alle Frühchen haben Probleme!

Die Zwillinge in der Intensivstation und Kinderklinik

Manche Intensivstationen für Neugeborene informieren die Eltern mit einer kleinen Broschüre, der Sie auch die Besuchszeiten entnehmen können. Denn auch wenn die Intensivstation tagsüber durchgehend geöffnet ist, gibt es doch Situationen, in denen Besucherinnen und Besucher unerwünscht sind. Während des Dienstwechsels (der Übergabe) oder während der Visite müssen Eltern draußen bleiben.
Frühcheneltern werden bei der Versorgung ihrer Kinder voll eingespannt. Viele übernehmen nach ein paar Tagen völlig selbständig die Pflege der Kinder. Auf jeden Fall sollten Sie mit den Schwestern absprechen, wann Sie kommen, damit sie Ihnen Ihre Zwillinge noch »übriglassen«. Auch wenn Ihnen die Intensivstation mit ihrem grellen Licht, überall tickenden Monitoren, Brutkästen und Schläuchen, Krankenhauskitteln und Desinfektionsmittelgeruch zunächst fremd und fast unmenschlich vorkommt, so werden Sie sich schon bald daran gewöhnt haben. Hier wird alles für Ihre Babys getan, die viele Technik muss sein. Nur sie garantiert, dass Ihre Kinder gesund überleben können.

PERSÖNLICHE ERFAHRUNGEN: Wie in einer Raumstation

»Endlich war es soweit. Mein Mann durfte mich im Rollstuhl zu den Kindern fahren. Der erste Anblick war dann sehr erschreckend, denn sie waren verkabelt und am Monitor angeschlossen. Mir gingen tausend Gedanken durch den Kopf. Besonders schlimm war es, als ein Monitor Alarm gab.« (Andrea B.)
»Der Gang durch den langen Flur zur Intensivstation ist für mich wie ein Eintritt in eine andere Welt. Alle Geräusche sind gedämpft, das Licht leicht bläulich. Du ziehst dich um und schwankst zwischen dem Drang wegzulaufen, weil du keine neue Hiobsbotschaft mehr verkraften kannst, und dem Wunsch, ganz nah bei den Kindern zu sein. Nach einigen Tagen kommt sogar das Gefühl auf, heimzukommen, wenn ich diese Station betrete.« (Susanne W.)

NOCH MEHR INFO: Casemanagement hilft Frühcheneltern

Glücklicherweise hat sich die Situation für Frühgeborene und ihre Eltern inzwischen in einigen Kliniken grundlegend geändert. Am Beispiel des Vorreiters, des Klinikums in Augsburg, sei dies hier dargestellt:
»Um Frühgeborenen und deren Eltern die ihnen adäquate Unterstützung zukommen zu lassen, wurde 1993 in Augsburg der Verein zur Familiennachsorge Bunter Kreis e.V. gegründet. Dabei handelt es sich um ein Modellprojekt, das als ganzheitliches, familienorientiertes Case Management-Modell aus der Praxis heraus in Kooperation von Mitarbeitern der Kinderklinik Augsburg, Selbsthilfegruppen und Wissenschaftlern als sozial integrative Lösung entstand. Unter Case Management wird die am individuellen Fall orientierte Hilfe zur Selbsthilfe mittels gezielter Anleitung von Hilfsmaßnahmen und Vernetzung geeigneter Kooperationspartner für die ambulante Weiterversorgung zu Hause verstanden. Den Kern des Augsburger Nachsorgekonzeptes bilden Maßnahmen zur Stärkung der Familienkompetenz in der Krankheitsbewältigung, Verbesserung der Mutter-Kind-Interaktion und Belastungsreduktion.« So Dr. Friedrich Porz vom Augsburger Zentralklinikum in einem Vortrag einer Frühchentagung in München im November 2006.
Was heißt das jetzt genau? Schon früh zu Beginn des stationären Aufenthaltes der werdenden Mutter, wird sie von Fachleuten betreut und auch im seelischen Bereich aufgefangen. Speziell geschulte Case Managerinnen nehmen sich dieser Familie an und versuchen durch ihre frühe Begleitung der Familie, in allen wichtigen Bereichen Stress zu mindern. Und auch wenn das Kind/die Kinder zu früh geboren sind, bleibt die Case Managerin dicht an der Familie dran, um sie in allen Sorgen und Nöten positiv zu unterstützen. Nach der Entlassung hört die Betreuung aber nicht einfach auf. Im Rahmen der Nachsorge erhält die betroffene Familie Besuche von ihrer Case Managerin, die sich weiterhin um alle Belange kümmert, die mit der Frühgeburt und dem Danach zu tun haben.
Untersuchungen der Universitätskinderklinik Bonn haben ergeben, dass Mütter, denen diese Art von Unterstützung zuteil wurde, eine deutlich bessere Beziehung zu ihren Kindern hatten, dass diese Kinder weniger oft wieder in die Klinik aufgenommen werden mussten oder ambulante Untersuchungen in der Klinik benötigten. Die Mütter, die solchermaßen betreut wurden, fühlten sich besser über die Nachbetreuungsangebote informiert und waren besser vernetzt.
Krasser Gegensatz dazu: Mir wurden meine Frühchen-Zwillinge vor 27 Jahren in die Hand gedrückt und dann konnte ich sehen, wie ich zurecht kam.

Frühgeborene und andere Sorgenkinder

Als Frühgeborene bezeichnet man Kinder, die vor der 37. Schwangerschaftswoche (gerechnet vom ersten Tag der letzten Periode an) geboren werden. Sie wiegen meist weniger als 2.500 Gramm und weisen gewisse Unreifezeichen auf, die der Kinderarzt anhand einer Tabelle genau bestimmen kann. Das geringe Geburtsgewicht allein ist heute kein Kriterium mehr für die Frühgeburtlichkeit, denn es gibt ja gerade bei Zwillingsschwangerschaften häufig mangelernährte Kinder – sogenannte Mangelgeburten –, die auch jenseits der 37. Schwangerschaftswoche deutlich unter 2.500 Gramm

PERSÖNLICHE ERFAHRUNG: Kaiserschnitt hinterlässt eine Lücke

»Ich war sehr enttäuscht und furchtbar deprimiert, da ich meine Kinder nicht sehen konnte. Ich fühlte mich betrogen, das Gefühl, geboren zu haben, fehlte mir völlig. Ich habe lange gebraucht, um dies zu überwinden.« (Angela B.)

wiegen können. Daneben gibt es auch Kombinationen von Frühgeburt und gleichzeitiger Mangelgeburt.
Am besten können Sie einer Frühgeburt vorbeugen, wenn Sie Ihre Vorsorgetermine gewissenhaft vornehmen. Eine gesunde Lebensführung und die Einschränkung eventuell vorhandenen Stresses im familiären und beruflichen Umfeld ist ein weiterer Punkt. Rauchen möglichst einstellen, körperlich anstrengende Tätigkeiten vermeiden und sich viel Ruhe und Entspannung gönnen. Vorher bestehende Erkrankungen sollten behandelt bzw. während der Schwangerschaft streng überwacht werden.
Deutet sich eine Frühgeburt an, ist Ruhe oberstes Gebot. Die werdende Zwillingsmutter sollte aufhören zu arbeiten, manchmal ist Bettruhe angezeigt oder sogar die Einweisung ins Krankenhaus. Vorzeitige Wehen kann man versuchen, mit Magnesiumgaben zum Stillstand zu bringen. Oft sind weitere wehenhemmende Medikamente nötig (tokolytische Medikamente), die eventuell auch per Infusion zugeführt werden müssen. Gleichzeitig erhält die Mutter meist zwei Kortisonspritzen (an manchen Kliniken auch vier). Das ist ab circa 24. Woche bis zur 35. Woche sinnvoll, um die Lungenreife des Kindes/der Kinder zu beschleunigen. Wenn Sie können/dürfen, besuchen Sie eine Frühchenstation. Das nimmt die Angst davor.
Mehrlingsschwangerschaften bergen immer die Gefahr von Frühgeburten. Die Ursachen dafür sind die stärkere Beanspruchung der Gebärmuttermuskulatur (durch deren leichtere Reizbarkeit kann die Wehentätigkeit früher ausgelöst werden), oder eine frühzeitige Öffnung des Muttermundes durch die eventuell erhöhte Produktion wehenauslösender Hormone.

Quelle: Frühgeborene – winziggroße Wunder – Eltern erinnern sich an einen schweren Start, Dr. Karen Franke, LvG Verlag, siehe Literaturliste.

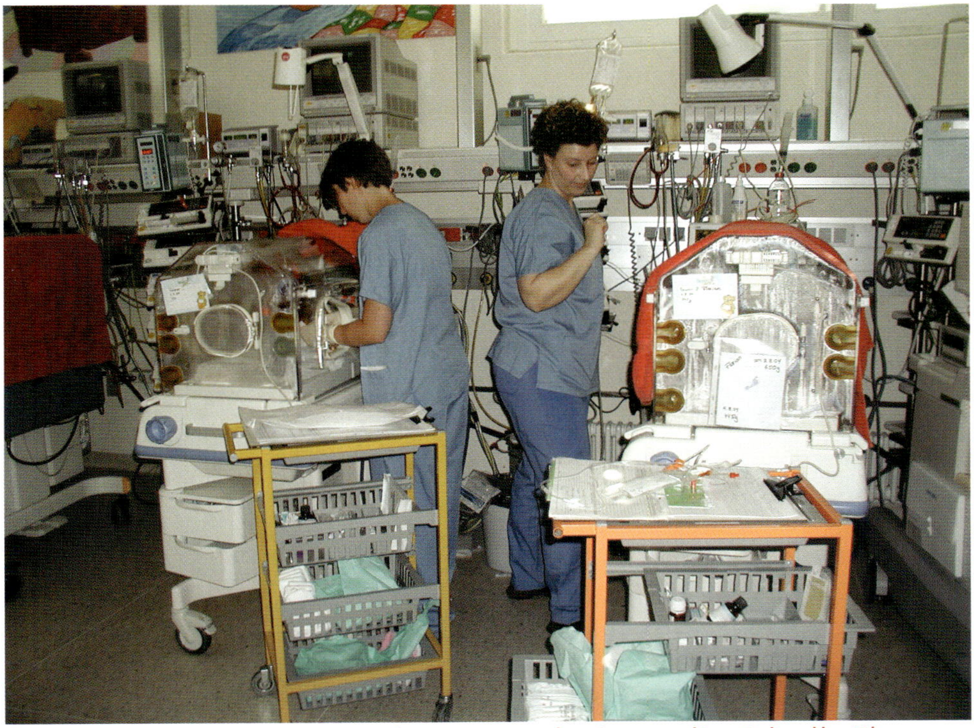

Wie auf einer Raumstation: die Neonatologie, an die sich alle Eltern schnell gewöhnen. Foto: Judith Feuerer

Chancen für Frühchen und Risiken

Die Überlebenschancen, auch für kleine Frühgeborene, sind durch die Fortschritte der Medizin deutlich gestiegen. Für frühgeborene Kinder bestehen einige Risiken als Folge ihrer unreifen Organe. Sie haben Schwierigkeiten, ihre Körpertemperatur zu halten und selbständig Nahrung aufzunehmen. Durch die unreife Leberfunktion sind sie häufig von einer ausgeprägten Neugeborenengelbsucht betroffen. Auch das Infektionsrisiko ist erhöht, weil die Abwehrleistung des Körpers noch nicht voll ausgebildet ist.
Besonders bedeutend und entscheidend für das Leben des Frühgeborenen ist das Ausmaß der Lungenreife. Bei einer Geburt vor der 35. SSW ist die Lunge des Kindes meist noch nicht in der Lage, die Atmung selbständig und problemlos auszuführen.

● **Atemnotsyndrom.** Die unreife Lunge produziert in nur geringem Maße Surfactant (Oberflächenfaktor). Die Folge: Es kollabieren Lungenbläschen, die dann für den Gasaustausch nicht mehr zur Verfügung stehen. In den zusammengefallenen Lungenbläschen sammeln sich Bluteiweiße an und es entstehen die für IRDS = infant respiratory distress syndrom (oder Surfactantmangel-Syndrom) typischen hyalinen Membranen. Das Kind muss intubiert und künstlich beatmet werden. Über den Beatmungsschlauch kann auch Surfactant in die Lunge eingebracht werden. Kortison fördert die Lungenreife und wird der Schwangeren deshalb vorsorglich bei einer drohenden Frühgeburt verabreicht.

● **Beatmung**. Die unreifen Lungen eines Frühgeborenen können ihre Aufgabe noch nicht vollständig erfüllen. Vor allem, wenn das Kind jünger als 32 Wochen und leichter als 1.500 Gramm ist, muss die Atmung unterstützt oder das Kind beatmet werden. Denn eine Sauerstoffunterversorgung schädigt den kleinen Organismus, speziell die Nervenzellen, dauerhaft.
Eine Atemhilfe (CPAP) wird eingesetzt, wenn das Baby zwar selbst atmen kann, seine Atmung aber unregelmäßig ist und Atempausen auftreten. Über einen dünnen Schlauch, den Tubus, wird durch die Nase ein Sauerstoff-Luft-Gemisch in den Rachen geleitet. Durch die Fließgeschwindigkeit dieses Gases entsteht ein Druck in der Lunge, der verhindert, dass die kleinen Atemwege und Alveolen beim Ausatmen und in Atempausen zusammenfallen. Das Kind atmet jedoch allein.
Die Beatmung wird notwendig, wenn das Baby gar nicht oder nur sehr unregelmäßig allein atmet und die Atmung unzureichend ist und damit die Werte der Blutgasanalyse schlecht sind. Der Tubus liegt hierbei nicht im Rachen, sondern in der Luftröhre. Zusätzlich zum positiven Druck in der Ausatmungsphase wird in regelmäßigen Intervallen ein Sauerstoff-Luft-Gemisch in die Lungen gepresst. Wie hoch der Gehalt an Sauerstoff sein muss, erfährt man durch die Blutgasanalyse. Die Atemarbeit wird dabei hauptsächlich durch das Beatmungsgerät aufgebracht. Heute gibt es jedoch bereits sanftere Beatmungsmethoden, bei der die Eigenatmung des Kindes durch das Gerät lediglich unterstützt wird.
Eine hochoszillierende Beatmung wird bei schwerkranken Kindern angewandt, die durch eine normale Beatmung nicht ausreichend mit Sauerstoff versorgt werden können. Die Beatmung erfolgt mit 10 Hz, man provoziert 10 Atemzüge pro Sekunde. Es findet im Prinzip keine richtige Ein- und Ausatmung statt, sondern die Alveolen werden durch diese Beatmungsform offen gehalten.

PRAKTISCHE TIPPS: Für Frühchen gibt es passende Kleidung

Eine Freiburger Firma (perbelle) stellt spezielle Kleidung für Frühchen her. Adresse im Anhang. Passende Mützchen kann man selbst stricken.

NOCH MEHR INFO: Mögliche Probleme der Beatmung

●**Broncho-Pulmonale-Dysplasie (BPD) oder Chronische Lungenerkrankung (CLD):** Es ist höchst unphysiologisch, dass die Lunge eines kleinen Frühgeborenen atmen soll, denn im Mutterleib findet kein Gasaustausch statt. Bei circa 20 Prozent der sehr kleinen Frühchen, die wegen einer Atemnot längere Zeit künstlich beatmet wurden und gleichzeitig eine zusätzliche Sauerstoffzufuhr erhielten, kommt es deshalb zu schweren Umbauprozessen in der noch unreifen Lunge. Die Folgen sind eine verminderte Dehnbarkeit der Lunge und eine Verdickung der Wände der Lungenbläschen, was den Gasaustausch erschwert. Meist bestehen die Symptome nur vorübergehend. Einige Säuglinge behalten die BPD aber auch für Monate oder sogar Jahre und müssen auch zu Hause noch mit Sauerstoff und Inhalation mit Medikamenten versorgt werden.

●**Pneumothorax:** Der Pneumothorax ist eine Komplikation der künstlichen Beatmung. Es kommt dabei zu einer Luftansammlung im Brustkorb durch das Reißen von Lungenbläschen. In solch einem Fall ist eine Saugdrainage nötig. Dazu führt man einen Schlauch in die Höhle des Brustfells ein und saugt die Luft ab, die bei jedem Atemzug in den Brustkorb gepresst wird. Der Riss, der zum Pneumothorax führte, verklebt wieder, heilt und bleibt folgenlos. Unbehandelt besteht akute Lebensgefahr für das Kind.

●**Retinopathie:** Als unerwünschte Nebenwirkung der Sauerstoffbehandlung kann es bei sehr kleinen Frühgeborenen unter 1.500 Gramm zu Veränderungen am Augenhintergrund kommen. Dabei tritt eine vermehrte Neubildung der feinen Netzhautgefäße auf, die sich an den Glaskörper anlegen und die Netzhaut ablösen können. Stadium 1 der Erkrankung muss nicht behandelt werden, bildet sich vollständig zurück und hinterlässt keine Sehprobleme. Stadium 2 benötigt manchmal eine Behandlung, bei schwereren Erkrankungen ab Stadium 3 wird man auf alle Fälle eine Kälte- oder Laserbehandlung in Vollnarkose durchführen. Man kann für die Prognose dabei keine allgemein gültige Aussage treffen. Eine Netzhautveränderung kann nur der Augenarzt diagnostizieren. Je nach Befund und vorangegangener Sauerstoffzufuhr müssen augenärztliche Untersuchungen auch später noch regelmäßig durchgeführt werden. Aber nicht nur die Beatmung und ihre Folgen machen Frühcheneltern und Ärzten Sorgen. Folgende Probleme sind eben falls ernst zu nehmen.

●**Hirnblutungen:** Die Hälfte der sehr kleinen Frühchen und noch circa 20 Prozent der Frühchen, die zwischen der 26. und 29. SSW geboren wurden, sind von Hirnblutungen betroffen. Die Blutgefäße des Gehirns von Frühgeborenen sind haarfein und leicht verletzlich, das Gehirn selbst ist sehr stark durchblutet. Bei Blutdruckschwankungen, Steigerung der Blutmenge oder Erschütterung platzen sie schnell. Besonders Kinder, die zwischen der 23. und 30. SSW geboren wurden, müssen sehr schonend behandelt werden, bei ihnen sollten zum Beispiel Transporte entfallen und jeder unnötige Stress vermieden werden.
Der Schweregrad der Blutung (man unterscheidet Stadium I bis IV) bestimmt die Prognose. Die leichteren können zwar im Ultraschallbild festgestellt werden, bleiben aber für die spätere Entwicklung der Kinder ohne Folgen. Die schweren Formen III und IV erleiden circa 15 Prozent der Frühgeborenen zwischen der 24. und 27. SSW. Bei größeren Blutungen in die Hirnkammern kann es zum Beispiel zu einer Zirkulationsstörung der Hirnflüssigkeit (Liquor) kommen, was zur Ausbildung eines „Wasserkopfes“ (Hydrocephalus) führen kann. Hier hilft nur eine Punktion oder Operation, um das Hirnwasser abzuleiten und das Gehirn vor zu großem Druck zu schützen.

Die Prognose bei Blutungen ins Hirngewebe ist abhängig vom Ausmaß der Blutung und ihrer Lokalisation. Schwere Blutungen enden oft tödlich. Überlebt ein Frühchen eine solche schwere Blutung, muss mit Entwicklungseinschränkungen gerechnet werden.

●**Krampfanfälle:** Als Folge von Hirnblutungen, aber auch von Sauerstoffmangel, Hirnhautentzündungen oder auch sehr seltenen Stoffwechselerkrankungen können Krampfanfälle auftreten. Es sind plötzliche salvenartige Entladungen einzelner Hirnbereiche, die sich durch rhythmisches Zucken äußern.
Neben der Infektsuche werden Blutzucker- und Elektrolytmessungen durchgeführt, außerdem sollte ein EEG (Elektroenzephalogramm, Hirnstrombild) abgeleitet werden. In den meisten Fällen ist trotz Suche keine Ursache zu erkennen, außer der Frühgeburtlichkeit und damit verbundenen Unreife des Gehirns selbst.
Als Mittel der Wahl wird das Medikament Phenobarbital gespritzt. Ob die Krampfanfälligkeit im weiteren Leben bestehen bleibt, ist von Fall zu Fall verschieden und hängt hauptsächlich von der Ursache ab.

●**Nekrotisierende Enterocolitis (NEC):** Die NEC ist eine plötzlich auftretende entzündliche Erkrankung von Dünn- und Dickdarm, bei der es zur Zerstörung (Nekrose) einzelner Darmabschnitte kommt. Besonders häufig sind sehr kleine Frühchen unter 1.500 Gramm betroffen. Die Ursache der Erkrankung ist noch weitestgehend unklar, meist können vielfältige Auslöser gefunden werden, wie zum Beispiel Sauerstoffmangel, Infektionen und schlechte Kreislaufverhältnisse (bei einem offenen Ductus arteriosus Botalli). Bei einer NEC kommt es zum Absterben von Darmzellen, in schweren Krankheitsfällen zum Darmverschluss oder auch zu einer Darmperforation. Dann tritt Darminhalt in die Bauchhöhle aus, das Kind zeigt schwere Vergiftungserscheinungen. In solchen Notfällen ist eine Operation erforderlich, wobei man den betroffenen Darmabschnitt entfernt und einen künstlichen Darmausgang (Anus praeter) legt. In leichteren Krankheitsfällen wird die Nahrung abgesetzt und eine antibiotische Therapie eingeleitet. Die Kinder werden dann über eine Infusion mit Flüssigkeit, Elektrolyten und Nährstoffen versorgt. Die Prognose der NEC ist abhängig vom Allgemeinzustand des Kindes. Aufgrund der schweren Komplikationen ist die Sterblichkeit aber immer noch recht hoch.

●**Der Ductus arteriosus Botalli verschließt sich nicht:** Im Mutterleib wird das Kind über die Nabelvene von der Mutter versorgt. Die Lungen haben noch nicht die Funktion des Gasaustausches und werden deshalb auch noch nicht dementsprechend durchblutet. Das Blut wird deshalb über eine Kurzschlussverbindung, den Ductus arteriosus Botalli, von der Lungenarterie direkt in die Hauptschlagader (Aorta) geleitet.
In den ersten Lebenstagen verschließt sich der Ductus, bei Frühgeborenen bleibt er oft noch sehr lange offen. Man spricht dann von einem persistierenden Ductus arteriosus (PDA). Er bewirkt, dass größere Mengen Blut in die Lunge gepresst werden. Das führt zu Atemschwierigkeiten. Ein offener Ductus ist weiterhin ein Risikofaktor für die Necrotisierende Enterocolitis. Außerdem steigt wegen der ungleichmäßigen Durchblutung das Risiko für Hirnblutungen.
Ein kleiner PDA macht keine Symptome und fällt bei den Vorsorgeuntersuchungen nur durch ein Geräusch auf. Ein größerer bewirkt, dass Blut immer wieder in die Lunge zurück gelangt, was die Atmung sehr erschwert. Kann bei Nichtbehandlung zum Kreislaufversagen führen. Als Therapie wird man zuerst die Flüssigkeitszufuhr reduzieren. Bekommt man die Situation nicht in den Griff, kann der natürliche Verschluss mit Hilfe von Medikamenten unterstützt werden. Bleibt auch das erfolglos, wird der Ductus operativ verschlossen. Der Eingriff wird an den herznahen Gefäßen vorgenommen und ist in der Regel nicht sehr belastend für das Kind.

●Leistenbruch (Hernia inguinalis): Ein Leistenbruch entsteht durch eine Lücke im Bindegewebe, durch den sich Organteile oder Eingeweide aus dem Bauchraum stülpen können. Frühchen besitzen ein noch schwaches Bindegewebe, so dass Leistenbrüche bei ihnen bevorzugt auftreten. Jungs sind häufiger als Mädchen betroffen, da die Lücke, durch die die Hoden in den Hodensack gewandert sind, noch nicht vollständig geschlossen ist. Da die Gefahr besteht, dass sich Teile des Darms einklemmen, muss ein Leistenbruch operativ verschlossen werden.

●Nierenunterfunktion: Eine unreife Niere produziert keinen Urin. Dadurch sammeln sich im Blut Stoffe und Substanzen an, die normalerweise mit dem Urin ausgeschieden würden. Besonders Kalium ist dabei von Bedeutung, denn ein erhöhter Kaliumwert (Hyperkaliämie) kann zu lebensbedrohlichen Herzrhythmusstörungen führen.

Warum sind Bluttransfusionen nötig?

Das Blutvolumen eines Frühgeborenen beträgt circa 10 Prozent seines Körpergewichtes. Ein Frühchen von 1.500 Gramm besitzt also 120 bis 150 Milliliter Blut. Durch etliche Labor- und Blutuntersuchungen kann es zu einer Blutarmut kommen, die ernste Folgen für das Kind hat. Die Produktion roter Blutzellen ist deutlich reduziert, da der Faktor Erythropoetin, der dafür notwendig ist, noch nicht ausreichend in der Niere produziert wird. Außerdem ist das Knochenmark, das wichtigste blutbildende Organ, noch nicht voll ausgereift.
Rote Blutzellen sind notwendig, um Sauerstoff zu transportieren, weiße Blutzellen wehren Infektionen ab, und die Blutmenge an sich muss aufrecht erhalten werden, um

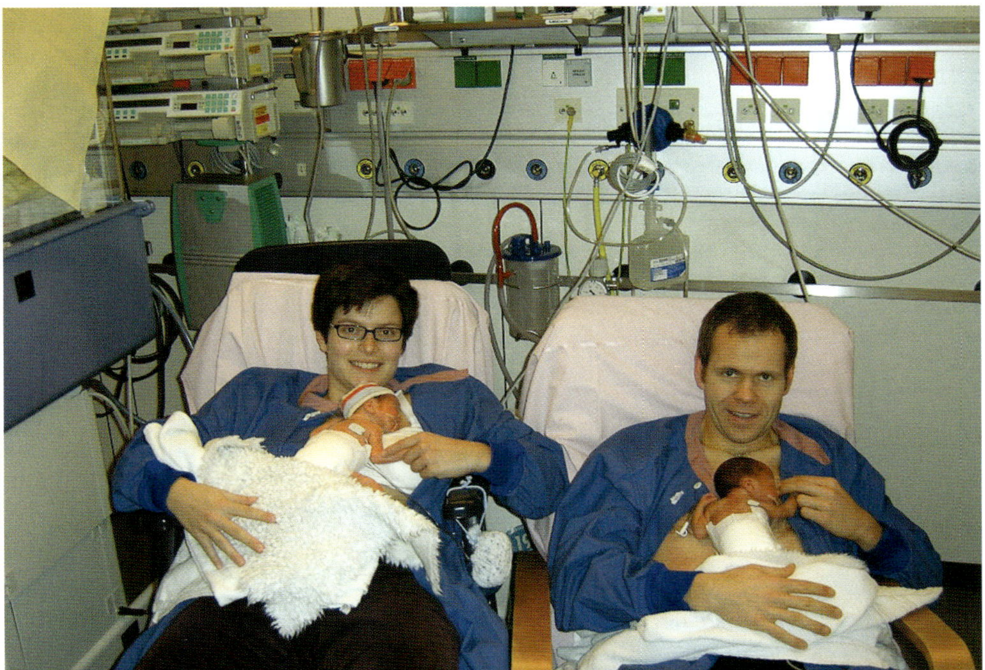

Eltern können viel für Ihre Frühchen tun. Hier »kängurun« die Zwillinge Janik und Luca. Foto: Familie Schlesag

den Kreislauf stabil zu halten. Fehlendes Blut kann zu einem Kollaps führen und muss deshalb schnell durch eine Transfusion ersetzt werden.
Tritt eine solche Blutarmut (Anämie) auf, muss eine Übertragung von Erythrozyten (rote Blutzellen) eines Spenders vorgenommen werden. Bevor das Blut den Empfänger erreicht, wird es natürlich auf die Verträglichkeit zwischen Spender und Empfänger untersucht, aber auch auf Infektionen wie Hepatitis (infektiöse Gelbsucht) oder AIDS. Nach entsprechender Aufklärung muss von den Eltern die Einwilligung zur Transfusion geholt werden.

Quelle: »Frühgeborene – winziggroße Wunder – Eltern erinnern sich an einen schweren Start«, Dr. Karen Franke, LvG Verlag, siehe Literaturliste.

Was kann im Einzelnen für Frühgeborene getan werden?

In der Klinik erfahren die untergewichtigen oder frühgeborenen Kinder eine intensivmedizinische Behandlung und Überwachung. Untergewichtige Babys, die nach der 37. Schwangerschaftswoche geboren wurden, machen weniger Probleme als reine Frühgeburten. Nicht das zu geringe Geburtsgewicht ist das eigentliche Problem, sondern die Unreife der Körperorgane. Ganz voran stehen die Unreife des Gehirns und der Lunge. Es kommt so zu Funktionsstörungen des Atemzentrums, des Temperaturzentrums, zu einem fehlenden Saug- und Schluckreflex, darüber hinaus zu einem mangelnden Gasaustausch (Sauerstoffaufnahme und Kohlendioxydgabe) in der Lunge. Die Unreife der Leber führt zusätzlich zu einer Abbaustörung des Bilirubins (Abbauprodukte des roten Blutfarbstoffs) mit verstärkter Gelbsucht.

Die moderne Medizin hat eine Reihe von Möglichkeiten, die fehlenden oder gestörten Organfunktionen bei Frühgeborenen durch operative oder medikamentöse Maßnahmen zu ersetzen oder zu unterstützen.

● **Körpertemperatur**. Am einfachsten lässt sich eine konstante Körpertemperatur herstellen, nämlich im Inkubator. Später reicht ein beheizbares Wärmebettchen. Über einen Inkubator verfügt heute jeder Kreißsaal, auch wenn das Krankenhaus selbst keine Kinderabteilung hat. Sie sollten nicht enttäuscht sein, wenn Ihre Kinder nach der Entbindung nicht an die Brust angelegt, sondern wegen der Gefahr der Auskühlung möglichst schnell im Inkubator untergebracht werden. Normalerweise wird das Frühgeborene aber erst noch auf einem speziellen Wärmetisch versorgt, entweder von den Geburtshelferinnen der Klinik, von der Anästhesistin oder vom Kinderarzt – das ist von Klinik zu Klinik, je nach Ausbildung und Organisation verschieden. Auf diesem Wärmetisch, meist mit angeschlossener Atmungs- und Absaugmöglichkeit, werden Atmung, Herz und Reflexe direkt nach der Geburt beobachtet.

● **Atmung.** Bei einer Atemstörung wird das Frühgeborene sofort mit einer Maske oder auch durch eine Intubation beatmet, wobei ein kleiner Plastikschlauch in die Luftröhre eingeschoben wird. Erschrecken Sie also nicht, wenn Sie Ihr Kind nicht schreien hören. Auch wenn es spontan, aber ungenügend geatmet hat, muss es beatmet werden. Unter der künstlichen Beatmung kann es nicht schreien bzw. nur lautlos schreien, da die Stimmbänder lahmgelegt sind.
Falls erforderlich, wird die künstliche Beatmung im Inkubator fortgesetzt. Der Sauerstoffgehalt wird dort bei länger anhaltender Beatmung durch ein Messgerät genau überwacht. Wichtig ist aber nicht nur der Sauerstoffgehalt der Atemluft, sondern auch, wie viel Sauerstoff die Lunge des Frühgeborenen aufnimmt. Das hängt von der Lungenreife ab, die unterschiedlich ausgebildet und oft erst in der 37. Schwangerschaftswoche abgeschlossen ist. Bei drohender Frühgeburt kann die Lungenreife durch Sprit-

zen eines Kortisonpräparates beschleunigt werden. Mütter, bei denen eine Frühgeburt droht, bekommen diese Lungenreifungsspritzen routinemäßig.
Heute wird auch der sogenannte Oberflächenfaktor künstlich gewonnen und bei Frühgeborenen eingesetzt und kann so Probleme bei der Beatmung mindern. Dieser Oberflächenfaktor ist bei den Frühchen selbst noch nicht in ausreichendem Maße vorhanden. Er sorgt dafür, dass die Lungenbläschen nicht zusammenfallen. Die Überwachung der so wichtigen Atemfunktion erfolgt durch Messung des Sauerstoff- und Kohlendioxydgehaltes im kindlichen Blut. Dafür wird aus der Ferse ein Tropfen Blut entnommen, der im Labor untersucht werden kann. Sauerstoff- und Kohlendioxydgehalt des Blutes können aber auch über einen feinen Sensor durch die Haut hindurch über einen längeren Zeitraum gemessen werden.
Auch wenn keine maschinelle Beatmung des Kindes erforderlich ist, wird durch einen Monitor die Herz- und Atemtätigkeit fortlaufend kontrolliert. Die Überwachungsgeräte sind mit einer Warnvorrichtung ausgestattet, die Signal gibt, falls eine Störung auftritt. Diese Kontrolle ist wichtig, denn gerade bei Frühgeborenen kann es noch in den ersten drei Tagen nach der Geburt zu Hirnblutungen kommen. Grund dafür ist die Unreife des Gehirns, das auf Blutdruckschwankungen und Sauerstoffmangel sehr empfindlich reagiert.

● **Hirnblutung**. Intensivmedizinische Erfolge, auch bei der Behandlung von Frühgeburten, sind mittlerweile so gut, dass sogar Kinder mit einem Geburtsgewicht von unter 1.000 Gramm große Überlebenschancen haben und in den entsprechenden Behandlungszentren die Gefahr einer Hirnblutung sehr gering ist.
Ein politisches Problem ist zur Zeit, dass auch weniger gut ausgerüstete und weniger erfahrene Kliniken die Mütter bei drohender Frühgeburt gern »behalten«, statt sie an gut ausgebildete Zentren zu überweisen und mit den Babys im Bauch überführen. Der Grund: Die Behandlung eines Frühchens bringt viel Geld.
Bei einer drohenden Frühgeburt vor der 32. Schwangerschaftswoche ist es empfehlenswert, eine Entbindungsklinik mit angeschlossenem neonatologischen Zentrum (Neugeborenen-Intensivstation) zu wählen. Der sicherste Transport eines Babys in diesem Stadium ist immer noch der im Mutterleib! Denn mittlerweile ist die Gefahr eines Autotransportes für diese kleinen Kinder unter 1.800 Gramm eindeutig nachgewiesen. Durch die Erschütterungen beim Autofahren kommt es trotz optimaler Versorgung im Inkubator häufiger zu Hirnblutungen, weil die zarten, unreifen Hirngefäße leicht reißen können.

● **Infektionsgefahr.** Ein weiteres Risiko für Frühgeborene ist ihre Abwehrschwäche und die damit verbundene Infektionsgefahr. Gegebenenfalls muss diese durch Antibiotika bekämpft werden.

● **Saug- und Schluckstörungen**. Das Problem der Saug- und Schluckstörungen kann durch Sondenernährung und mit Infusionen behandelt werden. Sondenernährung heißt, dass die Kinder die Milch per Sonde (ein kleiner Plastikschlauch) direkt in den Magen gespritzt bekommen. In einigen Kliniken wird der Schlauch mit einem kleinen Pflaster an der Nase des Kindes festgeklebt, in anderen Kliniken wird das Baby vor jeder Mahlzeit erneut sondiert. Für zartbesaitete Eltern empfiehlt es sich, während dieser Prozedur wegzusehen, da sich die Kleinen (vor allem wenn sie schon etwas größer sind) oft heftig dagegen wehren. Anfangs werden die Babys je nach Geburtsgewicht und Milchaufnahme in sehr kurzen Abständen (alle 2 oder 3 Stunden) »gefüttert«. Meine Söhne starteten mit 8 Gramm Milch! Drei Jahre danach kauten sie Kaugummi, und niemand dachte mehr an die erste beschwerliche Zeit zurück.
Wenn die Kinder etwas kräftiger sind, wird die Ernährung per Sonde nach und nach

durch Ernährung aus der Flasche ersetzt. Anfangs strengt das die Kinder noch sehr an, sie schlafen bei dieser Prozedur ein, und es dauert ewig, bis sie nur etwa 20 Gramm Milch aus der Flasche getrunken haben. Wenn das Flaschentraining übertrieben wird, können die Babys sogar abnehmen. Das gleiche gilt für das Stillen, das ohnehin anstrengender ist. (Siehe dazu Seite 79). Über alternative Fütterungsmethoden – zum Beispiel das Fingerfeeding – informierten Sie sich am besten durch Beratung bei einer Stillexpertin oder entsprechende Literatur.

● **Gelbsucht**. Ein weiteres Frühgeborenenproblem ist die Gelbsucht, die infolge der Leberunreife auftritt und zu einer Hirnschädigung führen kann, falls die Werte einen bestimmten Grenzwert überschreiten. Heute ist ein Blutaustausch kaum noch erforderlich, normalerweise reicht eine sogenannte Phototherapie, um die Gelbsucht abzubauen. Dabei wird die Haut des Kindes mit Licht einer bestimmten Wellenlänge bestrahlt. Dieses Licht spaltet den gelben Farbstoff (Bilirubin) in der Haut zu ungiftigen Substanzen, die dann auch in der Niere und der Galle ausgeschieden werden können. Wichtig ist, dass mit der Phototherapie rechtzeitig begonnen wird. Messen lässt sich der Bilirubingehalt des Blutes im Labor, und es gibt genaue Tabellen, die anzeigen, ob und wann man mit der Phototherapie beginnen muss.

● **Untergewicht**. Unterschiede zwischen frühgeborenen Zwillingen und frühgeborenen »Einlingen« sind hinsichtlich ihrer weiteren Entwicklung nicht bekannt. Untergewichtige Zwillinge sind insgesamt gesehen sogar eher noch widerstands- und damit lebensfähiger.

Mögliche Behinderungen und was man dagegen tun kann

Bei Zwillingen kommt es geringfügig häufiger als bei Einzelkindern zu Bewegungsstörungen, die eine frühe krankengymnastische Behandlung erfordern. Die Ursache dafür ist zum einen die erhöhte Frühgeburtenhäufigkeit, in geringerem Maße eine Ernährungsstörung der Kinder in der Gebärmutter. Bei zu früh geborenen, untergewichtigen Kindern führen Reifungsstörungen des Gehirns, Mangelernährung, Sauerstoffmangel und auch Hirnblutungen zu mehr oder weniger ausgeprägten Bewegungsstörungen und Haltungsschäden.
Zwillinge, die mit normalem Gewicht nach der 37. Woche geboren werden, zeigen keine häufigeren Erkrankungen als Einlinge. Cerebrale (gehirnbedingte) Bewegungsstörungen und Entwicklungsverzögerungen können durch krankengymnastische Betreuung um so erfolgreicher geheilt werden, je früher sie erkannt und behandelt werden. Um eventuelle Schäden frühzeitig festzustellen, empfiehlt sich bei »Sorgenkindern« im ersten Vierteljahr alle 4 Wochen eine kinderärztliche Untersuchung und im restlichen ersten Lebensjahr Untersuchungen im Abstand von 3 Monaten. Viele große Kliniken sehen auch spezielle Untersuchungs- und Kontrolltermine (Risiko- oder Frühchensprechstunden) vor. Fragen Sie danach. Bei Zwillingen kann es aber auch aufgrund der extremen Enge im Mutterleib zu Haltungsschäden kommen. Bei Steißlagen sind Hüftgelenksstörungen häufiger anzutreffen, durch Fehlhaltung des Kopfes kann eine narbige Muskelverkürzung an der Halsmuskulatur entstehen, der sogenannte »Schiefhals«.
Welche Gymnastikmethoden gibt es? Zwei krankengymnastische Therapien wurden von den tschechischen Ärzten Dr. Karel Bobath und Dr. Vaclav Vojta entwickelt. Eine weitere Methode geht auf den ungarischen Arzt Petö zurück. Fragen Sie Ihre Krankengymnastin nach der »Konduktiven Förderung nach Petö«.
Nach welcher Methode mit Ihrem Kind geturnt werden muss, hängt von der jeweiligen Störung ab. Bei leichteren Fällen wird eher die Bobath-, bei schwereren Fällen die Vojta-Therapie empfohlen. Auf jeden Fall aber sollte die krankengymnastische Therapie so früh wie möglich beginnen.

Bobath-, Vojta- und Petö-Methode

Bei der Bobath-Methode werden Eltern genau angeleitet, wie sie das Baby beim Wikkeln, Baden, Füttern, Tragen, An- und Ausziehen und Schlafenlegen bewegen sollen, damit es möglichst nur normale Haltungs- und Bewegungsanreize bekommt. Bobath-Gymnastik gilt als spielerische Therapie, stellt aber an die Eltern hohe Anforderungen, weil der ganze Tagesablauf des Babys in die Therapie mit einbezogen werden muss.
Die Vojta-Methode gilt als leicht zu lernen, jedoch auch als aggressiv. Sie scheint von den Kindern oft als Zwang empfunden zu werden, dessen Sinn sie natürlich nicht verstehen. Bei der Vojta-Therapie werden durch bestimmte Handgriffe Bewegungsmuster ausgelöst, die die krankhaften Bewegungsabläufe durchbrechen sollen. Auch hier werden die Eltern mit einbezogen. Sie lernen bestimmte Reizgriffe und wie sie Druck auf verschiedene Stellen des kindlichen Körpers ausüben können. Diese Maßnahmen bringen das Kind dazu, die gewünschten koordinierten Bewegungen auszuführen.
Was ist Konduktive Förderung nach Petö? Der lateinische Begriff »conducere« steht für »zusammenführend« und diesen Begriff hat Prof. Andras Petö (1893 - 1967), Neurologe am Budapester Petö-Institut klug gewählt, denn es werden bei dieser Therapie nicht nur Erkrankte zusammengeführt, sondern auch ihren Symptomen entsprechend ganzheitlich gefördert. Daraus ergeben sich vielfältige Vorteile, wie zum Beispiel:
- dass der Therapeut (als Vertrauter) immer konstant bleibt, was gerade bei cerebral erkrankten Kindern immens wichtig ist;
- dass innerhalb einer Behandlung immer wieder verschiedene Bereiche beübt werden können, wie Sprache, Kognition, Motorik, Wahrnehmung, etc.
- dass diese verschieden beübten Bereiche miteinander verzahnt werden können, so dass nicht nur einzelne Elemente geübt werden, sondern die »Lebenspraxis« an sich.
Die Konduktive Förderung, die von dem ungarischen Neurologen Andras Petö bereits nach dem 2. Weltkrieg entwickelt wurde, ist eine besondere Hilfe für Kinder, Jugendliche und Erwachsene mit einer cerebralen Bewegungsstörung. Das Konzept der Konduktiven Förderung geht davon aus, dass eine Bewegungsstörung durch Hirnschädigung eher ein Lernhindernis darstellt, das mit besonderen Fördermaßnahmen über-

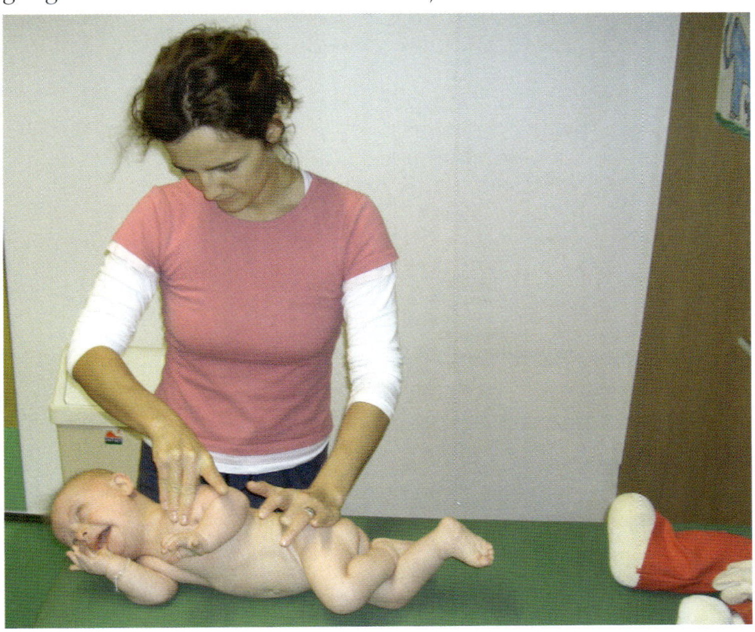

Krankengymnastik - hier nach Vojta - macht den Babys nicht immer Spaß. Da heißt es durchhalten, damit der Erfolg eines Tages sichtbar ist.

Foto: Dr. Karen Franke

wunden werden kann, als eine Krankheit, die geheilt werden müsste. Konduktive Förderung ist kein symptomorientiertes Konzept, also eine »Reparatur« im kurativen Sinne, das einmal oder zweimal pro Woche ohne Beachtung des sozialen und familiären Umfeldes durchgeführt wird. Es ist ein zielorientiertes Konzept, das Lebenspraxis in der Gruppe erleben lässt unter professioneller Vorbereitung und Ausführung mit der Maßgabe, Orthofunktion zu erreichen ohne Hilfsmittel und fremde Hilfe unabhängig zu werden, nicht unterstützt von der Gesellschaft, sondern integriert in die Gesellschaft. (Quelle: www.fragdeinenarzt.de)

Laut Barmer Ersatzkasse wird die Petö-Therapie von den gesetzlichen Krankenkassen nicht übernommen.

Ob eine Bewegungsstörung behoben werden kann oder nicht, kann in der Regel nicht vorausgesagt werden, daher bedeutet die Therapie nicht nur Stress, weil sie im ohnehin dicht bepackten Alltag zeitlich untergebracht werden muss, sondern auch eine große seelische Belastung für die Eltern. Die Anforderung an sich selbst: »Ich muss mit meinem Kind turnen, sonst bin ich schuld daran, dass es sich nicht richtig bewegen kann« prallt auf den Gedanken: »Ich kann nicht mehr, habe den ganzen Tag gewikkelt, gefüttert, getröstet ... Wann soll ich zu mir selbst kommen?« Allerdings gilt: Je früher die Behandlung nach einer der beiden Therapiemethoden einsetzt, desto wahrscheinlicher ist ein Erfolg. Deshalb: Besorgen Sie sich Hilfe im Alltag, damit Sie diesen Spagat zwischen Können und Wollen überbrücken.
Es gibt auch die Möglichkeit einer »mobilen Therapie«, das heißt, die Krankengymnastin kommt zu Ihnen nach Hause, was auf Rezept verschrieben werden kann. Das ist insbesondere für Zwillingsmütter von Vorteil, für die der Weg zur Krankengymnastik doch mit erheblichen Mühen verbunden ist. Erkundigen Sie sich bei Ihrer Kinderärztin nach der mobilen Therapie.

PERSÖNLICHE ERFAHRUNGEN: Krankengymnastik kann helfen

»Bei Kindern handelt es sich nicht um Maschinen, die zu einem gewissen Zeitpunkt erwartete Handlungen und Fortschritte vollbringen, sondern um Menschen, die ihren ganz eigenen Rhythmus haben, den sie auch frei entfalten sollen und müssen. Unsere beide Töchter haben mittlerweile große motorische Fortschritte gemacht, und das ohne Zwang von außen. Wir wollen auf gar keinen Fall die Frühförderung verteufeln, denn in gewissen Fällen ist sie sicher sehr hilfreich und notwendig.« (Barbara G.)
»Ich musste mit beiden Kindern Krankengymnastik betreiben. Ich musste dreimal täglich zu Hause turnen, das bedeutete einen Zeitaufwand von drei Stunden. Außerdem hatte ich zunächst zweimal wöchentlich, später einmal wöchentlich einen Termin bei der Krankengymnastin. Es war furchtbar, aber es hat sich gelohnt.« (Ursula O.)

Überwachung per Monitor

Bei Frühgeborenen wird das Risiko des »Plötzlichen Säuglingstodes« höher eingeschätzt. Nicht zuletzt deshalb bekommen viele Zwillingseltern auch Monitore zur Überwachung der Atmung mit nach Hause. Zum einen ist das eine Beruhigung, zum anderen bringt die Monitorüberwachung auch zusätzliche Sorgen mit sich: Die häufigen Fehlalarme und die dadurch massiv gestörte Nachtruhe, die bange Frage »Wann sollen wir uns von den Monitoren trennen?« und natürlich das Problem: »Was tue ich, wenn der Alarm echt ist?«
Selbstverständlich werden alle Eltern mit einem solchen Monitor nur mit genauer Anleitung nach Hause entlassen, das heißt, es wird eine Art Schulung für den Ernst-

fall stattfinden. Sie sollten sich zusätzlich Information von der GEPS, Gesellschaft zur Erforschung des Plötzlichen Säuglingstodes e.V. (Adresse im Anhang) besorgen, einem Verein, der sich der Sorgen von Eltern angenommen hat, die bereits ein Baby durch den »Plötzlichen Säuglingstod« (SIDS) verloren haben. Die GEPS hat einen sehr nützlichen Katalog zum Umgang mit Monitoren zusammengestellt.

PRAKTISCHE TIPPS: So klappt das Heimmonitoring laut GEPS

Die folgenden Tipps sind Empfehlungen zum Heimmonitoring und treffen auf viele Monitore zu. Bei Schwierigkeiten im Umgang mit dem Monitor wenden Sie sich an den Sachbearbeiter der Firma, die Ihnen den Monitor geliefert hat. In der Regel findet dieser mit wenigen Fragen heraus, ob technische Probleme die Ursache sind. Wenn diese ausgeschlossen werden können, bitten Sie den Sachbearbeiter der Firma um den Ausdruck der aufgezeichneten Speicherdaten. Mit diesen wenden Sie sich an Ihren behandelnden Kinderarzt bzw. die nächste Kinderklinik. Lassen Sie sich ausführlich durch eine autorisierte Kraft der Monitorlieferfirma in die Bedienung des Monitors einweisen. Eine telefonische Ersteinweisung ist gesetzlich nicht zulässig. Lesen Sie die Gebrauchsanweisung aufmerksam von der ersten bis zur letzten Seite durch!

● **Alarme, unterschiedliche Alarmtöne:** Viele Monitore können durch unterschiedliche Alarmtöne anzeigen, ob es sich um eine technisch bedingte Störung oder einen möglicherweise echten Alarm handelt. Die Krankenkassen verpflichten die Monitorlieferfirma zu einer 24-Stunden-Notrufbereitschaft. Scheuen Sie sich daher nicht, fachliche Hilfe seitens der Monitorfirma in Anspruch zu nehmen, die mit Ihnen zusammen technische Störungen beseitigt, bevor Sie Ihren Arzt um Rat fragen.
Versuchen Sie immer, die bestmögliche Signalqualität nach Veränderung der Befestigungspunkte der Elektroden zu erreichen; dann werden Sie seltener durch unnötige Alarme belästigt. Die von Ihrer Krankenkasse beauftragte Monitorlieferfirma wird Sie diesbezüglich beraten.
Lernen Sie auf jeden Fall die Wiederbelebung am Säugling! Es empfiehlt sich, dieses Reanimationstraining aufzufrischen, sobald sie sich unsicher fühlen. Nur wenn Sie kompetent handeln können, bietet Ihnen ein Monitor die Möglichkeit, im entscheidenden Augenblick das Richtige zu tun.

● **Haut und Elektroden:** Hautstellen, auf die selbstklebende Elektroden oder Sensoren geklebt werden sollen, müssen frei sein von Fett, Cremes, Öl und Puder. Diese erhöhen den Widerstand zwischen Haut und Elektrode und beeinflussen die Signalübertragung negativ. Die Folge sind viele Fehlalarme.
Achten Sie auf die Haut unter den Elektroden. Ein Umsetzen der Elektroden in kürzeren Zeitabständen hilft oft, die entstehenden Hautreizungen zu verhindern. Grund für Hautrötungen mit anschließendem Übergang zu Bläschenbildung mit unerträglichem Juckreiz für Ihr Baby sind:
- Abschließen der Haut vom Sauerstoff;
- zu frühe Applikation der Elektroden nach dem Waschen/Baden des Babys.

Wenn die Haut noch feucht ist, besteht die Gefahr, dass in dem feuchtwarmen Milieu zwischen Haut und Elektrode eine Pilzinfektion entsteht, die ebenfalls zu Bläschenbildung und Juckreiz führen kann.
Wenn ein häufiger Elektrodenwechsel aufgrund von ausgeprägten Hautreaktionen erforderlich ist, entstehen zusätzliche Kosten. Damit diese von Ihrer Krankenkasse erstattet werden, sollte der Kinderarzt die Notwendigkeit bescheinigen. Senden Sie diese Bescheinigung dann an die Monitorfirma. Sie wird die Klärung mit Ihrer Krankenkasse vornehmen.
Vorübergehend können Elektroden auch einmal auf den Rücken geklebt werden.

Diese Maßnahme sollten Sie nur ergreifen, um den auf der Brust geschädigten Hautpartien die Möglichkeit zu geben, abzuheilen. Dies darf nicht dazu führen, dass Sie das Kind in Bauchlage zum Schlafen legen! Im Falle von extremen Hautreizungen lassen sich einige Monitore durch Umprogrammierung auch mit zwei statt drei Elektroden betreiben. Die Häufigkeit von Fehlalarmen nimmt dann aber zu.
Wenn bei hochsommerlichen Temperaturen die Elektroden »abschwimmen«, trocknen Sie die Haut. Kleben Sie einen neuen Satz, während Sie die abgelösten Elektroden zurück auf den Plastikstreifen kleben, auf dem sie geliefert wurden. Lassen Sie sie einen Tag offen liegen und abtrocknen, um sie dann wieder zu verwenden. Ein Elektrodensatz kann bei sorgfältigem Umgang bis zu 5 Tage eingesetzt werden. Es muss beim Fixieren der Elektrodenleitungen darauf geachtet werden, dass durch Zug an den Kabeln die Elektroden nicht von der Haut abgelöst werden.

- **Störungen des Monitors durch andere elektrische Geräte: Jedes über ein Netzteil betriebene Elektrogerät, auch ein Babyphon, erzeugt um sich selbst ein elektromagnetisches Feld, das sich bis zu 1,50 m auswirkt. Auch Starkstromkabel, flackernde Neonröhren, Handys, mobile Telefone und ihre Ladestationen, ja sogar Trägersignale von Baukränen und statisch aufgeladene Fußbodenbeläge können im Einzelfall stören und die Herz-Frequenzerkennung verfälschen. Störungen wirken nicht nur direkt auf das Gerät, sondern auch über das EKG-Kabel ein.**

- **Zunehmendes Alter - veränderte Alarmgrenzen: Mit zunehmendem Alter verlangsamt sich die Herzfrequenz. Die Alarmgrenzen müssen daher in regelmäßigen Abständen in Absprache mit Ihrem Kinderarzt dem Alter des Kindes angepasst werden. Verstellen Sie die im Monitor programmierten Alarmgrenzen nie ohne ärztliche Zustimmung!!!**
(Quelle: GEPS unter www.sids.de; verabschiedet in der Präsidiumssitzung der GEPS-Deutschland e.V. am 27.1.2007 in Frankfurt)

PERSÖNLICHE ERFAHRUNG: Man muss sich vom Monitor entwöhnen

»Ernsthaften Alarm haben wir nie gehabt. Meist hatte sich nur der Klebestreifen vom Bauch gelöst, oder Jonas und Annika lagen so, dass der Sensor keinen Kontakt zur Bauchdecke hatte. Als unsere Kinder ein Jahr alt waren, beschlossen wir, die Monitore aus Sicherheitsgründen noch ein weiteres Vierteljahr zu benutzen. Danach gewöhnten wir uns schneller daran, wieder ohne Monitore zu sein, als wir gedacht hatten.« (Liane K.)

Tod eines Zwillingskindes

Es passiert auch immer wieder, dass Zwillingsschwangerschaften »schiefgehen« oder dass ein Kind bei oder nach der Geburt stirbt. Das darf hier nicht verschwiegen werden, denn auch diese »verwaisten« Zwillingseltern brauchen einen Rat.
Was am schlimmsten von betroffenen Zwillings- und Drillingseltern empfunden wird, sind die Reaktionen und Kommentare der anderen. »Sei doch froh, dass du wenigstens ein gesundes Kind hast!« oder »Stell dir vor, wie viel Stress du gehabt hättest!« – Wie soll man froh sein und sich über das verbliebene (gesunde?) Kind freuen, wenn man doch traurig sein möchte über den Verlust des anderen Kindes? Das sind ganz zwiespältige Gefühle. Und wie kann man froh sein, dass man »wenigstens ein Kind« hat? Wissen die anderen denn nicht, wie sehr man sich auf *beide* Kinder gefreut hat?
Ich erinnere mich an die Situation am dritten Tag nach der Geburt meiner eigenen Zwillinge Maximilian und Constantin. Bei der Visite war ich in Tränen aufgelöst, konnte nicht sprechen vor Heulkrämpfen. Der Gynäkologe fragte mich, was denn

los sei. Ich berichtete ihm, dass ich am Vormittag nie zu meinen Kindern durfte und doch nicht wüsste, wie es Constantin gehe ... Er legte ein gutes Wort für mich ein und so durfte ich - außerhalb jeder Routine - mein Sorgenkind besuchen. Ich stand vor Connys Brutkasten und streichelte ihn. Die Tränen hörten nicht auf. »Ich weiß, ich bin blöd,« sagte ich zum diensthabenden Kinderarzt, »Aber ich möchte doch *beide* haben!«

Der Tod eines Zwillingskindes bedeutet immer auch, dass dessen Eltern ihren »besonderen Status« verlieren. Das können Außenstehende oft nicht begreifen. Zwillinge zu bekommen, ist etwas Außergewöhnliches – und abgesehen von den vielen Mühen und vom Stress, der damit einhergehen kann, ist es doch auch außergewöhnlich schön, zwei gleichaltrige Kinder miteinander aufwachsen zu sehen. Und deshalb ist es auch immer wieder außergewöhnlich schlimm, einen Zwilling zu verlieren. Das gilt für Zwillinge, die bereits in der Schwangerschaft verloren gehen, und erst recht für die, die schon geboren sind.

PERSÖNLICHE ERFAHRUNGEN: Abschiednehmen ist ganz wichtig!

»David ist am 3. Juli friedlich in meinen Armen gestorben. Miriam blieb drei Monate in der Klinik. In dieser Zeit funktionierte ich einfach. Als Miriam endlich nach Hause kam, war ich glücklich. In dieser Zeit dachte ich: ›Wow, du verarbeitest das alles sehr gut!‹ Aber im nachhinein weiß ich heute, ich habe meine Trauer nicht verarbeiten können. Ich habe sie verdrängt. Im Dezember folgten zwei Nervenzusammenbrüche. Im Februar fuhr ich nach Pfronten zur Kur. Ich hatte das Riesenglück, mit einer Familientherapeutin arbeiten zu können, die im Allgäu die Initiative ›Verwaiste Eltern‹ leitet.« (Beate J.)

»Schlimm ist auch, wenn uns Leute zur ›Geburt Ihrer Tochter‹ gratulieren und unsere tote Alexandra gar nicht erwähnen, so als ob sie nie dagewesen ist. Kaum einer versteht unsere Trauer um unser totes Kind, und das macht alles nur schlimmer.« (Sonja H.)

Auch wenn ein Zwilling (gesund?) überlebt, darf, ja muss getrauert werden, um den Verlust seelisch zu verarbeiten. Verwaisten Zwillings- und Drillingseltern kann man deshalb immer wieder nur raten, dass sie sich professionelle Hilfe suchen. Daneben ist der Austausch mit Gleich-Betroffenen am wirkungsvollsten. So gibt es im Allgäu den Bromerhof, eine Kureinrichtung mit speziellen Angeboten für Betroffene. Entsprechende Adressen von Elterngruppen finden sich im Anhang.

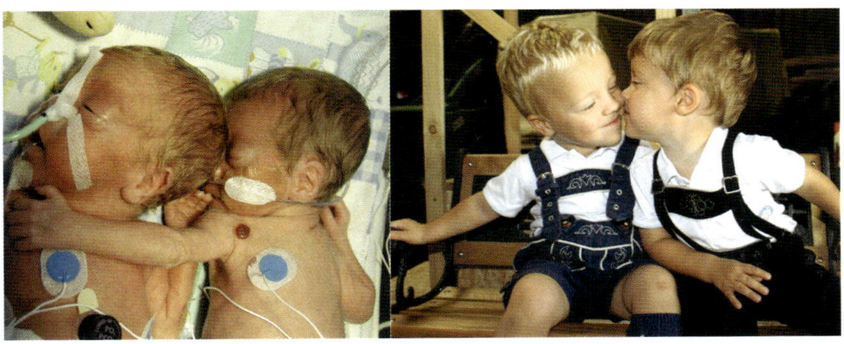

Vorher - nachher - Philipp und Florian.

Foto: Judith Feuerer

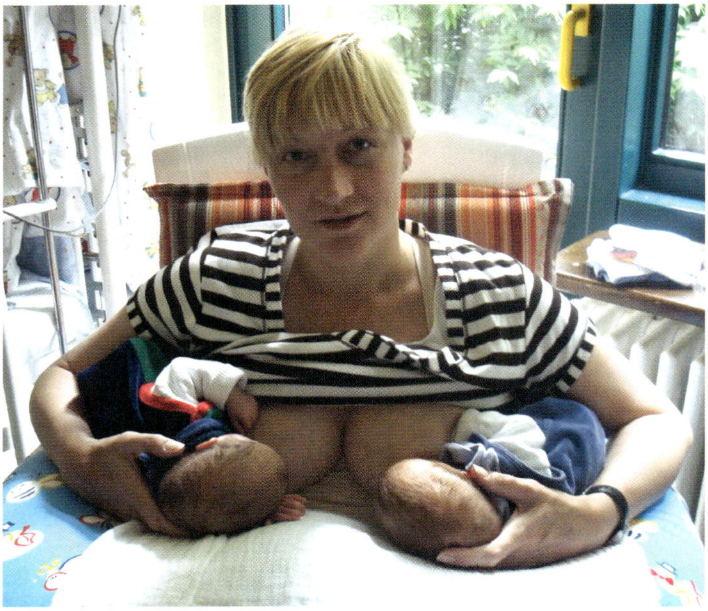

Stillen lernen Sie am besten noch in der Klinik. Gerade, wenn die Zwillinge die ersten Kinder sind, tut etwas Anleitung bei der »natürlichsten Sache der Welt« ganz gut.

Foto: Christiane Laagland.

Kann man Zwillinge erfolgreich stillen?

Die Geburtsklinik ist auch der Ort, an dem Sie sich zum ersten Mal intensiv mit dem Stillen auseinandersetzen und sogar die Zeit dort nutzen, um das Stillen zu »erlernen«. Wie klappt das Stillen von Zwillingen (oder Drillingen)? Welche Schwierigkeiten gibt es, und wie sind sie zu meistern? Reicht die Milch für zwei oder drei?
Die Nachfrage regelt das Angebot, das ist tatsächlich so. Selbst Frauen mit kleinem Busen fürchten zu Unrecht, dass sie den Bedarf zweier Babys nicht decken können. Das kann ich aus eigener Erfahrung bestätigen: Durch Abpumpen konnte ich Maxi und Conny in den ersten acht Wochen voll mit Muttermilch versorgen. Dann war mir Stress zu groß und ich stillte schließlich mit Tabletten ab, da der Milchfluss von allein kein Ende mehr nehmen wollte.
Etwas zum Lachen: Weil ich dies einmal in der Zeitschrift ZWILLINGE erwähnt hatte, schrieb mir eine erboste Stillfanatikern: »Vor 50 Jahren wären Ihre Zwillinge voll gestorben!« Ich schrieb zurück: »Voll? Doch wohl eher leer?!«
Auch wenn ein oder beide Babys einen Wachstumsschub durchmachen und praktisch über Nacht eine größere Portion brauchen, können Sie mithalten. Der Trick: die Babys einfach öfter anlegen. Auch wenn Sie Ihre Milch nur durch Abpumpen gewinnen, empfiehlt es sich, in kürzeren Abständen zu pumpen, wenn plötzlich mehr Milch gebraucht wird. Dennoch könnten Sie, von Selbstzweifeln geplagt, versucht sein, doch einmal zum Fläschchen zu greifen, um nachzufüttern. Ganz besonders wichtig ist es aber, dass Sie an sich selbst glauben und an Ihre Fähigkeit, Ihre Babys ausreichend mit Milch versorgen zu können. Bei meinen Gesprächen mit frischgebakkenen Zwillingsmüttern habe ich auch immer wieder festgestellt, dass sie trotz bester Voraussetzungen nicht stillen konnten, weil sie nicht den Mut dazu hatten und was noch wichtiger ist: niemand sie unterstützte.
Wenden Sie sich schon vor der Geburt an eine Stillgruppe oder noch besser an eine Zwillingsmutter, die ihre Zwillinge stillt oder gestillt hat. Selbst erfahrene Mütter konnten ihre Zwillinge manchmal nur deshalb problemlos stillen, weil sie bei anderen die nötige moralische Unterstützung fanden. Ein Buch zum Thema Zwillinge stillen

(»Zwillinge stillen – Hilfe für alle Situationen«, LvG Verlag – siehe Literaturliste im Anhang) hat Susanne Wittmair, Zwillingsmutter und Stillgruppenleiterin, zusammengestellt. Aus der Schweiz kommt ein Heftchen mit dem Titel »Das Stillen von Zwillingen« und auch die Arbeitsgemeinschaft Freier Stillgruppen und die La Leche Liga haben spezielle Literatur veröffentlicht (Adressen im Anhang).
Auch Drillinge können zumindest teilweise gestillt werden. Statt von vornherein gleich abzustillen, sollten Sie vielleicht für »Notsituationen« Ihre Milchproduktion aufrechterhalten. Es gibt aber auch Drillingsmamis, die ihre Drillinge tatsächlich einige Wochen voll stillen konnten. Wichtigste Voraussetzung: gute Vorab-Information, Selbstvertrauen und viel Unterstützung!

PERSÖNLICHE ERFAHRUNGEN: Gutes Zureden ist wichtig

»Ich habe alle Drillinge sechs Monate lang gestillt. Anfangs hatte ich überhaupt keine Milch, habe aber alle vier Stunden abgepumpt. Zum Glück konnte ich Lilla und Melanie schon nach etwa drei Wochen anlegen. Als alle drei zu Hause waren, haben sie abends künstliche Milch bekommen, diese Mahlzeit konnte ich also vollständig abpumpen und hatte somit genug Milch für Jasmin tagsüber, die für die Brust anfangs noch zu schwach war.« (Elke K.)
»Am 17. Februar kamen meine Kinder Miriam (1.497 Gramm), Rebecca (1.333 Gramm) und Simon (1.390 Gramm) in der 32. SSW zur Welt. Alle drei Kinder habe ich vier Monate lang voll gestillt und anschließend noch zwei weitere Monate teilweise gestillt. Einige Wochen vor der Geburt hatte ich einen Termin bei einer Stillberaterin des Klinikums Ingolstadt. Sie bestärkte mich sehr, es mit dem Stillen zu versuchen. Für mich war dieses ›gute Zureden‹ sehr wichtig und gab mir Optimismus.« (Susanne G.)

Stillen im Krankenhaus

Zwillinge, die termingerecht geboren werden und nicht auf der Intensivstation betreut werden müssen, können Sie schon in der Klinik stillen. Selbstverständlich sollten Zwillinge ebenso wie Einzelkinder möglichst bald nach der Geburt angelegt werden, also bereits im Kreißsaal. Vielleicht möchten Ihnen die Kinderschwestern die Babys immer nur einzeln (zu jeder Fütterungszeit nur eines) bringen. Sie sollten dann auf jeden Fall darauf bestehen, beide zu jeder vorgesehenen Zeit zu stillen. Denn so kommt die Milchproduktion schneller in Gang, und auch die Brustwarzen können sich besser an die ungewohnte Belastung gewöhnen.

Kann man Frühgeborene stillen?

Da die kleinen Frühchen meist noch einige Zeit im Brutkasten oder später im Wärmebettchen auf der Intensivstation zubringen müssen, ist es schon ein Hindernislauf, bis es schließlich doch noch mit dem Stillen klappt. Meine Zwillinge, die sieben Wochen zu früh geboren wurden, hätte ich – von der Milchmenge her - stillen können. Die Schwestern der Kinderklinik unterstützten meine Stillversuche, die ich nach etwa dreieinhalb Wochen begann. Doch die flaschengewöhnten Kinder tranken nur schlecht, und ich hatte nicht den Mut, weiterzumachen.
Das positive Beispiel von Evi K. (und vielen anderen) beweist, dass sich die Startschwierigkeiten sehr wohl überwinden lassen. Sie konnte ihre fünf Wochen zu früh geborenen Zwillinge Simon und Oliver schließlich voll stillen. Wie die meisten Frühgeborenen verbrachten auch die beiden erst einmal ein paar Tage im Inkubator (Brutkasten) und wurden durch die Magensonde ernährt. Nach rund zehn Tagen kam der große Moment: Die Zwillinge durften zum erstenmal an die Brust. Mit dem kleineren

Oliver klappte es erstaunlich gut, er trank auf Anhieb 50 Gramm. Sein Bruder blieb bei der Flasche. Knapp drei Wochen nach deren Geburt holten Evi und ihr Mann die Zwillinge nach Hause. Evi war fest entschlossen, nicht zuzufüttern. Und dieser Vorsatz ließ sich unerwartet gut einhalten. Sie nahm immer sofort das Kind an die Brust, das zuerst aufwachte. Jeder Zwilling trank zwischen fünf- und siebenmal pro Tag. Acht Monate lang fütterte Evi K. nie etwas zu, auch keinen Tee.

PERSÖNLICHE ERFAHRUNG: So habe ich meine Zwillinge gestillt

Dies ist der (leicht gekürzte) Stillbericht einer Mutter, die heute als Beraterin der La Leche Liga tätig ist. Wenn Sie gelesen haben, wie es ihr gegangen ist, haben Sie vielleicht mehr Mut, Ihre Zwillinge zu stillen.

»Zur Vorbereitung las ich das Stillbuch von Hanni Lothrop und besuchte ab dem fünften Schwangerschaftsmonat eine Stillgruppe. Das machte mich euphorisch und absolut sicher, dass ich die Zwillinge würde stillen können. Katja und Johanna wurden termingerecht, spontan und 2.800 Gramm schwer geboren. Die erstgeborene Johanna lag auf meinem Bauch und musste schnell wieder weggenommen werden, weil Katja fünf Minuten später geboren wurde. Katja lag auf meinem Bauch, während Johanna gewogen und gewaschen wurde. Meine Gefühle waren sehr gespalten und durcheinander.

Wegen der Zwillinge lag ich im Einzelzimmer. Besuche von meinem Mann Wilfried, meiner Mutter und meiner Oma waren immer als intensive Hilfe für mich gedacht. Ich ›brauchte‹ dann jeweils nur ein Baby zu versorgen. Das andere bekam bei bleibender Unruhe nach dem Stillen etwas aus den immer bereitstehenden Zusatzflaschen. Diese Zusatzflaschen symbolisierten das Misstrauen der Schwestern, und ich hatte nicht die Kraft, selbstsicher dagegen aufzutreten.

Nach dem Stillen sollte ich die Kinder wiegen. Das ging natürlich überhaupt nicht, weil ich genug zu tun hatte, das Stillen mit Zweien zu lernen. Ich probierte viel herum, wenn ich allein war, und war sehr nervös dabei: Zuerst konnte ich die Babys nur nacheinander stillen, und wenn während der Stillzeit des zuerst aufgewachten Babys auch das zweite aufwachte, habe ich ganz hektisch ausgewechselt. Ich legte also die erste weg – in Reichweite, damit sie an meinem Finger lutschen konnte. Die andere habe ich an meine noch volle Brust genommen. Reichte das Fingerlutschen nicht mehr, habe ich es genau umgekehrt gemacht.

Ich begann das gleichzeitige Stillen zu üben – sehr ungeschickt: Ich wusste nicht, wie ich die Kleinen (46 cm) halten sollte, und die Positionen, die den Kindern am besten passten, taten mir sehr an der Dammnaht weh. Die sieben Tage in der Klinik waren also sehr strapaziös, hauptsächlich weil ich es mir einfacher vorgestellt hatte und nun rund um die Uhr nicht so richtig zurechtkam.

Zu Hause sollte alles besser werden, dessen war ich sicher (aus Büchern). Aber auch das ging nicht so schnell, wie ich erwartete. Wilfried hatte vier Wochen frei. In dieser Zeit lernte ich, tagsüber beide gleichzeitig zu stillen und brauchte dann auch ›organisatorisch‹ keine Zusatzflaschen mehr. Aber abends und nachts wussten wir uns nicht anders als mit Zusatzflaschen zu helfen. Nahrungsmäßig waren sie wohl absolut überflüssig, doch wir sahen damals keine andere Möglichkeit, wie Wilfried mir das Bemuttern für eine Erholungspause hätte abnehmen können.

Mein größter Wunsch damals war: Könnte ich doch auch im Liegen im Bett beide gleichzeitig stillen. Die Stillzeiten waren sehr lang – bis zu zwei Stunden und ineinander übergehend. So saß ich stundenlang festgenagelt, manchmal habe ich das als Ruhepause genossen, manchmal brannte mir die Hausarbeit unter den Nägeln. Da ich zwei Hände freihaben musste, um beim richtigen Erfassen der Brustwarze zu helfen und wechselseitig eine zum Aufstoßen an die Schulter hochheben musste,

habe ich mir mit sieben Kissen um meinen Schoß geholfen, dabei geht das Geborgensein und Gewiegt-Werden in Mutters Arm verloren. Auch der Blickkontakt zu dem Kind, das gerade gestillt wird, wird durch zwei geteilt, und das auch nicht immer ganz gerecht: ich konnte ja nicht immer genau gleichlang hin- und herguk-ken. Also habe ich manchmal lieber dabei gelesen.
Als sie etwas größer waren (9 Monate) und bequem in meiner Armbeuge auflagen, ohne den Kopf abzuknicken, ging auch das gleichzeitige Stillen im Liegen. Es tritt dabei ein leichtes Ziehen an der Brust und an den Warzen auf und ich hatte wohl Glück, dass ich keine wunden Warzen bekam. Für das richtige Leertrinken ist diese Lage auch nicht ganz optimal. Aber uns drei stellte diese Situation endlich zufrieden. Gegen Ende des ersten Jahres stillte ich tagsüber meist auf dem Boden, Sofa im Rücken, eine im Arm seitlich, eine zwischen beiden Beinen stehend. In den seltenen Fällen, in denen sie dazu zu müde waren, versuchte ich noch einmal die alte Position auf dem Kissenberg – aber das war der reinste Tornado und ich mittendrin.
Während ich mein drittes Kind erwartete, waren Katja und Johanna zwischen eineinhalb und zwei Jahren alt. Wir stillten während der Schwangerschaft ganz allmählich ab.«

Flaschengewöhnte Babys umerziehen

Wenn es bei Ihnen nicht auf Anhieb so reibungslos klappt, beherzigen Sie die Tipps auf Seite 94 ff., wie Sie Ihre Milchproduktion in Gang bringen können. Am besten ziehen Sie sich für ein paar Tage oder Wochen mit Ihren Zwillingen ins Bett zurück. Immer wenn sich ein Baby meldet, nehmen Sie es sofort an die Brust, und auf diese Weise können Sie flaschengewöhnte Babys vielleicht doch noch umerziehen. Bei allen Stillfragen kann Ihnen auch Ihre Nachsorge-Hebamme helfen, die Sie unbedingt in Anspruch nehmen sollten (siehe dazu Seite 86).
Kann man Zwillinge erfolgreich stillen? Diese Frage kann also eindeutig mit »Ja« beantwortet werden. Trotzdem sollten Sie es nicht so eng sehen, wenn es aus irgendeinem Grund nicht klappt. So lobenswert das Engagement für das Stillen ist, Stillfanatismus ist vor allem im Fall von Zwillingen sicher nicht angebracht.

Wenn das Stillen nicht klappt

Tatsächlich gibt es Mütter, bei denen das Stillen nicht klappt und es gibt Umstände, die es erschweren, so dass es letztendlich nicht klappt. Egal woran es liegt. Es ist nicht fair, Mütter, die es nicht fertig gebracht haben, ihre Zwillinge zu stillen, zu stigmatisieren. Janine K. bringt es auf den Punkt.

PERSÖNLICHE ERFAHRUNG: Mehr Bindung zu gestillten Babys?

»Meine Zwillinge kamen am 31.7.2007 in der 38. Schwangerschaftswoche per Notkaiserschnitt zur Welt, da mein Junge als führender Zwilling leider nach neun Stunden am Wehentropf quer mit dem Schädel im Becken feststeckte. Die beiden sind aber kerngesund und quietschvergnügt. Liam war 52 Zentimeter groß und wog 3.160 Gramm und Flora, das Mädchen, maß 51 Zentimeter und wog 3.340 Gramm. Da meine Zwillinge in einem stillfreundlichen Krankenhaus geboren worden sind, wurde sehr großer Wert auf das Stillen auch von Zwillingen gelegt, Alternativen dazu wurden jedoch leider entweder gar nicht erwähnt oder als weniger wert abgetan. Deswegen fehlte mir vollkommen die Aufklärung darüber, was tun, wenn es eben Probleme beim Stillen gibt! Es baute sich in mir als Zwillingsmutter ein Druck auf, die beiden unbedingt an der Brust stillen zu müssen, gerade weil ich schon von

Anfang an merkte, dass es nicht für alle zufriedenstellend funktionierte. Ich bekam bei dem Gedanken, sie nicht mehr an die Brust zu lassen, ein schlechtes Gewissen. Die Babys bekommen bei der Fläschchenfütterung Saugirritationen. An der Brust stillen ist unbedingt wichtig für die Mutter-Kind-Bindung, hieß es. Ich fragte mich: Haben Babys, die abgepumpte Muttermilch oder auch Fertigmilch aus dem Fläschchen bekommen, denn keine solche Bindung? Auch das Füttern mit dem Fläschchen mit Schmusen und anschließendem Spielen ist doch ein schönes Erlebnis für Mutter und Baby.
Denn Zwillingsstillen ist jetzt im Nachhinein aus meiner Sicht nicht selbstverständlich einfach - Saugirritation und Bindung hin oder her!
Trotzdem wollte ich meinen Kindern den Vorteil Muttermilch bieten. Nur weil es Zwillinge sind, muss man ja nicht sofort auf Fertigmilch zurückgreifen, es gibt auch Alternativen zum Stillen an der Brust. Ich wollte es ausprobieren, denn die Probleme mit dem Stillen an der Brust begannen schon in den ersten Tagen noch im Krankenhaus.
Liam wog zwar nur 180 Gramm weniger als seine Schwester, er konnte jedoch nicht so kräftig saugen, wurde vor Hunger hektisch und schrie. Das hatte zur Folge, dass er die Brustwarze nicht fand oder immer wieder verlor und Flora an der anderen Seite friedlich in vollen Zügen trank. Bereits am vierten Tag war das Stillen an der Brust so von Hektik geprägt, dass ich das Tandemstillen aufgab und beide einzeln stillen wollte.
Allerdings stellte sich nun die Frage: Bekommt jeder seine eigene Brust oder wird gewechselt? Ich probierte beides aus. Es funktionierte nicht. Mein Kleiner bekam zu wenig und nahm ab, der eigentlich kleine Gewichtsunterschied der beiden nahm zu.
Hinzu kam, dass meine Brustwarzen durch die doppelte Inanspruchnahme (meine ersten Kinder) sehr wund wurden und rissen und als aus dem Mund meiner Tochter rötlich gefärbte Muttermilch floss, entschied ich mich endgültig, mit dem Stillen an der Brust auszuhören. Meine Hebamme meinte zu mir, wenn es für die Mutter nicht schön ist, dann auch nicht für die Babys!
Ich kaufte mir zwei elektrische Milchpumpen – eine für links und die andere für rechts - das spart Zeit und bringt auch mehr Milch! Zusätzlich trinke ich Milchbildungstee, damit es beim Pumpen recht schnell geht. So sitze ich im Schneidersitz auf dem Bett, eine Pumpe links auf dem Oberschenkel abgestellt und die andere rechts. Neben oder auch vor mir liegen meine Zwillinge, für die ich die Hände frei habe. Mal den Schnuller wieder in den Mund stecken, streicheln, spielen und ab und zu mal wieder auf die Knöpfe der Pumpen drücken! So klappt das Abpumpen auch problemlos, wenn man mit den Zwillingen alleine ist.
Auch die Fläschchen wurden von beiden von Anfang an problemlos angenommen. Kurz gesagt: Alle sind zufrieden!
Nach jedem Abpumpen würde ich empfehlen, Brustwarzensalbe zu benutzen, das hält die Brustwarzen geschmeidig und schützt vor Rötungen, denn auch hier werden die Brustwarzen natürlich sehr beansprucht. Ich habe meine Zwillinge auf diese Weise drei Monate voll mit Muttermilch versorgt (zu diesem Zeitpunkt insgesamt 1.600 Milliliter am Tag). Dann reduzierte ich allmählich die Milchmenge, denn ich konnte schon gar nicht so schnell trinken und essen, um den Flüssigkeits- und Kalorienbedarf zu halten.
Ich möchte also allen Betroffenen Mut machen, wenn das Stillen an der Brust nicht funktioniert, ruhig die Milchpumpe auszuprobieren und nicht sofort ans Abstillen zu denken. Es lohnt sich!« (Janine K.)

Der Alltag in den ersten Wochen

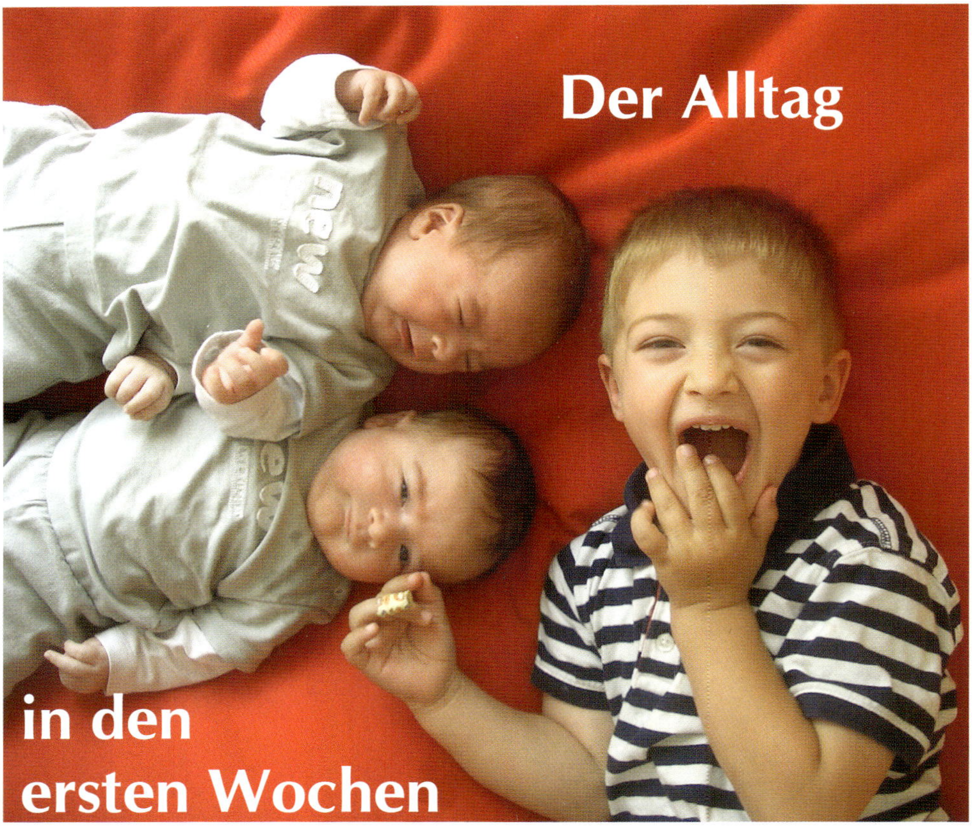

Ihr gesamter Alltag verändert sich
durch die Geburt Ihrer Zwillinge.
Dieses Kapitel wird Ihnen mit einer Fülle
praktischer Ideen helfen, sich in Ihre neue Rolle
und Ihren neuen Tagesablauf einzuleben,
ohne frustriert zu sein.

Foto: Paul mit Philipp und Luis Lamprecht.

Nach Hause kommen

Gerade nach der Geburt von Zwillingen kann die Heimkehr sehr unterschiedlich aussehen. Vielleicht müssen Sie Ihre frischgeborenen Babys noch für einige Zeit in der Kinderklinik zurücklassen oder können zunächst nur ein Baby mitnehmen. Oder Sie haben tatsächlich das große Glück, alle gemeinsam nach Hause zu dürfen. Jede dieser Situationen lässt sich auf ihre Art positiv sehen.

Willkommen daheim – aber allein

Spätestens dann, wenn Sie allein – also ohne Ihre Kinder – aus der Klinik nach Hause kommen, wird Ihnen vielleicht schmerzlich bewusst, dass leider nicht alles so glatt gelaufen ist, wie Sie sich das gewünscht haben. Sie werden das fertig eingerichtete Kinderzimmer mit etwas Wehmut betrachten. Da stehen nun die kleinen Bettchen und warten vorerst vergebens, denn Ihre Zwillinge liegen noch im Brutkasten oder im Wärmebettchen in der Kinderklinik. Nachbarn, die wohl bemerkt haben, dass Sie schwanger waren, werden sich wundern, wo denn nun der Nachwuchs bleibt, und Sie darauf ansprechen. Sie werden also auf Schritt und Tritt mit der Tatsache konfrontiert, dass Ihre Zwillinge nicht gerade den besten Start ins Leben hatten.

PERSÖNLICHE ERFAHRUNG: Allein nach Hause - eine traurige Zeit

»Es musste ja trotzdem alles weiterlaufen. Auch sollten die größeren Kinder etwas von ihrer Mutter haben. Zu Hause musste ich mich laufend zusammennehmen und ein relativ normales Leben führen.« (Susanne W.)
»Eine Woche nach der Geburt von Philipp und Florian wurde ich aus dem Krankenhaus entlassen. Ich wollte nicht gehen, wollte sie nicht allein in der Uniklinik lassen und 100 Kilometer und damit eine Stunde Autobahn von ihnen getrennt sein. Heulend und in diesem Moment wütend, dass es keine Möglichkeit für mich gab, bei ihnen zu sein, ließ ich mich nach Hause fahren. Dank des liebevollen Empfangs durch meine Eltern und durch meinen Mann, konnte ich sogar etwas abschalten und aus der vertrauten Umgebung Kraft schöpfen. Die elektrische Milchpumpe (mit Doppel-Abpumpset!) hatte mein Mann schon besorgt, so dass ich mich auf das für mich Wichtigste konzentrieren konnte. Da ich mich immer noch mitschuldig an der Frühgeburt fühlte, war das Abpumpen der Muttermilch für mich so etwas wie eine Wiedergutmachung. Es war das einzige neben der Liebe, was ich meinen Kleinen Gutes tun konnte, um ihnen den schwierigeren Start zu erleichtern. Die nächsten fünfeinhalb Monaten bestanden bis zu achtmal Milch abpumpen, täglichen Fahrten ins Krankenhaus und zunehmend Übernachtungen in Heidelberg, da ich mich immer schwerer von den Zweien trennen konnte und oftmals bis Mitternacht bei ihnen war. Doch manches Mal war es kaum zum Aushalten: Den ganzen Tag Krankenhaus, nur Schwestern als Gesprächspartner, mir fehlten meine Familie, meine Freunde, meine Arbeit, die Kontakte zur Außenwelt. Als Glück im Unglück empfand ich es, dass die Zwillinge unsere ersten Kinder waren und so die Organisation vereinfacht war.« (Judith F.)

Vergessen Sie schnell, dass Sie eigentlich traurig sind, dass Sie Ihre Babys noch nicht mit nach Hause nehmen konnten, und nutzen Sie die ersten Wochen ohne Kinder für folgende Dinge:

- Erholen Sie sich erst einmal. Lassen Sie sich nicht vom vielen Hin und Her zwischen zu Hause und Kinderklinik stressen. Stress schadet der Milchproduktion, die Sie vielleicht fürs spätere Stillen in Gang halten möchten.

- Nutzen Sie die Zeit dennoch für letzte Besorgungen.

- Wenn Sie schon Kinder haben, so genießen Sie gemeinsam die letzten Wochen, bevor die Zwillinge kommen. Jetzt ist Gelegenheit, sich noch einmal intensiv um die älteren Kinder zu kümmern.

- Nutzen Sie diese »Schonfrist« auch, um sich ein letztes Mal gemeinsam mit Ihrem Mann als sozusagen »kinderloses« Ehepaar zu vergnügen. Vielleicht noch einmal »schön« essen oder ins Kino gehen?

- Nutzen Sie die Gelegenheit, sich bei jedem Besuch in der Kinderklinik mit der Versorgung Ihrer Babys vertrauter zu machen. Denn beim ersten Kind ist man naturgemäß doch etwas unsicher. Sie aber haben die Chance, die Kinderschwestern, Ärztinnen und Ärzte noch wochenlang mit Fragen übers Füttern, Baden, Wickeln, über Krankheiten, Blähungen, Spucken usw. zu bombardieren.

- Bei Drillingen haben Sie ohnehin damit gerechnet, dass Sie erst einmal ohne Kinder heimkommen. Nutzen Sie die Zeit, um eine (bezahlte?) Hilfskraft zu finden, wenn die nicht schon längst parat steht.

Retter in der Not: die Nachsorge-Hebamme

Heute können frischgebackene Mütter die Dienste einer sogenannten Nachsorgehebamme in Anspruch nehmen. Diese kommt, wenn es sein muss, täglich zu Ihnen nach Hause und hilft mit Rat und Tat aus – egal, ob es ums Stillen, ums Fläschchenfüttern oder ums Wickeln geht. Acht Hausbesuche werden von der Krankenkasse übernommen. Um eine Nachsorge-Hebamme zur Hand zu haben, wenn die Zwillinge nach Hause kommen, empfiehlt es sich, rechtzeitig eine solche Hebamme zu engagieren.

Die Zwillinge kommen heim

Und dann ist der »große Tag« da: Die Zwillinge dürfen nach Hause. Sicher haben Sie diesen Moment mit Ungeduld erwartet. Wenn Sie sich vom Klinikpersonal verabschieden, vergessen Sie nicht, sich die Telefonnummern (Durchwahl) der betreffenden Station zu notieren, wenn Sie sie nicht sowieso schon längst auswendig wissen.
Auf der Aufpäppelstation freut man sich auch immer wieder, wenn mit etwas Abstand einmal ein nettes Foto mit ein paar Zeilen kommt. Oft gibt es sogar spezielle Fotowände, auf denen Eltern, die noch mittendrin stecken, sehen, was für propere Kerlchen aus den Frühchen geworden sind.
Scheuen Sie sich nicht, bei Problemen einfach noch einmal in der Kinderklinik anzurufen. Die Kinderschwestern, Ärztinnen und Ärzte sind das gewohnt, denn die meisten Eltern melden sich mindestens noch einmal. Und schließlich wissen diese Fachleute am besten Bescheid, haben sie doch Ihre Zwillinge eine ganze Zeitlang betreut.
Manchmal kommt es auch vor, dass Sie Ihre Zwillinge oder Drillinge nur in Etappen heim nehmen dürfen. In diesem Fall überwiegen bei Zwillingen ud Drillingen wohl eher die Nachteile. Sie haben den Tag der Heimkehr Ihrer Kinder schon lange erwartet. Sie sind auch froh, dass Sie endlich wenigstens ein Kind zu Hause haben. Doch jetzt fühlen Sie sich erst recht zerrissen und die Organisation von Alltag zu Hause mit einem Baby und Klinikbesuch beim anderen Baby ist schier unlösbar. Fragen Sie, ob es eine Möglichkeit gibt, das »Zuhause-Baby« zum Klinikbesuch mitzunehmen.
Einen kleinen Vorteil hat diese Lösung allerdings auch: Sie können sich so ebenfalls etappenweise an Ihren Alltag mit Babys gewöhnen. Dieser Aspekt zählt vor allem bei Drillingen.

Frühgeborene werden in der Regel dann entlassen, wenn sie gesund sind, gut trinken (das ist meiner Meinung nach unabdingbar!) und ein »normales« Geburtsgewicht erreicht haben. Als Richtwert werden 2.500 Gramm angenommen. Doch aufs Grämmchen genau geht es sowieso nicht. Aber seien Sie nicht enttäuscht, wenn es mit der Entlassung etwas länger dauert. Es ist zum Wohl Ihrer Kinder und zum Wohl Ihrer Nerven. Sie tun sich leichter, wenn das Fläschchentrinken oder das Stillen nicht anderthalb Stunden pro Mahlzeit dauert!

Zusammen nach Hause

Wenn Sie das große Glück haben, gemeinsam mit Ihren neugeborenen Zwillingen die Klinik verlassen zu können, dann muss zu Hause alles bestens vorbereitet sein. Denn Sie werden in der ersten Zeit nach der Geburt kaum Gelegenheit haben, fehlende Dinge zu besorgen oder größere Anschaffungen zu tätigen.

PRAKTISCHER TIPP: Diese Sachen sollten vorhanden sein

Folgende Dinge sollten Sie im Haus haben: Milchpulver, Fencheltee, Fläschchen, Sauger, Schnuller, Milchpumpe, Brustwarzensalbe, Windeln, Pflegepräparate, Babykleidung und Babybadewanne. Am besten haben Sie auch schon einen Zwillingswagen Ihrer Wahl angeschafft. Auch wenn anfangs vielleicht noch nicht viel spazieren gegangen wird, man fühlt sich wohler, wenn wenigstens die Möglichkeit dafür besteht. Das heißt aber nicht, dass Sie ungeduldig sein müssen, wenn der Wagen noch auf sich warten lässt. Hauptsache, Sie haben ihn bestellt oder reserviert.

Soll der Zwillingspapa gleich Urlaub nehmen?

Viele frischgebackene Zwillingsväter planen einen mehrwöchigen Urlaub ein, wenn Mutter und Babys nach Hause kommen. Meiner Erfahrung nach kommt man jedoch gerade in den ersten Wochen noch etwas besser mit den Kindern allein zurecht. Zwar ist die junge Mutter (ohne ältere Kinder) noch etwas unsicher, doch das legt sich bald, und die Babys schlafen in den ersten Wochen auch tagsüber noch viel. Ich persönlich empfand es praktischer, dass mein Mann erst dann drei Wochen Urlaub nahm, als sich bei mir die ersten Anzeichen totaler Übermüdung und Überforderung einstellten.
Aber vielleicht fühlen Sie sich nach einem kurzen Klinikaufenthalt (10 Tage oder weniger) noch nicht so fit, um allein mit den Babys zurechtzukommen, obwohl diese tagsüber noch viel schlafen. Vielleicht sind Sie nach einem Kaiserschnitt oder einer langen Liegezeit vorher noch etwas wackelig auf den Beinen oder möchten Ihre Zwillinge stillen und brauchen Hilfe im Haushalt. Außerdem haben Sie möglicherweise noch ältere Kinder, die auch versorgt sein wollen. In diesen Fällen ist es eventuell ratsamer, wenn der Vater Ihnen direkt nach der Geburt alles andere abnimmt und Sie sich voll auf die Zwillinge konzentrieren können. Vielleicht kann Ihr Mann »Urlaub auf Abruf« nehmen? Auf jeden Fall aber sollte er schon vor der Geburt klären, ob er sich im Notfall kurzfristig freimachen kann. Mehr zum Thema Elternzeit auf Seite 183.

Die ersten Wochen

Durch die Geburt ändert sich Ihr ganzes bisheriges Leben. Das Paar steht nun erst mal an zweiter Stelle, denn alles dreht sich um die Kinder. Aber keine Angst: Auch in Ihrer kleinen Familie spielt sich alles ein, und schon bald haben Sie Routine in Ihrem neuen Lebensrhythmus. Und die Zwillinge sind sowieso eine absolute Bereicherung in Ihrem Leben!

Die neue Situation für Erst-Eltern

Nach der Geburt eines Kindes müssen Sie Ihren Tagesrhythmus auf das Kind einstellen – Sie selbst und Ihr Partner sind plötzlich zweitrangig. In Ihrem Fall sind es sogar zwei oder drei Kinder. Obwohl Sie wussten, auf was Sie sich einlassen, als Sie Ihre »Wunschkinder« planten, kann diese Umstellung schwer fallen.
Sie, die Mutter, kommen sich vielleicht isoliert vor, denn bei den Kolleginnen und Kollegen von früher sind Sie abgeschrieben. Zwar stört es Sie anfangs sicher nicht, dass Sie nun abends nicht mehr wie gewohnt (spontan) ausgehen können, doch dass Sie nicht einmal tagsüber das tun können, wozu Sie Lust haben und manchmal keine Minute »Luft schöpfen« können, irritiert schon etwas.
Ihr Mann fühlt sich vielleicht etwas überflüssig in der ersten Zeit, zumal wenn Sie stillen und er allenfalls Handreichungen machen kann (darf). Nicht nur, dass er nun seine gewohnten Streicheleinheiten teilen muss, er wird in allen Lebensbereichen vernachlässigt: keine frischgebügelten Hemden (das macht er jetzt endlich selber), kein warmes Essen (auch da haben manche Männer erstaunliche Fähigkeiten!), keine Intimitäten. Statt Bundesliga-Fußball Stereofüttern von zwei kleinen Schreihälsen.
Die kleine Familie muss erst zusammenwachsen. Nicht so krass fällt die Umstellung auf Zwillinge aus, wenn Sie schon Kinder haben. Allerdings kommen dann eventuell ein paar handfeste Eifersuchtsprobleme durch das ältere Kind auf Sie zu.

Die Mutter-Vater-Kinder-Beziehung

Die amerikanische Autorin Sheila Kitzinger schreibt in ihrem Buch »Schwangerschaft und Geburt«, dass Mutterliebe kein Sofortkleber ist. Besser kann man es nicht ausdrükken. Zwar liegt Ihnen das Wohl der kleinen Wesen von Anfang an am Herzen, doch so richtige Muttergefühle oder Vatergefühle kommen erst mit der Zeit.
Vielleicht haben Sie als Zwillingsmutter besondere Schwierigkeiten, mit zwei Kindern auf einmal vertraut zu werden. Vielleicht denken Sie an die beiden Kinder zunächst immer nur als Einheit »Zwillinge«, oder Sie fühlen sich instinktiv zu einem Baby mehr hingezogen, sei es, weil es Ihnen ähnlicher, weil es erstgeboren oder schwächer ist. Das braucht Sie nicht zu schrecken. Das alles sind völlig normale und unbedenkliche Reaktionen. Sie müssen nicht befürchten, dass Sie beiden Kindern nicht gerecht werden können. Je unverkrampfter Sie Ihre Babys kennen lernen, mit ihnen umgehen, desto harmonischer die Beziehung zu ihnen.
Wenn Ihre Zwillinge eineiig sind, sich sogar gleichen wie ein Ei dem anderen, ist es unter Umständen noch schwieriger, eine harmonische Mutter-Kind-Beziehung zu jedem Baby einzeln aufzubauen. Das gleiche gilt auch für den Vater. Vielen Zwillingseltern macht es vor allem anfangs Mühe, ihre Zwillinge auseinanderzuhalten. Und dass sie ihre Kinder verwechseln, macht es ihnen auch nicht leichter, eine feste Bindung zu jedem einzelnen Kind einzugehen.
Irgendwie ist es aber auch, als sollte man eine Liebesbeziehung zu zwei Menschen gleichzeitig aufbauen ... und das ist ja nicht wirklich einfach.
Auch die Startbedingungen beeinflussen ganz wesentlich den Aufbau einer harmonischen Eltern-Beziehung zu den Zwillingen. Kommen die Babys zu früh auf die Welt, und müssen sie erst einmal auf der Intensivstation betreut werden, dauert die Phase des Kennenlernens (und Liebenlernens) länger. Im Vordergrund stehen erst einmal Sorgen um die Gesundheit und die Fortschritte der Kleinen.

PRAKTISCHE TIPPS: So lernen Sie mehr Gelassenheit

Zum Glück stellt sich auch bei einer Familie mit Zwillingen bald eine gewisse Routine ein. Was Sie tun können, um die ersten Wochen leichter zu überstehen, haben andere Zwillingseltern zusammengetragen:

- Wenn Ihnen alles über den Kopf zu wachsen droht, denken Sie immer daran: Alles spielt sich irgendwann ein. Oft genügen ein paar Wochen, und Sie haben die nötige Routine. Und anderen ist es genauso ergangen.

- Auch der hartnäckigste Schreihals wird eines Tages gelernt haben, durchzuschlafen. Babys müssen den richtigen Tag-Nacht-Rhythmus erst noch lernen. Es ist alles eine Frage der Zeit.

- Anderen ist es genauso ergangen. Es liegt nicht an Ihnen oder Ihren fehlenden Elterngefühlen, wenn nicht alles von Anfang an reibungslos klappt.

- Wenn Sie richtig fertig sind, heulen Sie einfach mal nach Herzenslust. Besser: Rufen Sie eine Zwillingsmutter an, die Sie versteht und tröstet.

- Vertrauen Sie nicht unbedingt darauf, dass Sie bei Ihrer sonstigen Umwelt (auch und gerade nicht bei Verwandten und Nachbarn) Verständnis finden. Denn wer nicht in der gleichen Situation ist wie Sie oder jemals war, kann nicht begreifen, dass eine junge Zwillingsmutter eben manchmal keine glückliche Mutter ist.

- Wenn Sie das Gefühl übermannt, einfach nicht mehr zu können, packen Sie Ihre Babys in den Kinderwagen, und drehen Sie eine Runde. Im Laufen reagieren Sie sich ab, die Kinder schlafen meist ein (eine Wohltat nach viel Geschrei!), und schließlich hilft Ihnen vielleicht auch die Bewunderung der Umwelt wieder auf die Beine.

- Neugierige Besucherinnen und Besucher sollten Sie in den ersten Wochen (und Monaten) nur dann gerne sehen, wenn diese auch bereit sind, mit anzupacken.

- Wenn Sie beim Stillen Probleme haben, wenden Sie sich an die La Leche Liga (Adressen im Anhang) oder an eine andere Stillgruppe.

- Mit Rat und Tat stehen heute aber auch Hebammen zur Seite, die von der Krankenkasse bezahlte Hausbesuche machen, um zu sehen, wie die frischgebackenen Mütter mit ihren Babys zurecht kommen.

- Wenn Sie es sich leisten können, sollten Sie sich in den ersten Wochen und Monaten unbedingt eine Hilfe besorgen, und zwar bevor Sie zu stark abgebaut haben.

- Vor allem, wenn Sie noch ältere (kleine) Kinder haben, die in den ersten anstrengenden Wochen zu kurz kommen könnten, sollten Sie nicht auf eine (bezahlte) Hilfe verzichten, wenn Freundinnen oder die Verwandtschaft nicht freiwillig einspringen.

- Machen Sie sich immer wieder klar, dass es allen Zwillingsmüttern ähnlich geht. Wie erwünscht die Zwillinge auch waren, so gibt es kaum eine Mutter, an der die Anstrengungen der ersten Zeit spurlos vorübergehen. Supermütter gibt es eben nicht.

Ein paar Figurprobleme sind normal

Nach der Geburt der Zwillinge bleibt den meisten Frauen immer noch ein ansehnlicher Bauch. Ich ging etwa acht Wochen nach der Geburt eine neue Hose kaufen, weil mir immer noch keines meiner früheren Kleidungsstücke vernünftig passte. In der Boutique fragte mich die Verkäuferin interessiert: »Wann ist es denn soweit?«
Gerade wenn Sie stillen, können Sie auch nicht gleich mit einer Diät loslegen. Es ist wichtig, dass Ihre Milch genügend Nährstoffe enthält. Ein Teil der übriggebliebenen Pölsterchen geht sicher durch den Stress von ganz alleine weg. Und dann ist viel Wahres an der Faustregel dran, dass es neun Monate dauert, bis der Bauch wächst und ebenso weitere neun Monate, bis er sich wieder auf ein Normalmaß reguliert hat. Und doch: Nachher ist fast nie wie vorher, das Gewebe wird durch die Schwangerschaft weicher, fraulicher könnte man auch sagen.

PRAKTISCHE TIPPS: Zwillingsmütter rücken ihrem Bauch zuleibe

- **Gymnastik, Gymnastik und nochmals Gymnastik, und zwar früh genug anfangen und über einen langen Zeitraum hinweg regelmäßig (!) beibehalten.**

- **Maßvoller essen und regelmäßige sportliche Betätigung, die darüber hinaus auch fürs seelische Gleichgewicht nötig ist und Stress abbauen hilft. Suchen Sie sich eine Partnerin fürs Laufen, Schwimmen, Radfahren oder Skaten. Dann macht's mehr Spaß, und die Regelmäßigkeit ist auch eher gewährleistet.**

- **Sagen Sie nicht, Sie hätten keine Zeit. Das ist ein Vorwand, lieber gemütlich zu Hause sitzen zu bleiben.**

- **Abwarten: Ein wenig »Baby-Speck« geht nach ein paar Monaten von selbst weg, vor allem nach dem Abstillen.**

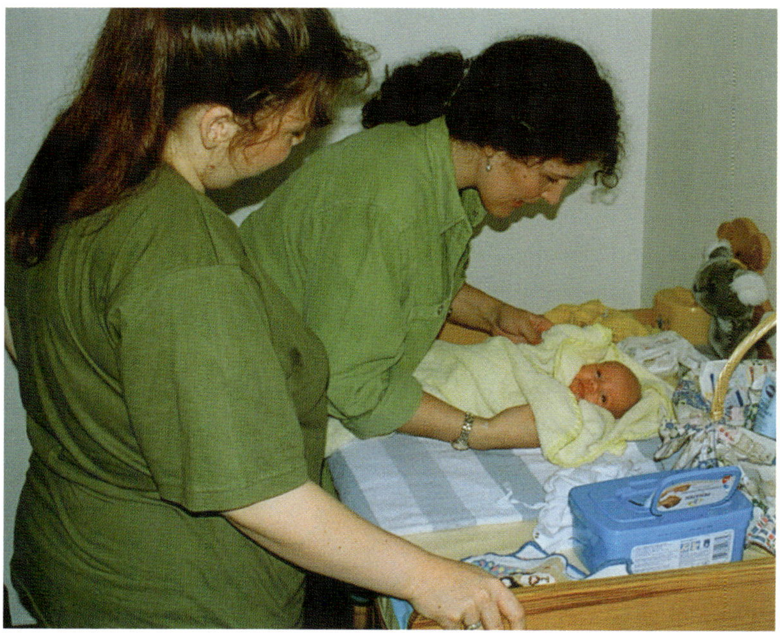

Die Nachsorgehebamme weist die Mutter von Josephine und Isabelle Manz ein. Ihr kann man »Löcher in den Bauch fragen«, wenn man unsicher ist.

Foto: Stefanie Manz

•Viele Zwillingsmütter schwören auch auf den Stress mit den Babys. Die viele Lauferei allein hätte schon zu Gewichtsverlusten geführt.

•Manche versuchen es mit regelmäßigen Massagen mit einer elektrischen Massagebürste. Das labbrige Bindegewebe lässt sich sicher dadurch ein wenig straffen. Fett macht die Methode eher nicht weg.

•Regelmäßige Besuche im Fitness-Studio helfen ebenfalls.

Ein wenig müssen Sie sich auch an den Gedanken gewöhnen, dass Ihr Körper nie wieder wie vor der Schwangerschaft sein wird. Das Gewebe ist weicher geworden. Wenn gar nichts mehr hilft und Ihre Bauchhaut »Wellen schlägt«, müssen Sie sich vielleicht doch zu einer operativen Bauchdeckenstraffung entschließen, mit der sich auch unschöne Schwangerschaftsstreifen – zumindest teilweise – beseitigen lassen. Deren Kosten werden unter besonderen Umständen von der Krankenkasse übernommen.

Rückbildungsgymnastik ist wichtig

Die Geburt eines Kindes krempelt nicht nur das ganze Leben um, sondern verändert auch den Körper einer Frau. Die meisten jungen Mütter fühlen sich in der ersten Phase nach der Geburt nicht richtig wohl in ihrem Körper. Sie sind zwar nicht mehr schwanger, aber es ist auch noch nicht wieder »ihr« Körper. Die sichtbaren Veränderungen sind der überdehnte Bauch, die größeren Brüste und die noch übrig gebliebenen Kilos. Die größten Veränderungen haben aber Bereiche erfahren, die nicht sichtbar sind, nämlich die Gebärmutter und der Beckenboden, die während der Schwangerschaft stark gedehnt werden.
Der Beckenboden hat wichtige Aufgaben zu erfüllen. Diese Muskulatur legt sich wie eine Acht einmal um Harnröhre und Scheide und zum anderen um den After. Sie bildet damit die Schließmuskulatur für diese Öffnungen und den unteren muskulären Abschluss des Bauchraumes. Während der Schwangerschaft hat diese Muskulatur Schwerstarbeit geleistet. Sie war durch die Schwangerschaftshormone aufgelockert und musste ein Vielfaches des sonstigen Gewichtes tragen. Die Gebärmutter einer nicht schwangeren Frau wiegt circa 80 bis 120 Gramm. Am Ende der Schwangerschaft erreicht die Gebärmutter mit dem Kind, der Plazenta und dem Fruchtwasser ein Gewicht von fünf bis sechs Kilogramm, bei Zwillingsschwangeren natürlich entsprechend mehr!
Bleibt aber der Beckenboden gedehnt, kann er seine Aufgaben, Blase, Gebärmutter und Darm an ihrem Platz zu halten, nicht mehr erfüllen. Gesundheitliche Beeinträchtigungen wie Senkung von Gebärmutter, Scheide und Harnblase, Harninkontinenz (unfreiwilliges Wasserlassen) und Rückenschmerzen sind die bekannten Spätfolgen. Dennoch verzichten immer noch viele Frauen auf eine gezielte Rückbildungsgymnastik.
Rückbildungsgymnastik soll den Körper nach der Schwangerschaft bei seinen Vorgängen, sich zu »normalisieren«, unterstützen. Dazu gehören die Rückbildung der Gebärmutter und die Verkürzung erschlaffter Bänder und Muskeln. Und nicht nur den oben genannten Spätfolgen für die Gesundheit soll damit vorgebeugt werden, auch die kurzfristige positive Beeinflussung Ihres Organismus wird damit erreicht: Die Gymnastik erleichtert dem Herz-/Kreislaufsystem die Umstellung auf das »Nicht-Schwanger-Sein«. Sie soll Venenproblemen vorbeugen, die sich durch die Erweiterung der Gefäße und dem damit bedingten schlechten Blutrückfluss ergeben. Sie soll Darmträgheit und Verstopfung vorbeugen, die nach einer Schwangerschaft nicht selten sind. Sie hilft mit, den Körper von Giftstoffen und Gewebsflüssigkeit zu entschlacken.

Hier eine Auswahl von Übungen, die sich für die einzelnen Muskelgruppen anbieten.

Rückbildung der Gebärmutter

Bereits im Krankenhaus können Sie im Wochenbett etwas für die Rückbildung der Gebärmutter tun. Legen Sie sich in den ersten 10 Tagen zwei- bis dreimal pro Tag für 10 Minuten auf ein dick gefaltetes Handtuch, das Sie zwischen Nabel und Schambein plazieren. Das unterstützt die Rückbildung der Gebärmutter. Nach circa 10 Tagen sollte sich die Gebärmutter soweit zurückgezogen haben, dass man sie nicht mehr tasten kann. Da Zwillinge häufig durch Kaiserschnitt entbunden werden, dauert die Rückbildung der Gebärmuter in diesem Fall etwas länger. Auch die Bauchlage sollten Sie dann nur durchführen, wenn Sie keine Schmerzen dabei verspüren.

Kräftigung des Beckenbodens

Wo liegt die Beckenbodenmuskulatur? Bevor Sie Ihren Beckenboden trainieren können, müssen Sie die Muskulatur erst einmal kennen und spüren lernen. Versuchen Sie dafür, während des Wasserlassens auf Toilette den Harnstrahl zu unterbrechen.
Zur Wahrnehmung der Muskulatur ist auch folgende Übung hilfreich: Als Ausgangsstellungen eignen sich Liege- oder Sitzposition. Dann die Scheidenmuskulatur anspannen, vier- bis fünfmal nach oben ziehen. Den Unterschied zwischen Po und Scheidenmuskulatur kann man erspüren, indem man beide Muskelgruppen abwechselnd anspannt. Beim Einatmen anspannen, beim Ausatmen entspannen.

PRAKTISCHE TIPPS: Mit Beckenbodenübungen starten Sie

Mit diesen Übungen können Sie ab der zweiten Woche nach der Geburt beginnen. Wichtig ist, dass Sie die im Kurs gelernten Übungen auch zu Hause weiter durchführen. Manchmal wird in den Kursen schon mit den Bauchübungen begonnen. Dann ist es Voraussetzung, dass Sie Ihren Beckenboden schon gut vorbereitet haben.
Sie können Ihre Beckenbodenmuskulatur trainieren, wo immer Sie stehen und sitzen, völlig unbemerkt für andere. Spannen Sie dazu die Muskeln von Oberschenkel und Po an und ziehen Sie Ihren Beckenboden ganz intensiv nach innen. Kurz anhalten, entspannen und wiederholen.

- **Die Fahrstuhlübung: Die Muskulatur wie einen Fahrstuhl nach oben ziehen, in den einzelnen »Etagen« anhalten und weiterziehen. Das Ganze nach »unten«, also wieder entspannen lassen.**

- **Kirschen kauen: Stellen Sie sich vor, sie müssen mit Ihrer Beckenbodenmuskulatur eine Kirsche essen. Fünfmal kauen, dann den Kirschkern »ausspucken«.**

- **Die Uhr: Stellen Sie sich vor, mit dem Kreuzbein auf einem Ziffernblatt zu liegen. Das Becken auf unterschiedliche Ziffern rollen und dabei den Beckenboden anspannen. Diese Übung kann beliebig wiederholt werden, denn sie wirkt entspannend auf das Becken und die Muskulatur.**

- **Setzen Sie sich »Anker« für bestimmte Situationen, in denen Sie an Ihre Übungen erinnert werden wollen. Also zum Beispiel immer, wenn Sie an einer roten Ampel stehen, beim Zähneputzen oder immer, wenn Sie eine Türklinke drücken.**

PRAKTISCHE TIPPS: Weitere Übungen für den Beckenboden

• Sie legen sich auf den Rücken, die Beine angewinkelt. Heben Sie nun das Becken, bis Oberschenkel und Körper eine Linie bilden. Dabei den Beckenboden anspannen. Kurz halten, dann wieder entspannen und ansenken. Die Übung mehrmals wiederholen.

• Ausgangsstellung ist der Vierfüßlerstand. Katzenbuckel machen und den Beckenboden anspannen, drei- bis fünfmal wiederholen.

• Ein Knie wenige Zentimeter vom Boden abheben, den Oberschenkel Richtung Becken schieben, dabei den Beckenboden anspannen. Jede Seite drei- bis fünfmal.

• Auch im Fersensitz und in Bauchlage sind diese Übungen möglich. Bei allen Übungen ist es wichtig, nicht zu verkrampfen und immer gleichmäßig zu atmen. Zwischendurch immer wieder eine Pause einlegen. Dabei tief in den Bauchraum einatmen, damit sich der Beckenboden entspannen kann.

• Üben Sie mehrmals am Tag. Sinnvoll ist es, die Übungen mindestens drei Monate lang nach der Geburt regelmäßig durchzuführen, idealerweise ein Leben lang!

Nach dem Beckenbodentraining kommt Bauchmuskeltraining

Natürlich ist auch der Bauch während der Schwangerschaft stark gedehnt worden. Vielen Frauen ist es deshalb ein Bedürfnis, die schlaffe Haut schnell wieder in ihren ursprünglichen Zustand zurückzuführen. Ein reines Bauchmuskeltraining nach der Geburt hat jedoch einen negativen Einfluss auf die Beckenbodenmuskulatur, denn durch das Anspannen der Bauchmuskeln erhöht sich gleichzeitig der Druck im Bekkenraum. Ein noch schwacher Beckenboden kann diesem Duck nicht gegenhalten; man provoziert eine zusätzliche Schwächung.
Deshalb ist es wichtig, zuerst den Beckenboden zu kräftigen, um diesen dann auf das Bauchmuskeltraining vorzubereiten. Einige Wochen nach der Geburt kann man dann beginnen, zuerst die schrägen Bauchmuskeln zu trainieren.

PRAKTISCHE TIPPS: Kräftigung der schrägen Bauchmuskulatur

• Ausgangsstellung ist die Rückenlage, Beine werden aufgestellt, Füße in Richtung Knie ziehen, so dass nur die Fersen auf dem Boden stehen, Lendenwirbelsäule auf den Boden drücken.

• Dann den Beckenboden anspannen, den Kopf abheben und in Richtung rechten Oberschenkel ziehen, als ob er daran vorbeischauen wollte. Die linke Schulter kann dabei vom Boden gehoben werden. Ausatmen beim Hochkommen und Einatmen beim Ablegen, drei- bis fünfmal nach jeder Seite.

• Steigerung: Den Beckenboden anspannen, mit dem linken Arm versuchen, am rechten Bein vorbeizuziehen, Kopf und Rumpf folgen der Richtung, drei- bis fünfmal jede Seite.

• Steigerung: Den Beckenboden anspannen, mit der rechten Hand an das angezogene linke Knie drücken, Kopf dabei in die linke Diagonale abheben, drei- bis fünfmal jede Seite.

Unsere hier vorgestellten Übungen sollen nur ein kleiner Einblick in das Thema Rückbildung sein. Am besten ist es, einen entsprechenden Kurs zu besuchen, der von Krankengymnasten oder Hebammen angeboten wird. (Diese können zum Teil auch mit dem Baby durchgeführt werden, was erfahrungsgemäß aber mit Zwillingen etwas schwerer zu handhaben ist. Nehmen Sie sich lieber Zeit für sich allein.) Hier werden Sie fachgerecht angeleitet und haben gleichzeitig die Möglichkeit, sich mit anderen Müttern auszutauschen.

Quelle: Dr. Karen Franke in Zeitschrift ZWILLINGE, Ausgabe März 2008

Die Säuglingspflege

Erfahrene Mütter rechnen bei Zwillingen täglich mit 7 bis 10 Stunden Säuglingspflege - dieser Wert dürfte noch der günstigste sein. Aber nicht nur der enorme Zeitaufwand in den ersten Wochen ist ein Problem - hinzu kommt der permanente Schlafmangel, dem Zwillingsmütter ausgesetzt sind. Alle Tipps und Hinweise in den folgenden Kapiteln gelten sowohl für Zwillinge als auch für Drillinge, auch wenn hier der Einfachheit halber nur von ersteren die Rede ist.

Die scherzhaft sogenannten »Raubtierfütterungen«

Nur ganz wenige Zwillingskinder brauchen anfangs weniger als sechs Mahlzeiten. Da sich die Rhythmen der Babys zudem auch noch verschieben und sie zu unterschiedlichen Zeiten kommen, gibt es in den ersten Monaten täglich zwischen zehn und zwölf Fütterungszeiten.

Das Wichtigste rund um's Stillen

Bis Sie beim Stillen Ihrer Zwillinge eine gewisse Routine erreicht haben, wird es vielleicht einige Zeit dauern. An manchen Tagen wird es Ihnen vielleicht vorkommen, als stillten Sie rund um die Uhr. Doch wenn sie diese Anfangsschwierigkeiten erst einmal gemeistert haben, sind die Zwillingsmütter in der Regel froh, dass sie durchgehalten haben, denn das Stillen bringt eine Menge Vorteile mit sich. Besorgen Sie sich unbedingt ein gutes allgemeines Stillbuch und eines speziell für das Stillen von Zwillingen – siehe Literaturliste im Anhang.

Gleichzeitig oder einzeln stillen?

Richtlinien dafür, was besser ist, gibt es nicht. Die größere Zeitersparnis – bei Zwillingen immer ein ganz wichtiger Aspekt – bringt das gleichzeitige Stillen. Manche Mütter berichten auch von einem intensiveren Let-down-Reflex (Milcheinschuss) beim gleichzeitigen Stillen. Wenn beide Babys zur gleichen Zeit großen Hunger haben, bleibt Ihnen vielleicht gar keine andere Wahl, als (nervenschonenderweise) beide gleichzeitig anzulegen.
Haben Ihre Zwillinge unterschiedliche Rhythmen, dann stellt sich Ihnen das Problem »einzeln oder gleichzeitig« gar nicht, und Sie stillen sie ohnehin zu unterschiedlichen Zeiten. Allerdings ist es auch gerade in den ersten Wochen und Monaten, wenn die Zwillinge noch so zart sind und das Köpfchen nicht selbst halten können, sehr schwierig, sie ohne fremde Hilfe anzulegen. Dann stillen Sie Ihre Babys anfangs vielleicht lieber einzeln, bis es später dann doch gemeinsam klappt. Und noch ein weiterer Umstand könnte gegen gemeinsame Stillzeiten sprechen: Wenn die Kinder sehr unterschiedlich trinken, der eine stark saugt, der andere langsam nuckelt, dann erscheint es Ihnen eventuell ratsamer, die Babys einzeln zu versorgen.

Stillpositionen für Zwillinge

Es gibt keine Idealstellung für das gleichzeitige Stillen von Zwillingen – am besten experimentieren Sie mit verschiedenen Sitzgelegenheiten (Bett, Couch, Boden, Schaukelstuhl) und Kissen und Polstern so lange herum, bis Sie es für sich und die beiden Kleinen bequem gemacht haben. Gute Dienste erweisen Ihnen auch sogenannte Stillkissen. Diese Kissen eignen sich aber auch, um Zwillinge zur Flaschenfütterung darauf zu betten. Spezielle Zwillings-Stillkissen (zum Beispiel von Corpomed und jetzt auch von Baby Wild) haben dort mehr Auflagefläche, wo Sie es brauchen, nämlich rechts und links seitlich und vorne und sie sind etwas »strammer« gefüllt, also nicht so »labbrig« und Sie können zwei Kinder zum gleichzeitigen Stillen hervorragend darauf betten.
Wenn Sie niemanden haben, der Ihnen das zweite Baby zureichen könnte, legen Sie es sich erst einmal in Reichweite (etwa auf den Schoß), bis Sie das erste angelegt haben. Sie sollten Ihre Scheu überwinden, diese kleinen Wesen allein in die richtige Position zu bringen, denn sie sind nicht so zerbrechlich, wie sie aussehen.

PRAKTISCHE TIPPS: Gleichzeitiges Stillen von Zwillingen

- **Sie stillen beide Babys in der Position, in der auch Einzelkinder gestillt werden. Dabei liegen Körper und Beine des einen Babys nach links, die des anderen nach rechts. Die Kleinen liegen also vor Ihrem Körper »über Kreuz«.**

- **Sie legen die Babys parallel zueinander – beide Körper liegen dabei in gleicher Richtung vor Ihrem Bauch.**

- **Sie legen beide Babys mit Körper und Beinen nach hinten – die Köpfchen der Kinder liegen also vorn, die Beinchen auf Ihrer »Rückseite«.**

- **Für unterwegs empfiehlt sich Position 3, wobei Sie die Füße an einem Tisch, einer Bank oder einem Mäuerchen abstützen.**

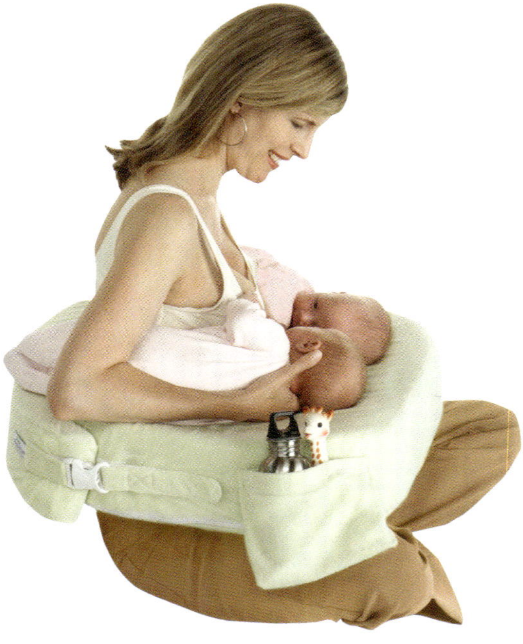

Nach wenigen Wochen hat sich das Stillen längst eingespielt. Beim gleichzeitigen Stillen ist ein richtiges Zwillingsstillkissen nützlich. Da liegen die Zwillinge richtig und Ihr Rücken ist entlastet. Das Stillkissen links heißt »my brest friend« von Baby Wild - Bestelladresse im Anhang.

Foto: Baby Wild, München.

Jedem seine eigene Brust?

Auch das ist eine Sache des Gefühls. Es gibt Mütter, die auch in diesem Fall jedem Kind gern seine ganz eigenen Rechte zugestehen (und damit gut fahren). Andere wechseln ab, was den Vorteil hat, dass jedes Baby sowohl von der rechten als auch von der linke Seite visuelle Anregungen und Stimulation für die Entwicklung des Gehirns bekommt.

Stillen nach Bedarf

Stillkinder sind oft in kürzeren Abständen dran als Flaschenkinder. Wie ist das aber bei Zwillingen? Muss man sie rund um die Uhr stillen? Die meisten Mütter richten sich ganz nach deren Bedarf und müssen trotzdem nicht zu jeder Tages- und Nachtzeit stillen. Warum sollte sich nicht auch bei Zwillingskindern ein für alle akzeptabler Rhythmus einspielen?
Ein Beispiel: Die Amerikanerin Patti Lemberg hatte vor allem in den ersten Wochen Schwierigkeiten, denn ihre Zwillinge wollten alle 45 Minuten gestillt werden. Sie hatte wunde Brustwarzen, die sie mit Lanolin behandelte. Außerdem legte sie das weniger hungrige Kind an die schmerzhaftere Seite. Mit zweieinhalb Monaten tranken David und Allan alle zwei bis drei Stunden und kamen zweimal in der Nacht. Mit sechs bis sieben Monaten gewöhnten sich beide an einen Vier-Stunden-Rhythmus.
In der amerikanischen Publikation Mothering Multiples der La Leche Liga heißt es, dass vor allem eineiige Zwillinge schnell in einen gleichen Rhythmus verfallen, so dass sie gleichzeitig gestillt werden können. Das ist schon ein enormer Zeitgewinn. Müttern von zweieiigen Zwillingen rät die Autorin Karen Kerkhoff-Gromada, einmal auszuprobieren, den zweiten Zwilling aufzuwecken. Manche Kinder lassen sich so »gleichschalten«, bei anderen ist es hoffnungslos. Wenn Sie ein solches Kind haben, genießen Sie doch den Luxus, jeweils nur ein Baby versorgen zu können. Mir hat diese Einstellung oft geholfen, wenn das auch meist hieß, rund um die Uhr immer mit einem Baby beschäftigt zu sein.

PRAKTISCHE TIPPS: So kommt die Milchproduktion in Gang

Bis das Stillen richtig klappt, können schon einige Wochen ins Land gehen. Daran sollten Sie stets denken und nicht zu früh aufgeben. Die Sorge, Sie könnten nicht genug Milch für zwei Babys haben, ist meist unbegründet. Ein gesundes Selbstvertrauen in die eigene »Leistungsfähigkeit« hilft.

- **Legen Sie beide Babys an beiden Brüsten an. Baby I beginnt rechts zu trinken, Sie wechseln es nach zehn Minuten nach links, wo es sich satt trinken darf. Mit Baby II verfahren Sie genauso, aber von links nach rechts.**

- **Legen Sie Baby I nur rechts an und Baby II nur auf der linken Seite. Am nächsten Tag machen Sie es genau umgekehrt. So stimulieren beide Babys beide Seiten.**

- **Stillen Sie das hungrigere Baby stets an der volleren Brust.**

- **Wenn der Start mit dem Stillen schlecht klappt oder eines der Babys noch eine Weile in der Klinik bleiben musste, dann ziehen Sie sich einfach ein paar Tage mit den Zwillingen ins Bett zurück, und stillen Sie rund um die Uhr nach Bedarf. Am Ende einer Woche haben sich in der Regel Milchproduktion und Bedarf der Babys aufeinander eingespielt.**

- **Letzteres ist auch die beste Methode, um Frühgeborene von der Flasche doch noch** aufs Stillen zu bringen. Allerdings brauchen Sie dann dringend jemanden, der Ihnen im Haushalt hilft und alle anderen Arbeiten abnimmt und auch für Sie kocht.

●Stillen Sie Ihre Zwillinge möglichst oft, etwa zehn- bis zwölfmal pro Tag, und zwar beide Kinder, gleichzeitig oder nacheinander.

●Setzen Sie sich nicht selbst unter zusätzlichen Druck, und wiegen Sie die Babys nicht nach jeder Stillmahlzeit. Wenn Ihre Kinder einen gesunden Gesamteindruck machen, genügt es, sie einmal pro Woche zu wiegen.

●Ein gutes Zeichen dafür, ob ein Baby genug zu trinken bekommt, ist die Anzahl seiner nassen Windeln. Pro Tag sollte es zwischen sechs und acht gut durchnässte Windeln haben.

●Wenn Sie zufüttern müssen, so ist es besser, dies nur ein- oder zweimal pro Tag zu tun. Jedes Fläschchen zusätzlich stört die Nachfrage-Angebot-Regelung für Ihre Milchproduktion und kostet extra Zeit.

●Versuchen Sie, die zugefütterte Menge langsam zu verringern (etwa 10 Gramm pro Tag). Rechnen Sie dann aber damit, dass Sie Ihre Zwillinge öfter anlegen müssen.

●Babys müssen beim Stillen und beim Flaschetrinken gänzlich verschiedene Backenmuskel- und Zungenbewegungen machen. Der ständige Wechsel verwirrt die Kinder.

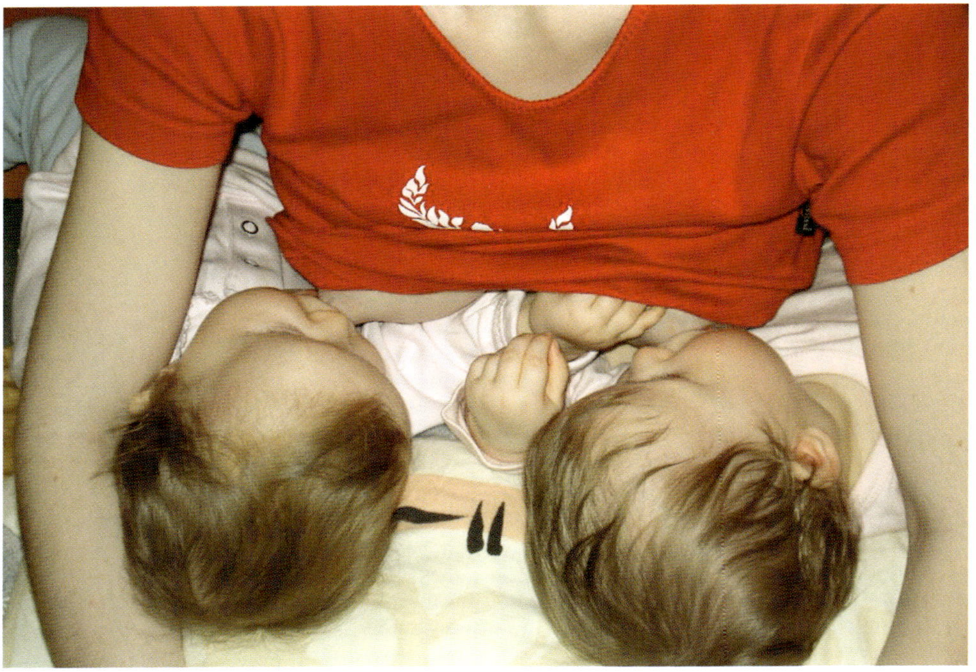

Leni und Julia Fanke werden von ihrer Mutter gestillt - zu zweit geht's schneller. Foto: Cornelia Fanke

●Lassen Sie sich selbst verwöhnen. Das »Bemuttern der Mutter« hat oft ungeahnte Wirkung auf den Milchfluss und die Milchproduktion.

●Pumpen Sie weiterhin Milch ab, so dass Sie Ihre Brüste zwischen zehn- und zwölfmal pro Tag leer machen.

●Wenn nur ein Baby beim Stillen Probleme hat, stillen Sie beide gleichzeitig. Das Baby, das besser trinkt, stimuliert den Let-Down-Reflex (Reflex, der den Milchfluss auslöst) stärker, das schlechter trinkende Baby muss dann automatisch mehr schlucken, um die Milch aufzunehmen. Manchmal ist so schon ein schlechter Trinker kuriert worden.

Gewichtszunahme der Babys

Nehmen Zwillingskinder unterschiedlich an Gewicht zu, dann ist das noch lange kein Alarmzeichen dafür, dass eines vielleicht zu wenig abbekommt. Zwillinge können nun einmal ganz unterschiedlich sein – der oder die eine trinkt gut, der Zwillingsbruder oder die -schwester schlecht. Beobachten Sie einmal genau die Trinkgewohnheiten Ihrer Kinder, das erklärt vielleicht manche Gewichtsunterschiede. Es empfiehlt sich ohnehin, Buch zu führen, wenn Sie unsicher sind, ob auch jedes Kind seine Portion bekommt. Legen Sie sich eine Liste an, in der Sie notieren, wann welches Baby aus welcher Brust zu trinken bekommen hat und wie stark sein Verlangen nach Milch war.
Für die Gewichtszunahme eines Babys gilt: Im Durchschnitt sollte es etwa ein Pfund pro Monat zunehmen. Wichtig ist, dass Ihre Babys konstant zunehmen. Gehen Sie nicht vom Geburtsgewicht aus, sondern vom niedrigsten gewogenen Wert. Nach der Geburt verlieren Babys zunächst ein wenig Gewicht.

PERSÖNLICHE ERFAHRUNGEN: Nur nicht entmutigen lassen!

»Das Stillen klappte gut, bald hatten wir einen 3-Stunden-Rhythmus. Mein Ziel war es, drei Monate lang zu stillen, denn die ersten Monate sind die wichtigsten. Aber manchmal glaubt man, man hätte zu wenig Milch, nämlich dann, wenn die Babys nach dem Stillen schreien. Man darf sich nur nicht entmutigen lassen und aufhören zu stillen oder panisch werden. Man muss dann den Rhythmus auf zwei bis zweieinhalb Stunden verkürzen, dann kommt auch gleich wieder mehr Milch.« (Heidi G.)

PRAKTISCHE TIPPS: So nehmen Ihre Babys richtig zu

- Die Babys sollten pro Tag zwischen acht- und zwölfmal trinken. Notfalls wecken Sie sie.

- Was Sie selbst zu sich nehmen, sollte möglichst nahrhaft sein. Essen Sie viel frisches Obst, Gemüse, Vollkornprodukte, Fleisch, Fisch, Eier, Käsewürfel, und trinken Sie viel. Mir haben Malzbier und Milchbildungstee, aber auch jede Menge Mineralwasser geholfen. Zuviel trinken ist jedoch nicht nötig – Ihr Urin sollte klar sein und nicht riechen. Zu gelber Urin ist ein Hinweis darauf, dass Sie mehr trinken sollten.

- Fragen Sie Ihre Ärztin oder Ihren Arzt, ob Ihnen die Vitaminpräparate weiter verschrieben werden können, die Sie schon während der Schwangerschaft zu sich genommen haben.

- Wenn Sie unsicher sind, ob Ihre Babys genug Milch bekommen, setzen Sie sich mit einer Stillgruppe in Verbindung. Mit Frauen, die Erfahrung im Stillen haben, können Sie Ihre Sorgen besprechen. Oder fragen Sie Ihre Kinderärztin oder Ihren Kinderarzt.

- Kümmern Sie sich in erster Linie um Ihre Kinder. Der Haushalt muss warten. Zu viel Hetze beim Stillen verringert die Milchproduktion, aber auch die Kinder spüren, dass die Mutter nervös ist und trinken schlechter.

Das Bäuerchen

Manche Babys müssen zwischendurch oder nach der Mahlzeit einmal aufstoßen. Sie können das eine quer über Ihre Oberschenkel legen (mit dem Bauch nach unten) und sanft auf seinen Rücken klopfen, während Sie das andere weiterstillen. Wenn es schon selbst den Kopf halten kann, können Sie auch ein Baby aufrecht auf Ihren Schoß setzen, während Sie das andere Kind weiterstillen. Oder Sie legen das Baby, das aufstoßen möchte, bäuchlings auf die Couch (das Bett) neben sich und massieren mit Ihrer freien Hand den Rücken. Am besten ein Spucktuch unterlegen!

PRAKTISCHE TIPPS: Wenn Sie Ihre Milch abpumpen

- Mieten Sie sich eine elektrische Pumpe. Es gibt Milchpumpen, die gleichzeitig beidseitig abpumpen (zum Beispiel von Medela). Ein enormer Zeitgewinn für Zwillingsmütter! Die Adressen von Verleihfirmen für medizinische Geräte finden Sie im Branchenfernsprechbuch bzw. übers Internet.

- Bei entsprechender Indikation (etwa bei Schlupfwarzen, denen Sie aber auch mit Brustschilden beikommen können) bekommen Sie die Milchpumpe auf Rezept.

●Wenn Sie nur gelegentlich etwas Milch abpumpen müssen, um vielleicht einen kleinen Vorrat anzulegen, ist oft das Ausstreichen der Brust per Hand praktischer. Informieren Sie sich darüber ausführlich in einem Stillbuch.

●Besorgen Sie sich eine ausreichende Menge Glasfläschchen für Ihre abgepumpten Milchportionen. Sie bekommen sie meist direkt in der Kinderklinik. Im Kühlschrank hält sich Muttermilch 24 Stunden, im Tiefkühlfach zwei Wochen.

●Eingefroren im Gefrierfach hält die Milch bei mindestens 18 Grad minus bis zu zwei Jahren. Vor dem Einfrieren sollten Sie die Milch im Kühlschrank vorkühlen.

●Vorgekühlte Milch können Sie zu bereits gefrorener Milch gießen, wenn die Menge der hinzugegossenen Milch geringer ist als das bereits Gefrorene, das nicht antauen soll.

●Frieren Sie unterschiedlich große Portionen ein, so dass Sie bei Bedarf schnell einmal 20 Gramm zusätzlich auftauen und füttern können. Kennzeichnen Sie die Milchportionen mit Datum.

●Einmal aufgetaute Milch muss schnell verbraucht werden.

●Gekühlte Muttermilch setzt sich ab, weil sie nicht homogenisiert ist. Vorsichtig schütteln.

●Kühlschrankkalte Milch kann man zum Erwärmen unter fließend warmes Wasser halten.

●Um die Milchproduktion ordentlich anzukurbeln, empfiehlt sich häufiges Pumpen auf beiden Seiten. Am Anfang sollten Sie im 3-Stunden-Rhythmus pumpen, und auch immer dann, wenn Sie praktisch über Nacht mehr Milch brauchen. Sonst genügt ein 4-Stunden-Rhythmus.

●Ihre Brustwarzen sollten Sie nach jedem Pumpen mit einer entsprechenden Salbe einschmieren, denn das Pumpen beansprucht sie ebenso wie das natürliche Stillen.

●Rechnen Sie damit, dass das Gewebe Ihrer Brüste durch das Abpumpen mit der elektrischen Milchpumpe stärker beansprucht wird als durch das Stillen. Damit Ihre Brüste auf beiden Seiten gleichgeformt bleiben, sollten Sie rechts und links möglichst gleichmäßig abpumpen.

Abstillen

Zwillinge können so unterschiedlich sein wie zwei einzelne Kinder, wie auch »normale« Geschwister. Deshalb entwöhnen sie sich vielleicht auch zu ganz unterschiedlichen Zeiten von der Mutterbrust. Vielleicht ist ein Zwilling schon fürs Abstillen bereit und trinkt nur noch an der Brust, weil der andere noch gestillt werden will. Vielleicht haben Sie auch das Gefühl, dass Sie den Zeitpunkt der Entwöhnung Ihren Zwillingen überlassen möchten. Oder aber Sie empfinden das Stillen ganz plötzlich als lästig. Dann müssen Sie den Zeitpunkt setzen, auch wenn es nicht ohne Tränen abgeht. Mit dem Abstillen ist es wie mit dem Stillen: Jede Mutter muss für sich selbst entscheiden, wie es für sie und ihre Babys am besten ist. Es gibt einfach keine festen Regeln.

Stillen und Zufüttern mit der Flasche

Wenn Ihre Milch nicht für beide Babys reicht, müssen Sie vielleicht Baby-Fertignahrung zufüttern, die der Muttermilch relativ angeglichen ist. Die meisten Zwillingsmüt-

ter finden dieses kombinierte Füttern – halb Stillen, halb Fläschchen – sehr zeitraubend und umständlich. Sie können diese Halbe-Halbe-Lösung entweder so handhaben, dass Sie pro Mahlzeit je ein Kind stillen und das andere mit der Flasche füttern. Bei der nächsten Mahlzeit wechseln Sie Brust- und Flaschenkind. Sie können aber auch einige Mahlzeiten ganz mit Flaschen, andere nur mit Stillen bestreiten.
Erstere Version ist mit weniger Hektik verbunden, als etwa beide Kinder pro Mahlzeit halb an die Brust und halb ans Fläschchen zu nehmen. Und gegenüber der zweiten Methode hat sie den Vorteil, dass so die Milchproduktion besser stimuliert wird, als wenn Sie einige Mahlzeiten an der Brust ganz überspringen. Besonders lästig und zeitraubend ist das kombinierte Füttern von Muttermilch und Fertignahrung, wenn Sie gar nicht stillen können, sondern Ihre Milch nur durch Abpumpen gewinnen. Für diesen Fall hat Andrea S. eine weitere Methode erprobt: Sie teilte die abgepumpte Milch gerecht auf zwei Fläschchen auf, den fehlenden Rest füllte sie direkt mit fertiger Babynahrung auf. Den Zwillingen bekam dieses Gemisch sehr gut, im Magen hätten sich beide Milchsorten ohnehin vermischt.
Manche Mütter entscheiden sich auch dafür, ein Kind voll zu stillen, das andere voll mit der Flasche zu füttern. Das ist zwar mit weniger Hektik verbunden, doch es fällt bestimmt nicht leicht, sich für ein Kind zu entscheiden. Oder Sie stillen ein Kind voll, das andere darf den Rest an der Brust trinken und bekommt zusätzlich ein Fläschchen. Das hat den Vorteil, dass kein Kind ganz auf die Brust verzichten muss.
In diesem Zusammenhang soll auch ein weiterer Fall nicht unerwähnt bleiben. Es gibt Mütter, die genug Milch für beide Babys haben, diese jedoch nicht stillen können. Bei mir war das so. Also pumpte ich täglich drei Stunden und länger meine Milch ab, die ich anschließend verfütterte oder einfror. Diese drei Stunden fehlten mir an allen Ecken und Enden.

Ist Muttermilch immer das Beste für alle Beteiligten?

Muttermilch ist sicher das Beste für Ihre Babys. Aber manchmal klappt es eben nicht, auch wenn alle Stillexperten das Gegenteil behaupten. Machen Sie sich deshalb nicht fertig mit dem Abpumpen Ihrer Milch, wenn das Stillen nicht klappt. Voraussetzung ist natürlich, dass die Babys Fertigmilchprodukte vertragen. Sie geben Ihren Zwillingen mehr, wenn Sie ganz gelassen und zufrieden mit dem Fläschchen Fertignahrung füttern, als wenn Sie ausgelaugt und übermüdet Muttermilch aus der Flasche geben. Mutterliebe geht einfach nicht nur durch den Busen!

Gründe für das Abstillen

- Für viele Mütter von zu früh geborenen Zwillingen ist das Hin und Her zwischen Kinderklinik und Haushalt zu anstrengend. Sie geraten in einen regelrechten Teufelskreis: Durch den Stress nimmt die Milchproduktion ab, durch die abnehmende Milch, geraten sie noch mehr unter Druck usw.

- Wenn Sie nicht genügend Selbstvertrauen in Ihre Fähigkeit zum Stillen haben, wenn Sie einfach nicht sicher werden, ob Ihre Milch für zwei Babys tatsächlich reicht, sollten Sie sich nicht weiter mit Selbstzweifeln plagen, sondern vielleicht doch lieber abstillen. So genießen Sie Ihre Kinder besser.

- Wenn Ihre Milch tatsächlich nicht reicht und Sie zufüttern müssen, macht das sehr viel mehr Arbeit, als wenn Sie nur eine Art zu Füttern – entweder das Stillen oder die Fläschchen – beibehalten. Akzeptabel: Sie stillen ein Kind und dem anderen geben Sie die Flasche. Oder: Sie stillen und füttern abwechselnd die Flasche, wenn die Babys

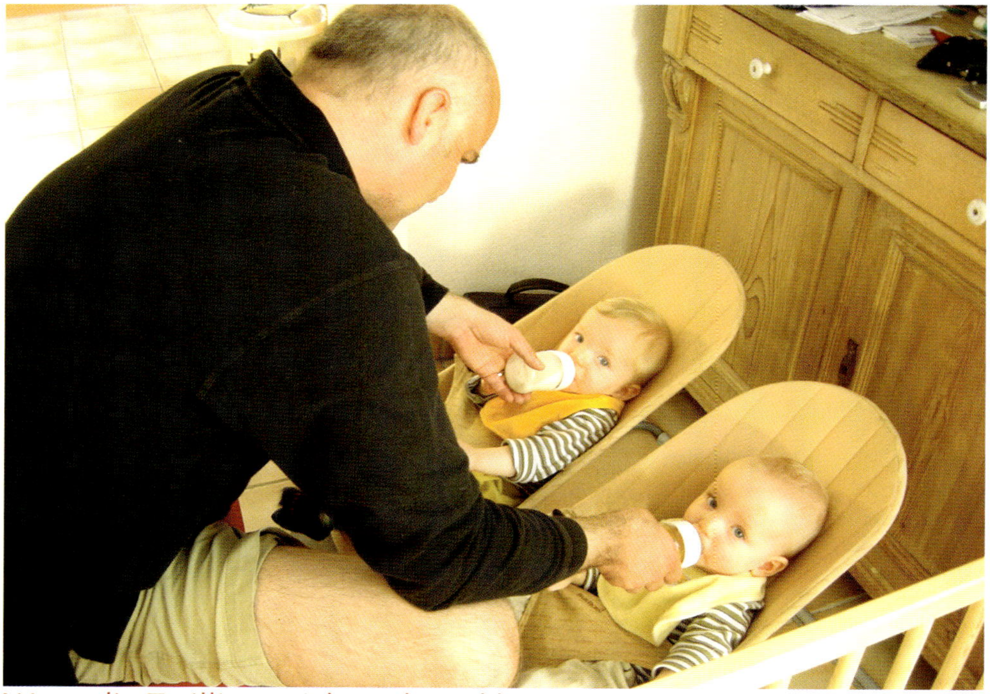

Wenn die Zwillinge nicht mehr so klein sind, geht das Stereofüttern leichter. Foto: Anne Stach

das mitmachen und nicht mit einer Saugverwirrung reagieren.

- Wenn Sie Ihre Kinder aus irgendeinem Grund nicht stillen und Ihre Milch nur abpumpen können, sitzen Sie stundenlang an der elektrischen Milchpumpe und müssen die Milch anschließend noch per Flasche füttern. Diese Methode ist so zeitaufwendig, dass Sie darauf verzichten sollten. Wer dennoch nicht darauf verzichten will: Es gibt inzwischen Pumpen, die können beidseitig abpumpen.

- Ein Argument könnte auch sein, dass bei der Fläschchenfütterung auch andere Personen – zum Beispiel der Vater – eines der Babys füttern können und Sie so entlastet werden.

- Wenn Sie aufs Stillen verzichten, sollten Sie dazu stehen und sich kein schlechtes Gewissen machen (lassen). Wichtig ist allein, dass Sie entspannt mit Ihren (zufriedenen) Babys umgehen können.

Und dies an alle, die dieses Buch stillfeindlich finden: Seid doch mal ein bisschen lockerer und seht nicht alles so verbissen! Die Autorin ist nicht keineswegs stillfeindlich, sie hat ihren Einling neun Monate lang gern gestillt. Außerdem gibt's ein Stillbuch speziell für Zwillinge in unserem Verlag. Und wer keine Zwillinge hat, kann hier sowieso nicht mitreden!

Welche Milch wie zubereiten?

Wenn Sie Ihre Kinder nicht stillen, füttern Sie am besten die normale Babymilch aus Milchpulver. Dabei entscheiden Sie sich für das Produkt, das Ihnen am besten

erscheint. Fragen Sie in der Klinik, welche Milch die Schwestern empfehlen, oder lassen Sie sich vom Kinderarzt beraten. Einen Markenwechsel sollten Sie vielleicht nur nach Rücksprache vornehmen. Im Prinzip sind alle Fertigmilchprodukte gut verträglich, und Blähungen lassen sich bei keiner Sorte ganz vermeiden.
Bei Allergieneigungen innerhalb der Familie verwenden Sie besser eine hypoallergene (HA-)Säuglingsnahrung. Eine echte Nahrungsmittelallergie auf Kuhmilch tritt aber sehr selten auf (nur etwa zwei Prozent der Babys sind davon betroffen). In einem solchem Fall muss auf Spezialnahrung mit hochgradig gespaltenem Eiweiß zurückgegriffen werden. Vor der alternativen Verwendung von Sojamilch warnen Ernährungswissenschaftler: sie enthält nicht genug Eisen, Jod, Kalzium und andere Nährstoffe.
Wenn Ihre Kinder nicht unter einer Kuhmilchallergie leiden und normale Babynahrung gut vertragen, dann können Sie etwa ab dem 9. Monat auf Kuhmilch mit 3,5 Prozent Fett umstellen. Für die Breizubereitung rühren Sie am besten Vollkornflocken ein. (die Mengenangaben stehen auf der Packung). Die früher im 2. Lebenshalbjahr bevorzugte »klassische« Milchflasche mit Vollmilch und Zusatz von Kohlehydraten (Haferflocken oder Grieß) entspricht nicht mehr dem wissenschaftlichen Kenntnisstand, da sie zum Beispiel zuviel Eiweiß und zu wenig Vitamine und Spurenelemente enthält.

PRAKTISCHE TIPPS: Zubereitung von Flaschennahrung

●Besorgen Sie sich eine neue Thermoskanne. Wenn Sie eine haben, der noch nicht der Geruch und Geschmack von Tee oder Kaffee anhaftet, können Sie auch diese benutzen.

●Bereiten Sie ein- bis zweimal pro Tag abgekochtes Wasser vor, das Sie in der Thermoskanne über Stunden warm halten können.

●Für den Notfall, dass Sie doch einmal auf frisch abgekochtes Wasser zurückgreifen müssen, sollten Sie immer einen Rest abgekochtes Wasser kalt aufheben. Dann können Sie kochendheißes mit kaltem Wasser mischen und erhalten so schnell ein trinkfertiges Fläschchen.

●Prüfen Sie die Temperatur der Fläschchen, indem Sie sich ein paar Tropfen Milch aufs temperaturempfindliche Handgelenk spritzen.

●Machen Sie mehrere Flaschen fertig (etwa die Tagesration) und stellen Sie sie nach Abkühlen in den Kühlschrank. Bei Bedarf kann man sie im Wasserbad (Wasserkochtopf), Flaschenwärmer oder in der Mikrowelle (30 bis 45 Sekunden) auf Trinktemperatur bringen. Der entscheidende Nachteil: Manche Babys vertragen vorgekochte, wiederaufgewärmte Milch nicht. Denn durch das Abkühlen, Stehenlassen und Wiederaufwärmen verändert sie sich leicht. Andererseits: Was glauben Sie, wie die Milch in Kliniken zubereitet wird?!

●Besonders für die Morgen- und Nachtflaschen empfiehlt es sich, das abgemessene Milchpulver und eventuell Medikamente (wie Fluortabletten) bereits in die Fläschchen zu füllen.

●Neuerdings gibt es sogenannte Easymix-Warmhalteboxen. Darin sind warmes Wasser und Milchpulver getrennt aufbewahrt, bis sie benötigt und schnell zusammengemixt werden.

●Gegen Blähungen kann man das Fläschchen auch von vornherein mit Fencheltee statt mit Wasser anrichten.

●Es wird auch öfter vorkommen, dass Sie ein Kind auf dem Arm haben und gleichzeitig (einhändig) ein Fläschchen zubereiten müssen. Deshalb sollten Sie alles griffbereit aufbewahren.

●Wenn Sie anfangen, ab und zu Säfte mit ins Milchfläschchen zu geben, kann die Milch gerinnen. Sie wird dennoch von den meisten Babys gut vertragen, allerdings verstopfen die Sauger schneller. Manche Säfte sind auch faserig (Pfirsich, Birne etc.) und verstopfen deshalb die Sauger.

●Alle Hersteller empfehlen, einmal angemachte Babymilch nicht mehr aufzuwärmen, wenn etwas übrigbleibt. Bei Zwillingen haben Sie aber den Vorteil, dass das eine Baby vielleicht gern den Rest trinkt, den das andere übriggelassen hat.

●Problematisch ist es, Milch warm zu halten. Die Milch ist entweder nicht mehr richtig warm oder sie »kippt um«. Ist das Fläschchen erst einmal kalt geworden, füttern Sie es lieber so – Zimmertemperatur schadet keinem Babymagen.

Kann man Zwillinge gleichzeitig füttern?

Zwillinge haben oft einen gleichen Rhythmus und dann natürlich gleichzeitig Hunger. Die meisten Mütter haben deshalb bald irgendeinen Trick gefunden, wie sie ihre Zwillinge gleichzeitig füttern können, so dass keines der Kinder warten muss und die »Raubtierfütterungen« problemloser werden.
Anfangs ist es natürlich schwieriger, weil sich die Zwillinge noch oft verschlucken. Wenn sie dann robuster sind, geht die Stereofütterung leicht von der Hand.

PRAKTISCHE TIPPS: Zwillinge gleichzeitig mit dem Fläschchen füttern

●Beide Kinder gleichzeitig zu füttern ist, ähnlich wie beim Stillen, einfacher, wenn die Babys schon ihr Köpfchen halten können und nicht mehr ganz schlapp in Ihren Armen liegen.

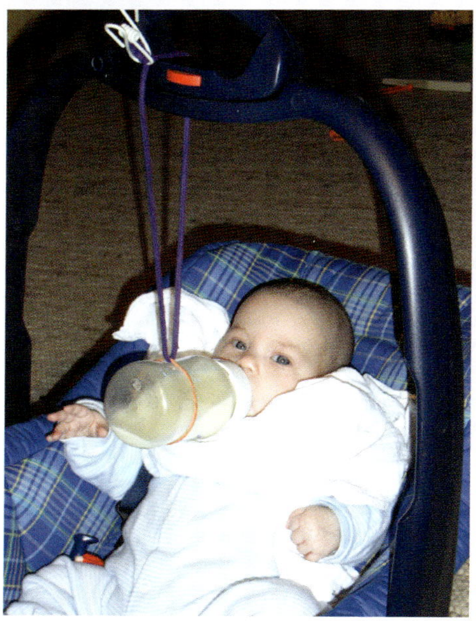

●Eine Mutter legte ihre Zwillinge dazu immer in einen weitausladenden Sitzsack, der sich den Kinderkörpern gut anpasste, setzte sich dann davor und gab ihnen gleichzeitig die Flasche. Heute sind diese Sitzsäcke wieder modern.

●Gute Dienste erweist auch in dieser Situation ein Stillkissen, am besten ein Zwillingsstillkissen.

●Andere Mütter legen ihre Kinder dazu in Babywippen oder Maxi Cosis.

●Sie können auch ein Kind in die Wippe

Lilly Siegemund trinkt ihr Fläschchen alleine. Ihre Mutter hat eine Fütterhilfe erfunden.

Foto: Christina Siegemund

setzen (vielleicht den besseren Trinker) und das andere zum Füttern im Arm halten.

- **Ich legte beide auf Kissenberge und gab ihnen gleichzeitig die Fläschchen. Das ging aber erst, als sie über ein Jahr alt waren, weils sie vorher zuviel spuckten.**

- **Manche Mütter setzen sich selbst aufs Bett und legen je ein Köpfchen zum Flaschetrinken auf ihre Oberschenkel.**

- **Marianne E. legte ihre Söhne zum Flaschefüttern gemeinsam in ein Kinderbett – Kopf an Kopf. Sie stellte sich davor und gab ihnen so zu trinken.**

- **Eine andere Mutter ließ ihre Zwillinge gemeinsam (aber selbständig) trinken. Dazu legte sie die Kinder auf die Seite. Unter die Fläschchen packte sie eine Stoffwindel. Die Fläschchen sollten bei dieser Methode aus Glas sein, da sie schwer genug sind, um in Trinkposition liegenzubleiben.**

- **Wenn Sie Ihre Zwillinge allein trinken lassen, können Sie die Flaschen mit Sofakissen abstützen. Unbedingt dabei bleiben! Das witzigste Hilfsmittel, das ich jemals in diesem Zusammenhang auf einem Foto gesehen habe, waren Bananen.**

- **Es gibt inzwischen auch Fütterhilfen zu kaufen – etwa eine Art Spielkette mit Gummiring, die vom Griff eines Maxi Cosis baumelt. Im Gummiring kann man ein Fläschchen befestigen, das dann quasi vom Griff nach unten schwebt – dem Baby direkt in den Mund.**

- **Eine Drillingsmutter bastelte eine Art Fütterungshilfe aus Kissen, die sie den Kindern auf den Bauch legte, je einem Holzlineal, das sie quer darauf legte und Milchflaschen, die sie mit Gummiringen auf den Linealen befestigte. Lineal und Milchflaschen lagen kreuzförmig.**

- **Schneiden Sie aus einem brikettförmigen Stück Schaumstoff einen Keil heraus, so bekommen Sie einen Flaschenhalter, den Sie den Babys auf den Bauch legen.**

!!! Lassen Sie Ihre Zwillinge jedoch nie wirklich allein beim Fläschchentrinken – nicht wegen vermeintlicher Lieblosigkeit, sondern wegen der Gefahr des Verschluckens!

Je eher Ihre Zwillinge in der Lage sind, ihre Fläschchen selbst zu halten, desto früher sind Sie entlastet. Wenn Sie fürchten, Sie könnten ihnen beim Füttern nicht das erforderliche Maß an Zuneigung geben, wenn Sie sie gleichzeitig »abfertigen«, so halten Sie sich vor Augen, wie gestresst Sie sind, wenn das wartende Kind wie am Spieß brüllt. Dann ist's nämlich mit viel Zuneigung beim ersten Zwilling auch vorbei und Sie hetzen durch die Mahlzeit. Beim zweiten werden Sie dann auch kaum noch die nötige Ruhe finden. Keine Mutter ist herzlos, weil sie versucht, ihre Zwillinge möglichst gleichzeitig zufriedenzustellen. Sparen Sie lieber beim Füttern etwas Zeit, und schmusen Sie mit Ihren Babys bei anderen, entspannteren Gelegenheiten.

Wenn man nicht gleichzeitig füttern möchte

Manche Zwillingsmütter füttern ihre Kinder grundsätzlich nur einzeln, weil sie der Meinung sind, nur so bekäme jedes Kind die notwendige Aufmerksamkeit. (Gern wird dies auch von »besonders guten Einlings-Müttern« gepredigt, die selbst keine Ahnung

haben, wie es ist, wenn sich eine Zwillingsmutter zwischen zwei gleichzeitig schreienden Kindern entscheiden muss.) Wenn Sie nicht mit zwei extrem geduldigen Kindern verwöhnt sind, kann Sie diese Methode – immer schön der Reihe nach – zum Verzweifeln bringen.
Und wie ist es, wenn ein Zwilling stets geduldiger ist als der andere? Muss dann das geduldige Kind immer warten? Oder wechseln Sie der Gerechtigkeit halber ab? Bei uns war das so, allerdings wären wir froh gewesen, wenn wir unsere Babys gleichzeitig hätten füttern können. Doch es half einfach nichts: Wenn ich Maximilian und Constantin gleichzeitig das Fläschchen geben wollte, spuckten sie stets große Mengen wieder aus. Constantin war der geduldigere, der immer warten musste.
Ließ ich mich durch das Geschrei des anderen, der warten musste (etwa Max), verunsichern, dann legte ich den halbsatten Constantin zur Seite (er spuckte natürlich), fing an, den schreienden Max zu füttern; noch bevor der seine Flasche leergetrunken hatte, schrie natürlich Conny, also legte ich Max neben mich (er spuckte) und versuchte, Conny das Fläschchen weiterzugeben. Inzwischen waren beide Babys so unzufrieden (und die Mutter konfus), dass keines der beiden mehr trinken wollte. Wenn sie sich schließlich beruhigt hatten, konnte ich sicher sein, dass der Abstand zur nächsten gefürchteten »Raubtierfütterung« nur sehr kurz sein würde, denn beide waren nur halb satt geworden.

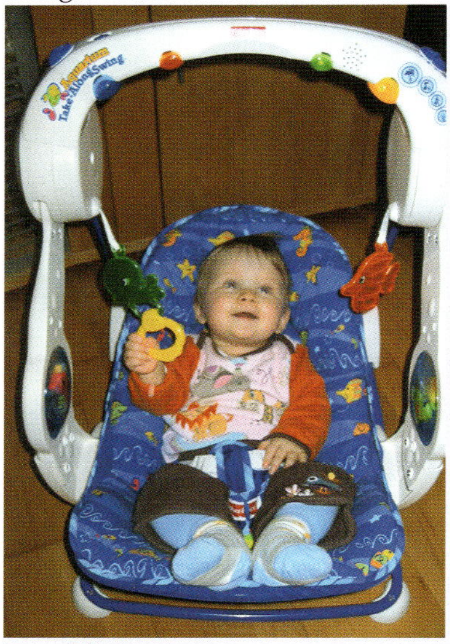

Foto: Silke König

PRAKTISCHE TIPPS: Wenn Sie die Babys getrennt füttern

●Seien Sie rechtzeitig mit allen Fläschchen bereit, um lange Wartezeiten zu vermeiden.

●Es lohnt sich auch, einen Zwilling zu wecken und zu füttern, solange der andere noch schläft.

●Nehmen Sie auf jeden Fall den ersten, der sich muckst, sofort auf und füttern Sie ihn.

●Lassen Sie sich keinesfalls vom Geschrei der Nummer II irritieren, sondern geben Sie dem ersten Zwilling unbedingt erst sein Fläschchen zu Ende.

●Gehen Sie mit dem gerade trinkenden Baby im Arm zum Bett des anderen und sprechen erst einmal beruhigend auf es ein. Allerdings können viele Babys erst recht schlecht warten, wenn sie das Fläschchen schon sehen. Vielleicht hat das Bettchen Rollen und Sie können es sanft hin- und herbewegen.

●Andere haben gute Erfahrungen mit einem normalen Einzelkinderwagen gemacht, den sie sich in die Wohnung stellten. Darin konnte man das wartende Baby sanft hin und her schaukeln, bis es dran war.

●Sehr gut hilft auch eine Hängewiege (Lullababy), mit Spezialzugfeder an der Decke befestigt. Etwas ähnliches kann man auch selbst konstruieren, denn das Lullababy ist teuer.

●Es gibt Babyschaukeln, die man aufziehen kann, so dass sie eine Weile in Bewe-

gung bleiben. Sicher ist es nicht sinnvoll, ein Baby stundenlang zu schaukeln, doch es hilft ungemein, eine Zeit zur überbrücken, wenn ein Zwilling warten muss. Für Drillingsmütter scheint so eine Schaukel »lebensnotwendig« zu sein.

- **Wenn die Zwillinge älter sind, können Sie vielleicht eines in eine Schaukel (oder Babyhopser) setzen.**

- **Wenn partout nichts helfen will und Sie Ihre Nerven schonen möchten, dann wandern Sie am besten in ein entfernteres Zimmer aus, bis das erste Kind mit seiner Flasche fertig ist.**

- **Versuchen Sie sich etwas von der Mentalität der Schwestern im Krankenhaus zuzulegen. Die können auch nicht alle Säuglinge auf einmal versorgen und sind doch oft für mehr als zwei Kinder »zuständig«.**

- **Wickeln können Sie Ihre Babys auch nach dem Fläschchen. Nehmen Sie lieber in Kauf, dass sie dabei vielleicht ein wenig spucken.**

- **Ein Trick, der mir »das Leben rettete«: Setzen Sie das Kind, das warten muss, in eine Babywippe und bewegen Sie diese mit dem Fuß. Gleichzeitig können Sie das andere Baby (erschütterungsfrei) im Arm halten und ihm die Flasche geben. Nach dem ersten Fläschchen können Sie abwechseln und das satte Baby in die Wippe setzen. Dann sollten Sie jedoch lieber aufs Wippen verzichten, sonst ist die Milch postwendend wieder da.**

- **Ein Trick, der die Babys allerdings ans Teefläschchen gewöhnt: Für Maximilian erfand ich einen »Schnuller mit Geschmack«. Das war ein Minifläschchen, das ich durch Zusammenschrauben der Plastikverpackung für Ersatzsauger (Milupa) gewann. In dieses winzige Behältnis gab ich ein paar Tropfen Tee (später Saft) und schraubte einen normalen (Tee-)Flaschensauger oben drauf. So hatte Maxi etwas zum Trinken, konnte saugen und das kleine Fläschchen blieb durch sein geringes Gewicht gut im Mund, denn mit knapp vier Monaten konnte er sein Minifläschchen natürlich noch nicht allein halten. Die Teemenge war andererseits so gering, dass er sich auch nicht verschlucken konnte.**

- **Drillingsmütter nehmen beim gleichzeitigen Füttern auch schon mal die Füße als Stütze fürs Fläschchen zu Hilfe. Immer wieder gute Dienste leisten auch Stillkissen, auf die man die Babys vernünftig betten kann, um ihnen die Flasche zu geben.**

Ihre Babys trinken schlecht?

Manche Babys sind so extrem trinkfaul, dass sie für 120 Milliliter Milch fast ebenso viele Minuten brauchen. Für Zwillingsmütter heißt das praktisch: Füttern rund um die Uhr. Vor allem Mütter von zu früh geborenen Kindern wissen, wieviel Mühe es kosten kann, 10, 20 oder 30 Milliliter Milch in so ein kleines Wesen »hineinzustopfen«.

PRAKTISCHE TIPPS: So unterstützen Sie das Trinken

- **Machen Sie das Loch im Sauger größer und zwar gerade noch so groß, dass das Baby trinken kann, ohne sich zu verschlucken.**

- **Wenn die Milch zu langsam läuft, kann es auch daran liegen, dass Sie einen Saft ins Fläschchen gemischt haben, dessen Fasern das Saugloch verstopfen. Saft also lieber extra geben und nicht in der Milchflasche.**

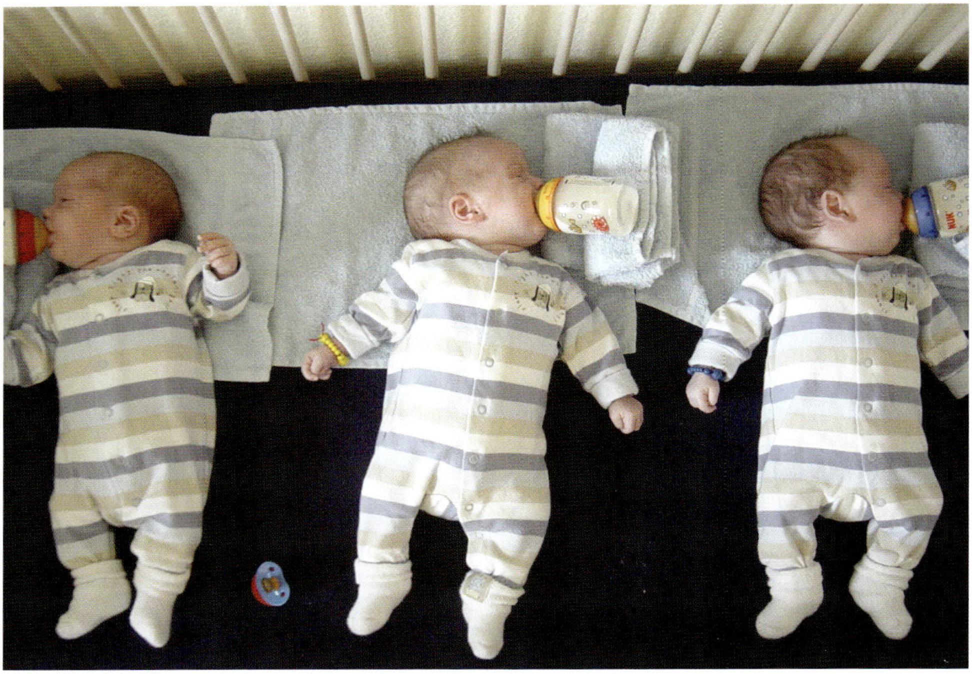

Die Drillinge Colin, Joshua und Noah Zwickl wurden im Gitterbettchen gefüttert. Da bei Drillingen grundsätzlich eine Hand zu wenig ist, tranken sie allein. Foto: Diana Zwickl

●Wenn das Baby schlecht trinkt und beim Fläschchen gerne einschläft, dann sollten Sie ab und zu den Sauger ein Stück aus dem Mündchen ziehen, gerade so weit, dass ihn das Baby nicht ganz verliert. Dann dringt Luft in die Flasche, und die Milch kann wieder nachlaufen.

●Manche Babys halten den Sauger zu fest. Dann kann die Luft ebenfalls nicht ins Fläschchen dringen, und die Milch läuft nicht nach. Auch dann sollten Sie den Sauger etwas aus dem Mund herausziehen oder das Fläschchen ein bisschen zur Seite kippen. Nur wenn viele kleine Luftblasen aufsteigen, läuft die Milch.

●Schrauben Sie den Sauger nicht zu fest auf – lassen Sie etwa eine halbe Umdrehung »Luft«. Heutige Fläschchensysteme sind so konzipiert, dass sowieso Luft rein – und damit Milch raus – kann.

●Massieren Sie mit dem Mittelfinger die Wangenmuskulatur des trinkfaulen Babys. Wickeln nach der ersten Flaschenhälfte macht müde Babys noch einmal wach. Dass dabei ein wenig gespuckt wird, sollten Sie ruhig in Kauf nehmen.

●Bevor Sie ganz verzweifeln: Trösten Sie sich damit, dass auch dieses langsame Trinken nur eine Phase ist. Wenn die Babys älter werden, haben sie mehr Kraft, ausdauernd zu trinken.

Flaschen- und Saugerpflege

Viele Eltern finden es praktisch, für ihre Zwillinge 12 Flaschen anzuschaffen. Dann müssen sie zwischendurch nicht dauernd Flaschen spülen und auskochen, sondern erledigen diese aufwendige Flaschenpflege nur einmal am Tag.

PRAKTISCHE TIPPS: Flaschen- und Saugerpflege

●Gleich nach der Mahlzeit sollten Sie die Flaschen ausspülen, eventuell mit etwas Salzwasser stehenlassen. Normales Kochsalz löst Milchreste.

●Auch den Saugern tut eine mäßige (!) Salzbehandlung ganz gut. Direktes Sonnenlicht scheint den Auflösungsprozess von Saugern zu beschleunigen. Ich habe sie deshalb während des Sommers im Kühlschrank aufbewahrt.

●Schaffen Sie sich einen großen Topf an, damit alle Fläschchen gleichzeitig ausgekocht werden können. Bedenken Sie, dass dieser Topf durch die Kalkablagerungen unansehnlich und somit für andere Zwecke unbrauchbar wird.

●Besorgen Sie sich einen Schnellkochtopf (Dampftopf) mit Einsätzen. Einige Minuten auf höchster Stufe (zweiter Ring sichtbar am Dampfventil) kochen lassen, Herdplatte ausschalten, fertig. Spezielle Töpfe fürs Fläschchen-Sterilisieren sind aus Kostengründen nicht empfehlenswert, weil sie später nicht zum Kochen benutzt werden können. Gegen einen gebraucht gekauften Vaporisator ist jedoch nichts einzuwenden.

●Wenn Sie keinen Küchenwecker haben, sollten Sie sich jetzt einen anschaffen. Als vielbeschäftigte Zwillingsmutter können Sie leicht vergessen, dass Sie die Flaschen zum Auskochen aufgestellt haben.

●Flaschen und Zubehör lassen sich auch in der Geschirrspülmaschine spülen.

●Einige Mütter schwören auf Desinfektionsbäder für Flaschen und Sauger.

●Sie sollten immer ein paar Latexsauger in Reserve haben, denn nach etwa drei Monaten müssen sie erneuert werden, da sie durch das Saugen aufquellen und sich schließlich auflösen. Erhältlich sind auch widerstandsfähigere – aber damit auch härtere – Silikonsauger.

●Die »Saugerfrage« sollte erst entschieden werden, wenn Ihre Zwillinge eine eindeutige Vorliebe für diese oder jene Qualität zeigen. Vorher nicht zu viele Sauger kaufen!

●Sehr praktisch später auch die Trinkbecher mit Aufsatz. So klappt der Übergang zum richtigen Trinken praktisch reibungs- bzw. tropfenlos.

Blähungen und 3-Monats-Koliken

Vor allem in der ersten Wochen muss sich der Verdauungstrakt an Nahrung – gleich welcher Art gewöhnen. Gerade auch Frühchen haben oft Probleme mit Blähungen, aber auch nicht zu früh geborene Kinder können an den berühmten 3-Monats-Koliken leiden. Bei Frühgeborenen dauern diese drei Monate leider oft elende fünf Monate.
Zu allererst sollten Sie bei Babys, die viel schreien und von Blähungen geplagt werden, abklären, ob eine Nahrungsmittelunverträglichkeit (zum Beispiel gegenüber Kuhmilch) vorliegt. Bei manchen Kindern hilft es schon, wenn die stillende Mutter Kuhmilchprodukte in ihrer eigenen Ernährung weglässt.

Es gibt aber auch Babys, bei denen fast gar nichts hilft, außer vielleicht folgende Tipps, die eine Zwillingsmutter für die Zeitschrift ZWILLINGE zusammenstellte:

- **Sab Tropfen:** In jedes Fläschchen einige Tropfen geben.

- **Fenchel, Anis, Kümmel-Tee:** Eine Minute ziehen lassen und mit diesem Tee die Milch zubereiten oder zwischendurch mal ein Tröpfchen füttern.

- **Kirschkernkissen:** Lauwarm nach jeder Mahlzeit auf den Bauch, vorsichtig nicht zu heiß machen;

- **Windsalbe:** Bei jedem Wickeln im Uhrzeigersinn das Bäuchlein leicht massieren, im Normalfall gehen schon dabei Winde ab;

- **Bäuchleinöl von Weleda:** Das hab' ich im Wechsel zur Windsalbe genommen;

- **Carvum Carvi Kümmelzäpfchen:** Dreimal am Tag ein halbes Zäpfchen, egal ob Bauchweh oder nicht und bei Bedarf, wenn es arg schlimm war.

- **Chamomilla D12 Globuli:** Bei Bedarf drei Stück in den Mund geben.

- **Beine an den Körper drücken und strecken:** Es ist erstaunlich wie die Kinder dann anfangen zu pupsen.

- **Fliegergriff:** Kinder im Fliegergriff, also bäuchlings auf Ihrem Unterarm tragen.

- **Virbucol Zäpfchen:** Aber nur im Notfall, wenn gar nix mehr geht, Kinder wie Eltern vollkommen fertig sind und keine Ruhe finden.

- **Hängematte:** Ein Tragetuch als Hängematte umfunktionieren und die Kinder darin wiegen. Ich habe konsequent vor den Mahlzeiten gewickelt und dann auch gleich ein Zäpfchen gegeben, so dass ich quasi prophylaktisch gehandelt habe.

Quelle: Verena Maier Rübsamen in ZWILLINGE, Ausgabe 194

Feste Nahrung statt Flasche

Babys müssen erst einmal lernen, feste Nahrung vom Löffel zu essen, zu kauen und schließlich zu schlucken. Anfangs sind sie noch ganz aufs Saugen eingestellt. In der Regel fangen Mütter irgendwann zwischen dem 3. und dem 6. Monat mit dem Löffeltraining an. Das klappt oft recht schnell, doch es gibt auch Kinder, die etwas länger brauchen, bis sie begriffen haben, wie man vom Löffel essen kann und trotzdem mehr im Mund behält, als man ausspuckt. Problematischer sind die ersten Löffelversuche bei Zwillingen eigentlich nur deshalb, weil Sie die Geduld für zwei Kinder aufbringen müssen.

PRAKTISCHE TIPPS: Erste Versuche mit dem Löffel

- **Starten Sie Ihre ersten Löffelversuche lieber mal zwischendurch, wenn die Babys nicht extrem hungrig sind.**

- **Probieren Sie das Vom-Löffel-Essen nur dann, wenn Ihnen jemand hilft.**

●Wenn es absolut nicht gelingen will, machen Sie sich keinen zusätzlichen Stress, sondern füttern Sie alles Gemüse oder Babynahrung aus der Flasche. Verdünnen Sie die Mahlzeit mit einem Schuss Milch (anfangs Baby-Fertigmilch, später Kuhmilch), und schneiden Sie mit einem Messer einen Schlitz in den Flaschensauger.

●Trösten Sie sich damit, dass die Brei-aus-der-Flasche-Phase ganz von allein vorübergeht. Oder können Sie sich vorstellen, dass ein 20jähriger Zwilling seine Freundin zum Pizzaessen aus dem Fläschchen einlädt?

●Wenn die Kinder gut sitzen können (unsere konnten das erst mit 10 Monaten), ist es leichter, das Essen vom Löffel zu trainieren. Setzen Sie beide Kinder in den Hochstuhl, und füttern Sie mit einem Löffel aus einem Teller.

●Es gibt Hochstühle (zum Beispiel den Prima Pappa), deren Sitz kann auch in eine Art Liegeposition gestellt werden. Darin kann man schon kleine Babys füttern.

●Sie können sich auch den schlechteren Esser auf den Schoß setzen, wo Sie ihn besser unter Kontrolle haben. Das zweite Kind setzen Sie sich gegenüber in den Hochstuhl.

●Kleinere Babys können Sie in Wippen oder Babysicherheitssitze setzen und sich selbst davor.

●Füttern Sie möglichst nicht direkt aus dem »Gläschen«, denn im Glas lässt sich die Temperatur des Essens nicht so gut feststellen. Oben ist der Gemüsebrei oft lauwarm bis kalt, dafür aber weiter unten kochendheiß.

●Wenn Sie selbstzubereitete Mahlzeiten füttern, empfiehlt sich zum Zerkleinern ein Pürierstab, wie ihn heute jeder Freizeit-Gourmetkoch zu Hause hat.

●Bereiten Sie stets mehrere Mahlzeiten im voraus zu. Portionsweise in Gläschen gefüllt, halten sie sich zwei Tage im Kühlschrank, oder Sie frieren sie ein (zum Beispiel in Joghurtbechern). Anfangs können Sie sehr kleine Portionen in einem Wür-

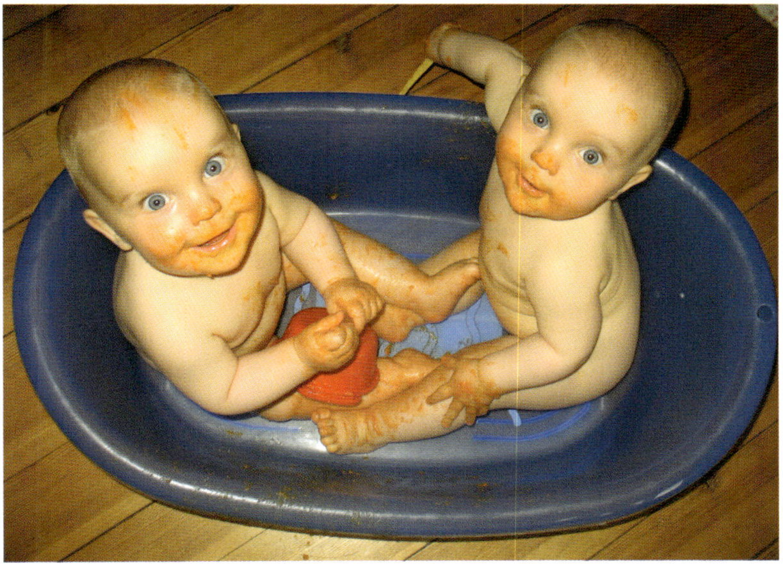

Eine Breischlacht in der Badewanne ist so recht nach dem Geschmack von Philipp und Ferdinand Harmann aus Berlin.

Foto: Lisa Harmann

feleisbereiter (Plastikschale mit Würfeleinteilung) einfrieren. So können Sie Selbstgekochtes würfelweise auftauen und müssen nicht viel übriggebliebenes wegwerfen. Bei Zwillingen haben Sie allerdings den Vorteil, dass einer immer die Reste des anderen essen kann.

●Ab etwa anderthalb Jahren möchten Ihre Zwillinge vielleicht allein essen. Das kostet Nerven, doch es lohnt sich, sie (weitgehend) gewähren zu lassen. Denn so sind sie beschäftigt und werden vielleicht auch schneller selbständig, was einer Zwillingsmutter nur zugute kommt.

●Binden Sie Ihren Kindern am besten große Mullwindeln oder dunkle Gästehandtücher mit angenähten Bändern um, die mehr abdecken als normale Lätzchen. Ideal ist ein großes Lätzchen, auf dem auch der Teller stehen kann, damit nichts zwischen Tisch und Hochstuhl fallen kann. Den Ideen sind keine Grenzen gesetzt: Regenschutz, Spannbettlaken mit eingearbeiteten Halsausschnitten usw.

●Setzen Sie sich mit einem dritten Löffel bewaffnet zwischen Ihre allein essenden Zwillinge, und helfen Sie da und dort ein wenig nach.

●Wenn Ihre Zwillinge allein essen möchten, sollten Sie ihnen Dinge vorsetzen, die gut zu handhaben sind. Also keine langen Spaghetti, sondern kurze, dicke Nudeln.

●Geben Sie Ihren Zwillingen Arzneimittellöffel, wie sie Medikamenten oft zum Abmessen beiliegen. Die haben einen oft kurzen Stil und eine besonders tiefe „Kelle". So lassen sich Speisen leichter ohne vom Löffel zu rutschen zum Mund führen.

●Auf jeden Fall sollten Sie Ihre Kinder anfangs in der Küche abfüttern. Wenn Sie sie im Ess- oder Wohnzimmer verköstigen, empfiehlt es sich, den Teppichboden mit einem Stück Wachstuch abzudecken. Alte Zeitungen als Unterlage tun's auch.

●Oder: Füttern Sie Ihre Kinder bei der Zwischendurchmahlzeit – zum Beispiel mit Joghurt, wenn diese in der Badewanne (im Wasser) oder im Plantschbecken sitzen. Sehr unkonventionell, aber effektiv! Immerhin sind ja Zwillinge ohnehin eher »unkonventionell«.

Schreien lassen »jein«, aber bitte niemals schütteln!

Dass ein Baby schreien muss, damit sich seine Lungen kräftigen, ist falsch. Doch das heißt nicht, dass ein Baby niemals schreien darf. Manche Eltern nehmen ihr Baby stets beim kleinsten Pieps auf und fühlen sich nicht selten von den hohen Ansprüchen an sich selbst unter Druck gesetzt. Bei Zwillingen ist es noch viel schwieriger, sie nicht schreien zu lassen, weil man nur zwei Hände hat.
Erfahrene Mütter – und diese Erfahrung stellt sich schon sehr bald ein – merken genau, ob das Baby einen ernstzunehmenden Grund hat zu weinen. Es wird kaum eine Mutter geben, die ihre Kinder dann nicht tröstet.
Allerdings gibt es immer wieder auch Momente, in denen Eltern sich ganz und gar überfordert fühlen. Wenn Sie sich von zwei Schreihälsen tyrannisiert fühlen, machen Sie ruhig einmal alle Türen zu, stöpseln Sie Ihren iPod ins Ohr, holen Sie tief Luft, und versuchen Sie, sich abzureagieren, damit Sie Ihre Babys später besser trösten können. Es genügt eine Minute, um neue Kraft zu schöpfen und wieder geduldig auf ein schreiendes Kind einzugehen. In solchen Momenten lief ich eine Runde um unseren Häuserblock, der aus fünf Reihenhäusern bestand oder damals in München noch einfach mal die vier Stockwerke runter und wieder rauf.

Wenn Sie ein Kind eine Zeitlang »schreien lassen«, dann sollten Sie zu Ihrer Entscheidung stehen. Sie müssen es aus innerer Überzeugung tun oder gar nicht.
Was Sie wirklich niemals, niemals tun dürfen in so einer Situation: Schütteln Sie Ihr schreiendes Baby niemals! Das Schüttelbaby-Syndrom (auch »Shaken Baby Syndrome« genannt) wird durch kräftiges Schütteln des meist an Brustkorb, Schultern oder oberen Extremitäten gehaltenen Kindes verursacht. Dabei kommt es zu peitschenschlagähnlichen Bewegungen des Kopfes. Aufgrund der Massenträgheit bleibt das Gehirn des Babys hinter diesen Schüttel-Bewegungen zurück. Das hat schwerwiegende Verletzungen wie den Abriss von Gehirngefäßen und nachfolgende Blutergüsse im Schädel zur Folge. Diese Gehirnblutungen können schwere körperliche oder geistige Behinderungen hinterlassen oder im schlimmsten Fall sogar zum Tode führen. (Quelle: www.kiddys-babykarussel.de)
Vor kurzem ist gerade so ein Fall verhandelt worden. Ein Münchner Zwillingsvater hatte eines seiner Kinder geschüttelt. Die Familie war keineswegs asozial, sondern gut situiert ... und wahrscheinlich hoffnungslos überfordert. Meine Forderung seit Jahren: Unbedingt staatlich finanzierte Hilfe für Zwillingseltern, die eine solche Hilfe brauchen oder Hilfe über Patenschaften durch Zwillingseltern, deren Kinder bereits größer (pflegeleichter) sind. In unserer Zeitschrift ZWILLINGE haben wir zu solchen Patenschaften aufgerufen. Gerade mal 2 (!) Mütter meldeten sich, um anderen ehrenamtlich zu helfen. Das ist wirklich blamabel!
Bei Babys, die viel schreien, muss natürlich auch abgeklärt werden, ob dieses Schreien eine medizinische Ursache hat. Wenn Sie eines oder zwei Schreibabys haben, müssen Sie unbedingt eine dieser sogenannten Schreisprechstunden besuchen. Adressen im Anhang.

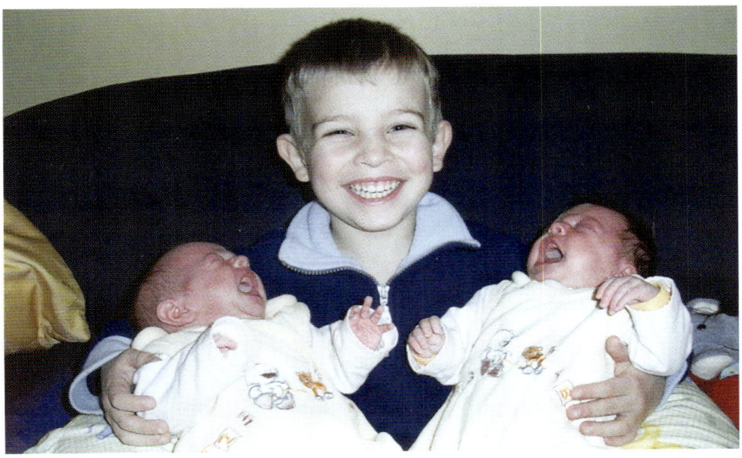

Da heißt es, Nerven bewahren, wenn zwei Babys auf einmal schreien.
Hier Liam mit Jill und Enya.

Foto: Meike Bargfrede

PERSÖNLICHE ERFAHRUNGEN: Schreien lassen nicht vermeidbar

»Von der Stunde an, als das wir Tabea und Amelie mit heim nehmen durften (geboren wurden sie am 18.10.2007 in der SSW 34 + 4 wegen HELLP-Syndroms) ging das Geschreie los. Als allerersten möchte ich jeder Mama sagen, die dies über längere Zeit durchmachen muss: Ja, Du darfst ausrasten, Du darfst mal ohne schlechtes Gewissen die Tür zumachen und mal laut in ein Kissen heulen, Du darfst genervt sein und - so sehr Du auch den Satz hassen wirst: Es wird vorbei gehen, irgendwann. Und: Nehmt Euch mal eine Tasse Kaffee Auszeit, macht die Tür zu, um Kraft zu sammeln, manchmal weinen die Babys und man kann gar nichts machen.« (Verena M.-R.)
»Ich erhielt einmal einen anonymen Anruf: ›Wenn Sie sich nicht sofort um Ihr Baby (!) kümmern, erstatten wir Anzeige wegen Kindesmisshandlung!‹ Ich hatte Maximilian und Constantin einzeln die Flasche gegeben, beide schrieen, während der

jeweils andere gefüttert wurde. Schade, dass dann doch kein Streifenwagen kam. Ich hätte die Zwillinge gern gerecht auf die zwei Polizeibeamten ›verteilt‹ ... und deren Verwunderung gesehen.« (Marion v. G.)

So schlafen Zwillinge - der Rhythmus tagsüber

Zwillingskinder können beide den gleichen Schlaf-Wach-Rhythmus entwickeln, oder aber zu unterschiedlichen Zeiten wach und damit hungrig werden. Beides hat Vor-, aber auch Nachteile. Werden beide Kinder gleichzeitig wach, dann kann es unter Umständen Probleme geben, weil beide gleichzeitig nach dem Fläschchen verlangen. Andererseits erledigen Sie Füttern, Wickeln und Babypflege quasi in einem Aufwasch, während Sie bei unterschiedlichen oder zeitversetzten Rhythmen immer irgendwie mit einem Baby beschäftigt, die Abstände zwischen dem Versorgen eines Kindes gering und deshalb wenig entspannend sind. Die beste Lösung sind Rhythmusverschiebungen von 15 bis 30 Minuten. Denn das gibt Ihnen einen Vorsprung, das zuerst wach gewordene Kind in Ruhe zu versorgen und anschließend können Sie sich um das zweite kümmern.

Lässt sich der Rhythmus beeinflussen?

Viele Zwillingseltern füttern und versorgen ihre Babys nach Bedarf und versuchen erst gar nicht, den Rhythmus zu beeinflussen. Früher war das anders, da stellte man Kinder exakt auf einen Vier-Stunden-Rhythmus ein, basta.

Für Zwillingseltern empfiehlt sich eine Zwischenlösung: Sie sollten weder versuchen, Ihren Kindern einen starren Rhythmus aufzuzwingen, denn meist spielt sich alles von allein ein. Sie sollten allerdings auch nicht immer erst abwarten, bis sich beide Kinder von selbst melden. Vor allem nachts ist es günstiger, erst den einen Zwilling, der von allein aufwacht, zu versorgen und den zweiten anschließend zu wecken, wenn er sich wecken lässt.

Versuchen Sie also mit sanftem Nachdruck, die Babys »gleichzuschalten«. Das erreichen Sie nicht nur, indem Sie stets das Kind, das sich zuerst muckst, sofort versorgen und das zweite anschließend wecken, sondern indem Sie auch einmal das erste Baby aufwecken, bevor »es Zeit ist«. Nach ein paar Tagen Durchhaltevermögen spielt sich das meist ein. In Zehn-Minuten-Schritten schaffen Sie auch die Umstellung von »Nor-

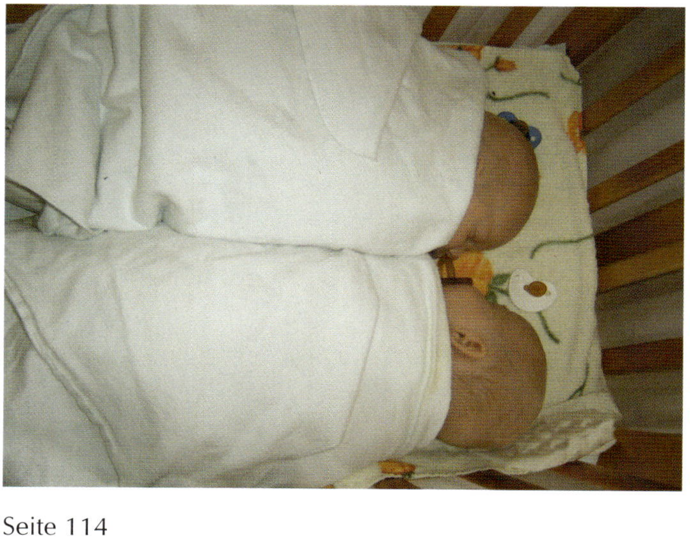

Manche Zwillinge brauchen die körperliche Nähe des anderen, um gut zu schlafen. Hier Erik und Finn Pfnuer.

Foto: Karin Pfnuer

malzeit« (Winterzeit) auf »Sommerzeit«. Manche Kinder passen sich auch problemlos der neuen Zeit an. Unsere etwa.

Dagegen waren Maximilian und Constantin ein hoffnungsloser Fall, wenn wir versuchten, ihnen unseren gewünschten Rhythmus aufzuzwingen. Wenn sie zu so unterschiedlichen Zeiten kamen, dass ich in manchen Nächten praktisch kein Auge mehr zutun konnte, habe ich immer wieder versucht, einen Zwilling durch Wecken »gleichzuschalten«. Doch dann waren diese zwangsgeweckten Babys meist viel zu müde und verschlafen, um richtig zu trinken. Der Erfolg: zumindest ein grantiges Baby und viel Mutlosigkeit bei mir.

Der Mittagsschlaf bringt die ersehnte Pause

Keine der von mir befragten Zwillingsmütter hatte nachgeholfen, und doch kam bei allen der Zeitpunkt, dass die Kinder einen zwei- oder dreistündigen Mittagsschlaf einlegten und das oft noch bis spät ins dritte oder vierte Lebensjahr hinein.

Zum Mittagsschlaf empfiehlt es sich, die Zwillinge zu trennen. Denn sind sie in einem gemeinsamen Zimmer untergebracht, machen vor allem die etwas älteren Kinder gerne Faxen, und vor lauter Gekicher kommt keines recht zum Schlafen. Bei älteren Zwillingen, die vielleicht keinen richtigen Mittagsschlaf mehr machen, hat sich bewährt, sie wenigstens für eine Stunde nach dem Essen zum »Ausruhen« – ruhige Spiele und Bücher-Anschauen sind erlaubt – in ihr(e) Zimmer zu schicken.

Die Zeit des Mittagsschlafs ist für die doppelt eingespannte Zwillingsmutter eine dringend notwendige Erholungsphase. Stürzen Sie sich nicht gleich auf den Haushalt, das meiste können Sie doch auch erledigen, wenn Ihre Zwillinge wach sind. Tun Sie etwas für sich, lesen Sie ein Buch, stricken Sie was Nettes oder entspannen Sie sich einfach bei ein bisschen Fernsehen ...

Der Rhythmus nachts

Das größte Problem der ersten Wochen ist das Schlafdefizit, das sich langsam bei allen Zwillingseltern einstellt. Zwillingsbabys müssen wie die meisten Säuglinge erst einmal lernen, dass nachts »Schlafenszeit« ist. Oft haben sie das bereits nach dem vierten Lebensmonat heraus, dann reicht das letzte Fläschchen um 22 Uhr bis 6 Uhr morgens.

Bei gestillten Zwillingen ist das eventuell etwas anders: gestillte Kinder können öfter als Flaschenbabys kommen (nicht alle!) und so bleiben Ihnen vielleicht auch die lästigen Nachtfütterungen noch lange nicht erspart. Doch wieviel problemloser ist es, ein

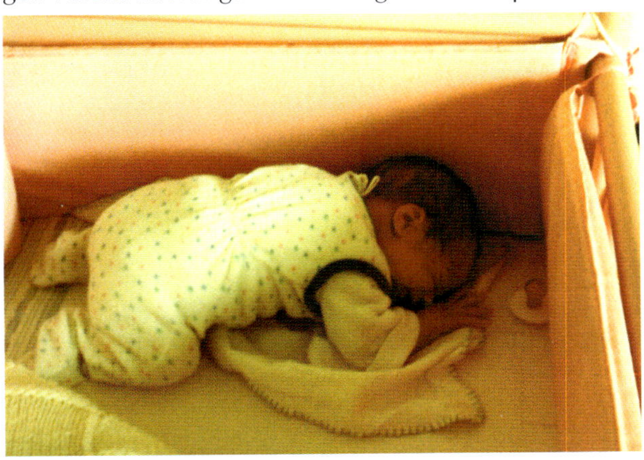

Der typische »Eckenkrabbler« - im Bauch mit dem Kopf unten gelegen, sucht er - obwohl noch so klein mit 43 Zentimetern - automatisch die sichere Ecke - Maximilian von Gratkowski an seinem ersten Tag zu Hause, fünf Wochen alt.

Foto: Marion von Gratkowski

Baby nachts an die Brust zu nehmen und ein paar Minuten später das zweite, als aufzustehen, Fläschchen zu machen und zu verfüttern? Besonders nachts ist es von Vorteil, wenn sich die Zwillinge im Abstand von wenigen Minuten melden und nicht alle zwei Stunden wieder ein Baby schreit.

Endlich durchschlafen!

Mit etwa 3 bis 6 Monaten fangen die meisten Babys an durchzuschlafen, das heißt, etwa sechs Stunden am Stück zu schlafen. Doch auch hier gibt es keine festen Regeln. Manche Eltern haben Pech und stehen jahrelang jede Nacht mehrmals auf. Wir sind so ein Fall.
Unsere Zwillinge schliefen von einer auf die andere Nacht durch, sie waren genau vier Monate alt. Constantin hat dieses Durchschlafen mehr oder weniger durchgehalten. Maximilian hielt es genau einen Monat durch. Dann schrie er pro Nacht drei- bis fünfmal ausdauernd, lautstark, nervenaufreibend. Da es direkt nach der Taufe losging, schrieben wir dies dem »Heiligen Geist« ;-) zu ...
Da beide Kinder ein gemeinsames Zimmer hatten, sprangen wir beim leisesten Pieps auf, um den Störenfried außer Hörweite zu rollen. Manchmal genügte ein Milchfläschchen, um Maximilian zu befriedigen. Komplizierter wurde es, als er wieder in den Schlaf geschaukelt werden wollte, da sein Bettchen mit Rädern ausgestattet war. So verbrachte ich manche Nacht auf dem Boden des Wohnzimmers, eine Hand am Gitterbett, immer bereit zum Hin- und Herrollen.
Diese nächtlichen Sitzungen nahm ich nicht mit Gleichmut hin. Im Gegenteil: Meine Wut auf das Kind, auf meine eigene Unfähigkeit, ihm das Schlafen beizubringen, steigerte sich von Nacht zu Nacht. Ich konnte mich nicht damit abfinden, dass es für mich keinen geregelten Schlaf mehr geben sollte. Schließlich – am Ende meiner, unserer Kraft – schlossen wir alle Türen, ließen Maximilian schreien, schliefen selbst trotzdem nicht und hatten ein ganz schlechtes Gewissen. Maximilian konnte bis zu zwei Stunden lang brüllen. War sein wütendes Geschrei endlich verstummt, sorgten wir uns, dass er inzwischen vielleicht erstickt sein könnte oder vor lauter Anstrengung seine Stimme verloren hatte. Wir schlichen dann auf Zehenspitzen an sein Bettchen – schwupps, da kam sein müdes Köpfchen wieder hoch und das Geschrei ging weiter. 18 Jahre später nahm er an einer Schlafstudie des Max-Planck-Institutes teil, und siehe da, es wurden ihm hervorragende Tiefschlafeigenschaften bestätigt. Besser spät, als nie ...!
Irgendwann zwischen 8 und 10 Monaten begann auch Max, ein paar Nächte durchzuschlafen. Ob es daran lag, dass ich ihn eine Zeitlang immer noch einmal geweckt hatte, wenn wir ins Bett gingen, um ihm dann noch einmal eine Flasche zu geben? Vielleicht lag es aber auch daran, dass ich mich mit den nächtlichen Unterbrechungen einfach besser abgefunden hatte und die schlaflosen Nächte entspannter sah? Auch unser drittes Kind wachte lange Zeit mehrmals nachts auf. Es liegt also nicht am Zwilling-Sein – nur bei Zwillingen ist das Problem doppelt lästig.
Was zum Lachen: Als Maxi und Conny zweieinhalb Jahre alt waren, verabschiedete sich ihr Vater, Lutz, wie gewohnt in seine Mittagsschicht (damals arbeitete er Schichtdienst in der EDV). »Tschüss, Jungs – bis heut' abend!« »Tschüss, Papa«, sagte einer und der andere ergänzte: »... und kein Ton mehr!« Dieses »... und kein Ton mehr!« sagten wir immer, wenn wir abends endgültig das Kinderzimmer verließen und unsere Jungs schlafen sollten.
Verzweifeln Sie nicht. In dem Buch »Jedes Kind kann schlafen lernen« wird ein richtiges Programm angeboten, mit dem man Kinder zum Ein- und Durchschlafen bringt. Vielen unserer LeserInnen hat es schon wunderbare Dienste geleistet, auch wenn es bei anderen (zu Unrecht) umstritten ist. Das Nachfolgebuch »Das neue Ein- und Durchschlafbuch« bietet sogar sechs verschiedene Programme – darunter auch weniger strikte, die Eltern helfen, ihre Kinder zum Schlafen zu bringen, (Bücher zum Weiterlesen im Anhang.)

Einschlafen

Die Probleme des Durchschlafens wichen bei uns sehr bald den Problemen des Einschlafens: Nachdem wir unsere beiden Kinder ein gutes Jahr lang durch dezentes Licht, gedämpfte Stimmen und eine gute Flasche warmer Milch quasi in den Schlaf hinein »betäubt« hatten, änderte sich ihre Einschlafgewohnheit (und damit unser Ritual) schlagartig: Schreien der Kinder bis zur Erschöpfung, Drohungen (»Wenn du nicht ..., dann ...«) oder Verlockungen (»Mami legt sich zu dir, bis du eingeschlafen bist« und »Du darfst auch im großen Bett schlafen«). Wir probierten alles, und doch gab es jeden Abend Theater. Ab einem Alter von drei Jahren gingen beide nach einer Geschichte, Schmusen und einem Schlaflied relativ problemlos ins Bett. Alle Probleme begleiteten uns nur phasenweise – jede schwierige Phase wurde von einer relativ entspannten abgelöst. Das soll Sie trösten!

PRAKTISCHE TIPPS: So schlafen Zwillinge gut ein

- **Lassen Sie ein Orientierungslicht brennen. Unsere Kinder schliefen seitdem durch oder kamen wenigstens allein zu uns ins Bett gekrochen.**

- **Sagen Sie, dass Sie in 5 Minuten noch mal gucken kommen. Dieses Versprechen müssen Sie dann aber auch halten. Wiederholen Sie diese Prozedur mehrmals, bis die Kinder eingeschlafen sind.**

- **Gehen Sie nicht zu abrupt aus dem Zimmer – Licht aus, Tür zu. Lassen Sie die Tür einen Spalt offen, hantieren Sie noch ein wenig vor dem Zimmer herum, verfallen Sie nicht in einen Flüsterton, so dass die Kinder Sie noch eine Weile hören können.**

- **Führen Sie ein Einschlafritual ein, das Sie jeden Abend exakt wiederholen, das zur Not aber auch jemand anderes durchführen kann.**

- **Erzählen Sie eine einfache Geschichte mit nicht zu aufregendem Inhalt. Wenn die Geschichte Ihren Kindern gefällt, wiederholen Sie sie jeden Abend. Oder erzählen Sie eine Geschichte mit Fortsetzungen, auf die die Kinder schon gespannt sind.**

- **Lesen Sie Pixi-Bücher vor. Wenn Sie einen ordentlichen Vorrat davon haben, darf jedes Kind sich pro Abend eines aussuchen. Zwei Fliegen mit einer Klappe: Sie begeistern Ihre Kinder für's Lesen und für Bücher und fördern die Sprachentwicklung.**

Unruhige Nächte

Es gibt zwei Möglichkeiten, gestörte Nächte zu »normalisieren«: Entweder Sie versuchen den Rhythmus Ihrer Babys massiv zu beeinflussen, was meistens nicht funktioniert oder Sie finden sich mit Ihrer momentanen Situation ab.

PRAKTISCHE TIPPS: Nicht aufregen - gelassen bleiben

- **Am besten finden Sie sich damit ab, dass Sie keinerlei Anspruch auf Nächte ohne Störung haben. Je gelassener Sie diese Tatsache sehen, desto leichter meistern Sie solche Phasen.**

- **Glauben Sie nicht, dass Ihre Kinder nicht durchschlafen, weil Sie als Eltern versagt haben. Alle Mütter haben mir bestätigt, dass es nicht viel nützt, die Babys aufs Durchschlafen trimmen zu wollen. Eines Nachts geht es wie von selbst.**

●Schauen Sie nicht immer gleich auf die Uhr, wenn sich nachts ein Baby meldet. Sie ärgern sich eher darüber, dass Sie wieder nur eine Stunde am Stück schlafen konnten, wenn Sie es an der genauen Uhrzeit ablesen. Dann fällt es Ihnen doppelt schwer, wieder zum Schlaf zurückzufinden.

●Richten Sie sich alle in der Nacht benötigten Dinge vorsorglich her: heißes (abgekochtes) Wasser in der Thermoskanne, Fläschchen mit abgemessenem Milchpulver und Tee.

●Trennen Sie die Zwillinge nachts, wenn einer schon durchschläft, der andere aber noch nicht.

●Einige Eltern schwören darauf, nicht gleich beim ersten Pieps zu springen. Sie stellen ihre Kinder außer Hörweite, wenn es die Wohnsituation erlaubt. Ob Ihnen diese Methode zusagt, müssen Sie selbst entscheiden. Wenn Sie schon Kinder haben, fällt Ihnen diese drastische Methode sicher leichter. Erfahrene Mütter wissen meist, ob das Geschrei berechtigt ist, ob dem Baby tatsächlich etwas fehlt oder ob es nach kurzem Meckern wieder einschläft.

●Wenn Sie sich am Ende Ihrer Kräfte fühlen, zögern Sie nicht, ein Kind auch mal eine Zeitlang quengeln zu lassen. Dies gilt natürlich nur, wenn Sie absolut sicher sind, dass dem Baby nichts außer etwas »Unterhaltung« fehlt – nachts um drei.

●Oft ist es günstiger, ein Baby eben doch beim kleinsten Pieps kurz zu beruhigen, denn hat es sich erst einmal »eingeschrieen«, kriegen Sie nicht so schnell wieder Ruhe, vor allem wenn auch das Geschwisterchen aufwacht.

●Viele Eltern glauben, dass der erste dicke Brei das beste Mittel ist, ein Kind zum Durchschlafen zu bewegen. Doch der schöne dicke Brei kann auch wie ein Stein im Magen liegen.

●Ein turbulenter Tag macht Babys zwar kaputt, doch für ruhigen Schlaf sorgt viel Aufregung leider nicht. Ein regelmäßiger Tagesablauf lässt kleine Kinder besser schlafen, als wenn sie zu viele neue Eindrücke verarbeiten müssen.

●Eine Besonderheit bei gestillten Kindern kann sein, dass sie noch sehr lange nachts mehrfach in den Schlaf gestillt werden möchten. Hören Sie einfach auf Ihr Bauchgefühl und lassen Sie sich nicht von anderen dreinreden. Wenn Sie selbst aber auch lieber endlich durchschlafen möchten, seien Sie konsequent und stillen ab.

PERSÖNLICHE ERFAHRUNG: Keine Nacht mehr für uns

»Weil wir auch einmal durchschlafen wollten, schliefen Jennifer und Jessica, jetzt zwei Jahre alt, von Samstag auf Sonntag bei meiner Mutter. Sie legte sie um 20.30 Uhr in getrennte Zimmer schlafen, und sie schliefen ohne einen Muckser durch bis 8.30 Uhr, bis meine Mutter sie weckte. Voller Optimismus freute ich mich auf die kommende Nacht. Doch alles war wieder beim alten – sie brüllen nachts so lange, bis ich ihnen den Schnuller wieder in den Mund stecke und dies circa zwei- bis sechsmal pro Nacht. In diesen Momenten werde ich so wütend und zweifle an mir selbst.« (Michaela W.)

Im Elternbett ist's am schönsten

Kleine Kinder träumen oft schlecht und fürchten sich in der Nacht, dann möchten sie gerne bei Mami und Papi unter die Decke kriechen. Das ist bei Zwillingen genauso wie bei Einzelkindern. Nur: Zwillinge machen diese Phase oft gleichzeitig durch, und dann wird's eng. Viele Eltern möchten nicht nur aus diesem Grund ihr Bett für sich haben und fürchten außerdem, dass sie die Kinder, einmal ins Ehebett gelassen, nie wieder herauskriegen. Doch diese Sorge ist wirklich unbegründet – viel zu schnell werden aus den »Kleinen« die »Großen«, die lieber im eigenen Bett schlafen möchten.

PRAKTISCHE TIPPS: Wie man sich bettet, so schläft man ...

- **Akzeptieren Sie so gut es geht, dass die Zwillinge auch nachts Ihre Nähe brauchen. Zwingen Sie sie nicht, im eigenen Bett zu schlafen.**

- **Machen Sie sich's zu viert bequem. Besorgen Sie sich notfalls ein anderes Bett, oder legen Sie eine dritte Matratze dazu.**

- **Schlafen Sie jeweils unter einer eigenen Decke. Das geht besser als mit einem unruhigen Zappelphilipp unter einer gemeinsamen Decke. Ziehen Sie dem unruhigen Schläfer einen Schlafsack an.**

- **Wenn Sie genug Platz haben, können Sie auch die Gitterbetten direkt neben Ihr großes Bett stellen.**

- **Es gibt im Handel auch sogenannte »Balkonbetten«, die zu einer Seite hin offen sind und direkt ans Elternbett gestellt (und befestigt) werden. Sehr praktisch auch für gestillte Babys, die nachts noch etwas brauchen.**

- **Gekicher und Gealber oder Kletterpartien über müde Eltern brauchen Sie nicht hinzunehmen. Wer nicht still liegt, kriegt Bettverbot.**

Kinder im Elternbett

Nie werden sie uns jemals wieder so nah sein, wie jetzt. Und das hat nicht nur negative Seiten, sondern ist ganz einfach schön! Wenn Sie sich diesen Gedanken vor Augen halten, kann es Sie doch nicht ernsthaft schrecken, dass Sie Ihr Ehebett mit den Kleinen teilen müssen ... oder?! Unsere Zwillinge kamen Nacht für Nacht in unser Bett (nur auf meine Seite, natürlich), bis ich mit ihrem sechs Jahre jüngeren Bruder aus der Klinik kam. Dieser schlief in unserer Mitte, bis er in die Schule kam. Er war so auf die Besucherritze fixiert, dass er auch bei Freunden, die ihn an einem Wochenende betreuten, sehr zu deren Belustigung in der Mitte schlafen wollte.

PRAKTISCHE TIPPS: Die sanfte Lösung - das Familienbett

- **Wenn Ihre Kinder im eigenen Bett einschlafen und mitten in der Nacht zu Ihnen ins Bett kriechen möchten, geben Sie ihnen die Möglichkeit, allein aus dem Kinderbett aussteigen zu können.**

- **Wenn Sie oder Ihr Mann absolut nicht mit einem Kind im Bett schlafen können, überlegen Sie, wer von Ihnen auswandert, wenn das nächtliche Schreikonzert losgeht. Vielleicht können Sie in weiser Voraussicht schon ein zweites Matratzenlager vorbereiten.**

- **Wenn Sie ganz und gar verzweifelt sind über diese schrecklichen Schlafgewohnheiten Ihrer Zwillinge, denken Sie immer daran: Es sind nur Phasen, die auch einmal vorübergehen.**

●Wenn Sie das Gefühl haben, nun sei es aber an der Zeit, dass die Kinder im eigenen Bett schlafen, helfen Sie ein wenig nach. Vielleicht genügt es ja, wenn Sie die Gitterstäbe an den Betten entfernen und dort, wo das nicht geht, wenigstens ein paar Stäbe herausnehmen, so dass das Kind ohne fremde Hilfe aussteigen kann. Dann argumentieren Sie mit dem »schon großen Kind«, das doch jetzt schon allein ins Bett steigen und auch wieder allein rausklettern kann. Und: »Große Kinder schlafen in ihrem eigenen Bett«.

Getrennte Zimmer für die Zwillinge?

Wenn Sie Platz genug haben, werden Sie sich vielleicht überlegen, ob es nicht sinnvoll ist, jedem Kind von Anfang an ein eigenes Zimmer einzurichten. Sie stellen sich vor, dass ein Kind das andere stets durch sein Weinen wecken könnte. Zwillinge haben Monate zusammen im Mutterleib verbracht, warum sie also nach der Geburt trennen? Viele Mütter haben sogar sehr gute Erfahrungen gemacht, ihre Zwillinge in den ersten Wochen oder Monaten zusammen in ein Bettchen zu legen. Die Babys schliefen auf diese Weise sogar ruhiger, weil sie die vertraute Nähe des anderen spürten. Hinzu kommt, dass die sehr kleinen Babys gar nicht unbedingt durch laute Geräusche wie das Schreien des anderen aufwachen. Dieses gegenseitige Wecken wird erst später zum Problem.

PERSÖNLICHE ERFAHRUNG: Zwillinge mit besonderer Nähe nachts

»Andreas und Michael schliefen schon als Kleinkinder zusammen. Auch jetzt, mit sechs Jahren, suchen sie sich und kuscheln gern. Ihre Betten stehen im Zimmer nebeneinander und trotzdem liegen beide in einem Bett.« (Ralf R.)

Getrennte Zimmer sind im Grunde sogar unpraktisch. Sie müssen stets hin- und herlaufen, um Ihre Babys zu versorgen. Getrennte Zimmer werden frühestens ab dem Schulalter interessant, oder sogar erst in der Pubertät. Für die Persönlichkeitsentwicklung ist ein eigener Bereich mit eigenen Verantwortlichkeiten schon sehr wichtig.

Die Körperpflege bei Zwillingen

Welche Windeln nehmen?

Viele Zwillingseltern entscheiden sich für fertige Höschenwindeln. Die Vorteile liegen auf der Hand: Die Babys sind mit ein paar Handgriffen gewickelt, und der Wäscheberg wird nicht größer, als er ohnehin schon ist. Die meisten Höschenwindeln haben eine gute Passform, schließen an den Bündchen eng ab und laufen deshalb seltener aus als irgendwelche selbstgebastelten Windelpakete. Die Kinder liegen darin wesentlich trockener, das heißt, man muss sie nicht so oft wickeln. Pro Tag reichen anfangs etwa sechs Windeln, später genügt es oft, die Kinder viermal pro Tag (24 Stunden) frisch zu machen.
Bei Stoffwindeln brauchen Sie nach meiner Erfahrung pro Tag und Kind zwei bis drei Windeln mehr. Wenn Sie nachts sogar zwei Windeln in das Höschen geben, kommen noch einmal zwei zusätzliche Windeln zum täglichen Wäscheberg. Alles in allem brauchen Sie also täglich bis zu acht Windeln mehr, das ist schon eine Viertelfüllung Waschmaschine. Der gewichtigste Vorteil von fertigen Höschenwindeln ist denn auch die Tatsache, dass sie nicht gewaschen werden müssen. Sie haben dadurch effektiv weniger Arbeit. Andererseits stellen fertige Höschenwindeln einen enormen Kostenfaktor im Budget einer Zwillingsfamilie dar. Auch wenn Sie konsequent Sonderangebote nutzen oder nur markenlose Windeln kaufen, geben Sie während des Windelalters Unsummen für trockene Babypopos aus.

Inzwischen hat man auch festgestellt, dass mit Höschenwindeln gewickelte Babys im Durchschnitt viel später »sauber« werden als die überwiegend mit Stoffwindeln gewikkelten Babys von früher. Zum Teil mag das daran liegen, dass man die Kinder heute nicht mehr so früh (sprich: zu früh) auf Sauberkeit drillt, zum Teil resultiert das verlängerte Windelalter sicher auch aus der Tatsache, dass Babys in fertigen Höschenwindeln trockener liegen (sitzen, stehen), die Nässe nicht so auffällt und daher nicht als unangenehm empfunden wird. Ein weiterer Nachteil, den die Höschenwindeln angeblich mit sich bringen: Babys mit empfindlicher Haut werden leichter wund, und ist der Popo einmal entzündet, heilt er in der relativ luftdicht abgeschlossenen Fertigwindel nur schlecht.
Ein letzter Vorteil der Fertigwindeln: Sie lassen sich viel schneller anlegen, was vor allem bei sehr zappligen Kindern von Vorteil ist. Und manche Kinder möchten sich schließlich gar nicht mehr im Liegen wickeln lassen – einen Windelwechsel im Stehen kriegen Sie mit Höschenwindeln viel besser hin als mit Stoff. So können Sie auch ruck, zuck mitten in der Stadt für Außenstehende kaum sichtbar Ihre Babys frisch machen. Neuerdings gibt es auch sogenannte Trainings-Windel-Höschen, eigentlich Windeln, aber wie Höschen geschnitten, die man den Kinder für die Übergangszeit anlegen kann. Eine gute Idee!

Windelservice

Inzwischen gibt es auch hierzulande Windelservice-Firmen nach amerikanischem Vorbild. Sie bringen frische (Stoff-)Windeln und holen gebrauchte ab. Der Service ist nicht viel teurer als der Kauf von Einmal-Höschenwindeln.
Auch eine alternative Methode soll hier nicht unerwähnt bleiben: die Kombination Mullwindeln mit gestricktem Windelhöschen aus Schafwolle. Vor allem bei Kindern mit empfindlicher Haut haben Eltern mit dieser Wickeltechnik gute Erfahrungen gemacht. Besonders gute Passform haben Windeln mit Bändchen zum Zubinden. Für uns bewährte sich bei unserem dritten Kind eine Kombination aus Stoffwindeln tagsüber und saugstarken Höschenwindeln nachts. (So musste das Kind nachts nicht gewickelt werden!)
Noch wirkungsvoller ist die Wickelmethode mit Stoffhöschenwindeln (zum Beispiel Kooshies, Popolino, Delfino u.a.). Die Windeln sind in Hosenform, da muss kein Band gebunden, nichts gewickelt und nichts geschnürt werden. Die Erstanschaffung ist sicher teuer, doch unterm Strich – also am Ende des Windelalters – ist diese Methode billiger als Wegwerfwindeln. Die Arbeit hält sich auch in Grenzen, sieht man einmal davon ab, dass die Höschenwindeln gewaschen werden müssen.

Wickeltechniken

Wer Zwillinge hat, wünscht sich in vielen Situationen vier oder besser sechs Hände. So ist das auch beim Wickeln. Wie kann man es sich leichter machen?

PRAKTISCHE TIPPS: So machen Sie sich das Wickeln leichter

- **Manche Mütter schwören auf einen überbreiten Wickeltisch. Wenn Sie Hilfe haben, kann die zweite Person das andere Kind trockenlegen, während Sie sich um ein Baby kümmern.**

- **Solange die Babys noch sehr klein sind und sich noch nicht allzu heftig bewegen oder gar herumrollen, können Sie sie, auch wenn Sie allein sind, nebeneinander legen und haben so beide »unter Kontrolle«. Sicherer ist es allerdings in solchen Fällen, das Wickeln auf eine Matratze am Boden zu verlegen.**

●Auch wenn eine zweite Person als Hilfe da ist, brauchen Sie keinen doppelt breiten Wickeltisch. Eine/r kann ein Baby auf einer Matratze oder Wickeltischauflage am Boden wickeln, die/der andere macht das Geschwisterchen auf dem Wickeltisch fertig.

●Wenn Ihre Kinder beim Windelwechsel gar nicht mehr liegenbleiben wollen, legen Sie ihnen schnell einmal eine Windel im Stehen um. Dazu das Kind ein wenig zwischen Ihren Knien einklemmen. Das geht natürlich nur, wenn nicht ein »großes Geschäft« in der Windel war.

●Auf den Wickeltisch sollten Sie unbedingt eine Plastikauflage legen. Vor allem am Anfang genügt es nicht, eine Wickelunterlage mit waschbarem Stoffbezug zu benutzen, denn kleine Babys »pieseln« oft und gern, wenn sie einen Moment »unten ohne« liegen.

●Mobiles überm Wickeltisch lenken ungeduldige Babys vom eigentlichen Geschehen ab.

●Mit einem Heizlüfter oder einer Wärmelampe können Sie den Wickelplatz im Nu angenehm warm machen.

Pflegepräparate

Zur Arbeitserleichterung sollten Sie beim Wickeln alle benötigten Pflegepräparate in Reichweite aufbewahren. Gleichzeitig ist es auch sicherer, alles griffbereit zu haben, denn Sie sollten die Babys nie allein auf dem Wickeltisch liegenlassen. Vielleicht denken Sie, das ist doch selbstverständlich, doch warten Sie's ab, mit Zwillingen gerät die umsichtigste Mutter manchmal aus der Fassung. Sie können die Präparate in einem Regal am Wickeltisch aufbewahren, ein Wandbehang mit entsprechenden Fächern (die nicht zu tief sein sollten) eignet sich ebenso. Wenn auf dem Wickeltisch selbst genug Platz ist, können sie auch dort Creme, Öl und Papiertücher unterbringen. Doch Vorsicht: Alles muss außer Reichweite der Babys bleiben.

Wickelzubehör

Wenn Sie Ihre Kinder in verschiedenen Zimmern wickeln, empfiehlt es sich, in diesen Räumen auch jeweils etwas Wickelzubehör aufzubewahren. Die wichtigsten Pflegepräparate können Sie aber auch auf einem Teewagen bereitstellen (oder einem Wagen mit mehreren Korbetagen), den Sie überallhin mitnehmen können.

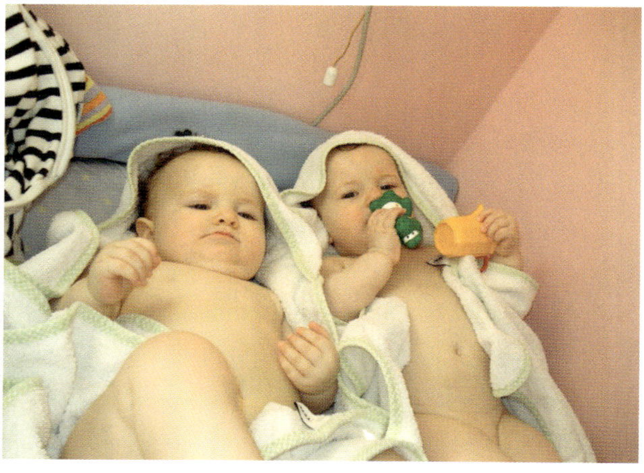

Gemeinsames Wickeln ist eher unpraktisch, weil man nicht zwei Kinder gleichzeitig festhalten und wickeln kann - hier Leni und Julia Fanke.

Foto: Corinna Fanke

Bei Wickelzubehör wie Öl und Papiertüchern können Sie Zeit oder Geld sparen, je nachdem, was Ihnen wichtiger erscheint. Sie können die praktischen Öltücher kaufen, die relativ teuer sind, oder mit Babyöl getränkte Papiertücher benutzen. Das ist etwas umständlicher, kostet aber nicht so viel und man kann sich in einer Plastikschachtel auch einen kleinen Vorrat anlegen. Statt (teurer) Papiertücher können Sie beim Popo-Saubermachen auch Toilettenpapier (billiger, etwas umständlicher und nur gutes Papier ist nicht zu kratzig für zarte Babypopos) benutzen.
Und noch etwas sollten Sie unbedingt in der Nähe des Wickeltisches aufbewahren: Klebeband oder Leukoplast. Denn die wiederverschließbaren Klebebänder an den fertigen Höschenwindeln sind eben auch nur begrenzt wiederverschließbar. Und eigentlich sind diese Windeln zu teuer, um sie trocken wegzuwerfen, nur weil Sie sie nicht mehr zukleben können.

PERSÖNLICHE ERFAHRUNG: Alles in Reichweite ja - aber in wessen???

»Ich habe während der Schwangerschaft gelesen, dass es sehr praktisch sein soll, einen Toilettenrollenhalter über dem Wickeltisch anzubringen. In der ersten Zeit war es auch sehr praktisch, die Toilettenrolle in Griffnähe zu haben. Kaum wurden die Kinder mobiler, begannen sie, die Rolle abzuwickeln. Also wurde die Rolle neben den Wickeltisch gestellt. Danach wurde die Halterung für Klimmzüge und andere Turnübungen benutzt. Das Wikkeln wurde anstrengender und ich habe die Halterung wieder abgeschraubt.« (Elin H.)

Sauber werden

Eigentlich ist die Erziehung zur Sauberkeit kein spezielles Zwillingsproblem, denn den Windeln entwachsen schließlich alle Kinder früher oder später. Und doch ist das Sauber-Werden gerade für Zwillinge ein besonderes Thema, wenn Sie zum Beispiel an die enormen Summen denken, die Sie für Windeln ausgeben.
Nutzen Sie den warmen Sommer aus. Lassen Sie Ihre Zwillinge viel »unten ohne« (auch in der Wohnung) herumlaufen. Dagmar D. band ihren Jungs Lätzchen um, also

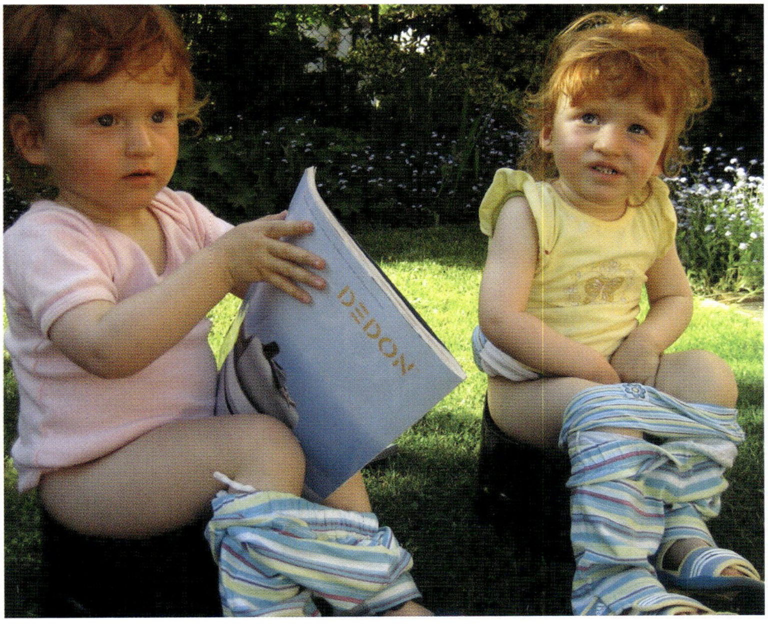

Ella und Selma Tschunt, unsere Titelmädchen, haben sich etwas Lektüre auf den Topf mitgenommen.

Foto: Antje Tschunt

eine Art Lendenschurz. So »pieselten« sie sich wenigstens nicht gegenseitig an. Ziehen Sie in der Phase des Sauberwerdens einfache Hosen mit Gummizug und ohne Latz an. Denn die Kinder müssen meist wirklich sofort, wenn sie Alarm geben. Kurze Frotteehöschen, lange Jogginghosen sind schnell heruntergerissen, wenn es losgeht. Neuerdings gibt es Trainingshöschen oder Trainingswindeln, die können (dank Gummizug) schnell runtergezogen werden und nehmen es nicht übel, wenn etwas daneben geht. Eine wirklich gute Idee.
Natürlich sollten Sie nicht schimpfen, wenn es mal daneben geht. Zwingen Sie Ihre Kinder nicht, und wenn es auf Anhieb nicht klappt, ziehen Sie doch noch einmal Windeln an und probieren es ein paar Tage oder Wochen später noch einmal. Lassen Sie Ihre Zwillinge zugucken, wie »große Leute« auf die Toilette gehen. Auch von älteren Geschwistern oder Spielkameraden lernen Kleine gern. Ich habe festgestellt, dass sich Zwillinge, wie so oft, auch in diesem Punkt gegenseitig anspornen. Allerdings sollten Sie das auch nicht ausnutzen und stets das (saubere) Kind als leuchtendes Beispiel hinstellen. Damit können Sie eher das Gegenteil des gewünschten Effektes erreichen. Eine Zwillingsmutter, die bei meiner Umfrage mitgemacht hatte, stellte fest, dass eines ihrer Mädchen früher auf Windeln verzichten konnte als das andere. Es sind ja auch zwei verschiedene (wenn auch vielleicht sehr ähnliche) Kinder, deren Entwicklung nicht zwangsläufig parallel verlaufen muss. Diese Mutter zog aus Bequemlichkeit weiterhin beiden Mädchen Windeln an. Als dann auch das zweite Kind bereit war, auf Windeln zu verzichten, hatte die Mutter ihre liebe Not mit der Tochter, die schon seit längerer Zeit auf den Topf gehen wollte. Sie hatte sich nun doch wieder an Windeln gewöhnt und war nur sehr schwer aufs Töpfchen zu kriegen. Wenn Sie also feststellen, dass eines Ihrer Kinder früher sauber ist als das andere, blockieren Sie diese Entwicklung nicht.

Das Baden

Viele Zwillingseltern setzen sich unnötigem Stress aus, weil sie glauben, ihre Babys müssten jeden Tag oder mindestens jeden zweiten gebadet werden. Doch so schmutzig machen sie sich meist nicht, und den Windelbereich kann man schnell einmal mit einem Waschlappen und einer milden Seife reinigen. Oft genügt auch ein schnelles »Sitzbad« im Waschbecken, wenn der Popo sehr verschmiert ist.

PRAKTISCHE TIPPS: Alle drei Tage baden reicht

- **Verzichten Sie auf das tägliche Bad. Alle drei Tage genügt vollends.**

- **Baden Sie beide nacheinander im gleichen Wasser, das ist nicht unhygienischer als beide zusammen in der großen Wanne.**

- **Baden Sie Ihre Zwillinge überhaupt nur, wenn Sie Hilfe haben.**

- **Wenn Ihnen niemand beim Baden helfen kann, nehmen Sie sich täglich nur ein Kind vor, abwechselnd mal den einen, mal den anderen Zwilling.**

- **Wenn Ihre Kinder schon in der großen Wanne baden können, legen Sie auf jeden Fall eine große Bademattte (mit Saugnäpfen) hinein, damit die Kleinen nicht so leicht ausrutschen.**

- **Polstern Sie die Wasserhähne mit Schaumgummi oder einem Handtuch ab.**

●Sie sollten immer dabei bleiben, denn beim Streit ums Wasserspielzeug schubst schnell einmal ein Kind das andere.

●Legen Sie vorher alles parat, was Sie zum Baden und danach brauchen. Kinder nie allein lassen! Kleinkinder ertrinken lautlos!

●Lassen Sie sicherheitshalber nur wenige Zentimeter Wasser ein.

●Stellen Sie in die große Wanne zwei (Gitter-)Plastikwäschekörbe. In jeden Korb setzen Sie ein Kind, so können sich die Kleinen am Rand des Korbes gut festhalten und kippen nicht so leicht um. Sie können dann bequem beide nacheinander waschen.

●Legen Sie ein schwach aufgeblasenes Plantschbecken in Ihre große Wanne. Dort lassen Sie das Badewasser ein. Damit haben Sie zwei Vorteile: die Kinder fallen weich, wenn sie umkippen, und Sie brauchen weniger Wasser, um die verkleinerte Wanne »voll« zu kriegen.

●Benutzen Sie Babybadesitze, die es zu kaufen gibt.

●Ganz neu: Es gibt jetzt auch ein kleines, transportables Badebecken (in der Transporttasche), das in jede Dusche passt.

Doppelte Buchführung

Auf einem Spaziergang erzählte mir einmal eine Dame, sie kenne eine Zwillingsmutter, die ihre Kinder öfter einmal so verwechselte, dass sie ein Baby zweimal hintereinander gefüttert und das andere hungrig bleiben musste. Diese Zwillingsmutter konnte sich nicht erklären, warum das vermeintlich satte Baby so schrie.
Das hätte mir nicht passieren können, da Maximilian und Constantin so verschieden sind, dass sie nicht einmal eine gewisse »Familienähnlichkeit« aufweisen. Trotzdem hatten wir in den ersten Monaten eine Art »doppelter Buchführung«: Wir legten eine Tabelle an, in der wir notierten, welches Gewicht unsere Kinder erreicht hatten und ob sie ein großes Geschäft in die Windel gemacht hatten oder nicht.
Wer genau Buch führen möchte, kann sich eine Pinnwand (Magnettafel) basteln, auf der Daten wie getrunkene Milchmenge (Gewichtszunahme), Trinkverhalten (müde, gierig, normal) oder Badetage eingetragen werden. Braucht ein Baby oder brauchen beide Medikamente, dann können Sie auch aufschreiben, wer schon Medizin bekommen hat und behalten so besser die Übersicht. Vor allem, wenn Sie und Ihr Mann sich nachts abwechseln, gibt eine solche Tabelle der »Nachtschicht« einen aktuellen Überblick.

Wenn Schlafen nicht mehr angesagt ist - Spielen oder Streit?

Als ich schwanger war, hörte ich immer wieder, wie praktisch es doch sei, gleich zwei Kinder auf einmal zu haben. Und die würden dann ja auch so schön zusammen spielen ... Bloß ab wann? Maximilian und Constantin waren etwa 5 Monate alt, als sie sich »entdeckten«. Und als sie anfingen zu krabbeln, ging der Streit los. Sie schlugen sich, rissen sich gegenseitig büschelweise die Haare aus, verbissen sich regelrecht ineinander. Oft nutzte es nicht einmal, dass wir nahezu alles Spielzeug doppelt besaßen. Erst mit etwa 18 Monaten fingen sie an, irgendwie zusammen zu spielen. Bis zum Alter von 3 Jahren überwog dabei - leider - der Streit.

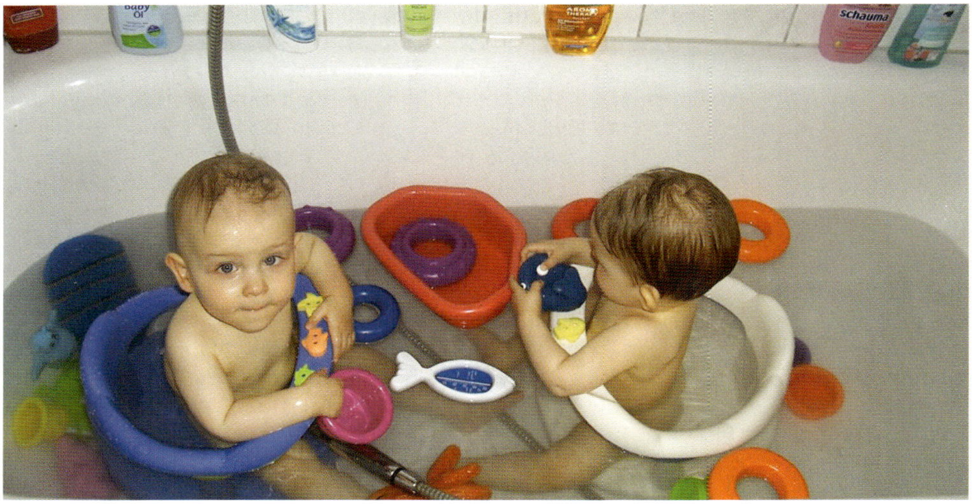

So macht Baden Spaß und sauber wird man auch noch dabei - Jannick und Marina Röber mit vielen Spielsachen und Sicherheitssitzen.

Vielleicht gehen Ihre Zwillinge zärtlicher miteinander um? Von anderen Müttern weiß ich, dass es das gibt. Doch habe ich auch immer wieder bestätigt gefunden, dass Streit unter gleichaltrigen Geschwistern an der Tagesordnung ist. Je nach Temperament der Beteiligten heftiger oder weniger heftig. Es fehlt ganz einfach an der natürlichen Hierarchie, die bei anderen Geschwistern durch Altersunterschiede vorgegeben ist. Auf jeden Fall aber brauchen Ihre Zwillinge ebenso wie Einzelkinder Anregungen beim Spielen. Wenn es noch keine älteren Geschwister gibt, dann müssen Sie sich Zeit zum Spielen nehmen.

Und wie beschäftigt man Zwillinge tagsüber?

Wenn schon ganz kleine Babys tagsüber nur noch wenig schlafen, muss man sich etwas einfallen lassen, um sie bei Laune zu halten. Ist das ein Problem? Ja, vor allem für Mütter, die nicht so gern den ganzen Tag mit ihren Kindern spielen. Und für Mütter, die nicht mit »braven« Zwillingen gesegnet sind, die schon im Alter von wenigen Monaten beginnen, sich Spielzeug zuzuschieben und miteinander zu erzählen und zu lachen.
Bei uns, wie auch bei manch anderen Zwillingseltern, war es ein Problem. Maximilian und Constantin waren etwa 4 Monate alt, als ihnen bloßes Daliegen und Gucken nicht mehr genügte. Sie konnten in diesem Alter noch kein Spielzeug selbst halten, und ich hatte nicht die geringste Lust, ständig mit einer Rassel herumzuklappern. Also spannte ich eine Schnur quer über die Betten hinweg durch das Kinderzimmer und hängte zwei Holzkugelmobiles daran auf. Bei ihren aufgeregten Armbewegungen stießen die Zwillinge immer wieder an die Holzkugeln, die sich daraufhin bewegten und klapperten. Das gefiel ihnen sehr, und sie beschäftigten sich oft eine halbe Stunde und länger mit diesen Mobiles, die ich zur Schlafenszeit einfach zur Seite schieben konnte. Besonders praktisch daran war auch, dass sich die Holzkugeln mit viel Geklapper in Bewegung setzten, wenn der Bruder daran zog.
Allerdings ließ ich die Kinder nicht aus den Augen, denn ich hatte immer die Befürchtung, die Holzmobiles könnten sich lösen und die Babys würden sich dann die Schnur um den Hals wickeln. Außerdem war ich mir nie sicher, ob die Kugeln fest genug saßen.

Ich kontrollierte stets, ob keines der Kinder eine Kugel verschluckt hatte. Vor allem, wenn es besonders still im Kinderzimmer war, sah ich lieber einmal nach. Gerade größere Zwillinge verhalten sich immer mucksmäuschenstill, wenn sie etwas anstellen.
Die meisten Zwillingsmütter legen ihre munter gewordenen Kinder einfach auf eine Decke auf den Boden und verteilen Spielzeug drumherum. Wenn das den Babys zu langweilig wird, kann man das Badewannengestell (fürs Zimmer) über den Zwillingen aufstellen und Spielzeug dranhängen oder ein Spieltrapez, das es zu kaufen gibt, nur leider nicht in Zwillingsgröße. Vielleicht kann der Opa eines basteln? Für kleinere Babys ist auch dieser Tipp ideal: Man binde leichte Watteballe, Federn oder Luftballons an eine Zimmerpflanze (zum Beispiel an einen »Benjamin«-Baum) und lege die Babys auf eine Decke unter diesen Baum. Ein leichter Luftzug genügt, um die bunten Anhängsel in Bewegung zu versetzen und die Zwillinge zum Staunen zu bringen. Manche Kinder sitzen lieber etwas aufrecht in der Babywippe. So bekommen sie mehr von ihrer Umwelt mit und werden auch nicht so schnell von älteren Geschwistern »überlaufen«.
Ältere Zwillinge (ab 18 Monaten) kann man prima eine Zeitlang beschäftigen, wenn man sie an einem Waschbecken – etwa in der Küche – spielen lässt. Man stelle sie auf rutschfeste Stühle, binde ihnen große Plastiklätzchen um und krempele die Ärmel hoch. Spülbürsten (zwei!) und jede Menge Plastikgeschirr (leere Joghurtbecher) halten die Zwillinge eine erstaunlich lange Zeit am Wasserhahn fest. Im Sommer ist es noch schöner mit einem Plantschbecken draußen.
Und Tobespiele aller Art machen sowieso Spaß. Wenn Sie ein paar Matratzen haben, können Sie eine ganze Polsterlandschaft zusammenstellen, die Ihre Zwillinge wiederum eine Weile beschäftigen wird. Neuerdings gibt es auch schöne Spielhäuser aus Pappe und zum Selbstbemalen zu kaufen. Sind sie erst einmal bunt angemalt, können Kinder eine ganze Weile damit spielen und es wird nie langweilig. Beliebter Zeitvertreib ist auch das Höhlenbauen aus Stühlen, Tischen und Decken. Es muss also wirklich nicht immer das Fernsehen sein ...

Mit quengligen Kindern nach draußen gehen

Wenn gar nichts mehr hilft und Ihre Kinder im Haus oder in der Wohnung unleidlich sind und nichts mehr mit sich anzufangen wissen, gibt es nur eins: raus, raus, raus. Wir stellten immer wieder fest, wie problemlos gemeinsame Aufenthalte im Freien sind. Vor allem, wenn man in Bewegung bliebt, etwa beim Spazierengehen, kommt es kaum zum Streit unter den Zwillingen.
An manchen Tagen kommt es Zwillingsmüttern vor, als kämen sie überhaupt nicht mehr mit ihren Kindern zurecht. Dieses ständige Geschrei, von morgens früh bis abends spät, hat schon so manche Mutter zur Verzweiflung gebracht, vor allem, wenn sie selbst, aus welchem Grund auch immer, etwas gereizt ist.

PERSÖNLICHE ERFAHRUNG: Immer nur Gebrüll?

»Ich hatte den Eindruck, es wurde bei uns den ganzen Tag nur gebrüllt und geheult. Ein schönes, friedliches Spielen mit den Kindern, selbst wenn ich dabeisaß, war nicht möglich. Oft genug brüllte ich die beiden auch an, weil meine Nerven wieder einmal blank lagen.« (Carola S.)

Als allerbestes Mittel hat sich bei uns in solchen Situationen immer ein Spaziergang, ein Spielplatzaufenthalt oder ein Ortswechsel überhaupt erwiesen. Auch den Kleinen schlägt etwa schlechtes Wetter aufs Gemüt, und so sind wir oft auch im Regen ein paar Stunden unterwegs gewesen, um die allgemeine Laune zu heben.
Wenn Sie selbst lieber gemütlich zu Hause stricken würden, nehmen Sie Ihr Strick-

zeug doch einfach mit, wenn Sie sich zu einem trüben Novemberspaziergang aufmachen. Ich stellte mich bei solchen Gelegenheiten an den Rand einer Wiese und strickte, allerdings keine allzu komplizierten Muster. Die Kinder vergnügten sich mitten auf dieser Wiese, jeder Stein, jeder Stock oder jedes Blatt kann ja im Alter von ein bis drei Jahren interessant sein. Ich habe auch schon Zeitungen oder Bücher auf solche Verzweiflungsspaziergänge mitgenommen. Ein wachsames Auge auf die Kleinen und eines im Buch, das geht prima, und alle haben etwas davon. Oder verabreden Sie sich mit einer anderen Mutter. Zu zweit ist es nicht so langweilig und zwei Erwachsene passen besser auf drei Kleinkinder auf, als eine Zwillingsmutter allein auf ihre beiden.

Wenn ein Spaziergang nicht in Frage kommt, etwa weil Sie befürchten, eins der Kinder oder beide brüten wieder einmal eine Krankheit aus (denn quenglige Kinder tun dies meistens), dann stellen Sie Ihre eigenen Pläne lieber einmal ein paar Stunden zurück. Versuchen Sie nicht mit Macht, Ihre Interessen durchzusetzen. Denn nichts ist frustrierender als schöne Pläne, die von quengeligen Kindern durchkreuzt werden.

Babys verstehen, bevor sie sprechen können

Eine ganz neue, super Idee kommt aus USA. Dort (und auch schon hierzulande) bringt man Babys, die noch nicht sprechen können bei, wie sie mit ihren Eltern kommunizieren können. Babyzeichensprache ist eine sehr wirksame Methode für die zweiseitige Kommunikation mit Ihrem (noch) nicht sprechenden Kind. Durch den Gebrauch einfacher – auf deutscher Gebärdensprache beruhender – Handzeichen eröffnet sich Ihnen und Ihren Babys eine Welt der Interaktion und des gegenseitigen Verstehens.

Die so genannten Babyzeichen werden parallel zur normalen Sprache benutzt. Sie symbolisieren Gegenstände, Tätigkeiten, Eigenschaften usw. aus dem Baby-Alltag. Indem Ihr Baby lernt, eine Verbindung zwischen der Bedeutung des Zeichens und dem Zeichen selbst herzustellen, ist es bald in der Lage, sich durch Babyzeichen auszudrükken. Diese Zwergensprache wurde speziell für hörende Babys entwickelt. Sie kann aber auch Kindern mit Lernschwierigkeiten oder verzögerter Sprachentwicklung helfen.

Durch diese Sprache können schon Babys ab 6 bis 9 Monaten sagen, dass sie Hunger oder Durst haben, sich weh getan haben oder nach Hause wollen. Für Schlafen, Tiere, Musik etc. gibt es einfache Handzeichen, die den Babys ermöglichen, über das zu »reden«, was sie gerade bewegt.

Der Erfolg: Die Kleinen fühlen sich verstanden und sind wesentlich zufriedener, die Eltern natürlich auch. Babyzeichensprache verringert zum einen den Frust für die Kleinen, da sie nun endlich eine Methode haben, um sich mitzuteilen. Außerdem vereinfacht sie den Alltag für Eltern und BetreuerInnen, da diese besser auf die Bedürfnisse der Zwillinge eingehen können. So überbrücken Sie eine lange Zeit (über ein Jahr), die sonst von Missverständnissen, Hilflosigkeit, Wutanfällen und viel Geschrei geprägt sein kann. Sie geben Ihrem Baby außerdem ganz nebenbei einen Riesenvorsprung in seiner Sprachentwicklung. Die aktuelle Forschung bestätigt dies immer wieder auf beeindruckende Weise.

Wie funktioniert Babyzeichensprache? Babys können die Muskeln ihrer Hände schon sehr früh kontrollieren und koordinieren - lange bevor sich die Muskeln entwickeln, die zum Sprechen benötigt werden. Durch das Einführen einfacher Handzeichen ermöglichen Sie Ihrem Baby, sich auszudrücken und seine Bedürfnisse mitzuteilen.

Welche Babyzeichen im Alltag nützlich sind, wie man diese gebraucht und am erfolgreichsten einführt, kann man in Babykursen, Workshops und auch mit einem Buch zum Thema erlernen. Info dazu im Anhang.

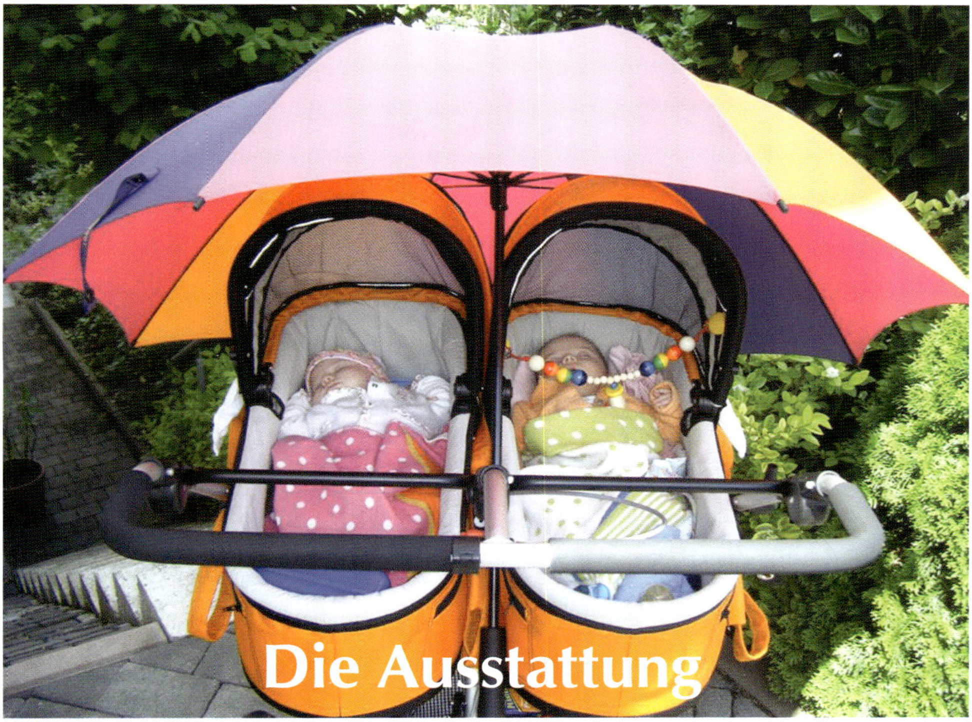

Die Ausstattung

In diesem Kapitel geht es um die wichtigsten Ausrüstungsgegenstände, mit denen sich Zwillings- und Drillingseltern das Leben leichter machen können.

Foto: Sadie und Lyla Joseph

Die Ausstattung

Bei Zwillingen lohnt es sich, jede Anschaffung doppelt gut zu überlegen. Als obersten Grundsatz sollten Sie dabei gelten lassen: Gut ist, was praktisch und robust ist, und notwendig ist alles, was Ihnen das Leben mit Zwillingen leichter macht. Wenn die Ausrüstungsgegenstände darüber hinaus auch noch preisgünstig sind, um so besser. Denn Sie brauchen das meiste in doppelter Ausführung. Doch Vorsicht vor allzu billigen Anschaffungen: Sie taugen oft nicht viel, gehen schnell zu Bruch oder bergen zahlreiche Verletzungsgefahren. Vor allem beim Kinderwagen sollten Sie nicht sparen. Als Händler von Kinderwagen haben wir nämlich die Erfahrung gemacht, dass es sich wirklich lohnt, hier etwas mehr zu investieren. Wenn Sie den Wagen nach Gebrauch noch gut verkaufen möchten, sehen Sie die erhöhte Ausgabe doch einfach als eine Art »Leihgebühr«.

Schlafgelegenheiten

Stubenwagen oder Wiegen sollten Sie aus finanziellen Erwägungen nicht anschaffen, denn sie werden schon bald zu eng. Sinn machen sie nur, wenn sie als Familienerbstücke geliehen werden können. Dann ist jede zusätzliche Schlafgelegenheit in der Wohnung nützlich (man kann die Kinder zum Schlafen leichter einmal trennen).
Hängewiegen (Lullababys) haben sich bei manchen Eltern als besonders praktisch für Zwillinge erwiesen. Das Original-Lullababy besteht aus einem Netz aus reißfestem Nylon, einer Spezialzugfeder mit einer integrierten Sicherheitskordel, die die Überdehnung der Feder verhindert. Mit einem Karabinerhaken wird diese Konstruktion in einen Deckenhaken eingeklinkt. Der Deckenhaken kann in Beton, Holzbalken- und Holzdecken angebracht werden. In dieses Netz wird einfach eine Tragetasche (Höhe mindestens 20 Zentimeter) gestellt. Das ist dann ein beruhigend schaukelndes Bettchen fürs Baby. Das Lullababy kann nur noch direkt beim Hersteller bezogen werden. Ein günstigeres Wiegesystem, das mit einem Babyautositz funktioniert, bietet Familie Berger aus der Schweiz an. Mehr Info dazu unter www.sleepingbaby.de

PERSÖNLICHE ERFAHRUNG: Schaukeln beruhigt Babys

»Die Erfindung dieser Wiegeform finde ich genial. So wird das Baby nicht nur hin- und hergeschaukelt wie in einer herkömmlichen Holzwiege, sondern es erhält auch leichte horizontale Bewegungen. Ich kann mir vorstellen, dass die Bewegungsempfindungen und -erfahrungen im Mutterleib sehr ähnlich sind. Aus diesem Grund halte ich die Lullababys in besonderem Maße für Frühchen für unverzichtbar.« (Elisabeth K.)

Gitterbettchen gibt es in den Standardgrößen 60 x 120 Zentimeter und 70 x 140 Zentimeter. Für Zwillinge lohnt es sich vielleicht, von vornherein die größeren Bettchen zu kaufen. Zwar wirken die ganz Kleinen sehr verloren auf der großen Fläche, doch diese Betten haben den Vorteil, dass sie bis ins Schulalter reichen. Anfangs können Sie Ihre Zwillinge beide quer und nebeneinander in so ein Bett legen, über das sich auch ein Himmel (quer) spannen lässt. Die Gitter der großen Betten lassen sich entfernen und so wird aus dem Babybett ein ganz normales Kinderbett. Möglicherweise reicht Ihnen in der ersten Zeit auch ein großes Bett. Doch etwa zwischen dem 3. und 6. Lebensmonat kommen Sie um ein zweites Bett nicht herum. Die Kinder fangen dann möglicherweise an, sich gegenseitig zu stören.
Auf jeden Fall sollte mindestens eines der Betten Räder haben, damit Sie ganz schnell einmal einen Störenfried außer Hörweite rollen können. Achten Sie drauf, dass dieses Bett auch von der Breite her durch Ihre Wohnungstüren passt. Rollen (aus jedem Baumarkt) können auch nachträglich befestigt werden. Diese Rollen sollten sich arretieren

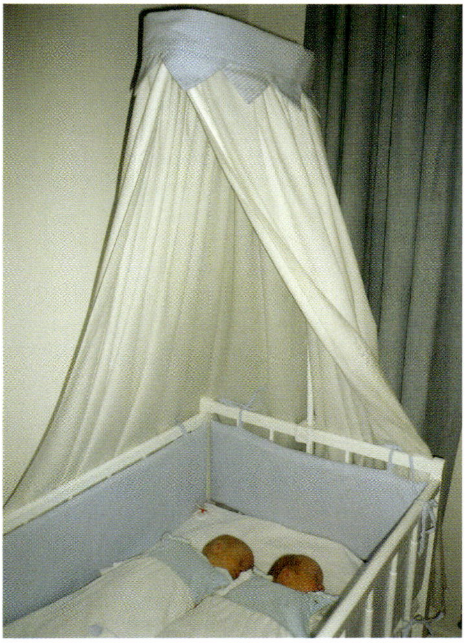

Manche Zwillinge brauchen die körperliche Nähe und schlafen deshalb schön ruhig in einem gemeinsamen Bett. Hier Leopold und Ferdinand Manhart.

Foto: Annette Manhart.

lassen, damit das Bett auch wirklich steht, wenn es an seinem Platz ist.
Zum Einschlafen ist das Hin- und Herrollen des Bettes ebenfalls eine gute Therapie. Oft genügen schon zehn Minuten, beim vorher beschriebenen Lullababy dauert es nur fünf, bis ein Baby in den Schlaf gewiegt ist, und man braucht dazu weniger Muskelkraft. Das Gitterbett auf Rädern bot uns noch einen weiteren Vorteil: War eines unserer Kinder krank, so wurde Maxis Bett zur rollenden Krankenstation, die auch einmal in der Küche stehen konnte. Für Übernachtungen außer Haus besorgten wir uns zusammenklappbare Stoff-Reisebetten. Mittlerweile gibt es auch Reisebetten, die sich in einer Tasche verstauen lassen und im zusammengeklappten Zustand relativ wenig Platz wegnehmen.

Schlafzubehör

Für den Anfang reicht es völlig, wenn Sie Ihre alten Laken auf die richtige Größe zurechtschneiden und die Ränder umnähen. Als Bettwäsche können Sie zunächst ganz normale Kopfkissenbezüge verwenden (80 x 80 Zentimeter). Zum Zudecken brauchen Babys nämlich nur ein schwach gefülltes Kissen, das Sie später als Kopfkissen verwenden können. Darunter kann man noch eine leichte Wolldecke legen.

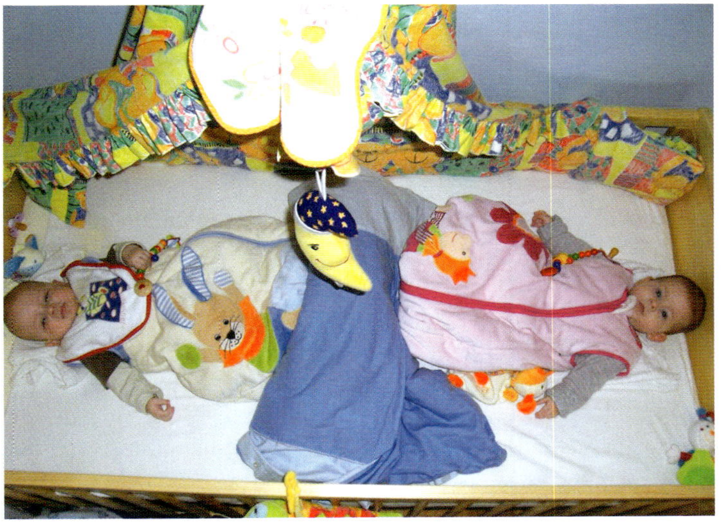

Jannik und Marina Röber schlafen in einem Bett, aber getrennt. Auch eine Lösung, so lange das Bettchen so groß ist.

Foto: Dana Röber

Ein eigenes Kopfkissen brauchen Ihre Zwillinge noch lange nicht. Als Unterlage für das Köpfchen reicht eine Stoffwindel, ein Moltontuch oder ein weiches Handtuch. Später, wenn sie eine größere Zudecke benötigen (etwa mit 1,5 bis 2 Jahren) sollten Sie eventuell eine Decke aus maschinenwaschbarem Material kaufen, die Sie in die Waschmaschine stecken können. In diesem Alter und auch noch später geht öfter einmal etwas daneben, und eine Daunendecke muss stets gereinigt werden. Schlafsäcke sind vor allem in den ersten zwei Jahren ein praktisches Zubehör für die Nacht, denn die Kinder liegen darin stets gut verpackt, selbst, wenn sie die Zudecke abstrampeln.

Alles zum Saugen

● **Flaschen:** Für Einzelkinder wird empfohlen, etwa fünf bis sechs Flaschen anzuschaffen. Mir haben für meine Zwillinge auch sechs Stück gereicht, allerdings musste ich die Flaschen mehrmals am Tag auskochen, was Extra-Arbeit bedeutete. Manche Zwillingsmütter schwören deshalb auf mindestens zehn Flaschen.

● **Thermosflaschen:** Es gibt auch Thermosflaschen, auf die sich gleich ein Sauger aufschrauben lässt. Doch mit dem Warmhalten von Milch ist es so eine Sache – die Milch wird schnell sauer. Andere Zwillingseltern haben aber im Gegensatz zu mir gute Erfahrungen mit Thermosflaschen gemacht. Wenn sie die Milch heiß einfüllten, blieb sie bis zu 4 Stunden lang warm. In Styroporflaschenbehältern wird sie schneller kalt.

● **Sauger:** Hier müssen Sie experimentieren, um herauszufinden, welche Sorte von Ihren Kindern bevorzugt wird. Unsere Zwillinge lehnten kiefergerecht geformte Sauger ab. Stets waren auch die Löcher in den anderen, akzeptierten Saugern ein Problem. Am besten ließen sich die Löcher mit einer glühenden Nadelspitze erweitern. Zwar wurden die Sauger dadurch recht unansehnlich, nämlich rußig-schwarz, doch das half noch allemal besser als die stumpfen (relativ teuren) Saugerlocher. Heute sind noch mehr Saugerarten auf dem Markt – neben den althergebrachten Latexsaugern, gibt es heute überwiegend Silikonsauger. Es hilft nur eines: Durchprobieren und erst dann mehrere Sauger einer Sorte anzuschaffen, wenn man weiß, was die Zwillinge mögen.

● **Schnuller:** Hier kommt es ebenfalls darauf an, ob Ihre Zwillinge die eine oder andere Form bevorzugen. Manche mögen allerdings auch gar keinen Schnuller. Constantin war anfangs zu klein, um einen »großen« Schnuller im Mund zu behalten. Also gab ich ihm einfach einen Flaschensauger, den ich mit etwas Küchenpapier (Vorsicht vor Verschlucken) gestopft hatte. So saugte er durch das Loch nicht zu viel Luft ein. Inzwischen gibt es aber auch besonders kleine Schnuller für Neu- und Frühgeborene. Gerade für Zwillingseltern sind sogenannte ***Namensschnuller*** eine gute Idee. So können die Schnuller nicht verwechselt werden und die Kinder auch nicht.
Decken Sie sich nicht schon lange vor der Geburt mit einer Batterie von Flaschen und Saugern ein. Zum Ausprobieren reicht ja erst einmal pro Baby eine Flasche und ein Sauger. Wenn Ihre Zwillinge nach einem langen Klinikaufenthalt endlich zu Hause Einzug halten, sind die Kinder bereits an die Saugerform gewöhnt, die sie von der Klinik her kennen. Außerdem sind in vielen Probepackungen Flaschen enthalten. Später sollten Sie stets ein paar Ersatzsauger haben. Denn immer, wenn es gerade überhaupt nicht passt und kein Ersatz beschafft werden kann, lösen sich die Sauger am schnellsten auf. Silikonsauger sind haltbarer, aber nicht sehr elastisch, und nicht alle Babys mögen sie.

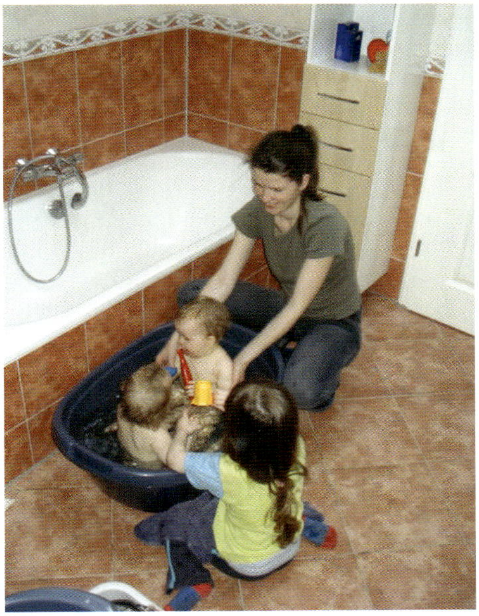

Die große Schwester Celina hilft, wenn Leni und Julia gebadet werden.

Foto: Corinna Fanke

Badezubehör

Badewanne: Je nachdem, wo Sie Ihre Babys baden möchten – im Bad oder im Kinderzimmer –, brauchen Sie ein Gestell, das auf Ihre Badewanne passt oder einen Ständer, auf dem Sie die Babywanne – oder eine ganz normale Wäschewanne – direkt ins Kinderzimmer stellen können. Der Vorteil beim Baden im Kinderzimmer: Das Bad ist meist sowieso zu eng, und die Babys können sich bei dem vielen Hin und Her zwischen den verschiedenen Zimmern (und das im nackten, feuchten Zustand) schnell einmal erkälten. Außerdem können Sie beim Baden im Kinderzimmer, wenn Sie keine Hilfe haben, das andere Baby gut im Auge behalten, während Sie sein Geschwisterchen baden. Der Nachteil: Sie müssen erst einige Eimer oder Kannen Wasser heranschleppen und später wieder abtransportieren. Auf das Gestell fürs Kinderzimmer können Sie auch verzichten, wenn Sie die Wanne auf einen entsprechend hohen Tisch stellen – denken Sie dabei vor allem an Ihren Rücken.

● **Badewannengestell:** Dieses sollten Sie fürs Bad wirklich gut befestigen. Notfalls kann man an den entsprechenden Stellen ein paar nasse Lappen unterlegen, damit es nicht wegrutscht. Trotz größter Vorsicht ist uns Maximilian einmal kopfüber in die große Badewanne gestürzt, weil unser Babywannengestell nicht rutschfest auf dem Wannenrand aufsaß. Zum Glück hat er sich dabei nicht ernstlich verletzt, aber fortan beim Baden Zeter und Mordio geschrieen.

Kleidung muss in erster Linie praktisch sein

Bei Zwillingen kommt es ganz besonders darauf an, dass die Kleidung praktisch ist. Sie muss also pflegeleicht sein und sie muss sich leicht anziehen lassen. Babys lieben keine großen Verrenkungen beim Anziehen.

● **Strampelhosen und -säcke:** Schlafanzüge braucht man im ersten Lebensjahr überhaupt nicht. Die Kleinen gehen einfach im normalen Strampler schlafen. Praktisch für die Nacht sind allerdings Strampelhosen, die am Po eine Klappe zum Öffnen haben, dann lassen sich die Windeln bequem wechseln. Ebenso praktisch sind Strampelsäcke, die unten einfach zugebunden werden. Müssen die Babys nachts gewickelt werden, dann machen Sie unten auf, schieben den Sack hoch, frische Windel an, Sack wieder zubinden – fertig. Etwa ab einem Alter von 6 Monaten ist auch durchgehende Unterwäsche von Vorteil. Sie muss allerdings über den Kopf gezogen werden. Die Kinder sind so am Bauch und Rücken immer schön verpackt. Ein kleiner Nachteil: Wenn mal eine Windel ausläuft, sind gleich Ober- und Unterteil nass. Sogenannte Puk-Säcke (Baumwoll-Säcke mit breitem Stretchbündchen) sind auch sehr praktisch. Man zieht sie einfach von unten her an, kein großes Verrenken der Babys ist nötig, und sie haben die Beinfreiheit darin, um zu strampeln.

● **Selbstgestricktes:** Wenn Sie selbst gerne etwas für die Babys stricken möchten, nehmen Sie nur extra für Babys empfohlenes Garn. Vieles, was ich in meinem Eifer produziert hatte, war viel zu grob oder aus zu fusseligem Material (Angora). Wenn Sie es gar nicht lassen können, stricken Sie erst einmal eine Jacke zum Ausgehen – die kann ruhig gröber (oder dicker) sein – und Socken für die kleinen Füßchen.

● **Overalls:** Wenn Sie für den ersten Winter mit Ihren Zwillingen Overalls kaufen, achten Sie darauf, dass der Reißverschluss lang genug ist und dass sich der Schneeanzug weit genug öffnen lässt. Besser sind Overalls mit Reißverschlüssen auf beiden Seiten (rechts und links) statt nur einem in der Mitte. Zweiteilige Schneeanzüge sind nichts für ungeduldige Kinder, da immer zwei Teile angezogen werden müssen. In einem Overall sind solche Kinder schneller verpackt.

● **Hosen:** Für die Phase des Sauberwerdens empfehlen sich auch im Sommer einfachere Hosen, etwa Jogginghosen oder Frotteeslips, die schnell einmal runtergezogen werden können, bzw. Trainingshöschen vom Windelhersteller.

Bei Kleidung bitte eher eine Nummer größer!

Kaufen Sie alles ruhig ein bis zwei Nummern größer, die Kinder wachsen ja schnell hinein. Dies gilt vor allem für Stücke, die Sie im Wäschetrockner trocknen möchten. Wenn Sie gerade zu Anfang viele Geschenke erwarten, dann sollten Sie sich mit den Schenkenden besprechen, welche Kleidergrößen Sie am dringendsten brauchen. Wünschen Sie sich ruhig schon ein paar größere Teile, die Sie aber immer wieder einmal anprobieren sollten, ob sie schon passen, damit Ihre Zwillinge nicht rausgewachsen sind, ohne die schönen Sachen überhaupt getragen zu haben.

● **Unterwäsche:** Kaufen Sie nichts, was Sie separat waschen müssen, weil es vielleicht färbt. Für Unterwäsche ist weiß am praktischsten. Auch aus allen anderen weißen Sachen lassen sich hartnäckige Flecke wie zum Beispiel Karotten oder Spinat gut entfernen (mit einem Bleichmittel, einem starken Haushaltsreiniger, Gallseife oder einfachem In-die-Sonne-Legen).

● **Schuhe:** Hier sollten Sie darauf achten, dass sie an der Spitze nicht zu schnell durchgescheuert werden können, das gilt vor allem für Stoffschuhe (Turnschuhe), deren Gummisohle möglichst weit nach oben gezogen sein sollte. Denken Sie an die »Bobbycar-Zeit«, die schon viele Kinderschuhe auf dem Gewissen hat ...
Praktisch sind Klettverschlüsse, vor allem wenn Sie mit Zwillingen schnell startklar sein möchten (siehe auch Seite 159 ff.). Der Nachteil: Sobald die Kinder herausgefunden haben, wie der Verschluss funktioniert, ziehen sie die Schuhe gerne aus. Sie sollten die Schuhe in zwei verschiedenen Farben kaufen oder mit einem wasserfesten Filzstift (innen oder an der Sohle) markieren, denn jedes Kind sollte seine eigenen Schuhe bekommen.
Der österreichische Kinderfüße-Forscher Dr. Wieland Kinz hat festgestellt, dass die meisten Kinder zu kleine Schuhe tragen und Schuhgrößen im Kinderbereich stark variieren können. Am besten besorgt man sich das von ihm konzipierte Schuhmessgerät »plus12«, das nur 9,90 Euro kostet und unter **www.kinderfuesse.com** bestellt werden kann.

Wickeltisch darf nicht zu niedrig sein

Manche Zwillingsmütter raten zu einem doppelt breiten Wickeltisch, doch wer die Babys überwiegend allein versorgt, kann diese Überbreite kaum nutzen. Einige Eltern basteln den Wickeltisch auch selbst, etwa aus einer alten Schreibtischplatte und dem Gestell eines kleinen Tischtennistisches. Solche Eigenkonstruktionen haben den Vorteil, dass sie ganz auf die persönlichen Bedürfnisse zugeschnitten werden können (höhenverstellbar, auf drei Seiten durch einen erhöhten Rand gesichert).
Vor allem für den Anfang ist eine Plastik-Wickelauflage auf dem Wickeltisch ratsam (später kann es auch eine Unterlage mit Stoffbezug sein). Diese kann man auch einfach direkt auf den Boden legen. Wenn Sie einmal mit Zwillingen unterwegs sind, nimmt sie nicht viel Platz im Reisegepäck weg, und Sie können Ihre Babys überall schnell einmal sauber machen.
Wenn Sie einen Wickeltisch oder eine Wickelkommode anschaffen, dann sollten Sie ein Möbelstück wählen, das Sie auch noch benutzen können, wenn es für seinen eigentlichen Zweck nicht mehr gebraucht wird. Also besorgen Sie sich eine Wickelkommode, die als Spielzeugkommode dienen kann, oder einen Wickeltisch, der später zum Schreibtisch wird. Denn viel zu kurz ist die Zeit, in der Sie einen richtigen Wickeltisch brauchen. Eine ganz normale Schaumstoffmatratze auf dem Boden tut es auch.
Besonders platzsparend sind Wickelgestelle für die Badewanne. Der Nachteil: Zum Wickeln müssen Sie aus dem Zimmer gehen und haben das andere Baby nicht im Auge. Außerdem können Sie Ihre Badewanne nicht mehr ungehindert benutzen. Wickeltürme, ebenfalls platzsparend, sind etwas klein und haben nicht zuletzt deshalb auch schon nach ein paar Monaten ausgedient. Zudem sind sie auch nicht sehr stabil.

Zwillingswagen aller Art

Seit dieses Buch erstmals geschrieben wurde und unsere eigenen Zwillinge aus dem Kinderwagen raus sind, hat sich eine Menge getan, was die Modelle anbelangt. Die Schwierigkeit, einen passenden Zwillingswagen zu beschaffen, ist jedoch gleich geblieben. Es gibt nach wie vor wenig Auswahl in den Einzelhandelsgeschäften, immer noch keine vernünftige Beratung, und so müssen manche Zwillingseltern einen ganzen Fuhrpark »durchmachen« und sind doch nie ganz zufrieden. Andererseits haben wir festgestellt, dass zuviel Auswahl die Eltern auch verwirrt. Am besten machen Sie sich eine Checkliste über Ihre persönlichen Gewohnheiten und Lebensumstände und darüber, was Ihnen bei dem Wagen wichtig ist.

- **Zwillingswagen herkömmlicher Art mit zwei Softtragetaschen.** Der Vorteil: Man kann die Babys in der Wohnung (im Haus) ausgehfertig anziehen und in der Tasche zum Wagen tragen. Dies gilt natürlich auch umgekehrt: Sie tragen die noch im Wagen schlafenden Zwillinge in der Tasche ins Haus und genießen die Zeit, solange sie noch ein bißchen schlafen ... Wenn die Zwillinge größer sind, sind diese Wagen Sportwagen, was eine Anschaffung spart. Ebenfalls sparen Sie die Anschaffung von Extra-Fußsäcken, denn aus den meisten gängigen Soft-Tragetaschen werden heute Fußsäcke (Henkel abmachen, Bodenverstärkung raus ... fertig ist ein fast normaler Fußsack!)

- **Schmale längliche Zwillingswagenmodelle.** Es gibt auch Zwillingswagen, die nur »einlingsbreit« sind. In ihre Sportwagenaufsätze werden ebenfalls Softtragetaschen gestellt, so dass auch diese Wagen von Anfang an benutzt werden können. Nach Entfernung der Henkel und der Bodenverstärkung, können diese als Fußsäcke benutzt werden. Der Vorteil: Diese Wagen kommen von der Breite her gut durch alle Engstellen des täglichen Lebens. Andererseits sind sie etwas schwieriger zu manövrieren, weil sie manchmal eben doch ziemlich lang sind (manche Modelle sind 1,20 Meter lang, andere bringen es auf stolze 1,50 Meter). Unsere Erfahrung: Nachdem die Aufsätze durchweg abmontiert werden müssen, bevor man diese Wagen zusammenklappen kann, sind sie relativ umständlich von der Handhabung.

- **Jogger und andere flotte Wagen.** Seit einigen Jahren erobern sogenannte Jogger den Markt und das auch bei Zwillingen. Die Wagen, ursprünglich wirklich als Sportgerät (damals mit drei riesigen Reifen) gedacht, haben sich immer mehr zu besonders alltagstauglichen Leichtmodellen (mit normalen Reifen) entwickelt, die man auch schon von Anfang an (mit entsprechendem Zubehör) benutzen kann. Diese Jogger wiegen zwischen 15 und 18 Kilogramm, was erheblich leichter ist als herkömmliche Sportwagen (mehr als 20 Kilogramm). Sie können meist mit festen Tragetaschen (zum Beispiel mit »Clickverschluss«) ausgerüstet werden.

Ein Hersteller (Mountainbuggy) bietet auch eine Zwillingswanne an, in die zwei Babys gleichzeitig passen, die zusätzlich für den »Trage-Notfall« mit Softtaschen bestückt werden kann. Ob Ihre Zwillinge gern miteinander kuscheln und deshalb in dieser Wanne zufriedener sind, stellt sich meist erst nach der Geburt heraus. Tendenziell mögen eineiige Zwillinge so eine gemeinsame Unterbringung lieber als zweieiige.

In alle Joggermodelle (Urban Jungle, Easywalker, Tfk Twinner Twist, phil&teds) kann man auch Softtragetaschen stellen, was das Handling deutlich vereinfacht, aber den kleinen Nachteil hat, das man beim Schieben keinen direkten Blickkontakt zu den Babys hat.

Seit einigen Jahren kann man auf ein Easywalkergestell zwei Maxi Cosi befestigen (ein neuer Universaladapter ist in Arbeit). Alle anderen Hersteller haben „nachgezogen".

Diese Jogger sind unserer Erfahrung nach sehr empfehlenswert, da sehr variabel und wirklich von Anfang bis Ende einsetzbar. Sie haben meist einen hohen Wiederverkaufswert, denn die wirklich guten Qualitätsprodukte sind auch in der Anschaffung teuer, aber jeden Cent wert! Wir haben hier nur die gängigsten Wagen genannt. Es gilt: Ein Jogger, der weniger als 500 Euro kostet, ist von eher zweifelhafter Qualität.

PRAKTISCHE TIPPS: Kennen Sie Ihre Bedürfnisse?

Bevor Sie sich ein Zwillingsgefährt zulegen, überlegen Sie sich genau, welchen Ansprüchen Ihr Wagen genügen muss. Es sind die persönlichen Umstände, die für das eine oder andere Modell sprechen und ein bisschen auch die persönlichen Vorlieben.

- **Machen Sie sich eine Checkliste und beantworten Sie folgende Fragen: Leben Sie auf dem Land oder in der Stadt? Gehen Sie nur ebene Wege oder auch mal über Stock und Stein? Fahren Sie auch oft mit dem Auto? In Urlaub? Möchten Sie einen Wagen für möglichst alle Gelegenheiten oder denken Sie drüber nach, mehrere Wagen zu kaufen?**

- **Wenn Sie sich über Ihre Bedürfnisse im Klaren sind und eine Vorauswahl getroffen haben, rufen Sie am besten Fachgeschäfte an und fragen danach, ob es eine Auswahl an Zwillingswagen gibt, die Sie sich anschauen können.**

- **Vor Ort fahren Sie mit dem Gefährt Ihrer Wahl ein paar Proberunden im Geschäft. Prüfen Sie dabei, wie der Wagen um die Ecke kommt (Kurvenverhalten), und testen Sie, wie Sie an einer (Treppen-)Schwelle zurechtkommen. Nicht alle Bürgersteige sind abgeflacht, und Sie werden auf Ihren Wegen durch die Stadt eine Menge Bordsteinkanten meistern müssen.**

- **Denken Sie an das Gewicht, wenn Sie den Wagen allein ins Auto heben müssen. Könnten Sie den Wagen allein über eine Kellertreppe tragen (besser: zerren, ziehen), oder brauchen Sie dafür stets die Hilfe eines kräftigen Menschen?**

- **Wichtig ist auch das Handling im täglichen Umgang mit dem Wagen. Probieren Sie das Zusammenklappen des Gestells am besten selbst aus. Ist es wirklich so leicht, wie es aussieht und wie die Verkäuferin versichert? (Natürlich lernt man mit einem Wagen erst wirklich umzugehen, wenn man ihn täglich in Gebrauch hat.)**

- **Wie leicht oder wie kompliziert ist es, die Tragetaschen zu befestigen?**

- **Achten Sie auf die Reifengröße. Sind Sie oft auf holprigem Boden unterwegs (Feldwege), dann sind größere Reifen von Vorteil. Auch im Winter, wenn Schnee liegt, kommen Sie damit besser voran, vorausgesetzt, die Wege sind so breit geräumt, dass ein Zwillingswagen überhaupt durchpasst. Bei Luftbereifung empfiehlt sich der Kauf eines Ersatzreifens, auf jeden Fall aber von ein, zwei Ersatzschläuchen.**

- **Fragen Sie nach sinnvollem Zubehör. Es gibt außer Regenverdecken auch Sonnenschutz, Mückenschutz, Reisetaschen für den Wagen und vieles mehr. Oft kann man auch das Zubehör eines Wagens für andere nutzen. Fragen Sie am besten in einem Zwillingsfachgeschäft!**

- **Ein gutes Fachgeschäft zeichnet sich dadurch aus, dass Sie Ihren Wagen bereits vor der Geburt bestellen und reservieren können. Auch die problemlose Rückgabe im Fall, dass was »schiefgeht«, sollte möglich sein. Natürlich ist es für normale Einzelhändler schwierig, einen Zwillingswagen schnell wieder an einen nächsten Kunden loszuwerden, doch ist das ein Service, der sich einfach gehört. Ein Geschäft, das diesen Service nicht bietet, ist schlicht indiskutabel.**

Drillingswagen. Auch im Kinderwagenbereich haben es Eltern von Drillingen noch viel schwerer als Zwillingseltern. Nachdem es den relativ leichten Urban Jungle Triple von Mountainbuggy aus Neuseeland nicht mehr gibt, bleibt nur noch der relativ schwere Drillingswagen von Christiane Wegner, ein deutsches Fabrikat. Auf diesem Wagengestell sind zwei Aufsätze vorn nebeneinander montiert, der dritte dahinter. Babyautositze können ebenfalls montiert werden.
Für Drillinge, die bereits sitzen können, gibt es zwei weitere Alternativen italienischer Hersteller. Eltern, die diese Wagen von Anfang an benutzen möchten, können sich mit einem Trick behelfen: Zusätzlich zum Wagen (= Gestell plus drei Aufsätze) kauft man sich ein Einzelgestell, auf dem der dritte Aufsatz befestigt (und von einer zweiten Person geschoben) wird. Auf das Drillingsgestell werden nur zwei Aufsätze (in Liegeposition) montiert, so dass alle drei Kinder zunächst liegend transportiert werden können. Sobald die Drillinge sitzen können, können Mutter oder Vater sie alle drei auf dem Drillingsgestell (also ohne zusätzliche Hilfsperson) allein ausfahren. Nachteil: Beide Modelle haben keine Luftbereifung.
Sind Sie Bastelfreak? Dann sind Ihrem Ideenreichtum gerade im Fall von Drillingen keine Grenzen gesetzt. Vor vielen Jahren sah ich einen Drillingsvater, einen Rechtsanwalt aus Augsburg, der seine Kinder in einem handelsüblichen Fahrradanhänger transportierte. In diesen Anhänger packte er nebeneinander, quer zur Fahrtrichtung drei Babyautositze, in denen die Kinder bequem lagen. Ich habe ihn seitdem nicht mehr gesehen, bin aber ziemlich sicher, dass er auch für das Alter nach dem Liegen eine praktikable Lösung gefunden hat.

Buggys: Für Zwillinge gibt es sie als Doppelsitzer. Die Doppelsitzer lassen sich mit ein paar einfachen Handgriffen zusammenklappen und sind dann gut im Auto unterzubringen, da sie auch in der Breite zusammenschrumpfen. Ein italienisches Zwillingsmodell (Peg Perego), das kein Scherengitter in der Rückenlehne hat, wird anders als ein sogenannter Regenschirmbuggy (zum Beispiel von Inglesina) zusammen gefaltet. Durch sein extrem geringes Gewicht (circa 9,8 Kilo) lässt sich dieses Gefährt sich sehr gut ins Auto packen und wird beim Zusammenlegen klein, weil man die Schiebestange um 20 Zentimeter versenken kann. Alle Buggys sind sehr beweglich dank ihrer feststellbaren Pirouettenräder. Sie haben getrennt voneinander verstellbaren Rückenlehnen, die sich besonders für jüngere Zwillinge eignen, die während des Spaziergangs noch viel schlafen. Außerdem haben sie meist Fünf-Punkt-Gurte, sind also vom Anschallen her genauso sicher wie ein robusterer Sportwagen. Wer einen Buggy zusätzlich anschaffen möchte, kann dies schon tun, wenn die Zwillinge 6 bis 8 Monate alt sind. Man muss ja nicht stundenlang damit spazierengehen bzw. kann in solchen Fällen auf den bisherigen Kinderwagen zurückgreifen. Wenn Sie außer einem Buggy keinen anderen Wagen mehr fahren, würde ich ihn erst empfehlen, wenn die Zwillinge mindestens 15 Monate alt sind. Außerdem sind solche Buggys reine Stadtfahrzeuge, die auch Kopfsteinpflaster gar nicht mögen!
Zwillingsverbinder für Einzelbuggy gibt es nur noch von Inglesina, einer italienischen Firma. Diese Lösung ist nur praktisch, wenn es ein Ausnahmefall bleibt, dass Sie die zwei Buggys zusammenschnallen. Haben Sie wenig Hilfe zum Schieben oder müssen Sie oft auch alleine los, dann ist das Gefummel mit den Verbindern nur lästig. Überdies ist so ein zusammengeschraubtes Gefährt einfach überbreit.

Gute Information zum Thema Kinderwagen auf einen Blick: Im Anhang dieses Buches habe ich zusätzlich einen aktuellen Überblick zum Thema „Zwillingswagen" eingefügt. LeserInnen der Zeitschrift ZWILLINGE stellen darin ihren Favoriten vor. Aus deren Empfehlungen können Sie auch für sich viele wichtige Informationen vor dem Kinderwagenkauf ableiten. Der Überblick erhebt keinen Anspruch auf Vollständigkeit.

Wie transportieren Sie zusätzlich kleine Geschwister?

Dieses Thema ist für sehr viele Zwillingseltern wichtig, deren vermeintliches »zweites« Kind doppelt in recht kurzem Abstand zum ersten Kind kommt. Da gibt es einmal das sogenannte »Kiddy-Board«, ein Holzbrett auf Rollen (ähnlich wie ein Skateboard), das man an den Zwillingswagen anhängen kann. Nur sehr wenige Wagen eignen sich dafür, denn bei den Modellen, in denen die Zwillinge in Fahrtrichtung schauen, ist der Abstand zwischen Hinterachse (an der das Board befestigt werden muss) und Schiebestange zu klein. Das Geschwisterkind hat keinen Platz zum Stehen.
Seit ein paar Jahren gibt es ein sogenanntes Mamaboard, das von der Form her eher länglich ist (eigentlich soll die Mutter mit entsprechend Anlauf auf das Board springen und so ein wenig surfen ...). Wir haben dieses Board vor allem mit Joggern verkauft, die durch ihre immer leicht nach hinten geneigten Sitzflächen für ältere Geschwister noch weniger Standmöglichkeiten auf einem Board bieten. All' diese Boards sind auf jeden Fall immer nur Notbehelfe! Sicherer Gebrauch ist sowieso nur gewährleistet, wenn Ihr älteres Kind »brav« darauf stehen bleibt und nicht herumhampelt.
Es gibt auch die Möglichkeit, eine Art Seitenwagen mit einem Sitz zu befestigen. Dies ist aber auch keine richtig gute Lösung, da das Verbindungsmaterial nicht immer passt und das so entstandene Gefährt sehr breit ist.
Interessant ist das neue KidSit-Board, das ohne Werkzeug an die gängisten Wagenmodelle montiert werden kann und das außer einem Board zum Draufstehen mit einem Sitz für müde Kinder ausgerüstet ist. Mehr dazu unter www.tragemaus.de.
Wenn der Abstand zwischen Erstgeborenem und Zwillingen weniger als 1,5 Jahre beträgt, können Sie folgende Variante ausprobieren: Ein Zwilling liegt in einer Softtragetasche im Zwillingswagen (Jogger), auf der Sitzfläche sitzt das 1,5jährige Kind. Den zweiten Zwilling tragen Sie im Tragetuch. Das geht auf jeden Fall eine ganze Zeitlang gut, nämlich bis Zwilling 2 zu schwer ist fürs Tragetuch und das ältere Kind verständiger ist und vielleicht schon eine ganze Strecke selbst laufen kann.

Praktische Tragetransportmittel für Zwillinge

● **Softtragetaschen.** Softtragetaschen sind heute außer Mode gekommen. Trotzdem sind sie sehr praktisch, weil man sie einfach auf eine flach gemachte Sitzfläche stellen kann. Schade, dass man die Babys dann beim Spaziergang nicht frontal sieht - aber ein Tag hat 24 Stunden ... es gibt andere Gelegenheiten, mit den Zwillingen zu schäkern. Uns erwiesen Tragetaschen den größten Dienst, wenn wir die Babys für ein Schläfchen einzeln ins Freie stellen wollten. Auch wenn Maxi und Conny nicht einschlafen wollten (in fremder Umgebung), halfen die Tragetaschen: Wir stellten uns breitbeinig über der Tragetasche auf, nahmen in jede Hand einen Henkel und ließen die Tasche mit Inhalt zwischen unseren Beinen pendeln. Oft genügten schon fünf Minuten »Tragetaschen-Schaukeln« und das Baby, das eben noch geschrieen hatte, schlief selig.

● **Tragesäcke.** Sie sind für Zwillinge ganz besonders empfehlenswert. Die hier gegebenen Empfehlungen basieren jedoch nur auf ganz praktischen Überlegungen. Orthopäden und Kinderärztinnen empfehlen diese Tragetransportmittel vielleicht nicht uneingeschränkt. Bei sogenannten »Babybags«, die man ähnlich wie ein Tragetuch nutzt, auch als Hängematte im Gitterbett und später als Hüftsitz einsetzen kann, entfällt das Binden. Die Vorteile aller Tragesysteme: Bis sich bei den Kindern ein akzeptabler Rhythmus eingespielt hat, gibt es unter Umständen kaum eine Stunde, in der beide gleichzeitig schlafen. Bei uns war das so. Wollte ich im Hof Wäsche aufhängen, band ich mir das jeweils wache (meist schreiende) Baby um, und wir erledigten das gemeinsam. So können Sie immer ein Baby nah bei sich haben (und Babys gefällt das), wäh-

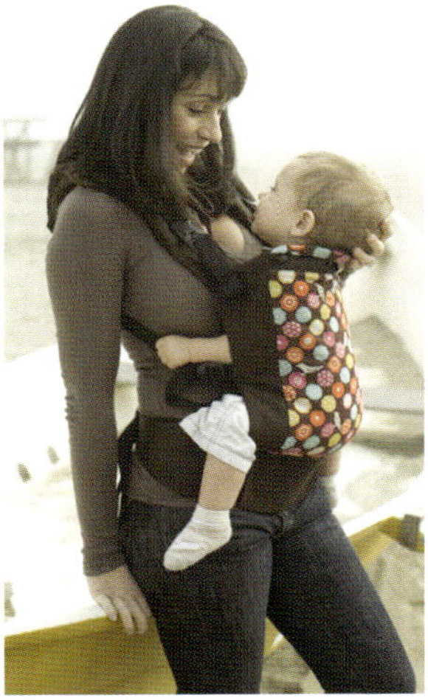

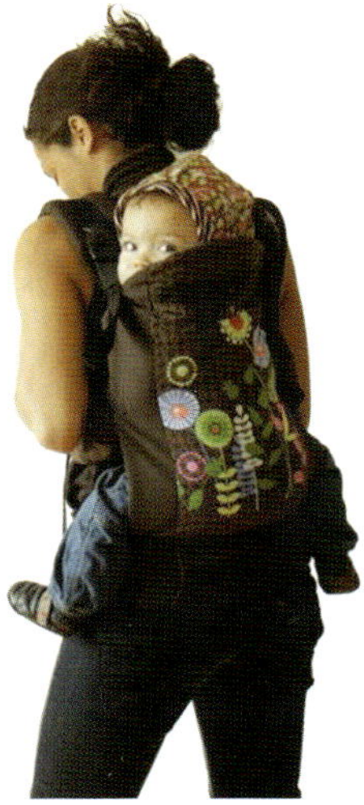

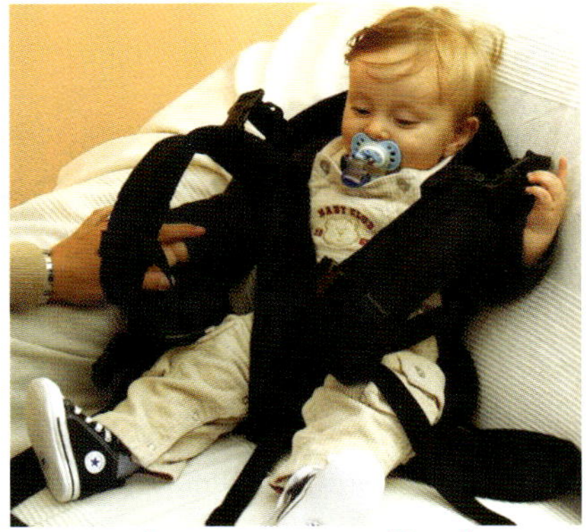

Beco Babycarrier Butterfly - für vorn und hinten geeignet. Baby 1 hat die Mama bereits auf dem Bauch, wenn sie Baby 2 aufnimmt.

Foto: Tragemaus

rend Sie Hausarbeit erledigen oder sogar das andere Baby versorgen. Auch wenn ein Baby Blähungen hat, können Sie es sich so auf den Bauch binden, und eventuell noch eine kleine Wärmflasche dazwischenklemmen.
Achten Sie darauf, dass die Tragesäcke nicht zu groß sind. Sind Ihre Zwillinge schon geboren, nehmen Sie sie am besten mit, um die richtige Größe auszusuchen. Probieren Sie aus, ob Sie so einen Tragesack problemlos allein anziehen können. Der Schließmechanismus am Rücken sollte zwar sicher, aber auch einfach zu bedienen sein. Prüfen Sie, ob Ihr Rücken so ein Gewicht auf dem Bauch überhaupt aushält. Nehmen Sie ein Modell, das den Rücken und den Kopf Ihres Babys gut abstützt. Viel Auswahl gibt's unter www.tragemaus.de (Adresse im Anhang).
Auch mit einem Einlings-WEEGO, der doppelt getragen oder mit einem anderen Tragebeutel und/oder Tragetuch kombiniert wird, kann man Zwillinge vorn und hinten gleichzeitig tragen. Mehr zum Doppeltragesack von WEEGO auf Seite 141.

PERSÖNLICHE ERFAHRUNGEN: Babys auf dem Bauch

»Wenn es regnete, gingen mein Mann und ich beide mit je einem gut verpackten Baby auf dem Bauch spazieren. So blieben die Zwillinge im Trockenen, wir kamen trotz des Dauerregens raus, und unsere miese Stimmung besserte sich. Auch im Winter waren wir viel mit den Babys auf dem Bauch unterwegs. So waren die Kleinen besser vor Kälte geschützt, und wir konnten selbst durch tiefsten Schnee stapfen. Auch beim Einkaufen in der Münchner Innenstadt halfen uns die praktischen Easy-Rider sehr. Von einer schwedischen Firma gibt es ein Modell, das das Baby so gut im Nacken- und Rückenbereich stützt, dass Sie Ihre Hände wirklich frei haben und das Baby nicht zusätzlich halten müssen. Ältere Babys transportieren Sie in diesem Modell mit dem Kopf voran – also in Laufrichtung. Den doppelten Zwillingstragesack gab es damals leider noch nicht. Den kann man auch schon für Frühgeborene benutzen, also auch schon für sehr kleine Zwillinge.« (Marion v. G.)

● **Babycarrier:** Der Beco Baby Carrier Butterfly II (Abbildungen - siehe oben) ist zwar immer nur für ein Kind, aber wenn Sie zwei davon haben, ebenfalls als Tragemöglichkeit bestens für Zwillinge einsetzbar. Ist die Zwillingsmutter allein, kann sie sich ein Kind zuerst auf den Bauch binden, das andere dann gefahrlos zum Beispiel vom

Wickeltisch aufnehmen und sich hinten in einem weiteren Beco Baby Carrier auf den Bauch packen. Und sind die Zwillingseltern zu zweit, kann jeder „seinen" Zwilling tragen. Neben der ausgezeichneten Verarbeitung ist der Beco vor allem wegen seiner einfachen Anwendung beliebt. In wenigen Schritten lässt sich der Beco Butterfly II auf die Größe des Tragenden und auf die des Babys einstellen und gewährleistet eine anatomisch-korrekte und vor allem bequeme Haltung - sowohl für die kleine Passagiere als auch für den Piloten! Eine Beco-Komforttrage kann allerdings auch mit einer einfacheren Tragehilfe (zum Beispiel MeiTei) oder auch einem Tragetuch kombiniert werden. Dann hat man nicht zwei gepolsterte Hüft- und Rückengurte zu tragen.

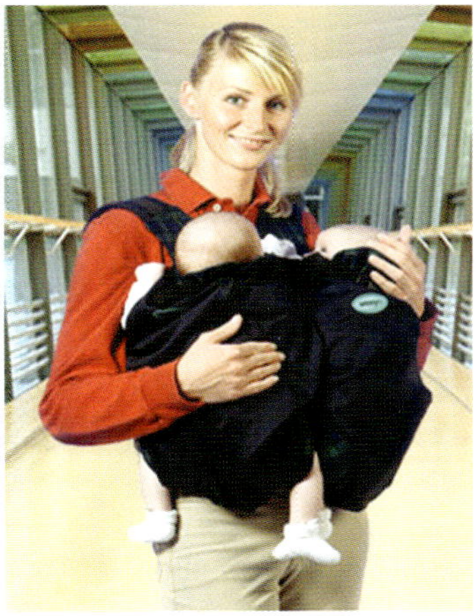

● **Doppeltragesäcke:** Seit einigen Jahren gibt es endlich! einen Doppeltragesack aus industrieller Fertigung. Dieses Modell ist schon für ganz kleine Zwillinge – auch für Frühchen - geeignet, ganz einfach zu bedienen und wirklich sehr empfehlenswert. Tragen kann man die Zwillinge so bestimmt ein halbes Jahr lang, danach entscheidet Ihr Rücken, wie viel er verträgt. Zwei Einzeltragesäcke von WEEGO eignen sich auch für den Doppeltransport (auf Bauch und Rücken). Bezugsadresse im Anhang.

Ein Doppeltragesack. Endlich! Foto: Weego Babytragesäcke

● **Tragetücher.** Tagetücher kann man wesentlich länger benutzen, da Kleinkinder auch noch im Hüftsitz getragen werden können. Sie sind ebenfalls sehr empfehlenswert. Was die wenigsten wissen: Die bekannte Marke »Didymos« (ist Altgriechisch und heißt Zwilling) ist entstanden, weil ihre »Erfinderin«, Erika Hoffmann, Zwillinge hatte, die sie gleichzeitig tragen wollte. Mit der richtigen Tragetechnik kann man Zwillinge sogar gleichzeitig in zwei Tragetüchern tragen.

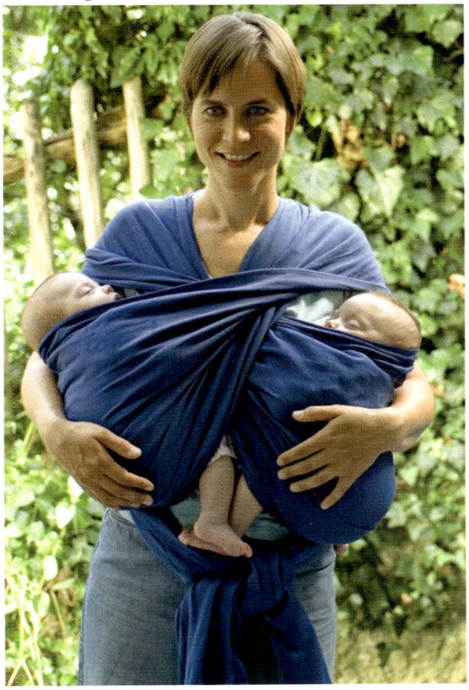

Die wichtigsten Tragearten mit dem Tragetuch

● **Die »Wiege«.** Diese Trageweise ist vor allem für Frühchen (wie unsere) in der ersten Zeit gut geeignet. Das Tuch (Größe 2 reicht aus) wird wie eine Schärpe diagonal über eine Schulter umgelegt, verknotet (ein einfacher Doppelknoten tut´s hier), der Knoten wird zwischen den Schulterblättern plaziert und das Kind ins Tuch gelegt. Auf welche Seite Sie den Kopf legen, ist Ihnen überlassen, es geht beides. Wichtig ist, dass das Baby mit dem Rücken parallel zum Boden (also auf dem Rücken) liegt, von der Höhe her am besten so, dass Sie es stillen könn(t)en. Auf der Seite, wo das Tuch über die Schulter läuft, wird die innen liegende Kante über die Schulter nach außen gezogen.

Foto: Didymos Erika Hoffmann GmbH

● **Die »Wickel-Kreuz-Trage«.** Sie kann von Anfang an verwendet werden und ist die erste und wichtigste Tragweise. Zunächst kommt das Tuch mittig vor den Bauch (die Enden laufen links und rechts nach hinten), dann kreuzen sie das Tuch hinter dem Rücken und führen es über die Schultern zurück nach vorne. Lassen Sie die Enden hängen und setzen sie das Baby ins Tuch vor Ihren Bauch (einfach von der Schulter hineingleiten lassen), halten Sie das Kind fest. Es sollte gut im Tuch »sitzen«, das heißt, der Kopf schaut oben heraus, bei kleinen Babys schauen mindestens die Füßchen unten heraus, bei größeren Babys liegt die untere Tuchkante immer in den Kniekehlen.
Nun nehmen Sie die beiden Enden, ziehen noch mal gut nach (immer die einzelnen Kanten des Tuches nachziehen! Sobald sie die Kanten gut festgezogen haben, brauchen Sie das Baby nicht mehr festzuhalten!) und kreuzen die Enden über bzw. unter dem Popo des Babys (so dass die Füße zwischen Tuchenden und ihrem Bauch sind) und führen sie dann unter den Füßen bzw. Beinen hindurch wieder nach hinten. Dort verknoten Sie das Tuch. Dann werden die gekreuzten Tuchbahnen aufgefächert, so ist das Baby durch die Kreuz- und zusätzlich durch die Querbahn gut abgestützt, auch der Kopf (keine Angst, es bekommt Luft), den man auch bedecken kann, wenn das Kind schlafen möchte (kleinere Babys schlafen meist nach kurzer Zeit selig ein ...).

● **Die »Kreuz-Trage«.** Sobald Ihr Kind den Kopf halten kann, ist diese Variante super, weil man das Kind auch mal eben schnell (zum Wickeln zum Beispiel) herausnehmen kann. Und man kann zwei Kreuztragen vorne nebeneinander binden (mit zwei Tüchern). Diesmal haben Sie das Tuch mittig am Rücken auf Bauchhöhe und führen die Enden von hinten nach vorne. Nun kreuzen Sie sie vorne vorm Bauch, führen Sie über die Schultern zurück, kreuzen sie dort erneut, führen sie wieder nach vorne und knoten die Enden fest. Wieder werden die Bahnen zum Schluss aufgefächert.

● **Zwei Kreuztragen.** Bei zwei Kreuztragen fange ich nicht mittig an, sondern lasse eine Seite des Tuches bewusst länger, so dass ich den Knoten nachher an der Seite machen kann, wo er nicht stört. Am besten setzt man ein Kind in die fertige Kreuztrage, bevor man die zweite wickelt, so dass man diese etwas höhenversetzt wickeln kann, dann kommen sich die Kinder nicht ins Gehege. Das Kind wird immer mit dem Bein, dass auf der Seite der unteren Kreuzbahn liegt, zuerst ins Kreuz gesetzt (anders geht es aber auch nicht).

● **Die »Rucksack-Trage«.** Das Tuch wird ausgebreitet auf einer Unterlage, die von der Höhe so sein sollte, dass sie ungefähr über Ihrem Allerwertesten liegt. Das kann zum Beispiel der Wickeltisch sein, ich bevorzuge das Bett/Sofa und gehe zum »Aufsetzen« in die Knie.
Das Kind wird auf das Tuch gelegt, so dass es den Kopf oberhalb der oberen Kante hat und die untere Kante unter den Kniekehlen liegt. Nun drehen (wringen) Sie das Tuch links und rechts neben dem Kind schon zwei- dreimal ein, drehen sich um und ziehen das Kind auf den Rücken (keine Angst, wenn Sie direkt an der Kante der Ablage/des Bettes sind, kann nichts passieren). Sie beugen sich nun vor, so dass das Kind mit dem Bauch unten auf ihrem Rücken liegt, ziehen wieder die Kanten nach, drehen die Enden weiter ein und führen sie über die Schultern und unter den Schultern wieder zurück (wie einen Rucksack eben). Auf dem Rücken kreuzen Sie die Enden genau wie bei der »Wickel-Kreuz-Trage« erst über dem Popo des Kindes, führen Sie dann unter den Füßen durch und wieder nach vorne, wo Sie sie verknoten. Auch hier hilft es, mit unterschiedlich langen Enden zu starten, wenn man das zweite Kind vorne vor dem Bauch hat, und die Enden dann an der Seite zu verknoten.

Quelle: Nina Berger in ZWILLINGE, Ausgabe September 2008, Jubiläumsheft 20 Jahre ZWILLINGE.

Der Rückentragesitz (Kraxe)

Ein Rückentragesitz (in Bayern: Kraxe) aus festem Jeansstoff, der wie ein Rucksack getragen wird, war für uns sehr nützlich. Die Vorteile: Mit der Rückentrage sind Sie sehr mobil. Auch als Zwillingsmutter kann man so einfacher allein einkaufen gehen - das zweite Kind wird im Einzelbuggy mitgenommen. So passen Sie durch enge Ladentüren, müssen die Kinder nicht draußen stehenlassen und können (fast) problemlos Bus und Bahn fahren. Den Kindern gefällt es meist im hohen Ausguck, und auf Vaters Rücken lässt sich die Kraxe eine ganze Zeitlang (bis die Kinder etwa 2 Jahre alt sind) benutzen. Auch beim Fahrradfahren kann man die Rückentrage verwenden. Ein letzter Vorteil: Sie fallen nicht so sehr als Zwillingsfamilie auf und können unbehelligter spazieren gehen. Heute gibt es natürlich weiter entwickelte Modelle, die aus Materialien wie Rucksackstoff sind, und auch eher fest am Körper des Trägers sitzen, und somit weniger Rückenprobleme bescheren.

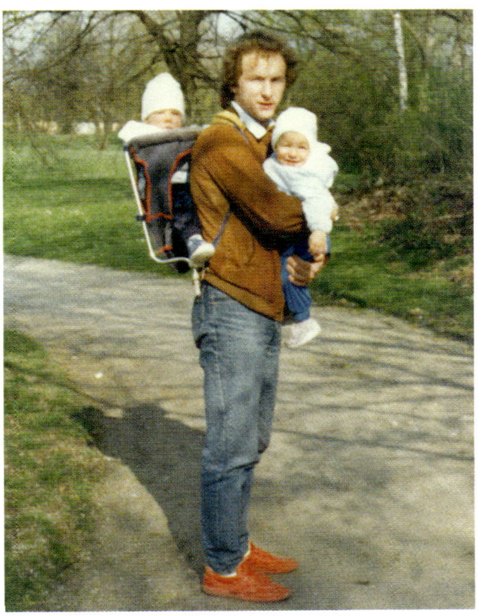

Schon zum Gewichtsausgleich sind Zwillinge - hier Maximilian hinten und Constantin vorn mit Papa Lutz - gut.

Foto: Marion von Gratkowski

Die Nachteile: Sind die Tragegurte nicht oder nur wenig gepolstert, schmerzen bald die Schultern. Dann kann man allerdings nachträglich Schaumgummipolster drunternähen. Die Rückentrage kann man erst verwenden, wenn die Kinder sitzen können. Zwillingsmütter können (vom Rücken her) ihre Kinder nur begrenzt im Rückentragegestell transportieren. Deshalb lohnt sich eigentlich auch nur die Anschaffung einer Kraxe: Dann können sich Vater und Mutter abwechseln. Das zweite Kind kann ja im wendigeren Einzelbuggy mitgenommen werden.
Achten Sie darauf, dass die Tragegurte einer Rückentrage gut gepolstert sind. Der Innensitz (ein kleines Stoffviereck) sollte in der Höhe verstellbar sein, damit die Kraxe »mitwachsen« kann. Mit Sicherheitsgurt sind die Kinder auch beim leicht vorn übergebeugten Radfahren besser gesichert.
Besonders wichtig ist auch, dass Sie die Kraxe gut allein an- und ausziehen können. Am besten geht das bei Modellen, die über einen ausklappbaren Ständer verfügen, so dass man sie abstellen kann. Zum leichteren Schultern des Zwillings in der Rückentrage stellen Sie die Kraxe dann am besten kurz auf einen Tisch, also fast in Rückenhöhe. Aber Vorsicht: Nie allein stehen lassen. Einfachere Modelle ohne Rückenständer lassen sich unterwegs prima zwischen die Latten einer Parkbank klemmen.

Praktische Kindersitze & -schaukeln

● **Gehfrei:** Viele Eltern schwören darauf, viele Fachleute verteufeln sie eher, da sie die Kinder zum völlig unnatürlichen »Tanz auf Zehenspitzen« verleiten. Diese Babysitze auf vier Rädern machen die Kleinen zudem viel früher mobil, als sie es zu diesem Zeitpunkt normalerweise wären, und das ist auch nicht ganz ungefährlich. Vorsicht an Treppenabsätzen, aber auch an Teppichkanten und kleinen Schwellen. Einen Vorteil haben sie aber doch: Im Gehfrei sind die Kinder eine ganze Zeitlang gut beschäftigt.

● **Babywippen** wurden für uns schon bald zum allerwichtigsten Zwillingsutensil. Vorteile: Die Babys können von der Wippe aus viel mehr am Leben der Großen teilhaben. Man kann sie überallhin problemlos mitnehmen - in die Küche, in den Garten, mal schnell ins Bad, wenn Mami duschen möchte. Viele Eltern können ihre Babys in diesen Wippen füttern und ihnen gleichzeitig das Fläschchen geben. Heute benutzen die meisten jedoch eher Baby-Autositze mit Wippfunktion statt herkömmlicher Babywippen. Sind noch ältere Geschwister da, dann ist der Boden ein viel zu unsicheres Pflaster für kleine Babys. In Wippen gesetzt, werden sie nicht so häufig überrannt. Damit Ihre Zwillinge auch beim Essen mit am Tisch sitzen können, binden Sie die Wippen auf Stühlen (aber bitte richtig!) fest. Das ist natürlich nur ein Tipp für die Zeit, wenn Ihre Kinder noch nicht sitzen können. Schaffen Sie sich lieber einen

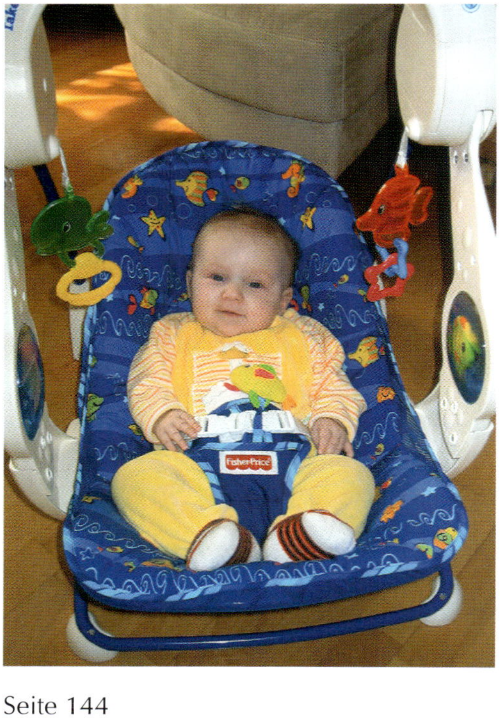

Schaukelt ganz von selbst. Johanna ist glücklich. Foto: Silke König

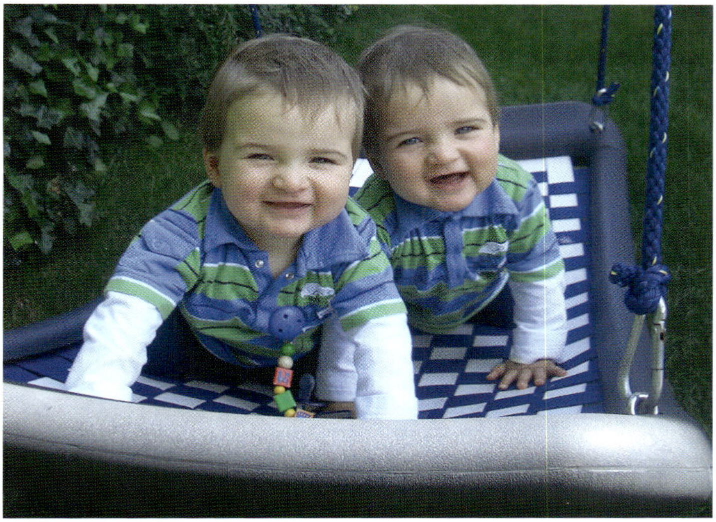

Philipp und Luis Lamprecht benutzten die Mehrkinder-schaukel schon als Säuglinge. Gerade Frühchen lieben den sanften Schaukeleffekt.

Foto: Julia Lamprecht

Hochstuhl an, der Mitwachsen kann - zum Beispiel Prima Pappa von Peg Perego. Nachteil: Babys sollten nicht zu früh und nicht zu lange in diesen Wippen oder Autositzen sitzen. Wenn Sie sie immer mal wieder ein paar Minuten täglich – selten länger als 30 oder 45 Minuten – in die Wippe setzen, kann das eigentlich nicht schaden. Dennoch: Fragen Sie Ihren Kinderarzt, wenn Sie unsicher sind. Und niemals (!) sollten Sie die Wippen unbeaufsichtigt auf einen Tisch stellen. Ich finde, da gehören sie sowieso nicht hin.

- **Holzgitterschaukel.** Alles, was Zwillinge für ein paar Minuten oder länger beschäftigt und worin sie sicher verwahrt sind, ist nützlich. Gute Erfahrungen machte ich mit einer Holzgitterschaukel, die wir an einer Reckstange zwischen einem Türrahmen befestigten. Dort schaukelten wir schwierige Einschläfer in den Schlaf, dort saßen die Kinder abwechselnd, um mir beim Kochen zuzusehen, und die Schaukel war auch gut geeignet, um ein Kind still zu halten, wenn es ums Schuhe-Anziehen ging. Vorsicht: Unsere Reckstange, die wir zwischen den Metalltürrahmen nicht geschraubt, sondern nur geklemmt hatten, sackte eines Tages plötzlich ab. Zum Glück passierte nichts, da ich zufällig gerade an den Stricken hantiert hatte (das war aber nicht der Grund!) und so Maximilians »Talfahrt« abfangen konnte.

- **Mehrkinderschaukel.** Alle Kinder schaukeln gern. Besonders vielseitig und lange einsetzbar ist die Mehrkinderschaukel (Bezugsadresse im Anhang). Sie kann sogar mit Sicherheitsgurten ausgerüstet werden und kann drinnen wie draußen benutzt werden.

- **Babyhopser.** Damit machten andere Zwillingsmütter gute Erfahrungen. Wenn Sie sie einander gegenüber montieren, können Ihre Zwillinge aufeinander zuhopsen oder schaukeln. Sabine N.s Zwillinge hatten so eine Menge Spaß, und ihre Mutter findet, dass sich die Investition gelohnt hat, obwohl Sven und Klaus nur etwa ein halbes Jahr in diesen Babyhopsern spielten. Orthopäden und Kinderärztinnen sind da vielleicht anderer Meinung. Also fragen Sie besser nach!

- **Wingbo-Schaukel.** In dieser Schaukel liegen die Babys auf dem Bauch und können sich selbst anschubsen. Der Hersteller empfiehlt die Schaukel, weil sie den Gleichgewichtssinn anregt und die motorische (und damit auch die geistige) Entwicklung anregt.

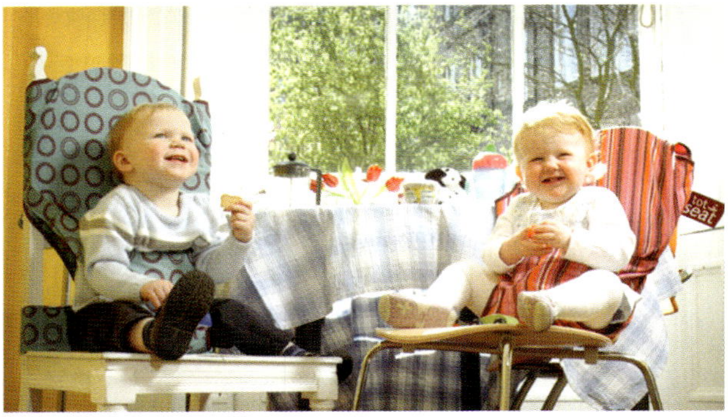

Praktisch zum Mitnehmen - passt auf jeden Stuhl, Kinder sitzen sicher: Der Mobiseat, den Eltern in Schottland entwickelt haben.

Foto: totseat

● **Hochstühle** gibt es in verschiedensten Varianten: Exemplare aus Holz, die man später einmal in Tischchen und Stühlchen verwandeln kann, die allerdings sehr viel Platz wegnehmen und zunächst mit einem Polster verkleinert werden müssen. Andere Modelle – zum Beispiel auch aus Holz – lassen sich wenigstens bei Nichtgebrauch zusammengeklappt in eine Ecke stellen (französischer Hersteller Combelle). Für unterwegs gibt es noch andere zusammenklappbare Sitze, die man auf normalen Stühlen festbindet oder direkt an den Tisch klemmen kann. Kaufen sie sich einen extrem langlebigen Hochstuhl von TripTrap (leistet auch Schulkindern noch als Stuhl gute Dienste). Sehr empfehlenswert sind auch Hochstühle, deren gepolsterte Sitze in fast liegende Position verstellt werden können. In diesen Hochstühlen (vor allem von italienischen und französischen Herstellern) können schon ganz kleine Babys ihre ersten Versuche mit dem Löffel machen. Diese Hochstühle wachsen mit und haben noch lange nicht ausgedient, wenn die Kinder schon anfangen, auch mal allein zu essen. Sie sind zwar teuer, aber eine enorme Erleichterung! Und schließlich lassen Sie sich noch bestens gebraucht verkaufen.

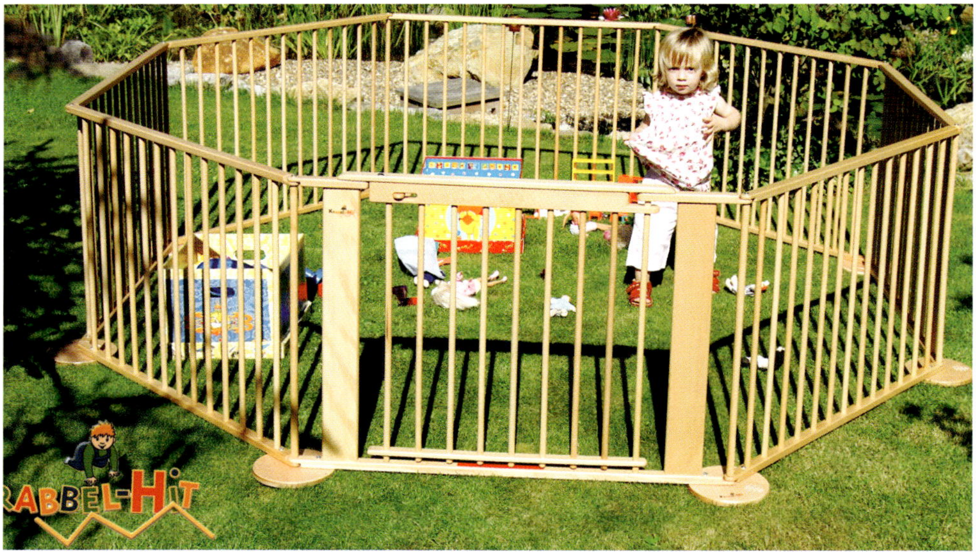

Der MaXXimo ist das Non plus Ultra der Firma Krabbelhit. Eine Tür und feste Füße sind besonders wichtig. Und der riesige Platz. Foto: Inventas GmbH

Hochstühle und Sitzsäcke

Mindestens ein Hochstuhl sollte zusammenklappbar sein, damit Sie ihn auch auf Reisen mitnehmen können. Bei Stühlchen, die man an den Tisch klemmt, sollten Sie darauf achten, dass die Tischkante nicht zu hoch ist (maximal 12 cm), damit genügend Freiraum für die Beinchen der Kinder bleibt. Es gibt jetzt auch faltbare Stoffsitze (mit Holzrahmen), die auf normalen Stühlen festgebunden werden. Die nehmen im Urlaubsgepäck wirklich gar keinen Platz mehr weg. Und neuerdings gibt es Stoffsitze, die ähnlich wie Hussen auf alle Stühle passen. Darin werden die Kinder festgeschnallt und sitzen so jederzeit sicher auf jedem Erwachsenenstuhl. Platz im Reisegepäck nehmen die sogenannten Mobiseats auf keinen Fall weg. Ähnlich sind die »Sack'n Seats«, die ebenfalls wie eine Husse über jeden Stuhl mit Rückenlehne gestülpt werden können. Bezugsadressen im Anhang.

Laufstall und Türgitter

Der Laufstall scheint für viele Zwillingseltern beinahe unentbehrlich. Kein Kind wird in diesem »Käfig« ernsthaft seelischen Schaden erleiden, viel eher könnte es auf unbeaufsichtigter Krabbeltour durch die Wohnung verletzt werden. Bei vielen Zwillingen reicht ein Laufstall leider nicht. Vielleicht können Sie sich ja das zusätzliche Exemplar leihen. Die wenigsten Laufställe sind groß genug für zwei lebhafte Kinder, und außerdem macht es den meisten Zwillingen Spaß, sich gegenseitig in Ohren, Augen, Nase und Mund zu bohren oder sich zu beißen, kratzen und zu hauen. Das ist nicht unbedingt böswillig, sondern einfach sehr interessant.

Das bewährteste Modell heißt Krabbelhit. Dieser Laufstall besteht aus einzelnen Elementen. Die Grundversion für Zwillinge (Gran Paradiso) kann man mit Erweiterungselementen, Türen etc. sehr variabel zusammenstellen kann. Der neue Krabbelhit (MaXXimo) ist etwa 2,60 mal 2,40 Meter groß, wenn er aufgestellt wird. Zu diesem System gibt es auch Absperrgitter, die ebenfalls sehr variabel sind.

Laufställe mit höhenverstellbaren Böden sind ein wunderbarer Gitterbettchen-Ersatz, doch es gibt sie nur in kleineren Größen (1,20 x 1,20) so dass sie für aktive Zwillinge als Laufstall leider zu klein sind. Ein recht attraktives Angebot an die Firma Sämann.

Mit Türgittern aus Holz kann man Zwillinge entweder in ihrem Zimmer halten oder sie aus einem anderen Zimmer heraushalten, etwa aus der Küche. Solche verstellbaren Gitter gibt es auch für Treppenabgänge und andere gefährliche Durchgänge. Einige Modelle kann man wie ein Türchen öffnen und schließen. Bei den anderen steigen Erwachsene einfach drüber. Eigenkonstruktionen wie Bretter, die vor die Tür gestellt werden, oder Türchen mit sicherem Verschluss sind ebenso praktisch. Aus Skandinavien kommt ein Modell aus texti-

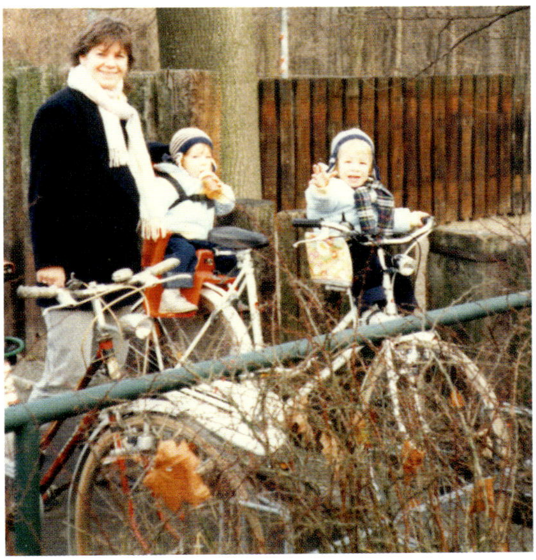

Lastenesel: Ein altes Hollandrad mit Maximilian (hinten) und Constantin. Foto: Marion von Gratkowski

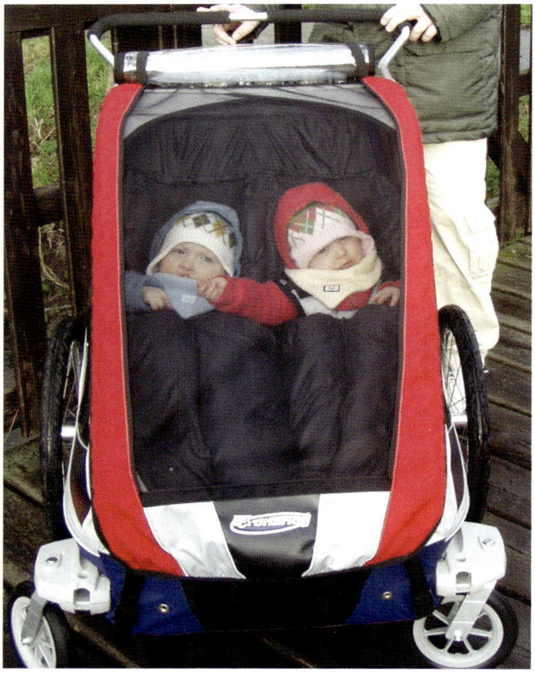

Helene und Connor Bierstedt aus Leipzig, dick eingepackt in ihrem neuen Chariot - einem Fahrradanhänger, der in der Stadt auch zum Kinderwagen taugt.

Foto: Familie Bierstedt

len Materialien, das sich bei Nichtgebrauch eingerollt wie ein Rollo an der Seite des zu sichernden Durchgangs platzsparend aufbewahren lässt.

Sitze für Fahrrad und Auto

● **Fahrradsitz.** Wir besaßen nur ein Fahrrad, auf das man Kindersitze montieren konnte. Also mussten wir eine Lösung finden, beide Kinder gleichzeitig auf einem Fahrrad unterzubringen. Wir besorgten einen Fahrradsitz, der an die Lenkstange montiert wurde (innen) und liehen uns eine Plastiksitzschale, die auf dem Gepäckträger angebracht wurde. Nach einigen Übungsausflügen saß ich bald sehr sicher im Sattel und fuhr mit dieser Kombination, bis unsere Zwillinge vier Jahre alt waren.
Natürlich gibt es inzwischen viel komfortablere Fahrradsitze. Prüfen Sie vor dem Kauf jedoch, ob diese auf Ihr Fahrrad passen, bzw. wie sich das Fahrverhalten des Rades verändert. Gerade in Verbindung mit Mountainbikes kann ein Fahrradsitz zu einer kippeligen Sache werden. Am besten sind immer noch ganz herkömmliche Räder, die auch einen Gepäckträger haben.

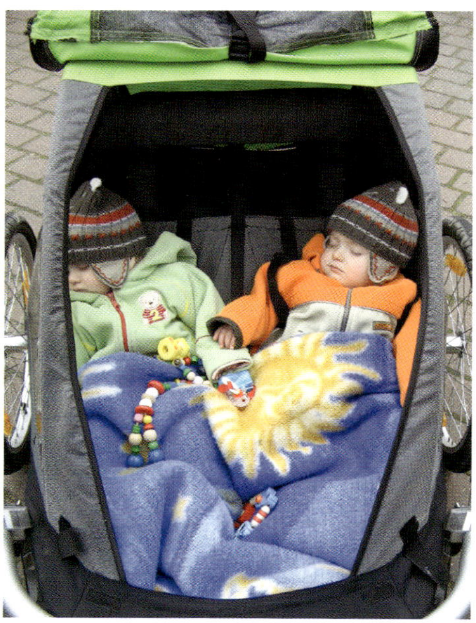

Der Croozer Kids for two ersetzt bei Familie Harder den Zwillingswagen.

Foto: Martina Harder

● **Fahrradanhänger.** Fahrradanhänger, die es in großer Auswahl gibt, werden heutzutage von vielen Eltern gern benutzt. Auch hier gilt, was mehr kostet, ist auch mehr wert, also qualitativ besser und sicherer. Doch wenn Sie bedenken, dass Sie sie weiter als Gepäckanhänger benutzen können, wenn die Zwillinge längst rausgewachsen sind, lohnt sich die Investition allemal. Außerdem können Sie sich überlegen, ganz auf einen Kinderwagen zu verzichten, weil der Anhänger mit entsprechendem Zubehör auch wie ein Sportwagen genutzt werden kann. Und für Babys gibt es zusätzliche Babysitze, die

wie Hängematten aufgebaut sind und ab 4 Wochen benutzt werden können. Außerdem gibt es genügend Stauraum für Gepäck oder Einkäufe. Bekannte Marken sind dre Chariot und der Croozer.
Andere Systeme wie zum Beispiel sogenannte »Nachläufer« (Fahrradanhänger in Fahrradform, die an ein Erwachsenenrad angehängt werden können), sind dann etwas für die Zeit, in der Kinder selbst Fahrradfahren lernen.

PRAKTISCHER TIPP: Informieren und ausprobieren

Nehmen Sie am besten Ihr Fahrrad mit, wenn Sie die Sitze kaufen. Denn nicht immer passt jeder Sitz auf jedes Fahrrad. Wichtiges Zubehör sind Sicherheitsgurte. Fahrradanhänger kauft man am besten nach sehr gründlicher Information, wie sie die Seiten www.croozer.de und www.chariot.de bereithalten.

- **Sicherheitssysteme fürs Auto:** Heute schlage ich die Hände überm Kopf zusammen, wenn ich daran denke, wie wir unsere Zwillinge ungesichert in ihren Tragetaschen auf der Ladefläche unseres Kombis transportiert haben. Diese Phase war bei uns beendet, als ich – allein mit den Zwillingen unterwegs – plötzlich Conny (im Rückspiegel) nach vorn krabbeln sah. Damals gab es keine Baby-Autositze.

Baby-Autositze gibt es heute in allen Variationen. Sie sind sehr vielseitig, können auch zu Hause als Fütterungshilfe dienen, mit zusätzlichen Gestellen zu Buggys werden, auf Schlitten angeschnallt werden (für den Transport im Winter), als Wippe dienen usw. – auf jeden Fall eine lohnende Anschaffung. Kein Baby sollte jemals ohne speziellen Sitz im Auto transportiert werden – auch nicht auf der ersten Fahrt von der Klinik nach Hause. Neue Adaptersysteme lassen es zu, dass Maxi Cosis direkt auf Kinderwagengestellen befestigt werden. Und je nach Auto und Sitz gibt es heute bereits Sitzsysteme, bei denen Ein- und Ausbau völlig unproblematisch sind und nicht mehr wie früher eine Ewigkeit dauert. Und es gibt Sitze, die bereits im Auto integriert sind.
Wenn die Kinder sitzen können, brauchen sie die nächste Sitzgröße. Eine gute Übersicht veröffentlicht von Zeit zu Zeit die Stiftung Warentest (Adresse im Anhang). Darin enthalten sind Sitzsysteme, bei denen die Kinder in und entgegen der Fahrtrichtung angeschnallt werden. Auch Kinder, die aus diesen Sitzen rausgewachsen sind, brauchen heute einen speziellen Autositz. Achten Sie darauf, dass der Sitz in Ihr Auto passt. Für unseren Renault Espace waren die Sitze von der Sitzfläche her zu groß, und unsere Zwillinge stießen in den neu gekauften Sitzen bald mit dem Kopf ans Autodach. Es gibt auch Autositze, die »mitwachsen« – vom Anfang bis zum Ende des Sitz-Zeitalters. Bei der Höhe dieser Investition ist es sicher sinnvoll, gleich ein solches Modell anzuschaffen.

PRAKTISCHER TIPP: Auch hier heißt es informieren und ausprobieren

Passen die Sitze wirklich in Ihr Auto? Nehmen Sie am besten Ihr Auto mit, wenn Sie Autositze kaufen. Probieren Sie direkt vor dem Geschäft aus, ob die Sitze ins Auto passen bzw. ob Ihre Gurte lang genug sind, um die Sitze zu befestigen. Außerdem sollten Sie sich daran orientieren, ob die Sitze einfach zu bedienen sind (damit man sie auch mal im eventuell vorhandenen Zweitwagen benutzen kann) und natürlich, wie sie bei den Sicherheitstests der Stiftung Warentest abgeschnitten haben.
Wenn Sie zusätzlich ein drittes Kind im Auto unterbringen müssen, werden Sie Schwierigkeiten bekommen, denn in den meisten Autos haben gerade mal zwei Kindersitze auf der Rückbank Platz. Leider gibt es für diesen Fall immer noch keine vernünftige Lösung. Im Grunde genommen eignet sich für Familien mit drei kleinen Kindern nur die Anschaffung eines »Vans« wie zum Beispiel Voyager, VW Sharan oder Renault Espace.

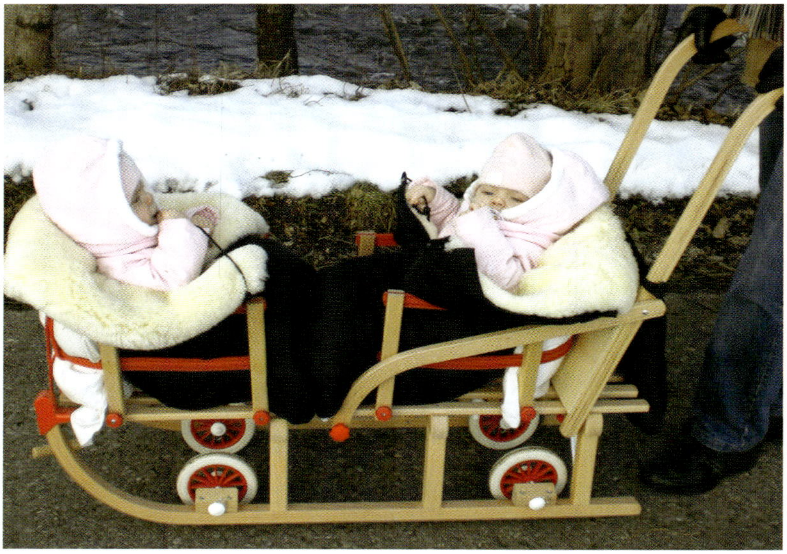

Ein Schlitten der Luxusklasse: Fehlt der Schnee, läuft er auf Rollen. Lilly und Marlen Fischer brauchen so ein Gefährt - sie sind im Allgäu zuhause.

Foto: Michaela Fischer

●**Schlitten** braucht man in Gegenden, wo im Winter viel Schnee liegt. Sie können einen großen Schlitten kaufen, an dessen beiden Enden Sie jeweils eine Rückenlehne montieren. Notfalls können Sie so einen langen Schlitten mit einer Sperrholzplatte an einem Ende (oder an beiden) verlängern. Die Zwillinge sitzen sich dann gegenüber. Wenn Sie dieses Gefährt mit einem Strick hinter sich herziehen, besteht allerdings die Gefahr, dass es bereits durch kleine Unebenheiten umkippt, etwa an einer Bordsteinkante. Sicherer ist es, das hintere Ende des Schlittens mit einer Schiebestange zu versehen, die gleichzeitig als Rückenlehne für ein Kind dient. Ans vordere Ende wird die Rückenlehne für das zweite Kind montiert. So lässt sich der Schlitten besser dirigieren und kippt nicht um, wenn es um die Ecke oder über eine kleine Schwelle geht. Auch viele Baby-Autositze lassen sich bestens auf einem langen Schlitten befestigen. Darin sitzen die Kinder sicher und mit entsprechendem Fellsack auch warm. Andere Ideen für den Transport in Eis und Schnee (so haben wir beispielsweise einen breiten Zwillingsschlitten – Eigenbau eines Schreiners – vorgestellt) finden sich immer wieder in den Winterausgaben der Zeitschrift ZWILLINGE.

Alles doppelt?

Bei den meisten Anschaffungen werden Sie nicht drum herumkommen, alles doppelt zu kaufen. Dinge, die auf den ersten Blick nur einmal gebraucht werden, wie etwa ein Laufstall, müssen schließlich doch zweifach vorhanden sein (weil die Zwillinge dauernd streiten). Einige Ausrüstungsgegenstände werden Sie am Ende sogar in drei- oder vierfacher Ausführung besitzen, wenn Sie Wippen, Betten etc. auch bei den Omas deponieren, um die viele Hin- und Herschlepperei zu vermeiden.
Auch was die Kleidung anbelangt, sind die meisten Zwillingseltern doppelt ausgerüstet. Zwar sind einige dagegen, die Zwillinge gleich anzuziehen, doch auch mit Wäschetrockner kommt man kaum drumherum, alles in doppelter Anzahl zu kaufen.
Was Sie auf jeden Fall doppelt anschaffen müssen, ist Spielzeug. Zwar meinen manche Eltern, dass Zwillinge frühzeitig lernen müssen, zu teilen, doch vor Erreichen des Kindergartenalters ist das etwas viel verlangt. Manche Zwillinge werden sich wie die meisten Ein- bis Dreijährigen erbittert um Spielzeug streiten, das nur einmal vorhanden ist. Und warum eigentlich sollen Zwillinge immer alles teilen?

Gebraucht oder neu?

Sie sollten vor allem Dinge, die Sie nur wenige Monate brauchen können und die teuer sind, wie etwa Baby-Autositze, Wippen und Rückentragen etc. gebraucht kaufen. Zwillingskinderwagen, Buggys und andere Ausrüstungsgegenstände benutzen Sie meist über zwei bis drei Jahre, da lohnt sich die Neuanschaffung schon eher. Außerdem sind diese Wagen oft schon ziemlich mitgenommen, wenn sie weiterverkauft werden. Vorsicht ist vor allem auch da geboten, wo ein Zwillingswagen nach nur wenigen Monaten Gebrauch angeboten wird. Das ist immer ein Indiz dafür, dass die betreffende Familie nicht besonders zufrieden mit diesem Wagen war.
Beim Kinderwagen müssen Sie auch eine stärkere Abnutzung einkalkulieren und werden beim Wiederverkauf nicht mehr ganz so viel dafür bekommen. An gebrauchte Sachen heranzukommen, ist heute im Zeitalter von Ebay ja gar kein Problem mehr. Und das Wiederverkaufen eigentlich auch nicht.
Einige Eltern, deren Zwillinge altersmäßig ein paar Jahre auseinander sind, schließen sich zusammen und geben Spielsachen und Kleidungsstücke an die Familien mit jüngeren Zwillingen weiter. Sichern Sie sich gleich Abnehmer für alles, was Sie mit der Zeit wieder loswerden wollen, und suchen Sie sich wiederum Zwillingseltern, von denen Sie mit abgelegten Dingen versorgt werden.
Vorsicht: Nehmen Sie nicht unüberlegt eine vermeintliche Gelegenheit wahr, kaufen Sie Gebrauchtes nicht zu schnell zu teuer. Überlegen Sie genau, ob Sie das wirklich alles brauchen. Gelegenheiten kommen immer wieder. So sollten Sie beim Erwerb gebrauchter Autositze ebenfalls vor Ort testen, ob diese sich überhaupt in Ihrem

Auto befestigen lassen. Bei Kinderwagen achten Sie darauf, dass das Zubehör möglichst komplett ist, da es oft nicht nachgekauft (Modelländerungen!) werden kann. Am besten ist ein gebrauchtes Gefährt mit neuen (Ersatz-)Reifen. Lassen Sie sich vom Verkäufer sagen, in welchem Fachgeschäft der Wagen gekauft wurde (Kaufdatum/ Originalrechnung). Denn im Falle einer Reklamation können Sie sich nur an dieses Fachgeschäft wenden.
Gebrauchtes finden Sie auch immer wieder in Second-Hand-Läden; speziell für Zwillinge veranstalten auch zahlreiche Zwillingselterngruppen Basare (aktuelle Adressen und Termine werden in der monatlich erscheinenden Zeitschrift ZWILLINGE veröffentlicht).

PERSÖNLICHE ERFAHRUNG: Klamottentausch statt Neukauf

Viele Kinder - viele Klamotten. Was liegt näher, als sich in diesem Punkt mit einer anderen Zwillingsmutter auszutauschen, findet Regina H. »Eine andere Zwillingsmama und ich verleihen uns gegenseitig die Kinderkleider. Das geht prima, wenn wie in unserem Fall, die Zwillinge der anderen Mama gut ein Jahr jünger sind, und zwischen denen und unserem Jüngsten nochmals ein Jahr liegt. Damit jeder seine Kleider später wiederbekommt, schreibe ich einfach mit einem wasserfesten Spezial-Wäschestift die Initialen auf das Waschetikett. Bei uns funktioniert das sehr gut. Klar, dass das eine oder andere Kleidungsstück kaputtgespielt wird - Kleider, die man unbedingt behalten will, darf man dann halt nicht verleihen!«

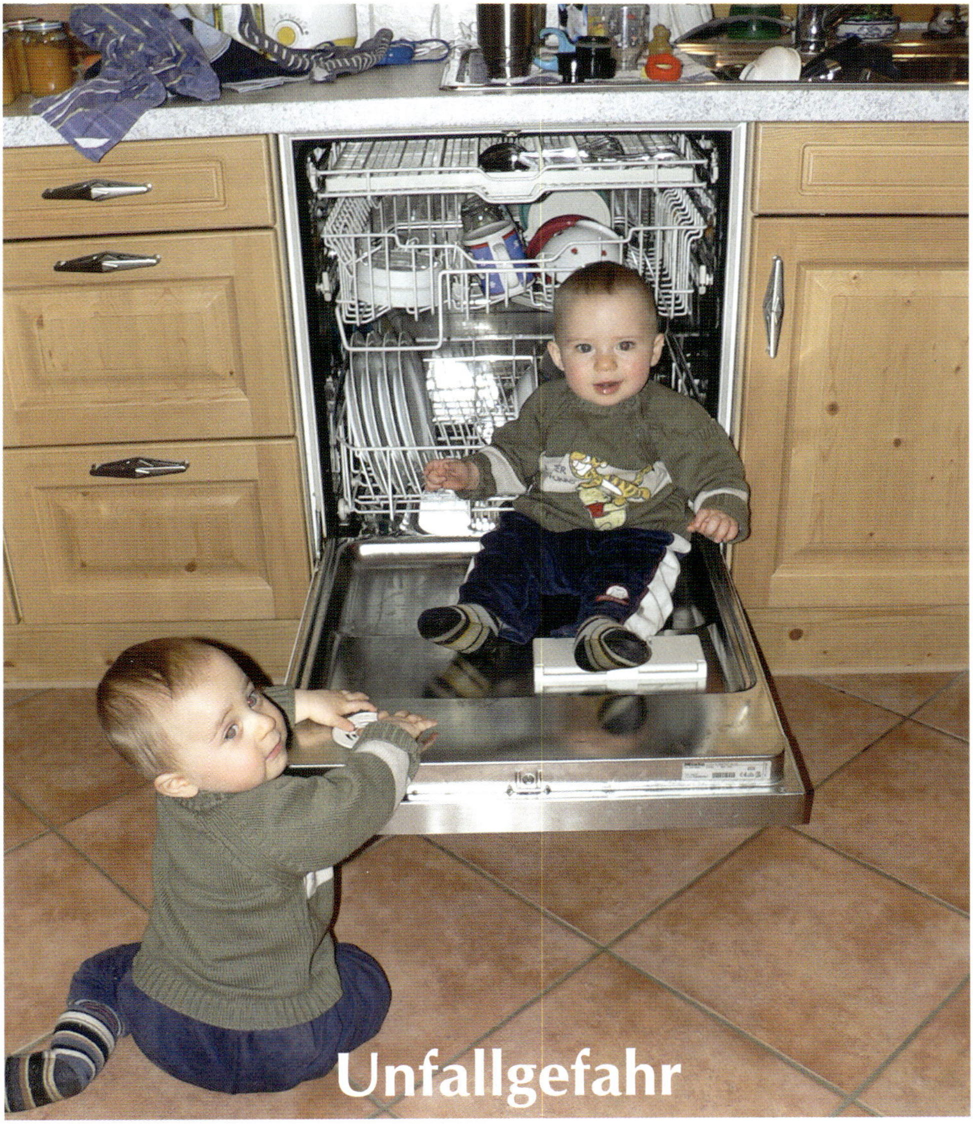

Unfallgefahr

In diesem Kapitel geht es um Sicherheit drinnen und draußen, um Kinderarztbesuche und um gesunde und kranke Zwillinge.

Foto: Lukas und Julian Stadler

Achtung, Unfallgefahr!

Die Sicherheit zu Hause ist natürlich kein zwillingstypisches Problem. Alle kleinen Kinder krabbeln auf Entdeckungsreise und stoßen so auf allerlei Gefahren. Doch die Tatsache, dass Sie zwei oder drei Krabbelkinder gleichzeitig im Auge behalten müssen, stellt Sie schon vor ein paar größere Probleme, als die Eltern eines Einzelkindes.
Neben selbstverständlichen Maßnahmen wie Kindersicherung in Steckdosen, Schutzgitter am Herd, abgerundeten Ecken, Schubladensperren, Fenstersicherungen, Tür- und Treppengittern, Putzmittel, Medikamente, Plastiktüten außer Reichweite und unter Verschluss sowie Babyphon müssen sich Zwillings- oder Drillingseltern einiges mehr einfallen lassen.

PRAKTISCHE TIPPS: Sicherheitsmaßnahmen für Haus und Wohnung

- **Zimmer, in denen sich die Zwillinge verletzen oder Schaden anrichten könnten, sperren Sie am besten ab. Beschriften Sie alle Schlüssel, hängen Sie sie (unerreichbar für die Zwillinge) weg – etwa an einen Nagel direkt neben der jeweiligen Tür.**

- **Wenn Sie die Zimmer nicht absperren wollen oder können, empfiehlt es sich, die Türklinken nach oben zu montieren. Das ist mit ein paar Handgriffen und etwas handwerklichem Geschick schnell getan.**

- **Lassen Sie Ihre lieben Kleinen vor allem in der Küche nicht allein. Wenn Sie den Herd gerade nicht benutzen, sollten Sie seine Sicherung ganz herausdrehen. Praktisch sind Herde, deren Schalter oben angebracht sind oder Herde, deren Schalter versenkbar sind.**

- **Achten Sie darauf, dass giftige Zimmerpflanzen nicht in Reichweite Ihrer Kinder kommen. Um die Erde in den Pflanzenkübeln vor neugierigen Kinderhänden zu schützen, schneiden Sie aus Pappe runde Scheiben mit einem Loch in der Mitte und einem Einschnitt. Damit können Sie die Erde abdecken. Schneiden Sie den Kreis ruhig etwas größer zu, damit Sie diesen Deckel richtig festklemmen können. Man kann auch eine Damenstrumpfhose von unten über einen Blumentopf ziehen, oben zubinden und die Pflanze lässt sich trotzdem noch wässern. Ebenfalls praktisch: Fliegengitter zuschneiden und befestigen.**

- **Treppen sollten Sie durch verstellbare Holzgitter sichern. Damit können Sie auch einzelne Zimmer absperren. Klemmen Sie dieses Gitter in den Türrahmen des Kinderzimmers, und schaffen Sie den Zwillingen so einen erweiterten Laufstall. Wenn die beiden noch klein sind, kann man auch einfach ein Brett vor die Tür montieren, über das die Großen drübersteigen und die Kleinen allenfalls drübergucken können.**

- **Polstern Sie Ecken und scharfe Kanten ab. Vor allem, wenn die Kinder anfangen, sich hochzuziehen oder zu laufen.**

- **Wenn Sie Laufställe nicht für Ihre Kinder nutzen, dann stellen Sie Stereoanlage, Fernsehgerät und andere teure Dinge da rein, um sie so vor dem Zugriff der Kinder zu schützen. Auch ein Weihnachtsbaum ist gut darin aufgehoben.**

Keine Übervorsicht

Zu viel Absicherung verleitet zu Sorglosigkeit. Als beste Gefahrenabwehr gilt immer noch das wachsame Auge der Mutter oder des Vaters. Mit einem gewissen Maß an

Gefahr sollten Kinder zurechtkommen können. Übervorsicht schafft überängstliche Kinder. Neues sollten Sie gemeinsam mit den Kindern ausprobieren. Dabei lernen sie, wie man vorsichtig, aber nicht ängstlich an die Dinge herangehen kann. Denken Sie in punkto Sicherheit immer einen Schritt voraus. Guter Trick: Mal in die Hocke gehen und die Wohnsituation aus Kinderaugenhöhe betrachten ...

PRAKTISCHE TIPPS: Alles verbieten geht auch nicht!

●Ihre Kinder müssen lernen, auf »nein« zu hören, das heißt, bei Steckdosen, auch gesicherten, müssen Sie immer »nein« sagen. Gebrauchen Sie das Wörtchen »nein« dennoch nicht inflationär ... es nutzt sich sonst ab.

●Lassen Sie die Kinder nie beim Baden allein. Legen Sie eine rutschfeste Badematte in die große Badewanne, polstern Sie die Wasserhähne mit einem Handtuch. Stellen Sie zwei Plastikwäschekörbe in die Wanne. Darin sitzen die Kinder sicherer und können sich allein am Rand festhalten.

●Schnallen Sie Ihre Kinder im Hochstuhl an, damit sie nicht anfangen, herumzuturnen und dabei umkippen oder herausfallen. Achten Sie darauf, dass sich die Kinder nicht vom Hochstuhl aus mit den Füßen vom Tisch abstoßen können.

●Stellen Sie Babywippen nie auf einen Tisch.

●Um Fingerklemmen an Türen zu vermeiden, können Sie ein Handtuch über die Türoberkante legen, so dass die Zimmertür nicht ganz zuschlagen kann.

●Damit die Zwillinge nicht unbemerkt die Wohnung oder das Haus verlassen können, sollten Sie Glöckchen an die Haustür hängen. Oder binden Sie den Zwillingen Glöckchen an die Kleidung.

●Wenn Sie plötzlich nichts mehr hören, es also verdächtig leise im Kinderzimmer oder der Wohnung ist, dann stimmt etwas nicht!

Hinweise für draußen

Mit entdeckungsfreudigen Zwillingen draußen – das kann eine Zeitlang ganz schön Nerven kosten. Ich blieb daher wochenlang lieber zu Hause, bis mein Mann kam, der mir helfen konnte. Wenn Sie trotzdem allein raus müssen oder wollen, beherzigen Sie ein paar Tipps.

PRAKTISCHE TIPPS: Zwillinge sind schlimmer als ein Sack Flöhe!

●Im eigenen Garten sollten Sie giftige Pflanzen entfernen oder wenigstens gut abschirmen. Leider sind auch immer wieder um Spielplätze herum oder in deren unmittelbarer Nähe giftige Pflanzen zu finden. Wenn es gar nicht anders geht: Meiden Sie diese Plätze einen Sommer und Herbst lang. Für alle Fälle sollten Sie sich die Giftpflanzentabelle und die Telefonnummern der Giftnotrufzentralen in Sichtweite zu Hause an die Wand pinnen.

●Ganz wichtig ist es auch, Gartenteiche, aber auch Plantschbecken gut abzusichern. Achten Sie auch auf Teiche in der Nachbarschaft!

●Wenn Sie draußen unterwegs sind und Ihre Zwillinge die ersten Schritte machen,

laufen sie Ihnen vielleicht sogar weg – einer nach rechts, die andere nach links. Dann ist es besser, mit jemandem spazierenzugehen, der Ihnen helfen kann. Schließen Sie sich mit einer Mutter eines Einzelkindes zusammen. Zwei Erwachsene, die auf drei Kinder aufpassen, sind immer noch besser als eine Mutter allein mit zwei Kindern.

- Meiden Sie unübersichtliches Terrain, und gehen Sie mit besonders lebhaften Kindern auf eine riesengroße Wiese.

- Ziehen Sie Ihre Zwillinge farbenfroh an, so dass Sie sie mit einem Blick sehen.

- Manche Mütter führen ihre Zwillinge im Ledergeschirr spazieren. Andere finden es vielleicht unmöglich, dass eine Mutter ihre Kinder wie Hunde ausführt. Doch allzu fern ist der Vergleich in manchen Situationen nicht. Dezenter sind Laufleinen, die Mutter und Kinder jeweils ums Handgelenk schlingen.

- Ich kann auf den Fingern pfeifen und habe das oft benutzt, wenn Maxi und Conny auf eine gefährliche Situation zusteuerten. Auf Pfiff hörten sie ganz gut, sie hielten zumindest so lange inne, bis ich zur Stelle war, um Schlimmeres zu verhindern. Probieren Sie's mit einer Trillerpfeife, auch wenn Ihnen das bissige Kommentare einbringt. Fremde können sich sowieso nie vorstellen, in welche unmöglichen Situationen man mit (manchmal unmöglichen) Zwillingen kommt. Schreien nützt bei manchen Kindern leider nichts (mehr). Und keine Angst: Meine Jungs sind total normal geblieben!

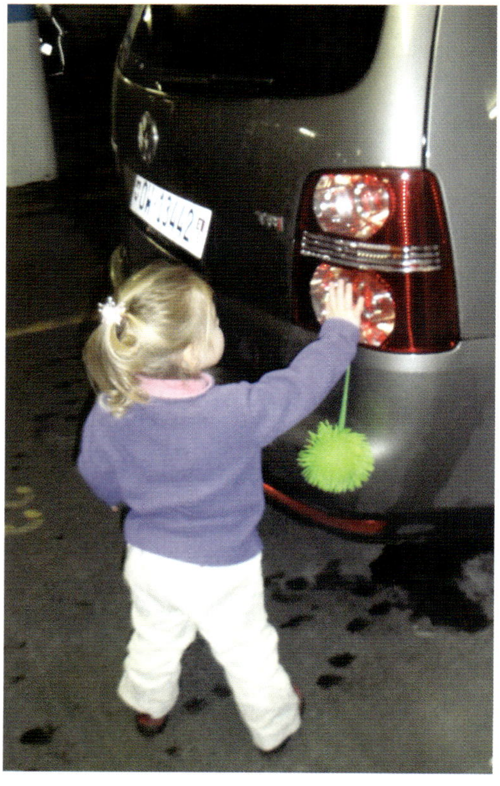

Im Winter wird es früh dunkel. Damit man die Zwillinge Nina und Steffi auch im Dunkeln sieht - zum Beispiel, wenn sie ins Auto einsteigen oder aussteigen, sich also ein kurzer Aufenthalt auf der Straße ergibt, tragen sie fluoriszierende Bommel am Arm. So sieht man sie schon von weitem.
Den Kinderwagen selbst - so er noch benutzt wird - kann man mit Leuchtstreifen ebenfalls sicherer machen.

Foto: Sabine Rohrer.

Krankheiten und Kinderarztbesuche

Auch diese Themen sind an sich natürlich nicht zwillingstypisch. Aber waren Sie schon einmal mit zwei kleinen Kindern in einem vollbesetzten Wartezimmer beim Arzt? Da kann man ganz schön ins Schwitzen kommen ...

Wenn die Zwillinge krank sind

Es ist geradezu hoffnungslos, ein Zwillingskind von seinem kranken Geschwisterchen fernhalten zu wollen, um es so vor Ansteckung zu schützen. Wenn ein Zwilling erkältet ist, lässt auch der andere nicht lange auf den Schnupfen warten. Deshalb sollten Sie vor allem bei harmlosen Erkältungskrankheiten die beiden eher zusammenstecken, damit die Sache auf einmal erledigt ist.
Andere (nicht ansteckende) Krankheiten oder Wehwehchen müssen Zwillinge nicht unbedingt gleichzeitig haben (auch eineiige nicht), und oft ist sogar ausschließlich das eine Kind betroffen. Hat beispielsweise ein Zwilling empfindliche Haut und ist ständig wund, so kann das andere Kind trotzdem ein Pfirsichhäutchen haben. Selbst Anfälle von Pseudokrupp, die angeblich viel mit Luftverschmutzung zu tun haben, bleiben manchmal nur auf ein Kind beschränkt, obwohl beide die gleiche schlechte Luft geatmet haben.

PRAKTISCHE TIPPS: Gesunder Zwilling umsorgt den kranken

- **Legen Sie für jedes Kind ein eigenes Heft an, in das Sie alle Krankheiten und Besonderheiten eintragen.**

- **Spannen Sie das gesunde Kind zur Versorgung des kranken Zwillings ein. Damit umgehen Sie vielleicht auch ein paar Eifersuchtsprobleme, weil Sie sich »zu viel« um das kranke Kind kümmern.**

Ist nur ein Kind krank, besteht kein Grund, das andere nicht nach draußen zu lassen. Kindergartenkinder können ruhig auch einmal ohne »Zwillingsgeleitschutz« aus dem Haus gehen.

Besuche beim Kinderarzt

Auch für Besuche bei der Kinderärztin oder dem Kinderarzt – sei es zu Vorsorgeuntersuchungen oder im Krankheitsfall – gibt es ein paar Ideen, die es Zwillingseltern leichter machen.

PRAKTISCHE TIPPS: So meistern Sie den Arztbesuch

- **Lassen Sie sich den ersten Termin frühmorgens oder gleich nach der Mittagspause geben, damit Sie nicht lange warten müssen.**

- **Gehen Sie nicht mit beiden Kindern allein in die Praxis. Stellen Sie sich vor: Beide fangen im Warte- oder Sprechzimmer zu schreien an oder räumen das Regal im Arztzimmer aus. (Unser Arzt sammelte seinerzeit Elefanten in allen Variationen ...) Etwas ältere Kinder haben vielleicht schon Angst vorm Arzt, und dann haben Sie alle Hände voll zu tun, die beiden festzuhalten, zu trösten und aus- und anzuziehen, weil das eben nur die Mami darf und nicht die Sprechstundenhilfe.**

- **Nehmen Sie unbedingt zwei frische Windeln, Teeflaschen, Schnuller und alles mit, was den Kleinen die Wartezeit oder die Angst überbrücken hilft.**

•Vor allem am Anfang, wenn Sie noch unsicher sind, sollten Sie sich vorher eine Liste mit Fragen und Stichpunkten machen, damit Sie nichts vergessen.

•Liegt der Termin sehr früh morgens, dann sollten Sie Ihre Kinder schon am Abend vorher in der Kleidung zum Schlafen legen, in der Sie sie in die Praxis mitnehmen möchten. Manche Eltern legen ihre Kinder im Schlafsack hin und nehmen sie auch so verpackt morgens mit zum Termin.

•Die Kleidung für Arztbesuche sollte praktisch sein, also schnell aus- und angezogen werden können.

•Wenn Sie mit Ihrem Kinderarzt aus irgendeinem Grund nicht zufrieden sind, scheuen Sie sich nicht, diesen zu wechseln.

•Wenn Sie einen Termin mit Drillingen haben, brauchen Sie unbedingt eine erwachsene Hilfsperson. Fragen Sie auch nach der Möglichkeit von Hausbesuchen.

Therapien am laufenden Band

Erschwerend für das Alltagsleben der kleinen neuen Familie ist es, wenn häufige Therapiebesuche in Anspruch zu nehmen sind. Natürlich wollen Sie das beste für Ihre Kinder, aber tägliche Krankengymnastik oder sogar Termine außer Haus belasten die Situation und schaffen zusätzlichen Stress.
Informieren Sie sich, ob es auch die Möglichkeit gibt, die Therapie zu Hause durchzuführen. Wenn es sich um Mehrlinge handelt, also auch um Zwillinge, sind die Kassen eher bereit, für Hausbesuche zu zahlen.
Wenn Hausbesuche nicht möglich sind, sollten Sie sich unbedingt Hilfe suchen. Das kann eine Oma sein, die sich zu Hause um das Kind kümmert, das nicht zur Therapie muss, das kann eine Nachbarin sein, die diesen Liebesdienst übernimmt. Und müssen beide Kinder zur Therapie, haben Sie vielleicht auch jemanden aus der Verwandtschaft oder eine gute Freundin, die mitkommt, damit das ganze Handling stressfreier verläuft.

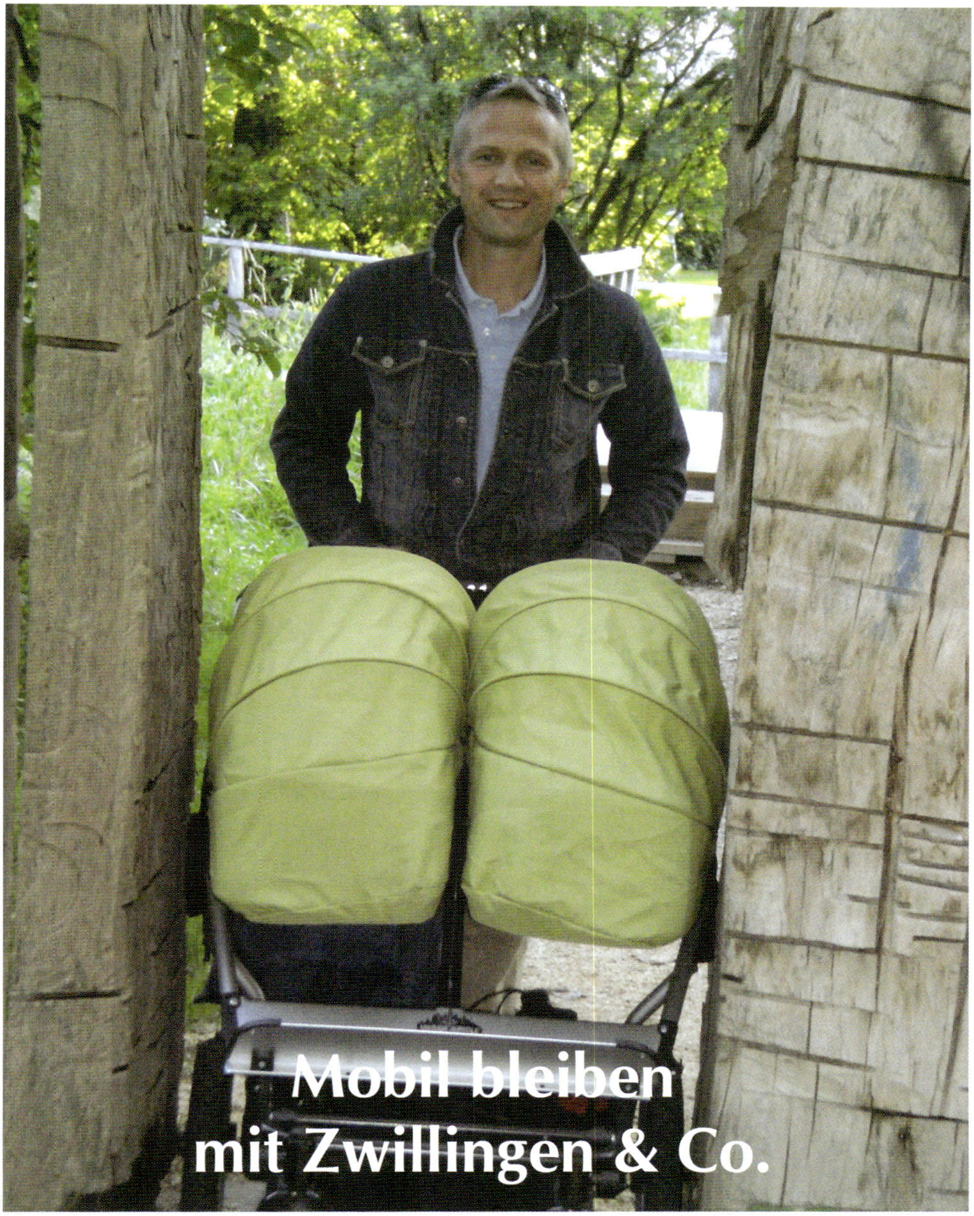

Mobil bleiben mit Zwillingen & Co.

So kommen Sie mit mehreren Kleinkindern vor die Tür, pflegen soziale Kontakte und erholen sich im Urlaub richtig gut!

Foto: Roland Fischer

Die neue Lebensphase erfordert neue Maßnahmen

Wie verändern sich durch die Neugeborenen die Beziehungen in Ihrer Familie und zur Außenwelt? Wie erleben Alleinerziehende diese neue Lebenssituation? Und wie sind Berufstätigkeit und Zwillinge zu vereinbaren?

Mit Zwillingen mobil bleiben

Ob auf dem Spaziergang, beim Fahrradfahren oder Einkaufen – alle Unternehmungen sind jetzt für Sie mit erheblichem Aufwand verbunden. Auch öffentliche Verkehrsmittel sind nicht gerade das, was man »zwillingsfreundlich« nennen würde. Wie Sie solche Situationen meistern können, verraten Ihnen folgende Kapitel.

»Ruf doch mal an ...«

Besonders hart trifft junge Mütter oft die plötzliche Isolation, in die sie geraten, wenn das Baby erst einmal da ist. Die Kolleginnen und Kollegen von früher rufen nicht mehr an, der ganze Tagesrhythmus muss sich nach dem Baby richten, »schnell mal ein Stadtbummel« ist einfach nicht mehr drin, die Freundinnen wohnen relativ weit weg oder haben selbst (noch) keine Kinder, und schließlich ist das Baby über einen langen Tag hinweg auch kein adäquater Gesprächspartner. Als junge Zwillings- oder gar Drillingsmutter haben Sie, bis die Kinder einigermaßen laufen können und auch schon verständig sind, noch erheblich größere Probleme, unter Menschen zu kommen. Erst recht trifft das auf Sie zu, wenn Sie außer den Zwillingen weitere kleine Kinder haben. Natürlich gibt es auch Zwillingsmütter, die das nicht so empfinden.
Allein schon der Start mit zwei kleinen Kindern könnte ein Problem sein. Es vergeht immer einige Zeit, bis beide angezogen sind (siehe auch Praktische Tipps für einen schnellen Start auf Seite 166). Den schweren Zwillingswagen können Sie vielleicht gar nicht allein über die Kellertreppe wuchten, und Autofahren mit zwei kleinen Kindern trauen Sie sich womöglich (noch) nicht zu. Kaffee trinken bei einer Freundin – kein Gedanke daran mit zwei quirligen Kindern, die eigentlich je eine erwachsene Begleitperson brauchten. Besuche empfangen Sie vielleicht auch nicht so gern, da sie letzten Endes mehr Arbeit machen, als sie Zeitvertreib bringen. Besuch kommt vielleicht auch gar nicht gern, weil alle fürchten, Sie könnten sich gestört fühlen.

PRAKTISCHE TIPPS: Kontakte knüpfen!

Vielleicht geht es Ihnen wie mir, und Sie leben erst auf, wenn Ihr Partner nach Hause kommt? Ich habe mich im ersten Jahr oft richtig vor diesen Stunden ohne Mann, ohne Hilfe, ja sogar vor meinen eigenen Kindern gefürchtet. So weit sollten Sie es nicht kommen lassen. Knüpfen Sie rechtzeitig Kontakte zu Zwillingsmüttern (oder auch Müttern von einzelnen Kindern) in gleicher Situation. Wenn Sie sich dann wieder einmal so richtig alleingelassen fühlen, so bleibt Ihnen doch der Griff zum Telefon.
In der Zeitschrift ZWILLINGE veröffentlichen wir regelmäßig Termine von Stammtischen, dort lohnt es sich, unbedingt auch mal hinzugehen. Außerdem starten wir jedes Jahr eine Brieffreundeaktion, die schon viele gute Kontakte und feste Freundschaften hervorgebracht hat.
Auch das Internet hat neue Kontaktmöglichkeiten eröffnet. In zahlreichen Chatrunden kann man sich Rat holen und Kontakte knüpfen. Mir persönlich sind die persönlichen Kontakte jedoch nach wie vor lieber, da man im Internet auch vorsichtig sein muss, mit dem, was man von sich preis gibt. Außerdem bleibt's oft oberflächlich.

Die letzte Rettung: der Spaziergang

Für viele Zwillingsmütter ist der tägliche Spaziergang die beste Möglichkeit, um sich einmal eine Ruhepause zu verschaffen. Ob sie nun schreiende Babys in ruhigen Schlaf wiegen oder durch die Anerkennung der Umwelt neue Kraft tanken – die meisten Mütter schwören auf den Spaziergang.

Doch Zwillinge, die schon selbst laufen können, sind nach meiner Erfahrung vor allem in den ersten Wochen nach dem ersten Schritt ein echtes Problem. Wenn die Leute mir sagten: »Warten Sie's ab, dann rennt einer nach rechts, der andere nach links«, lachte ich nur und wollte solchen »Unsinn« nicht glauben. Doch als Maxi und Conny selbständig liefen, gab es Zeiten, in denen ich nicht wagen konnte, ohne zweite »Aufsichtsperson« spazierenzugehen oder zum Spielplatz. Doch auch dieses »Weglaufen« ist nur eine jener Phasen, die schließlich ganz von selbst wieder verschwinden, als hätte es sie nie gegeben.

Die beste Beschäftigungstherapie für Zwillinge ab anderthalb Jahren ist und bleibt der Spaziergang, wobei Sie aufs »Gehen« und »Vorwärtskommen« nicht allzuviel Wert legen sollten. Die Kinder beschäftigen sich in der Regel sehr gut mit allem, was so herumliegt: Steinchen, Stöckchen, Blätter. Wenn Sie jedoch vorankommen möchten, nehmen Sie einen Ball (wenn es Streit gibt, zwei Bälle) mit, den Sie mit dem Fuß immer weiter nach vorn kicken. Dann laufen die Kinder gern einmal ein Stückchen hinter dem rollenden Ball her.

PRAKTISCHE TIPPS: So kommen Sie mit Zwillingen nach draußen

•Achten Sie beim Kauf des Kinderwagens auf robuste Ausführung und praktisches (wetterfestes) Zubehör. Der Kinderwagen – egal welcher Art – ist Ihr wichtigstes Hilfsmittel, um nicht zu Hause allein zu vereinsamen!

•Bitten Sie jemanden, Ihnen beim Anziehen und Fertigmachen der Zwillinge zu helfen, damit Sie nicht schon vor dem Abmarsch fix und fertig sind.

•Wenn die Zwillinge laufen können, lassen Sie sie laufen – das beschäftigt die Kinder und macht sie müde.

•Gehen Sie vormittags zum Spielplatz. Da sind die Plätze oft menschenleer, und Sie können Ihre Kinder besser im Auge behalten.

•Wenn die Kleinen weglaufen und Sie nicht mehr wissen, wen Sie zuerst aus einer drohenden Gefahrensituation retten sollen, verzichten Sie für eine Weile auf den täglichen Spaziergang, solange Sie niemand begleiten kann.

•In dieser problematischen Zeit ging ich mit meinen Kindern zu einer öffentlichen Sportanlage. Dort konnten sie relativ gefahrlos herumlaufen, das Gelände war eingezäunt und Hunde (samt Hundehaufen) mussten draußen bleiben.

•Meiden Sie in dieser Zeit Spielplätze mit (gefährlichen) Turn- und Spielgeräten.

•Eine Münchner Zwillingsmutter band ihren Kindern Luftballons an die Hosen, wenn sie sich mit Bekannten im weitläufigen Biergarten traf. So verlor sie die Kinder nie ganz aus den Augen.

•Ziehen Sie Ihre Zwillinge betont unterschiedlich an, damit Sie nicht immer gleich

als Zwillingsmutter erkannt werden, denn Sie haben nicht immer den Nerv, neugierigen Leuten alles zu erklären, was sie wissen möchten ... (»Sind das Zwillinge?« »Ein- oder zweieiig?« »Ein Pärchen?«)

- **Nehmen Sie ein Kind im Einzelbuggy, das andere in der Kraxe mit. Vorsicht beim Vornüberbeugen! Sichern Sie das Kind in der Rückentrage mit Sitzgurt, und gehen Sie in die Knie, wenn Sie sich bücken müssen.**

- **Sind Ihre Zwillinge noch klein, können Sie ein Kind im Einzelkinderwagen ausfahren, das andere in einem Tragesack oder -tuch um den Bauch binden.**

- **Bei einigen Einzelbuggys kann man zwischen die Lenkstangen ein Sitzbrett montieren, etwa mit Schrauben durch das Gestänge. Vorsicht: Den Buggy dann nie loslassen, bevor das Kind, das auf dem Sitzbrett saß, abgestiegen ist. (Solche Tipps wenden Sie natürlich immer nur auf eigene Gefahr an!)**

- **Marion D. praktizierte folgendes, wenn es einmal schnell gehen musste: Sie hängte eine Nyloneinkaufstasche über das Lenkgestänge ihres Einzelbuggys – einen Henkel rechts, den anderen links über den Griff. Da hinein kauerte sich je eines der Zwillingsmädchen – alle 5 Minuten wurde gewechselt. Vorsicht: den Schiebegriff nie loslassen!**

- **Montieren Sie eine Fahrradklingel an den Wagen, dann haben Sie es leichter, auf schmalen Wegen vorbeigelassen zu werden.**

Mit Fahrrad und Laufrad unterwegs

Zum Mobil-Bleiben mit Zwillingen gehört im Sommer unbedingt das Fahrradfahren. Dabei können Sie sich, so lange die Kinder noch relativ klein sind, eins in die Rückentrage packen (und festschnallen), das andere sitzt im Fahrradsitz vorne. Sind die Zwillinge für die Kraxe zu schwer (etwa ab 18 Monaten), können Sie einen zweiten Fahrradsitz auf dem Gepäckträger montieren. Das Fahren mit einem so bepackten Rad ist Übungssache. Nach etwas Training ist es gar nicht mehr so schwer, das Gleichgewicht zu halten. Probleme gibt's eigentlich nur mit der Sitzverteilung: Der Vordersitz wird immer der beliebtere sein.

Allerdings gibt es heute immer weniger Fahrräder, die sich dafür eignen. Ein sportliches Mountainbike hat meist keinen Gepäckträger und die schweren, aber stabilen Hollandräder sind aus der Mode gekommen. Immerhin gibt es heute eine große Auswahl an Fahrradanhängern.

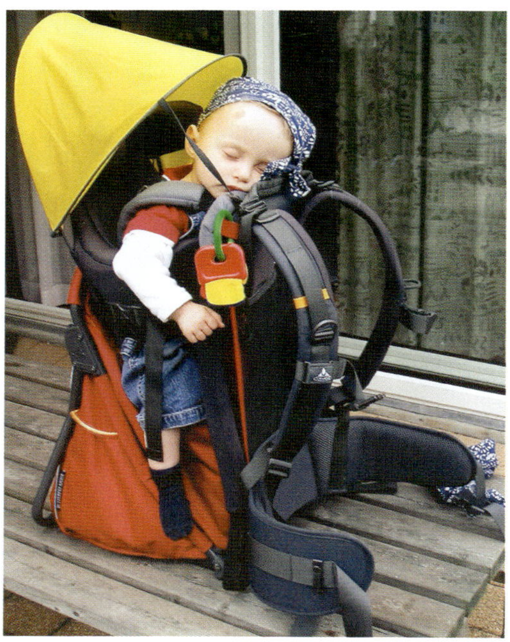

Paolo Torricelli in seiner Luxus-Rückentrage. Darin kann der Kleine sogar schlafen, wenn die frische Luft müde macht.

Foto: Theresa Torricelli

PRAKTISCHE TIPPS: Fahrradfahren zu dritt

- Auch auf ein Dreirad für Erwachsene lassen sich zwei Schalenkindersitze montieren.

- Fürs Auf- und Absteigen ist jetzt ein stabiler Fahrradständer wichtig.

- Unterwegs können Sie Ihr Fahrrad an eine Parkbank lehnen und mit einem Pedal auf der Bank festklemmen.

- Am vorderen Fahrradsitz können Sie einen Beutel mit Spielzeug, Keksen oder Fläschchen befestigen.

- Gudrun Sch. rät, immer das lebhaftere Kind zuerst aufs Fahrrad zu setzen und zuletzt absteigen zu lassen. Sie hatte den Schock ihres Lebens, als das eine Kind auf die Straße zulief und das andere noch auf dem Fahrrad saß, das sie nirgendwo abstellen konnte.

- Das weniger lebhafte Kind können Sie sich zwischen die Beine klemmen, während das andere auf- oder absteigt.

- Nicht mehr wegzudenken sind Fahrradanhänger, von denen es viele Modelle zur Auswahl gibt. Siehe auch Seite 148.

- Laufräder für Kinder sind der neueste Hit. Sie sind wirklich sehr praktisch, denn die Kinder lernen damit sehr gut, ihr Gleichgewicht zu halten und können dann praktisch übergangslos Fahrrad fahren. Sie haben damit ein ordentliches Tempo drauf und man kommt schnell irgendwohin. Aber wichtig: Laufräder bei Zwillingen wirklich nur da verwenden, wo es keinen Verkehr gibt, denn die totale Kontrolle werden Sie – schon allein bei diesem Tempo - nicht haben. Trotzdem: Absolut empfehlenswert!

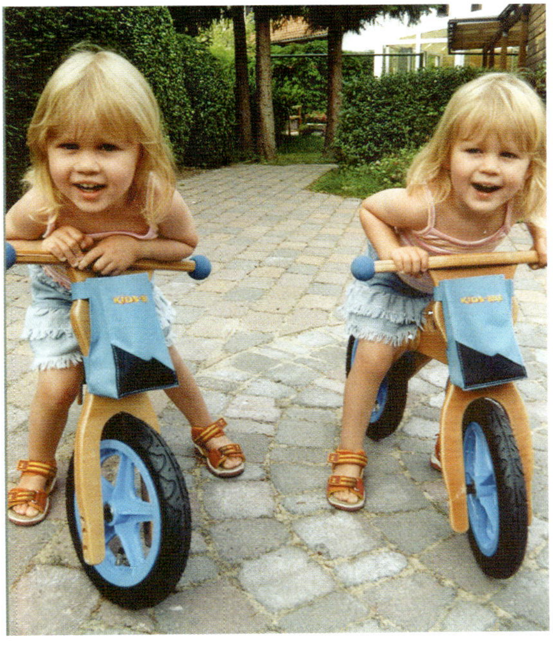

Melissa und Melina Hartmann flitzen auf den schnellen Laufrädern.

Da die Kinder doch einen ganz schönen »Dampf« drauf kriegen, sollten Sie mit Zwillingen unbedingt nur auf autofreien Wegen unterwegs sein, wenn sie Laufräder benutzen. Die Kinder entwickeln ein erstaunliches Talent damit umzugehen und so fällt das Umsteigen auf ein richtiges Fahrrad dann sehr leicht.

Foto: Regine Hartmann

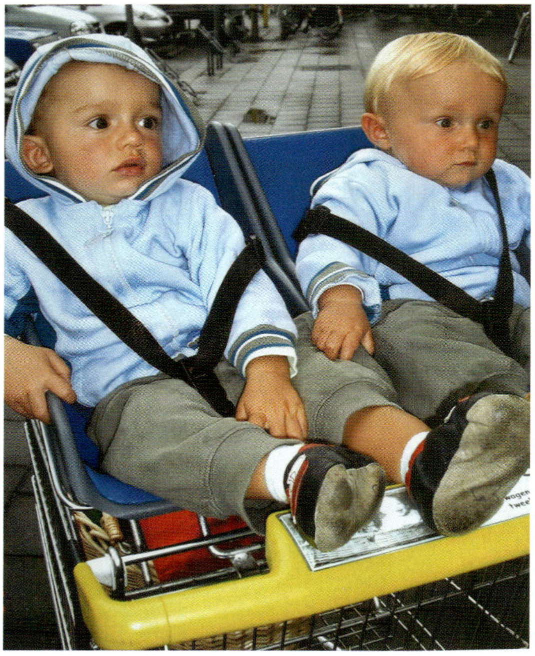

Fynn und Luka Hagen haben Glück - im Supermarkt gibt es einen Einkaufswagen mit Doppelsitzen. Da macht das Einkaufen (der Mutter ...) wieder Spaß, soweit man dabei überhaupt Spaß haben kann ;-)

Foto: Katrin Hagen

Einkaufen am besten ohne Zwillinge

Der Albtraum einer jeden Mutter: das Kind im Supermarkt mit all den Süßigkeiten in greifbarer Nähe, während sie an der Kasse anstehen muss. Mit Zwillingen sind solche Einkäufe noch einmal so nervenaufreibend, zumal wenn die lieben Kleinen anfangen, sämtliche Regale auszuräumen oder wenn sie in den langen Gängen Verstecken spielen. Von zu engen Kassen für den Zwillingskinderwagen ganz zu schweigen.

PRAKTISCHE TIPPS: Möglichst ohne Kinder in den Supermarkt!

●Schicken Sie Ihren Mann allein zum Einkaufen oder, wenn er Ihnen das nicht abnehmen möchte, gehen Sie nur zum Einkaufen, wenn jemand anderes währenddessen zu Hause auf die Zwillinge aufpasst.

●Wenn es sich gar nicht vermeiden lässt, die Kinder zum Einkauf mitzunehmen, dann tun Sie sich leichter, wenn Sie nur einen einzelnen Buggy mitnehmen. Das andere Kind können Sie im Tragebeutel und später in der Rückentrage transportieren. So sind Sie schmal genug, um beide Kinder direkt in den Laden mitzunehmen. Natürlich sind so nur kleine Einkäufe möglich.

●Sind die Zwillinge etwas älter, können Sie sie im Supermarkt bequem im Einkaufswagen transportieren. Viele Einkaufswagen haben vorne eine Sitzmöglichkeit für ein Kind. Das andere bleibt in der Rückentrage, oder Sie setzen beide in den Einkaufswagen. Dann empfiehlt sich unten ein Gitterkorb, in dem Sie Ihre Einkäufe plazieren.

●Inzwischen gibt es auch hierzulande Einkaufswagen mit Doppelsitzen. Manche Supermarktleiter bestellen solche Wagen sogar extra bei ihrer Zentrale, wenn man sie darum bittet.

•Ein Rat zu Rolltreppen: Zwillingswagen und -buggys passen knapp auf die Rolltreppe, doch sie sind dort wegen ihres Gewichts schlecht zu handhaben. Wenn Sie's umgehen können, meiden Sie Rolltreppen, vor allem, wenn Sie allein unterwegs sind.

•Als ideale Einkaufstasche für kleinere Besorgungen hat sich bei uns ein Rucksack bewährt.

•Eltern bemängeln oft, dass die Einkaufstaschen unter den Sitzen ihrer Zwillingswagen schlecht zu bestücken sind. Diese Taschen/Körbe verleiten jedoch dazu, die Wagen als Einkaufswagen zu missbrauchen. Achten Sie auf das zulässige Gesamtgewicht (meist beträgt das zulässige Zuladegewicht 36 kg – inklusive Gewicht der Zwillinge!).

Öffentliche Verkehrsmittel

Fahrten mit öffentlichen Verkehrsmitteln sind für Zwillingseltern das reinste Hindernisrennen. Am besten wagt man sich da mit den Kindern nur zu zweit hinein. Denn oft sind Stufen, Absätze oder ähnliches zu überwinden, und zu zweit sind Sie wenigstens nicht auf fremde Hilfe angewiesen. Viele Busse oder Straßenbahnen sind für Zwillingswagen überhaupt nicht zugänglich: sie haben mitten in den Einstiegstüren eine Haltestange. Da hilft nur eins: Laufen oder Taxifahren.
Wenn Sie wirklich einmal allein mit Bus oder Bahn unterwegs sind, packen Sie sich ein Kind in eine Rückentrage oder einen Bauchtragesack, das andere in einen Einzelbuggy, oder besorgen Sie sich einen Einlingssportwagen mit Zusatzsitz.

PERSÖNLICHE ERFAHRUNG: Bus & Bahn nicht immer ideal

»Mit den fast dreijährigen Zwillingen Maximilian und Constantin wagte ich einen Ausflug vom Ammersee nach München. In der S-Bahn klappte ich den Regenschirmbuggy zusammen und setzte die Jungs auf einen Sitz neben mich. Bis München waren sie eingeschlafen und das Abteil rappelvoll. Ich schwitzte Blut und Wasser und überlegte, wie ich den Buggy im übervollen Abteil aufstellen sollte? Gott sei Dank waren alle Fahrgäste sehr hilfsbereit und eine Frau erklärte mir, sie kenne das Problem. Ihre Zwillinge seien 7 Jahre alt ...« (Marion v. G.)

Die »Familienkutsche«

Wenn sich Zwillinge anmelden, sollten Sie überlegen, ob Sie in Zukunft vielleicht mit einer »Familienkutsche« besser beraten wären (Kombi, Mini-Van oder Bus). Wir glaubten damals, »kleine Zwillinge« passen in »kleine Autos«. Doch eher das Gegenteil ist der Fall. Je älter die Zwillinge, um so weniger Platz brauchen Sie für Zwillingskinderwagen, Sportkarre oder Buggy.
Als wir »nur« Zwillinge hatten, schafften wir uns einen Kombi mit großer Ladefläche an. Als unser drittes Kind geboren wurde, war uns auch dieser Kombi bald zu eng. Damals gab es eigentlich nur einen Van von Renault, den Espace. Seither sind wir sehr zufrieden mit diesem Auto, das trotz seiner Größe ein Auto ist, kein Bus, und das sich deshalb auch so fährt, also von den Ausmaßen her gut zu übersehen ist und auch beim Überholen genug Power hat, um sicher zu sein. Wir fahren derzeit den achten Renault Espace. Dass wir zwei auf fast tragische Weise verloren haben, möchte ich nur am Rande erzählen. Einen nach einem Motorplatzer in Italien (Rückfahrt von Elba), einen mitten in einem Tunnel auf der italienischen Autobahn (ebenfalls auf der Rückfahrt von Elba). Das hätte uns fast das Leben gekostet - aber das ist eine andere Geschichte ...

Heute gibt es von fast allen Autoherstellern und in unterschiedlichen Preisklassen diese sogenannten Vans. Doch auch Eltern, die sich nicht gleich ein neues Auto anschaffen können oder wollen, kommen zurecht. Mit den passenden Autositzen (ausprobieren!) und einem Kinderwagen, der nicht zu sperrig ist (ebenfalls ausprobieren!), kann auch ein normaler Mittelklassewagen für eine Zwillingsfamilie reichen.

Die schönsten Wochen im Jahr

Wenn Sie mit kleinen Zwillingen in Urlaub fahren, haben Sie auf jeden Fall eine Menge Gepäck und, wenn Sie Pech haben, auch noch Probleme mit zwei Kindern, die völlig aus dem Rhythmus gekommen sind, nachts nicht mehr (allein) schlafen und tagsüber quengelig sind.
Es kann natürlich auch ganz anders laufen. Und deshalb sollten Sie Ihren Urlaub einfach ein bisschen genauer planen, damit Ihre Kinder Spaß daran haben und dadurch natürlich auch Sie.

PRAKTISCHE TIPPS: Flugreisen sind nicht immer empfehlenswert

- **Lange Flugreisen sind für kleine, aber schon recht mobile Kinder nicht unbedingt zu empfehlen, da Platz zum Herumlaufen fehlt. Dann sind sie zapplig und quenglig und der Flug wird für Kinder, Eltern, aber auch andere Mitreisende zur Tortur.**

- **Ein einzelner Erwachsener allein darf überhaupt nicht mit kleinen Zwillingen fliegen, weil die Kinder bei Start und Landung, wenn sie keinen eigenen Sitzplatz haben, bei jemandem auf dem Schoß sitzen müssen.**

- **Wenn Sie sich trotz der Schwierigkeiten zu einer Flugreise entschließen: Geben Sie den Kindern während Start und Landung etwas zu trinken. Das nimmt den Druck von den Ohren.**

- **Nehmen Sie sich auch etwas Spielzeug mit, damit sich die Kinder an Bord beschäftigen können. Natürlich halten auch die Airlines etwas Spielzeug parat.**

- **In Spanien hatten die Eltern von Sven und Daniel einen sehr hügeligen Urlaubsort gewählt, und deshalb konnte die Familie kaum größere Spaziergänge mit den Buggys unternehmen. Also empfiehlt es sich, darauf zu achten, ob das Ziel »baby- oder kleinkinderfreundlich« ist.**

- **Viele Eltern haben gute Erfahrungen mit längeren Nacht-Autofahrten gemacht. Mit etwas Glück schlafen die Kinder im Auto weiter. Wenn Sie in den frühen Morgenstunden los wollen, sollten Sie Ihre Zwillinge abends fast fertig angezogen ins Bett legen.**

Kindgerechter Urlaub

Ein Urlaub mit Kindern ist immer nur dann entspannend, wenn er den Kleinsten Spaß macht. Eltern, die ihren kleinen Kindern ein langweiliges oder stressiges Programm zumuten, tun sich keinen Gefallen. Meine Erfahrung: Urlaub mit Babys ist Alltag unter erschwerten Bedingungen.
Natürlich möchte ich Sie keineswegs von einem Urlaub abhalten. Im Gegenteil. Etwas Tapetenwechsel braucht man ja und die Zwillinge machen oft einen großen Entwicklungsschub, wenn sie die vielen neuen Eindrücke verarbeitet haben. Und Sie wissen ja, jeder Entwicklungsschub macht alles ein bisschen leichter. Ein Buch mit vielen

guten Reisetipps für Familien mit Babys und Kleinkindern gab es im TRIAS Verlag: »Reise-Fieber« von Marion von Gratkowski und Ariane Nägele. Darin geht es um die beste Planung eines kindgerechten Urlaubs und in einem Kapitel um das Kranksein auf Reisen. Dieses Buch wird nur noch über den Buchshop der Zeitschrift ZWILLINGE vertrieben.

PRAKTISCHE TIPPS: Gut gerüstet für den Urlaub mit Kindern

●Nehmen Sie etwas Vertrautes (Wolldecke, Schmusetier etc.) von zu Hause mit, was den Kindern den Aufenthalt, vor allem aber das Schlafen in fremder Umgebung erleichtert.

●Nehmen Sie Spielzeug mit. Und zwar neue Dinge, um Langeweile zu vermeiden, und ein paar vertraute Dinge, um Heimweh entgegenzuwirken. Trotzdem sollten Sie nur das Allernötigste mitnehmen. Machen Sie sich vor dem Start eine Liste.

●Auf jeden Fall gehören ein paar feuchte Waschlappen (im Plastikbeutel) ins Reisegepäck, damit ist dann jederzeit eine kleine »Schnellwäsche« möglich. Noch besser: »feuchte Tücher«, die man fertig kaufen kann.

●Ist die Krankenversicherung auch im Ausland gültig? In ungewohnter Umgebung mit ungewohntem Klima werden Kinder leichter einmal krank.

●Bringen Sie einen Sonnenschutz an den Seitenfenstern des Autos an, damit die Sonne den Kleinen nicht so direkt ins Gesicht fällt. Notfalls reicht auch ein T-Shirt oder eine Stoffwindel, die Sie ins Fenster klemmen.

●Auf die Kindersitze sollten Sie vor allem im Sommer immer ein Handtuch legen, dann schwitzen die Kinder nicht so.

●Als Urlaubsquartier für Zwillingsfamilien empfiehlt sich ein Appartement, ein Bungalow oder Häuschen, auf jeden Fall etwas, wo Sie sich selbst verpflegen können.

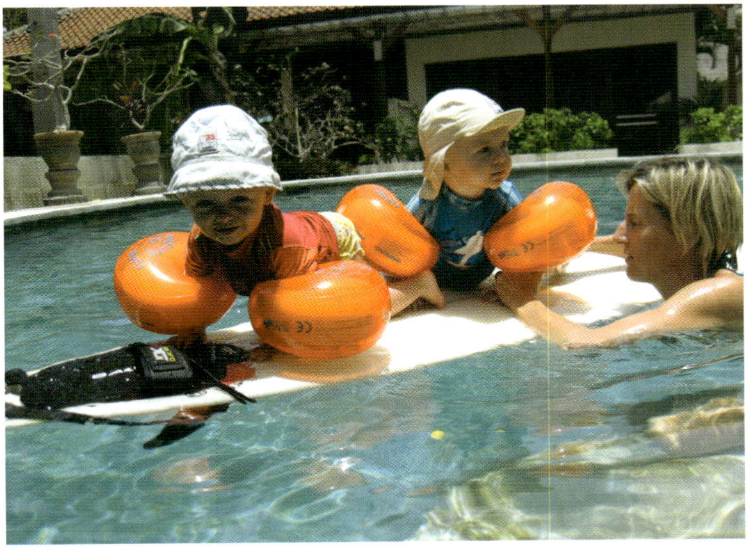

Wer sagt denn, dass man mit kleinen Zwillingen keine Fernreisen machen kann? Hier tummeln sich die elf Monate alten Zwillinge Finja und Louis Janke in einem Pool auf Bali.

Foto: Kerstin Janke

•Günstige Urlaube für Familien vermitteln die Caritas, Kolping-Verbände, der Deutsche Paritätische Wohlfahrtsverband, Vereine für Familienferien und der ADAC.

•Attraktive Unterkünfte finden Sie zum Beispiel auch unter den (deutschen) Jugendherbergen, die meist auch Familienzimmer anbieten.

•In ZWILLINGE inserieren auch immer wieder Zwillingseltern, die tolle Urlaubsquartiere anbieten. Machen Sie Urlaub bei »Freunden« – bei anderen Zwillingseltern.

Der schnelle Start mit Zwillingen

Viele Zwillingsmütter bestätigen, dass es viel Mühe macht, zwei kleine Kinder anzuziehen. Besonders schlimm wird es, wenn sich die Zwillinge der lästigen Prozedur durch Weglaufen entziehen, dann ist manchmal schon etwas »Gewaltanwendung« nötig, damit die Kleinen startklar werden. Meine ahnungslose Schwägerin fragte mich damals, wieso ich meine Zwillinge denn überhaupt anziehen müsste ... Ja, sollte ich denn mit zwei Kindern im Schlafanzug mitten in München losziehen?!

PRAKTISCHE TIPPS: Wie kommt man schnell vor die Tür?

•Wählen Sie die Kleidung für draußen auch unter diesem Gesichtspunkt aus: Wenig Knöpfe und wenn, dann an der richtigen Stelle, lange Reißverschlüsse an Overalls, Schuhe mit Klettverschlüssen, Reißverschluss oder einfach nur zum Reinschlüpfen, einteilige Schneeanzüge statt zweiteilige, das geht schneller bzw. vermittelt den Kindern wenigstens den Eindruck, es sei nur ein Teil anzuziehen.

•Packen Sie erst in Ruhe Dinge ein, die Sie unterwegs brauchen, dann die Kinder. Einen kleinen Beutel mit der »Grundausstattung« können Sie ja schon griffbereit aufbewahren.

•Besonders quirlige Kinder können Sie zum Anziehen einen Moment in den Hochstuhl setzen. Handschuhe und Mützen brauchen auch erst angezogen zu werden, wenn die Kinder schon im Wagen sitzen, also anderweitig abgelenkt sind.

•Wenn Sie die Kinder nicht gleichzeitig (einen rechts, den anderen links) tragen können, lassen Sie das Kind, das warten muss, nur an einem sicheren Ort zurück. Das im Buggy wartende Kind sollten Sie auch nur gesichert, also angeschnallt, zurücklassen.

•Ziehen Sie sich selbst zuletzt an, sonst sind Sie im dicken Mantel durchgeschwitzt, während Sie Ihre Zwillinge immer noch nicht angezogen haben.

•Legen Sie sich am Abend vorher alle Anziehsachen zurecht. Wenn Sie sehr früh morgens einen Termin haben, zu dem Sie pünktlich sein müssen, ziehen Sie den Kindern schon zum Schlafen das T-Shirt, das Sweatshirt an, das sie anderntags tragen sollen. So sind die Zwillinge wenigstens oben herum schon fast fertig angezogen. Oder nehmen Sie die Kinder gleich im Schlafsack mit.

•Verstauen Sie alles, was Sie unterwegs brauchen – Kinderwagen, Windeln – schon am Abend vorher im Auto.

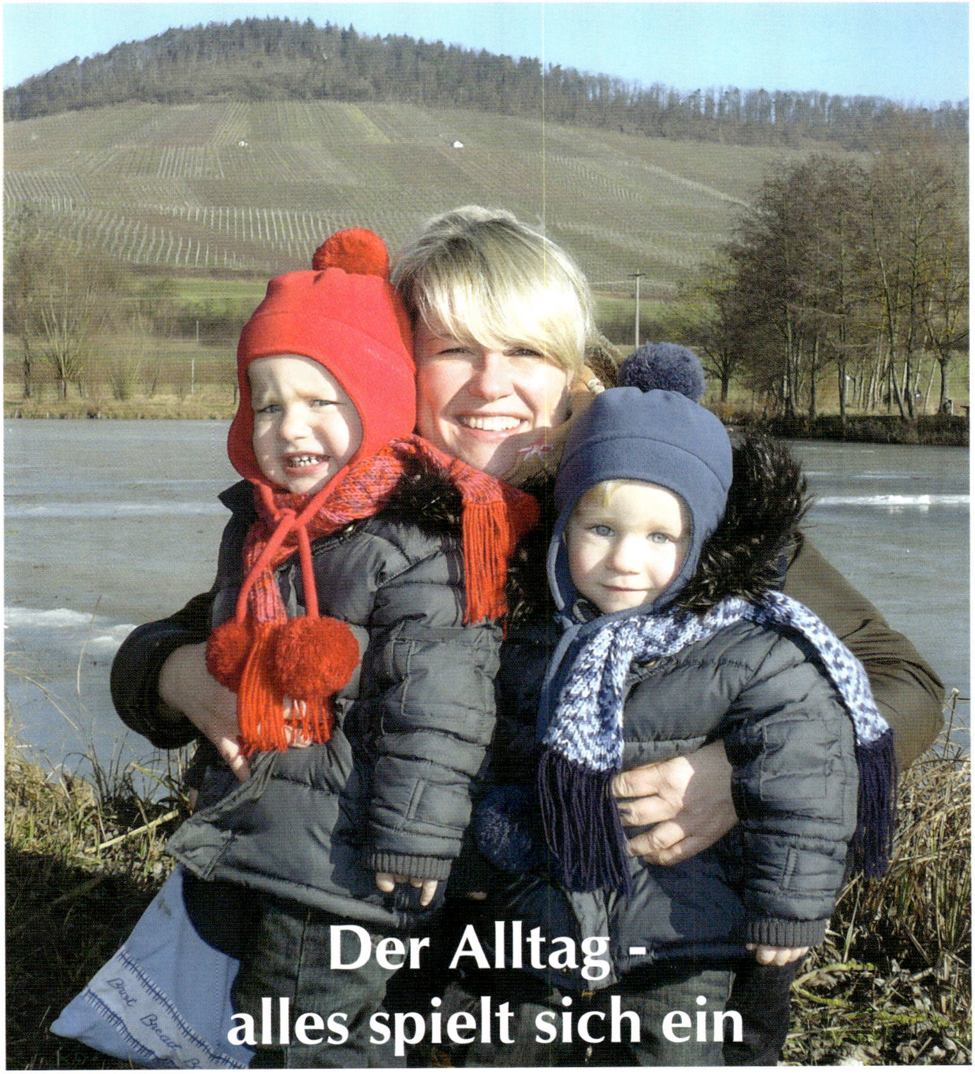

Der Alltag - alles spielt sich ein

Längst hat sich alles eingespielt. Dann kommen vielleicht erste Erschöpfungszustände. Aber auch neue Ideen. Hier lernen Sie, wie Sie Stress und Frust bekämpfen, im Elternsein ein Liebespaar bleiben, aber auch wie Sie Ihre Rückkehr ins Berufsleben organisieren. Und für Väter gibt es ein Mutmach-Kapitel zum Thema Elternzeit.

Foto: Annette Manhart.

Stress, lass nach!

Bei (fast) allen Zwillings- und Drillingseltern kommt der Zeitpunkt, wo sie sich einfach überfordert fühlen. Das kann schon ganz zu Beginn sein, wenn schlaflose Nächte und unruhige Tage überhand nehmen, oder später, wenn die Zwillinge anfangen, ihren Willen durchzusetzen oder sie sich von morgens früh bis abends spät streiten. Meist leiden die Mütter stärker unter dieser Überforderung, sie sind es in der Regel, die tagaus, tagein mit ihren Kindern zusammen sind. Diese Überforderung äußert sich in Klagen wie »Ich dachte schon, ich wäre reif für die Klapsmühle« oder »Ich wollte schon zum Psychiater gehen« bis zu tatsächlichen Zusammenbrüchen.

PERSÖNLICHE ERFAHRUNG: Atemlos und vollkommen erschöpft

»Manchmal bin ich so erschöpft, wie ich noch nie vorher in meinem Leben gewesen bin. Andere brauchen für so eine Lebenserfahrung die Besteigung eines Fünftausenders oder einen Ultra-Triathlon, Zwillingsmütter mit unruhigen Kindern kriegen das gratis. Normalerweise wird man immer erschöpfter, und irgendwann fängt sich der Körper wieder, eine neue Kraftreserve wird angebrochen. Bei mir gibt es keine Kraftreserven mehr. Ich habe das Gefühl, gleich umfallen zu müssen.« (Marion B.)

Oft ist diese Überforderung nur ein sehr subjektiv empfundener Zustand, in den man sich zusätzlich hineinsteigern kann. Viele Mütter fühlen sich gar nicht so sehr von der (doppelten?) Arbeit überfordert, sondern eher davon, dass nicht alles so glatt läuft, wie sie sich das vorgestellt haben. Die Ansprüche, die sie an sich selbst stellen, sind oft einfach zu hoch. Supermütter gibt es nicht und die, die so tun, als ob alles immer in Butter sei, verraten sich durch dicke Augenringe ...

Sind Sie noch schwanger und lesen dieses Kapitel, obwohl es Sie noch (fast) gar nichts angeht, sollten Sie keine Angst bekommen. Ich habe es nicht geschrieben, um Ihnen die Freude an Ihren Zwillingen zu nehmen. Im Gegenteil. Gerade weil ich auch anspreche, dass Zwillinge durchaus eine Belastung sein können, empfinden Mütter, die es angeht, Erleichterung. Nicht sie sind schuld, dass nicht alles reibungslos läuft, sondern die spezielle Situation. Und Probleme sind dazu da, überwunden zu werden.

Es ist doch völlig normal, dass auch Mütter einmal einen schlechten Tag haben. Und das sollten Sie sich auch zugestehen und zugeben. Gerade Kinder im Trotzalter brauchen die Konfrontation mit den »Großen«, sie müssen ihre Grenzen abstecken. Suchen Sie deshalb nicht den Fehler zuerst bei sich und Ihren »falschen« Erziehungsmethoden, wenn es von morgens bis abends nur mit Schreien geht. Schreien ist natürlich keine Dauerlösung, befreit aber einfach mal ...

Wenn Ihr Erschöpfungszustand anhält, sollten Sie vielleicht auch einmal an eine spezielle Mutter-Kinder-Kur denken. Es gibt zahlreiche Angebote für spezielle Mehrlingskuren in Grafenau und auch an der Ostsee. Adressen dazu im Anhang. In diesen Kuren treffen Sie Gleichbetroffene und Gleichgesinnte. Sie erhalten nicht nur körperliche Anwendungen, sondern auch durch Gespräche - auch mit Fachpersonal - neue Hilfen für den Alltag. Wichtig: Ihre Zwillinge sollten »abgebbar« sein, also in eine Art Kindergartengruppe gehen, während Sie Ihre Anwendungen erhalten. Oft kann auch der Vater mitkommen. Über Kosten und Bedingungen kann eine Kurberaterin informieren. Die Telefonnummer von Zwillingsmutter Karina Ortmann finden sie im Anhang.

Auch der Vater muss ran

Zwillings- und Drillingsväter können sich kaum entziehen: Wenn ein Baby schreit und die Mutter gerade das andere versorgt, bleibt ihnen nichts anderes übrig, als mit

anzupacken. Zum Glück für heutige Mehrlingsmütter hat sich die traditionelle Vaterrolle etwas gewandelt. Viele junge Väter besuchen heute gemeinsam mit ihren Frauen Geburtsvorbereitungskurse, sind bei der Geburt ihrer Kinder dabei und scheuen sich auch nicht, Babys aus vollen Windeln zu befreien. Der Unterschied zwischen einem »Einlings«-Vater und einem Mehrlingsvater ist allerdings, dass der eine mithelfen *kann*, das Baby zu versorgen, der andere *muss* helfen, die Babys zu füttern, zu wickeln und zu hätscheln. Und dieser Umstand lässt auch manche Zwillingsväter der neuen Generation verzweifeln.
In den meisten Zwillingsfamilien übernimmt die Mutter mit Rücksicht auf die Berufstätigkeit des Mannes die Nachtfütterungen wochentags allein. An Wochenenden oder im Urlaub teilen sich beide die Babyversorgung, und manche Väter übernehmen auch schon einmal eine ganze Nachtfütterung allein, damit die Mutter mal sechs Stunden am Stück schlafen kann. Bei Drillingen wird sich's nicht vermeiden lassen: Väter sind rund um die Uhr gefragt.
Zwillingsväter sind in ihrer ungewohnten Vaterrolle auch manchmal überfordert (auch das muss »frau« manchmal akzeptieren können). Ob Väter nun einen anstrengenden Arbeitstag hinter sich haben oder nicht, wenn sie nach Hause kommen, wird ihnen ein Säugling in die Arme gedrückt. Aber Sie sollten Ihrem Mann schon klar zu verstehen geben, dass Sie seine Hilfe brauchen. Machen Sie sich nicht unentbehrlich, nur um Ihrem Partner zu beweisen, was für eine Supermutter Sie doch sind!

Wenn aus einem Liebespaar Eltern werden

Wenn Frau und Mann »Eltern« werden, müssen sie sich plötzlich mit einer total veränderten Situation auseinandersetzen. Auch wenn sie sich vorher noch so sehr auf das Baby gefreut haben und sicher waren, »wir meistern das schon«, sieht die Realität nicht selten anders aus, wenn das Baby erst einmal da ist. Diese Umstellung trifft Sie mit Zwillingen und Drillingen möglicherweise doppelt. Wenn Sie schon ältere Kinder haben, verändert sich Ihre Beziehung als Paar vielleicht auch gar nicht durch die Geburt der Zwillinge.
Viele Ehen sind nach der Geburt der Kinder erst einmal reine »Zweckgemeinschaften«. Zeit füreinander bleibt vor allem anfangs kaum noch. Wer gegen 22 Uhr müde ins Bett sinkt, um vielleicht um 2 Uhr morgens wieder aufstehen zu müssen, hat ganz einfach keine Lust mehr auf Zärtlichkeiten. Das bringt natürlich Konflikte mit sich, denn nicht alle Väter können das nachvollziehen und fühlen sich vielleicht sogar vernachlässigt und abgeschoben.
Von Seiten der Mütter kann es ebenso zu Konflikten kommen, etwa wenn sie von ihrem Mann (zu viel?) Hilfe erwarten und dann enttäuscht sind, weil er sie »im Stich lässt«. Wenn Ihrem Mann der Umgang mit Babys nicht so liegt, kann er Ihnen ja in anderen Bereichen Arbeit abnehmen. Auf jeden Fall wird durch die neuen, ungewohnten Anforderungen die Reizschwelle deutlich gesenkt, und bei manchen Partnerschaften genügt dann schon der kleinste Anlass, um handfesten Krach zu bekommen. Viele Zwillingseltern bestätigen aber auch, dass sich ihre Ehe durch die Geburt nicht verschlechtert hätte und finden sogar, dass die Vertrautheit wächst und die gegenseitige Hilfsbereitschaft steigt. Andere stellen fest, dass eher eine Art gegenseitiger Abhängigkeit zunimmt. Wie auch immer: Zwillinge sind eine Belastungsprobe und Sie werden glücklicher, wenn Sie alle Schwierigkeiten gemeinsam meistern.

PERSÖNLICHE ERFAHRUNGEN: Streit liegt in der Luft!

»Im täglichen Umgang miteinander wirkten sich die dauernde Übermüdung und der Stress dann so aus, dass wir immer gereizter wurden, oft über Nichtigkeiten stritten, außer dem Notwendigsten gar nicht mehr miteinander redeten und uns total

voneinander zurückzogen. Auch nörgelten wir ununterbrochen am jeweils anderen herum. Dies wurde auch nicht mehr besser, als die Kinder dann in der Regel ganz gut durchschliefen. Ich war psychisch schließlich so fertig, dass ich, wenn ich allein war, ständig heulte, zumal sich mein Mann total verschlossen hatte und mich überhaupt nicht mehr an sich heranließ, so oft ich auch versuchte, mit ihm über uns zu reden.« (anonym)

Die neue Situation zusammen meistern

Sie brauchen nicht tatenlos zuzusehen, wie Ihre Partnerschaft immer schlechter wird und die Zwillinge immer größer. Es gibt ein paar Kleinigkeiten, mit denen man eine Beziehung wieder auf das rechte Gleis bringen kann.

PRAKTISCHE TIPPS: Reden ist Gold!

- **Reden, Reden, Reden! Sprechen Sie mit Ihrem Partner über all das, was Sie bewegt. Das gilt auch und gerade für sexuelle Probleme nach der Geburt Ihrer Zwillinge.**

- **Unausgesprochene Erwartungen an den jeweils anderen schlagen schnell um in gegenseitige Vorwürfe. Sprechen Sie also aus, was Sie brauchen.**

- **Der Mangel an Lust auf Sex ist meist nur von begrenzter Dauer. Je unverkrampfter Sie an dieses Problem herangehen, desto eher spielt sich alles wieder ein. Suchen Sie sich für sexuelle Aktivitäten einen wirklich ruhigen Moment des Tages aus, zu dem Sie beide nicht zu müde sind und Sie nicht jederzeit befürchten müssen, dass eines der Kinder aufwacht. Ansonsten sehen Sie Zwillinge als super (und natürlichste) Verhütungsmethode ...**

- **Wenn Sie sich selbst nach der Geburt Ihrer Zwillinge nicht so recht leiden können, weil Sie Ihre frühere Figur noch nicht wieder haben, lassen Sie sich nicht zusätzlich gehen. Kaufen Sie Kleidung, die Ihnen passt. Darin wirken Sie schmaler als in zu weiter Umstandsgarderobe oder in den engen Kleidungsstücken aus der Zeit vor Ihrer Schwangerschaft.**

- **Veranstalten Sie ab und zu ein festliches Essen für Sie beide, das ruhig einfach zubereitet sein kann. Bei Kerzenlicht stört selbst ein Zwillingspaar auf dem Schoß weniger.**

- **Wenn Sie es einrichten können, finden Sie jemanden fürs Babysitting, damit Sie mindestens einmal im Monat zu zweit etwas unternehmen können. Es genügen schon ein paar Stunden, um abzuschalten und Kraft zu tanken. Gewöhnen Sie Ihre Kinder schon sehr früh an einen Babysitter. Noch besser erholen Sie sich, wenn Sie ein- oder zweimal im Jahr etwa drei Tage allein Urlaub machen können.**

- **Wenn Sie selbst anfangs nur wenig unternehmen können, laden Sie doch einfach Freundinnen und Freunde zu sich nach Hause ein. Das Essen kann ja einfach sein, oder bitten Sie Ihre Gäste, etwas mitzubringen.**

- **Wenn Ihr Mann Ihnen hilft, sollten Sie ihn nicht zu viel kritisieren. Denn so vergeht ihm die Lust zu helfen noch schneller. Die meisten Zwillingsväter sind ohnehin recht fit im Umgang mit Babys.**

- **Wenn Sie, der Vater, nach Hause kommen, denken Sie daran, dass Ihre Frau einen**

harten Tag mit den Zwillingen hinter sich hat. Vielleicht war ihr Tag anstrengender als der Ihre. Sie waren ja immerhin unter Menschen, während Ihre Frau vielleicht nicht einmal spazierengehen konnte, weil eben manchmal alles so kompliziert mit Zwillingen ist. Bringen Sie Ihrer Frau eine kleine Aufmerksamkeit mit, lassen Sie sie ab und zu spüren, dass Sie nicht nur Mutter, sondern auch Frau und Partnerin ist.

- **Gönnen Sie auch Ihrer Frau ein paar unbeschwerte Stunden, zum Beispiel für einen Stadtbummel, einen Abend mit einer Freundin etc. Schicken Sie sie bewusst einmal ein paar Stunden »in Urlaub«. Wenn Sie die Kinder nicht versorgen, entlasten Sie wenigstens Ihre Frau im Haushalt.**

Wenn Sie mal nicht gut drauf sind

Wenn Sie sich überfordert fühlen, müssen Sie sich etwas einfallen lassen, wie Sie dieses Tief überwinden können. Ihr Seelentief darf nicht dazu führen, dass Sie Ihre Wut an den Kindern oder dem Partner auslassen.
Ganz wichtig ist in diesem Zusammenhang, dass Sie im Falle einer echten Depression Fachleute zu Hilfe nehmen, sich also Ihrem Arzt/Ihrer Ärztin anvertrauen.

PRAKTISCHE TIPPS: Körperliche Aktivität, um Frust loszuwerden

- **Körperliche Aktivität wirkt manchmal Wunder. Laufen Sie das Treppenhaus mehrmals rauf und runter oder ein paarmal »um den Block«.**

- **Wenn Sie sportlich sind, gehen Sie joggen.**

- **Lassen Sie Ihren Frust an einem Knetteig aus. Prügeln Sie regelrecht darauf ein.**

- **Stehlen Sie sich jeden Tag etwas Zeit nur für sich – geben Sie die Zwillinge in dieser Stunde dem Vater.**

- **Hängen Sie sich wie Leni B. ein Foto mit Fünflingen in die Küche. Wenn Ihnen alles über den Kopf zu wachsen droht: Schauen Sie sich das Foto an - es könnte schlimmer kommen - und holen Sie tief Luft: Weiter geht's.**

- **Setzen Sie sich Kopfhörer auf, und stellen Sie Ihre Stereoanlage einmal so richtig laut. Ein paar Minuten so abzuschalten kann auch entspannen. Ein iPod reicht nicht, da hört man zu viele Nebengeräusche, denen Sie doch gerade entfliehen wollten!**

- **Heulen Sie nach Herzenslust. Ein paar Tränen tun ja so gut!**

- **Rufen Sie bei einer Zwillingsmutter an, der es ähnlich ergeht oder die diese Erfahrungen auch einmal durchgemacht hat.**

- **Und vor allem: Fressen Sie nichts in sich hinein. Auch Kinder müssen lernen, dass ihre Mutter mal Frust schiebt. Und machen Sie sich bitte kein schlechtes Gewissen, weil Sie mal nicht so gut drauf sind.**

Verschaffen Sie sich Freiräume - Urlaub von den Kindern ...

... können sich die wenigsten Eltern »leisten«. Zwillingseltern noch viel weniger, denn wem will man schon zwei kleine Kinder (oder gar Säuglinge) anvertrauen? Wem, außer sich selbst, kann man so viel Stress zumuten? Doch ein wenig Freiraum, etwas Zeit für sich, braucht jeder Mensch. Oft genügt schon eine Stunde pro Tag, die nur Ihnen allein oder Ihnen beiden allein gehört, und Sie haben wieder Kraft. Wie lassen sich solche »Freiräume« für Zwillingseltern schaffen?

Nutzen Sie die Zeit, in der beide Babys tagsüber schlafen, für etwas, das Sie gerne tun. Später gibt Ihnen der Mittagsschlaf der Kinder Gelegenheit, Luft zu holen.

Wenn Sie niemanden haben, dem Sie Ihre Zwillinge anvertrauen können, wechseln Sie beide sich ab, um den nötigen Freiraum zu bekommen. Allein einmal etwas Abstand zu bekommen, ist besser als gar nichts.

Wenn Ihnen eine Lösung mit bezahltem Babysitting zu teuer ist, sollten Sie es ruhig mit einem Inserat »Oma gesucht« probieren. Es gibt immer wieder ältere Frauen, die glücklich über so einen netten Familienanschluss wären und gerne aushelfen, um ihrer Isolation zu entkommen und weil sie Kinder gern haben.

Abstand vom Alltag zahlt sich aus

Alles, was Sie tun, um ein wenig Abstand von Ihren Zwillingen (und weiteren Kindern) und damit zu Ihrem Alltag zu bekommen, wird Sie Ihren Kindern letztendlich wieder näherbringen, weil Sie gelassener auf sie eingehen können.

Lassen Sie Ihren Mann seinen Hobbys nachgehen, jammern Sie ihm nichts vor. Und betreuen auch Sie, der Vater, freiwillig die Kinder, damit Ihre Frau einmal etwas für sich tun kann.

Freiraum für die Zwillingsmutter kann auch in ein paar Stunden bezahlter Arbeit bestehen. Abgesehen vom finanziellen Aspekt kommen Sie am Arbeitsplatz wieder unter Menschen und werden als Arbeitskraft und nicht nur als Mutter akzeptiert.

Engagieren Sie sich (»ehrenamtlich«) in einem Zwillingsclub. Diese Tätigkeit bringt sie mit vielen netten Leuten zusammen und vermittelt Ihnen das Gefühl, dass Sie mehr können, als »nur« zwei oder mehr Kinder zu versorgen.

Wenn Sie körperlich total erschöpft sind, hilft vielleicht eine Kur, wobei diese ohne Kinder sicherlich nützlicher ist, um neue Kraft zu schöpfen. Die Sorge, dass die Kinder die Trennung von der Mutter nicht verkraften, ist unbegründet und sollte kein Hinderungsgrund sein. Eine Haushaltshilfe kann von der Krankenkasse bezahlt werden.

Es gibt allerdings auch Mutter-Kind(er)-Kuren, eine Kontaktadresse, die über Kuren informiert, finden Sie im Anhang. Manchmal dürfen auch die Väter mit.

Hilfe von außen

Viele Zwillingsmütter haben es gar nicht so gern, wenn ihnen Mutter oder Schwiegermutter zur Hand gehen. Sie können es ihnen nicht recht machen, fragen zu viel, wickeln »falsch«, verhätscheln die Kinder und stören das Eheleben. Doch eigentlich sollten Sie jede angebotene Hilfe annehmen. Stellen Sie nicht zu hohe Ansprüche an diejenigen, die Ihnen helfen. Wichtig ist, dass Ihre Kinder gut versorgt sind.

Wenn Sie sich durch manche »Besserwisserei« gestört fühlen, hören Sie doch einfach gar nicht hin, und freuen Sie sich, dass Ihnen Menschen freiwillig helfen. Nutzen Sie die Hilfe durch Verwandte oder Nachbarn, um schwierige Dinge zu erledigen, zum Beispiel die Zwillinge zu baden, mit dem Löffel zu füttern oder für einen Spaziergang anzuziehen. Seien Sie nicht zu stolz und lehnen Sie Hilfe nicht aus falscher Scham ab. Sie müssen niemandem beweisen, dass Sie spielend mit Ihren Zwillingen zurechtkommen. Es ist keine Schande zuzugeben, dass Ihnen Hilfe guttut. Machen Sie sich einen Plan, wie Sie regelmäßige Hilfskräfte vernünftig einsetzen können. Der Einsatz von »Hilfskräften« muss nämlich sinnvoll geplant werden.

Wenn Sie ungestört bleiben möchten und sicher vor überraschendem Besuch, hängen

Sie ein Schild an die Haustür »Zwillinge schlafen«, oder schalten Sie die Klingel aus (eventuell ein Handtuch um die Glocke wickeln). Das Telefon stöpseln Sie am besten aus, wenn Sie Ruhe haben möchten. Oder besorgen Sie sich einen Anrufbeantworter, den Sie nett besprechen. Erzählen Sie aber nicht, dass Sie zurückrufen – dafür wird Ihnen sicher die Zeit fehlen. Wer dringend mit Ihnen Kontakt aufnehmen möchte, meldet sich selbst wieder!

PERSÖNLICHE ERFAHRUNGEN: Haushaltspraktikantin - Gold wert!

»Bei uns in der Nähe gibt es eine Berufsfachschule mit der Fachrichtung Kinderpflege. Dort habe ich mich um eine Praktikantin beworben, und wir sind als Idealfamilie aufgenommen worden. Wir bekamen auf meinen Wunsch zwei Mädchen zugewiesen, die alle im Haushalt anfallenden Arbeiten mitmachen.« (Sabine M.)

Leisten Sie sich eine bezahlte Hilfe. Vor allem auf dem Land gibt es sogenannte Dorfhelferinnen, um die man sich aber beizeiten bemühen muss. Bemühen Sie sich um eine Haushaltspraktikantin (Hauswirtschaftsschulen anrufen, Inserat aufgeben), sie kommen tageweise, manchmal über einen längeren Zeitraum hinweg täglich, manche kostenlos oder gegen ein geringes Entgelt.
Wundern Sie sich nicht, wenn Ihnen fremde Menschen auf der Straße (etwa beim Einsteigen in den Bus) nicht sofort helfen. Oft möchten Passanten ihre Hilfe nicht aufdrängen (weil sie auch schon unfreundlich abgewiesen wurden, wenn sie von sich aus Hilfe angeboten haben ...) Dann bitten Sie doch einfach freundlich darum, dass Ihnen jemand hilft, kurz die Tür aufhält, beim schweren Zwillingswagen anpackt etc.

Wenn die älteren Geschwister eifersüchtig sind

Auch ältere Geschwister können durch Zwillinge, erst recht durch Drillinge, überfordert sein. Obwohl Sie Ihr älteres Kind schonend auf die »doppelte Invasion« vorbereitet haben (siehe Seite 37), kommt vielleicht Eifersucht auf.

PRAKTISCHE TIPPS: Wie können Sie Eifersucht mildern

- **Sorgen Sie dafür, dass Besucher sich auch mit diesem Kind beschäftigen, loben Sie deutlich dessen Vorzüge.**

- **Bitten Sie Besuch, auch für das ältere Kind ein kleines Geschenk mitzubringen. Für den Notfall sollten Sie einige Kleinigkeiten parat halten, die Sie in solchen Situationen einsetzen können. Lassen Sie »den Großen« oder »die Große« die Geschenke auspacken, die für die Zwillinge gedacht sind.**

- **Erlauben Sie Ihrem älteren Kind, auch selbst (kleine) Freundinnen und Freunde einzuladen, die die Babys besichtigen dürfen.**

- **Wenn Sie auf Spaziergängen oder beim Einkaufen auf die Zwillinge angesprochen werden, sollten Sie die Fremden auch auf Ihr älteres Kind hinweisen.**

- **Beteiligen Sie Ihr Ältestes an der Babypflege. Werden Sie dabei nicht ungeduldig.**

- **Spannen Sie die Älteren dabei ein, die Babys zu unterhalten, aber nur, wenn sie diese Aufgabe gern übernehmen.**

- Schaffen Sie dem älteren Kind »Freiraum« im wahrsten Sinne des Wortes. Sorgen Sie dafür, dass es einen ruhigen Platz zum Spielen hat.

- Lassen Sie den Papi etwas mit dem oder der Großen unternehmen. Geben Sie älteren Kinder gewisse »Freiheiten«, Privilegien, die Sie den kleineren nicht geben können.

- Radikale Änderungen für das ältere Kind sollten Sie vor der Heimkehr der Zwillinge aus der Klinik durchführen. Sei es, dass Sie das Babybettchen des älteren Kindes brauchen oder die Kinderzimmer neu verteilen müssen. Das gleiche gilt vor allem auch für geplante Kindergartenbesuche.

- Lassen Sie sich von Ihrem älteren Kind noch in der Entbindungsklinik besuchen, halten Sie aber auf jeden Fall während Ihres Aufenthaltes im Krankenhaus telefonisch Kontakt zu ihm.

- Sind Sie erst wieder zu Hause, so versuchen Sie trotz der ungewohnten Anforderungen, täglich etwas Zeit nur für Ihr erstgeborenes Kind zu erübrigen.

- Während Sie stillen, können Sie eine Geschichte erzählen, und wenn es besser mit dem Anlegen klappt, haben Sie vielleicht auch eine Hand frei, um gemeinsam zu malen oder ein Buch anzusehen.

- Wenn Sie Ihre Zwillinge fotografieren, vergessen sie auch Ihr älteres Kind nicht. Fotografieren Sie es mit den neuen Geschwistern, aber auch einmal allein. Kramen Sie auch die Babyfotos Ihrer Großen hervor und gucken Sie sie gemeinsam an.

- Betonen Sie anderen gegenüber nicht, wie sehr Sie doch wegen der Zwillinge in Ihren Aktivitäten beschränkt seien. Vor allem vor Ihrem älteren Kind sollten Sie nicht klagen, denn dann könnte es erst recht verärgert sein, dass es nun wegen dieser untauglichen Spielkameraden nicht mehr zum Spielplatz, ins Schwimmbad oder in den Tierpark kommt.

- Bitten Sie befreundete Mütter, Ihr »Sorgenkind« einmal mitzunehmen. Bitten Sie Omas und Tanten, dass das ältere Kind ein Wochenende zu Gast sein darf, vorausgesetzt, es fühlt sich dadurch nicht abgeschoben.

- Werfen Sie dem eifersüchtigen Kind nicht vor, es sei »böse«. Eifersucht ist eine ganz normale Reaktion. Ermutigen Sie es, sich mit Worten abzureagieren und die Aggressionen lieber nicht durch Taten abzubauen.

- Erinnern Sie Ihr Kind stets daran, dass Sie wenigstens noch zuhören können und sich für seine Probleme interessieren.

- Sprechen Sie über Ihre Gefühle. Selbst kleine Kinder können begreifen, dass die Mutter manchmal einfach überfordert ist.

- Denken Sie daran, dass die Eifersucht auf Zwillinge länger anhalten kann als »normal«. Selbst wenn die Zwillinge dem niedlichen Babyalter entwachsen sind, so bleiben sie doch für viele Außenstehende immer eine »Attraktion«.

Nach den Zwillingen noch ein Kind?

Nach Zwillingen noch mal Kinder? Viele werden stöhnen: Nein, danke! Wir selbst

haben fast sechs Jahre nach unseren Zwillingen noch einen »kleinen« Nicolai (heute 20 Jahre alt und 1,94 m groß!) bekommen. Das Fazit: Sehr empfehlenswert!
Ein einzelnes Kind ist für zwillingserprobte Eltern eine Erholung. Endlich kann man ein Kind einmal richtig genießen. Wichtig ist aber, dass der »Abstand« stimmt. Die älteren Zwillinge sollten schon verständig – meiner Meinung nach mindestens 4 Jahre alt – sein. (Können Sie sich vorstellen, dass selbst diese Passage bei manchen Leserinnen negativ ankommt? Meine Güte! Wie kann man denn nur so negativ eingestellt sein?)
Also dann lieber etwas zum Lachen: Nicolai, damals 10, saß auf der Rückbank im Auto, als wir uns über die Zwillinge Max und Conny unterhielten. »Ich glaube, wir haben das Schlimmste hinter uns«, sagte Lutz, mein Mann, zu mir. Nach einer kurzen Pause kam von hinten ein Stimmchen (Nicolai): »Das Schlimmste bin ich!«
Könnten es noch mal Zwillinge werden? Ja. Bei Müttern zweieiiger Zwillinge ist die »Gefahr«, noch einmal Zwillinge zu bekommen, deutlich höher als beim Rest der Bevölkerung. Ein Trost: Diese zweiten Zwillinge sind längst nicht so stressig wie das erste Paar.

PERSÖNLICHE ERFAHRUNGEN: Ein Einling zum Genießen

»Einerseits bin ich froh, noch einen Einling ›genießen‹ zu können, andererseits macht es mich auch oft ›wütend‹, da ich jetzt weiß, wie es ist, wenn man eben ›normal‹ Kinder hat – kein Vergleich! Es entsteht nie auch nur eine annähernd gleiche Stresssituation wie mit Zwillingen!« (Manuela B.)

Tipps fürs Haushaltsmanagement

Auch wenn Sie keine Superhausfrau sind, der jedes noch so kleine Krümelchen ein Dorn im Auge ist, Arbeit gibt's trotzdem genug. Mit Zwillingen oder Drillingen fällt es Ihnen vielleicht doppelt schwer, alles unter einen Hut zu bringen. Ein paar Tricks helfen, die Hausarbeit auf ein Minimum zu reduzieren oder wenigstens die Nerven zu schonen.

PRAKTISCHE TIPPS: Organisation im Haushalt ist alles

- **Sparen Sie nicht am falschen Fleck. Wenn Sie sich's leisten können, rüsten Sie Ihren Haushalt mit allen modernen Geräten aus. Besonders wichtig ist ein Wäschetrockner. Sie sparen damit enorm Zeit, da Sie kein Wäschestück mehr aufzuhängen oder abzunehmen brauchen. Und das meiste kommt so glatt aus dem Trockner, dass nur noch wenige Stücke zu bügeln sind.**

- **Auch auf eine Geschirrspülmaschine sollten Sie – wenn möglich – nicht verzichten. Darin können Sie benutztes Geschirr stets sofort verstauen. Das schafft Ihnen zusätzliche Erleichterung, denn Ihre Küche sieht dann aufgeräumt aus.**

- **Im Schnellkochtopf oder Dampfgarer wird das Essen nicht nur schneller, sondern auch vitaminschonender zubereitet. Wenn Sie einmal etwas mehr Zeit haben, sollten Sie gleich einen Topf voll kochen und anschließend kleine Portionen einfrieren. Davon zehren Sie dann in Zeiten, in denen Ihnen die Zwillinge nicht einmal Ruhe (oder Lust) zum Kochen lassen.**

- **Mütter, die mit dem Thermomix von Vorwerk kochen, sind begeistert, wie vielseitig das Gerät ist und welche Erleichterungen es mit sich bringt. Als ich den Thermomix bei einer Freundin in Freiburg kennen lernte, waren meine Kinder teilweise schon aus dem Haus.**

●Verbannen Sie komplizierte Gerichte von der Speisekarte, solange Sie sich durch Ihre Zwillinge voll beansprucht fühlen. Kochen Sie lieber einmal Pell- statt Salzkartoffeln. Kochen Sie Gerichte, die sich mehrmals aufwärmen lassen. In der Mikrowelle ist das im Nu getan. Wenn Sie nicht gerne aus der Dose leben, schaffen Sie sich vielleicht eine Tiefkühltruhe an.

●Wer rationell im Haushalt wirtschaften will, muss eine durchdachte Vorratshaltung praktizieren. Buchführung gehört dazu. Notieren Sie auf einer Einkaufsliste immer gleich, was fehlt. Dann können Sie auch jemand anderem diese Liste schnell einmal in die Hand drücken und zum Einkaufen schicken. So passiert es Ihnen auch nicht, dass ganz plötzlich etwas Lebenswichtiges wie beispielsweise Milchpulver fehlt. Es gibt nämlich Situationen, in denen Sie nicht schnell für Nachschub sorgen können.

●Komplizierte Hausarbeiten, etwa Bügeln, das auch nicht gerade ungefährlich ist, sollten Sie dann erledigen, wenn die Zwillinge schlafen oder mit einer guten Seele auf einem Spaziergang sind.

●Stellen Sie nicht zu hohe Ansprüche an sich. Ihr Haushalt muss nicht immer tiptop sein. Bei anderen Zwillingsmüttern sieht es auch nicht immer »wie geleckt« aus.

●Manchmal haben Sie das Gefühl, dass Ihre Zwillinge immer alles »zerstören«, was Sie gerade mühevoll aufgeräumt haben. Das kann eine Mutter so stressen, dass sie das Gefühl bekommt, immer nur auf der Stelle zu treten. Wenn Ihre Kinder das frisch gemachte Bett wieder verwursteln, schimpfen Sie nicht, lassen Sie den Verhau lieber, wie er ist, und schließen Sie die Tür. Gehen Sie mit den Kleinen eine Stunde spazieren. Räumen Sie auf, wenn die Kleinen im Bett sind zum Mittagsschlaf oder abends.

●Setzen Sie bei der Hausarbeit Prioritäten. Wenn Sie nicht zu viel auf einmal erledigen, behalten Sie besser die Übersicht, und kleinere Zwischenfälle wie etwa »Stecknadeln-Verstreuen« oder »Wändestreichen mit der nassen Toilettenbürste« bringen Sie nicht so sehr aus der Fassung. Stellen Sie einen Wochenplan auf: montags waschen, dienstags bügeln, mittwochs Bad putzen usw. Das verteilt lästige Hausarbeit über die ganze Woche.

●Beziehen Sie die Kinder mit ein in Ihre Hausarbeit. Es gibt alles Handwerkszeug in klein: kleine Besen, kleine Handschaufeln, ja sogar kleine Staubsauger (die eh nur Spielattrappen sind). Kleine Kinder machen begeistert mit beim Putzen und können auch schon beim Wäschewaschen helfen. Verteilen Sie auch Lappen, passen Sie aber auf, dass kein Eimer umgeschüttet wird. Natürlich müssen Sie auch auf Putzmittel aufpassen.

●Wenn Sie einmal ganz große Dinge im Haushalt planen, etwa eine General-Teppichreinigung oder einen Umzug: Schaffen Sie kleinere Kinder aus dem Weg.

●Stört Sie die Unordnung im »Kinderzimmer«, das sich erfahrungsgemäß bald über die ganze Wohnung erstreckt, räumen Sie sinnvollerweise erst abends auf. Am besten eine Kiste auf Rollen hinter sich herziehen und schnell das ganze Spielzeug reinschmeißen. Da machen auch die Kinder gerne mit, wenn sie noch nicht im Bett sind.

●Sie machen es sich leichter, wenn Sie in Ihrem Haushalt nicht allzuviel Verbotenes in Griffnähe aufbewahren. Dieses ständige Ermahnen, (»Tu dies nicht, tu das nicht«), das anscheinend immer überhört wird, macht einen viel mürber, als ein paar untere Regalfächer oder Schubladen, die die Kinder nach Herzenslust ausräumen dürfen.

● Gehen Sie nie mit leeren Händen durch Ihre Wohnung oder Ihr Haus. Es gibt ja immer eine Menge zum Aufräumen, und das erledigt sich leichter nebenbei, als wenn die Unordnung schon zu einem riesigen Berg angewachsen ist. Andererseits müssen Sie aber auch alles im Auge behalten, wenn Sie gleichzeitig mehrere Dinge erledigen. Vergessen Sie beispielsweise nicht die Flaschen, die Sie zum Auskochen aufgestellt haben.

● Überlegen Sie, welche Dinge unbedingt aufgeräumt werden müssen, damit Ihre Wohnung insgesamt einen sauberen Eindruck macht. Wenn dann unangemeldet Besuch kommt, genügen ein paar Handgriffe, um Ordnung zu schaffen.

Alleinerziehende und Zwillinge

Eines der größten Probleme alleinerziehender Mütter und Väter ist wohl, dass sie die Verantwortung für das Kind (oder die Kinder), aber auch die Freuden mit niemandem teilen können. Das fängt damit an, dass man sich mit niemandem beraten kann, ob das Kind nun so schwer erkrankt ist, dass man besser eine Ärztin oder einen Arzt ruft, und geht bis zu der Frage, ob nun diese oder jene Erziehungsmaßnahme richtig ist. Wenn Sie Ihre Zwillinge allein »erziehen« müssen, fühlen Sie diese Verantwortung vielleicht doppelt auf Ihren Schultern lasten. Aber auch schon ganz banale, alltägliche Dinge lassen sich nur schlecht ohne Partner oder Partnerin erledigen. »Gestern wollte ich die Zwillinge baden, da war wieder keiner da, der mithelfen konnte«, klagt eine Mutter. Zwillinge sind eigentlich eine Aufgabe für zwei.

Sehr schwierig ist oft auch die finanzielle Situation einer »halben« Zwillingsfamilie. Wenn die Mutter arbeiten gehen muss, ist sie zusätzlich belastet. »Ich habe es nach einem halben Jahr wieder probiert«, sagte eine Alleinerziehende. »Doch ich bin fast durchgedreht. Jetzt sind die Kinder anderthalb Jahre alt, da geht es besser.«

Möchten Sie sich vom Partner (Zwillingsvater) erst nach der Geburt trennen, weil Sie sich nicht mehr verstehen (oder aus welchem Grund auch immer), fällt Ihnen die Entscheidung sicher schwerer als mit nur einem Kind. Sprechen Sie mit anderen Frauen in gleicher Situation, die diesen Schritt schon getan haben (Kontakte über die Zwillingselternvereine oder Alleinerziehendenforen im Internet).

Auf keinen Fall sollten die Zwillinge ein Hinderungsgrund für eine Trennung sein, wenn die Ehe nicht mehr zu retten ist. Die Sorge, mit Zwillingen nur noch sehr schwer einen neuen Partner zu finden, ist unbegründet. Es ist mit nur einem Kind genauso schwer oder genauso leicht. Vielmehr kommt es darauf an, welche Einstellung der »Neue« generell zu Kindern hat.

PERSÖNLICHE ERFAHRUNGEN: Zwillinge sind eine Aufgabe für zwei

»Da ist einfach keiner, der einem zuhört, dem man sich anvertrauen kann oder mag, und es bleibt de facto kein bisschen Raum für mich. Ich habe zwar nie Langeweile und dadurch auch fast keine Zeit zum Frust-Schieben, aber ich merke, wie meine Akkus so langsam, aber sicher auf Null fahren und ich fühle ein tiefes, schwarzes Loch, das mich zu verschlingen droht.« (Kerstin H.)

Der besonderen Sorgen und Nöte alleinerziehender Mütter und Väter haben sich ein Verband und zahlreiche örtliche Selbsthilfegruppen angenommen (Verbandsadresse im Anhang). Ganz wichtig sind aber immer auch Kontakte in Zwillingselternvereinen. Suchen Sie unbedingt Kontakt zu Gleichbetroffenen, dadurch wird das eigene Schicksal leichter und eventuell können Sie sich mit einer anderen alleinerziehenden Mutter zusammenschließen und sich gegenseitig unterstützen.

Eine ziemlich harsche Kritik über die letzte Auflage meines Buches (damals beim Trias

Verlag unter anderem Titel erschienen) hatte eine alleinerziehende Zwillingsmutter auf Amazon abgesetzt. Sie bescheinigte diesem Buch, das praktisch zu 80 Prozent aus hilfreichen Tipps besteht, dass es keinen einzigen Tipp enthielte. Also bitte! Alle praktischen Lösungen, die hier angegeben werden, gelten doch auch für alleinerziehende Mütter oder Väter. Für deren Sondersituation, in der sie sich zweifelsohne befinden, gibt es Extra-Literatur, die Sie sich, falls Sie betroffen sind, zusätzlich besorgen sollten.
Es gibt auch immer mehr Zwillingsväter, die ihre Zwillinge allein versorgen müssen. Auch sie tun das mit Bravour und es ist bestimmt nicht einfacher für sie - im Gegenteil. Der »alleinerziehende Vater« ist in unserer Gesellschaft eher ein Kuriosum. Auch für diese Gruppe haben wir eine hilfreiche Adresse im Anhang.

Berufstätig bleiben mit Zwillingen

Mit einem Kind macht es normalerweise kaum Probleme, nach Mutterschutzfrist und Erziehungsurlaub wieder teilweise oder ganz ins Berufsleben einzusteigen. Mit Zwillingen ist es schwieriger, aber unmöglich ist es nicht.

Nicht »nur« Mutter sein

Heute, da viele Mütter eine teure und lange Ausbildung hinter sich haben, die Familienbudgets ohnehin ziemlich angestrengt sind, möchten viele Frauen auch nach der Geburt wieder ins Berufsleben einsteigen.

PRAKTISCHE TIPPS: Wie bringen Sie alles unter einen Hut?

Woran Sie bei Ihrer Entscheidung für oder gegen die Berufstätigkeit denken sollten:

- **Bevor Sie vorschnell kündigen, informieren Sie sich, welche Möglichkeiten für eine Weiterbeschäftigung bestehen. Besprechen Sie sich mit mehreren Personen, um verschiedene Meinungen in Ihre Entscheidung einfließen zu lassen, notfalls sprechen Sie auch mit einer Rechtsanwältin oder einem Rechtsanwalt, die/der sich mit Arbeitsrecht auskennt.**

- **Denken Sie nicht, dass Ihre Kinder Sie voll ausfüllen werden. Ihre Zwillinge werden Sie sicher voll beschäftigt halten, doch vielleicht nicht voll befriedigen.**

- **Wenn Sie im Berufsleben stehen, sind Sie wieder »mehr« als »nur« Mutter. Auch Frauen brauchen diese Bestätigung.**

- **Machen Sie sich kein schlechtes Gewissen, weil Sie Ihre Kinder (mit oder ohne finanzielles Muss) in fremde Obhut geben, um arbeiten zu können. Die Kinder haben mehr von einer entspannten, ausgeglichenen Mutter als von einer, die auf Selbstverwirklichung im Beruf verzichtet, weil sie glaubt, dieses »Opfer« bringen zu müssen. Manche Frauen sind nun einmal nicht der Typ fürs Zu-Hause-Bleiben.**

- **Ein paar Stunden wöchentlicher »Tapetenwechsel«, verbunden mit Anerkennung für geleistete Arbeit, tun ja so gut und lassen den Alltag mit Zwillingen wieder mehr genießen.**

- **Wenn Sie sich durch Ihre Arbeitszeit überfordert fühlen, sollten Sie mit Ihrem Arbeitgeber sprechen, ob Sie auch weniger als halbtags arbeiten können, bis die Kinder vielleicht im Kindergarten untergebracht werden.**

• Für manche Frauen ist es ideal, wenn sie zu Hause arbeiten können. Allerdings gibt es Phasen, da halten Sie Ihre Kinder von jeglicher Arbeit ab, die Konzentration erfordert.

• Wenn Sie halbtags arbeiten, kann es für Sie günstiger sein, statt fünf halbe Tage nur in ganzen Tagen zu arbeiten. Wenn Ihr Anfahrtsweg weit ist, lohnt sich diese Regelung besonders. Sprechen Sie mit Ihrem Arbeitgeber.

• Glauben Sie nicht, für Sie gäbe es keine Arbeit. Fragen Sie ungeniert in den Personalbüros nach. Und sei es, dass man Ihnen dort nur eine Aushilfstätigkeit anbieten kann, die später vielleicht doch in ein festes Angestelltenverhältnis mündet.

• Vielleicht gibt es auch für Sie eine Geschäftsidee, die Sie in die Berufstätigkeit als Selbständige führt? Ich bin das beste Beispiel dafür, denn ohne Zwillinge und die Idee, die Zeitschrift ZWILLINGE zu machen, hätte es unseren kleinen Verlag und alles, was damit zusammenhängt, nie gegeben.

• Damit Sie Beruf und Kinder miteinander vereinbaren können und auch im Haushalt alles klappt, müssen natürlich Kompromisse gemacht werden. Klären Sie mit Ihrem Partner vor Beginn Ihrer Arbeit, ob er bereit ist, tatkräftig mit anzupacken, wenn »Not am Mann« ist.

• Klären Sie, wo Sie die Kinder unterbringen können oder wer sie zu Hause betreut, wenn sie krank sind.

Wer betreut die Kinder?

Das größte Problem für eine berufstätige Mutter ist immer die Frage, wo sie die Kinder während ihrer Abwesenheit unterbringen kann. Hier einige erprobte Vorschläge.

Die guten Omas

Wenn Ihre Mutter oder Schwiegermutter einspringt, so sollten Sie dieses Glück ehrlich zu schätzen wissen und nicht mit Argusaugen kontrollieren, ob die Oma schon wieder etwas »falsch« gemacht hat. Um Streitigkeiten zu vermeiden, sollten Sie vorher genau besprechen, was Sie von ihr erwarten. Sprechen Sie darüber, wie Sie es mit der Erziehung zur Individualität und der Erziehung ganz generell halten und wie Sie es von anderen erhoffen. Das gilt für Omas, aber auch für familienfremde Personen.

Eine bezahlte Tagesmutter kommt ins Haus

Tagesmuttertarife sind nicht unbedingt billig, vor allem, wenn zwei Kinder zu betreuen sind. Für eine Halbtagsbetreuung zahlen Sie je nach Wohnort zwischen 250 und 400 Euro, wohlgemerkt für ein Kind. In Großstädten ist es teuer, auf dem Land kosten Tagesmütter weniger. Offizielle Tagesmütter müssen vom Jugendamt zugelassen sein. Doch vieles läuft auf privater Basis über Kleinanzeigen. Um nicht reinzufallen, lohnt es sich, die Tagesmutter nicht nur zu sich nach Hause einzuladen, sondern auch einmal einen Gegenbesuch zu machen, ehe Sie sich endgültig entscheiden.
Klären Sie vor einer festen Zusage, ob Sie für die Anfahrt einen Fahrtkostenzuschuss bezahlen müssen, wie es mit der Verpflegung aussieht, wann die Tagesmutter Urlaub eingeplant hat und ob Sie sie weiterbezahlen müssen, wenn Sie Urlaub haben und die Zwillinge selbst betreuen. Einen Modellvertrag für Ihre Abmachungen mit einer Tagesmutter können Sie bei diversen Tagesmüttervereinen (Adressen im

Anhang) bekommen. Gute Informationen und ein Mustervertrag im Internet auch unter **www.cleverefrauen.de**

Machen Sie eine Liste, was Sie mit einer Betreuungsperson, die zu Ihnen ins Haus kommt, besprechen wollen. Führen Sie sie in Ihren Haushalt ein, weisen Sie sie auf Unfallgefahren hin, zeigen Sie ihr, wo sich Kinderkleidung, Kinderpflegemittel, -nahrungsmittel und die Hausapotheke befinden. Notieren Sie, wo Sie und Ihr Mann zu erreichen sind, aber auch die Telefonnummer Ihres Kinderarztes. Stellen Sie die Betreuungsperson in der unmittelbaren Nachbarschaft vor, damit sie notfalls eine Anlaufstelle in der Umgebung hat.

Eine Tagesmutter, zu der Sie Ihre Kinder bringen

Diese Lösung ist etwas umständlicher. Klären Sie in diesem Fall, wer die Kosten der Verpflegung übernimmt, ob Sie Gemüsegläschen oder Windeln mitbringen müssen. Kosten für die Kinderbetreuung können endlich zum Teil steuerlich abgesetzt werden.

Staatliche oder private Kinderkrippen

Das Krippenplatzangebot in Deutschland soll ja ausgebaut werden. Längst gibt es jedoch noch nicht für jede Mutter, die ein Kind abzugeben hat, weil sie arbeiten möchte, einen solchen Krippenplatz. Und nicht jedes Elternpaar möchte seine Zwillinge in eine Krippe geben. Wenn die Krippe gut geführt ist, sind die Bedenken allerdings unsinnig. Das richtige Alter für den Krippenstart ist anderthalb Jahre.

Abgesehen davon, meine ganz persönliche Meinung: Kinder sollten in den ersten Lebensjahren zu Hause betreut werden, wenn sie schon fremdbetreut werden müssen. Meinen eigenen Kindern habe ich immer dieses »Nestgefühl« geben wollen und ich habe auch relativ bald nach der Geburt meiner Kinder weiter gearbeitet. An alle, die darin wieder untrügliche Anzeichen für das ganz schreckliche Gluckentum sehen: Was kann man Kindern besseres geben, als ein Gefühl der Sicherheit?

Im Übrigen habe ich kürzlich erkannt, ich bin keine Glucke, sondern ein Hütehund. In Abständen umkreise ich meine Herde: Maximilian in Hamburg, Constantin in Bad Nauheim, Nicolai in Ingolstadt ... und wenn ich sie dann alle mal wieder telefonisch erreicht habe (sie rufen meist selber an), lasse ich sie ihr eigenes Leben leben.

PERSÖNLICHE ERFAHRUNG: Kinder lernen in der Gemeinschaft

»Thomas und Stefan haben in der Krippe sehr viel gelernt, an Sozialverhalten, aber auch im Umgang mit Gegenständen, beispielsweise dürfen sie unter Aufsicht der Erzieherin mit der Schere schneiden.« (Elisabeth T.)

Eine Ersatzbetreuung für den Notfall

Ganz wichtig ist, dass Sie für den Krankheitsfall Vorsorge treffen. Egal, ob Ihre Kinder, die Kinder der Tagesmutter oder die Betreuungsperson selbst krank sind oder die Kinderkrippe wegen Ansteckungsgefahr geschlossen bleibt. Sie brauchen jemanden, der/die einspringen kann, damit Sie Ihren Arbeitsvertrag weiterhin reibungslos erfüllen können. Allerdings steht Ihnen Sonderurlaub zu, wenn Sie niemanden für die Betreuung Ihrer kranken Kinder haben.

Au-pair-Mädchen/-Junge

Wenn Sie einen großen Haushalt haben, gibt es auch diese Möglichkeit der Kinderbetreu-

ung. Voraussetzung für die Aufnahme eines Au-pairs sind ein eigenes Zimmer für das Mädchen (oder den Jungen). Die maximale »Arbeitszeit« darf 30 Wochenstunden nicht überschreiten und nicht nur aus Kinderhüten bestehen. Die Kosten für eine Krankenversicherung und einen Sprachkurs (eventuell mit Monatskarte für die Öffentlichen Verkehrsmittel) müssen von den Gasteltern übernommen werden. Die aktuellen Kosten und weitere Informationen erhalten Sie bei den Au-pair-Vermittlungen (Adressen im Anhang).
Der Vorteil: Junge Menschen kommen oft gut mit kleinen Kindern zurecht. Der Nachteil: Unter Umständen haben sie ein weiteres »großes« Kind mit einer Portion Heimweh im Haus. Viele junge Leute haben zu Hause nicht gelernt, mitanzupacken. Wie sollen sie dann als Au-pair in einem turbulenten Zwillingshaushalt hilfreich sein?

PERSÖNLICHE ERFAHRUNG: Au-pairs aus dem eigenen Kulturkreis

»Als Maximilian und Constantin klein waren, hatten wir insgesamt sechs Au-pair-Mädchen. Anna aus Schweden war eine ›Perle‹, Christina aus Spanien flog hochkantig raus, nachdem sie mir patzig erklärt hatte, ihr Dienst finge um acht an. Ich musste aber um sechs nach München fahren, Christina hatte unangemeldet bei einem Freund übernachtet. Dann folgten wieder Schwedinnen, mal gut, mal weniger gut. Das Schlusslicht war Magda aus Polen, die die ungewaschene Wäsche aus der Waschmaschine nahm und die schmutzige Unterwäsche zur Freude unserer Nachbarn zum Trocknen aufhängte. Mein Fazit: Mädchen, die ähnlich aufwachsen wie unsere Jugendlichen im deutschsprachigen Raum, passen besser in die Familie, wenn es auch gerade reizvoll sein kann, das Neue, Ungewohnte kennen zu lernen. In meinem Fall war ich allerdings auf Au-pair-Mädchen, die meine Zwillinge zuverlässig betreuten, angewiesen. Für Experimente gab es keinen Platz. (Marion v. G.)

Gegenseitige Kinderbetreuung mit anderen Eltern

Eine kostengünstige Lösung ist auch, sich mit anderen Müttern oder Vätern zur gegenseitigen Kinderbetreuung zusammenzuschließen. Der Nachteil: Sie als Zwillingsmutter dürften es schwer haben, eine genügend nervenstarke Tauschpartnerin zu finden. Außerdem sind vielleicht auch Ihnen an Ihrem »arbeitsfreien« Betreuungstag mehr als zwei kleine Kinder zuviel.

PRAKTISCHE TIPPS: Der Zwillingsvater nimmt Elternzeit

- **Anspruch auf Elternzeit haben Väter, die verheiratet sind und die in der Bundesrepublik Deutschland wohnen. Auch in einem befristeten Arbeitsverhältnis können Väter Elternzeit nehmen, dadurch verlängert sich der Arbeitsvertrag jedoch nicht.**

- **Elternzeit wird nicht auf die Ausbildungszeit angerechnet, falls der Vater noch in der Ausbildung steckt.**

- **Elternzeit für Väter gibt es erst nach Ablauf der Mutterschutzfrist von 12 Wochen (für Mehrlingsmütter).**

- **Die Elternzeit muss spätestens 7 Wochen vor Beginn schriftlich beim Arbeitgeber beantragt werden. Gleichzeitig muss erklärt werden, für welche Zeiten innerhalb von zwei Jahren Elternzeit genommen werden soll.**

- **Während der Elternzeit kann der Arbeitnehmer bis zu 30 Stunden in Teilzeit weiterarbeiten.**

●Genauere gesetzliche Bestimmungen kann man auf der Internetseite des Bundesfamilienministeriums nachlesen: www.bmfsjf.de

Dort können Sie auch erfahren, wie hoch das Elterngeld angesetzt wird. Zwillingseltern und Drillingseltern sind in jedem Falle benachteiligt. Für das zweite und dritte Kind erhalten sie monatlich nur 300 Euro zusätzlich. Da haben Eltern einzeln geborener Kinder je nach Einkommen mehr zu erwarten. Trösten Sie sich: Sie sind trotzdem priviligiert. Sie haben Zwillinge oder Drillinge. Eine ganz tolle Erfahrung, die Einlingseltern nie machen werden (dürfen).

PERSÖNLICHE ERFAHRUNG: Zeit für meine Kinder

»Seit einiger Zeit darf ich meine Kinder morgens wecken, mit ihnen kuscheln, sie anziehen und in die Kita begleiten. Ich bin arbeitslos und – so verrückt es sich vielleicht auch anhören mag: glücklich über diesen Umstand.« (Dirk K.)

»Wie schaffen Sie das als Mann?«

Monika N.-T. und ihr Mann, Beamter im öffentlichen Dienst, hatten sich entschlossen, die herkömmlichen Rollen zu tauschen. Sie arbeitete weiterhin als politische Gewerkschaftssekretärin, und er betreute die Zwillinge Florian und Benjamin, seit sie 6 Monate alt sind. Jörg T. beschreibt seine Situation als »Familienmann« und »Zwillingsvater«:
»Von Anfang an stand fest, dass ich für einige Jahre meinen Beruf unterbreche und die Kinderbetreuung und -erziehung übernehme. Auch die Tatsache, dass Zwillinge kamen, hat an dieser Entscheidung nichts geändert. Ich denke, dass Väter und Mütter sehr viel dazu beitragen können, alte Rollenklischees zu durchbrechen. Für Väter kann Kindererziehung eine ganz neue Erfahrung sein, und eine voll berufstätige Mutter ist sicherlich deshalb keine schlechte Mutter. Kinder brauchen Zuneigung, Verständnis und das Gefühl, dass jemand für sie da ist. Diese Eigenschaften besitzen Väter ebenso, wenn sie ihre Rolle als Familienmänner akzeptieren und bejahen lernen.« (...)
»Meine Freunde und Kollegen haben meine Entscheidung akzeptiert, wenngleich auch

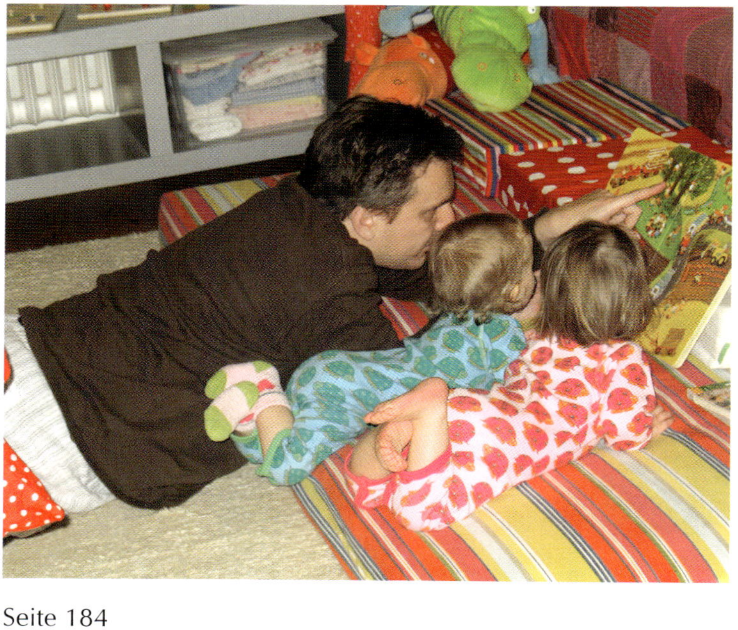

Werner Jankers ist ein Zwillingsvater, der davon Gebrauch macht, dass man als Vater Elternzeit nehmen kann. Hier liest er Lucie und Annika eine Gute-Nacht-Geschichte vor. Mama Annemarie ist schon ein bisschen eifersüchtig.

Foto: Annemarie Hilt

einige skeptisch oder bewundernd reagiert haben. Kritischer betrachten Frauen die Rolle des Familienmannes. Die Frage ›Wie schaffen Sie als Mann diese Arbeit mit Zwillingen?‹ höre ich oft von ihnen oder auch ›Mein Mann könnte das gar nicht‹. Isoliert komme ich mir keineswegs vor, weil ich versuche, an meiner derzeitigen Situation auch positive Seiten zu sehen. Ich habe die Möglichkeit, mit den Kindern so viele Dinge zu unternehmen, die ich während meiner Berufstätigkeit nicht machen konnte. Wichtig ist es vor allem, mit anderen gemeinsam etwas zu unternehmen. Mit meinen Söhnen gehe ich viel spazieren, zum Schwimmen, in die Krabbelrunde, zum Einkaufen und, soweit möglich, erledigen wir auch zu Hause viel gemeinsam.«
Monika N.-T. beschreibt die Situation aus ihrer Sicht:
»Die Beziehung meines Mannes zu den Kindern ist sehr intensiv. Alle drei hängen sehr aneinander und sind nicht selten ein richtig eingespieltes Team. Trotzdem benötigt mein Mann am Abend, wenn ich nach Hause komme, seine Freiräume für seine Interessen. Ich bin natürlich glücklich darüber, dass ich meinen Beruf weiter ausüben kann. Tagsüber denke ich aber auch oft an die Kinder und vermisse sie. Aber im Grunde genommen weiß ich, dass sie sehr gut aufgehoben sind.« (...)
»Seit der Geburt der Kinder haben wir versucht, einige organisatorische Dinge im Haushalt zweckmäßiger zu gestalten, beispielsweise durch die Anschaffung eines Wäschetrockners, einer Spülmaschine und einer Gefriertruhe. Auch ist die stundenweise Übernahme von Hausarbeit durch eine Reinigungshilfe eine sehr große Entlastung, sofern es finanziell für die Familie tragbar ist. Florian und Benjamin schlafen tagsüber noch ungefähr zwei Stunden. In dieser Zeit erledigt mein Mann Hausarbeiten und bereitet das Essen vor. Das Wichtigste aber scheint mir, dass die Kinder glücklich und gesund und der Vater und die Mutter mit ihren Rollen zufrieden und ausgeglichen sind.«

Finanzielle Fragen rund um Zwillinge & Drillinge

Beim Thema Zwillinge und Drillinge fallen einem neben viel Arbeit und ähnlichem Aussehen der Kinder meist auch die finanziellen Belastungen ein. Doch sind Zwillinge wirklich so teuer, wie alle glauben und auch viele Zwillingseltern stöhnen? Wie kann gespart werden, und welche staatliche Unterstützung gibt es?

Wo sind die größten Kostenposten?

Das Eltern- und Kindergeld orientiert sich an Familien mit »Normalbelastung« durch einzeln geborene Kinder. Gerade beim relativ neu eingeführten Elterngeld werden Zwillings- und Drillingsfamilien wieder einmal benachteiligt. Sie erhalten den Elterngeldbetrag nicht mal zwei, sondern für das zweite/dritte Kind lediglich einen Aufschlag von 300 Euro bei Zwillingen und 600 Euro bei Drillingen. Schade. Erziehungsgeld mal zwei und drei war da in meinen Augen gerechter.

NOCH MEHR INFO: Was kosten Zwillinge und Drillinge?

- **Spezielle Transportmittel wie Zwillingskinderwagen, -sportwagen und -buggy kosten viel und lassen sich, wenigstens in dieser Familie, meist nur einmal verwenden.**

- **Alle wesentlichen Ausrüstungsgegenstände müssen doppelt angeschafft werden. Manche Dinge müssen überhaupt nur angeschafft werden, weil zwei kleine Kinder auf einmal kommen: etwa der Laufstall, den Sie zur Beaufsichtigung eines Kindes vielleicht gar nicht benötigt hätten.**

●Hohe Kosten verursachen auch Fertigwindeln und Gläschenkost, die Zwillingseltern gern benutzen, weil sie viel Arbeit und Zeit sparen.

●Die meisten Familien müssen sich ein neues (größeres) Auto kaufen. Manche müssen auch in eine größere Wohnung umziehen.

●Auch Kleidung ist eine teure Angelegenheit, denn sie kann nur in den seltensten Fällen zwischen beiden Kindern weitergegeben werden, weil die meisten die gleiche Größe haben. Natürlich können Sie Kleidung von älteren Geschwistern oder geliehene Stücke verwenden, wobei Sie dann allerdings Ihre Zwillinge nicht gleich anziehen können, was aber aus vielerlei Gründen sowieso nicht unbedingt vorteilhaft ist!

●Die Fortsetzung der Berufstätigkeit der Mutter ist deutlich erschwert, wenn Zwillinge in der Familie sind. Natürlich ist es nicht unmöglich, weiter zu arbeiten.

●Da Zwillingseltern öffentliche Verkehrsmittel nur schlecht oder gar nicht benutzen können, kann ein Zweitauto nötig sein.

PERSÖNLICHE ERFAHRUNG: Was kosten Zwillinge im ersten Jahr?

Eine Zwillingsmutter aus Norddeutschland hat Buch darüber geführt, was sie im ersten Lebensjahr für ihre Zwillinge ausgegeben hat. 52 Dosen Milchpulver (à 13,35 Euro für 800 Gramm = 694,20 Euro), 290 Gemüse- und Obstgläschen (7,80 Euro für je 6 Gläschen = 377,00), 25 Dosen Brei (11,95 Euro für 6 mal 250 Gramm = entspricht in etwa 1 Dose = 289,75 Euro), 26 Packungen Pampers Mini für das erste halbe Jahr (1 Packung = 62 Windeln = reicht für circa 5 Tage = 11,99 Euro = 437,64 Euro im ersten halben Jahr plus Windeln Gr. 4 im zweiten Halbjahr, Jumbopack 88 Windeln = reicht für 8 Tage = 19,49 Euro = 448,27 Euro), Pflegemittel (circa 450 Euro), Bekleidung (850 Euro) und sonstiges summierten sich schließlich auf etwa 3.600,- Euro, also auf eine monatlich Zusatzbelastung von 300 Euro. Vielleicht war dem Bundesfamilieministerium dieser Betrag bekannt, als es einen Aufschlag beim Elterngeld von 300 Euro für Zwillings- und Drillingskinder beschloss?

Die Preise wurden 2008 anhand der Angaben im online-Shop der Firma Schlecker berechnet, da es heute andere Packungsgrößen gibt, habe ich keine neueren Zahlen recherchiert.

Bei Ihren Berechnungen sollten Sie allerdings berücksichtigen, dass Sie gerade zur Geburt von Zwillingen Unmengen an Kleidungsstücken und Spielzeug geschenkt bekommen. Bewährt hat sich deshalb eine Geschenkliste, die Sie herumgeben können, damit Sie am Ende nicht 24 Strampler in Größe 68 haben, dafür aber kein einziges Höschen in Größe 80.

PRAKTISCHE TIPPS: Wo und wie kann man sparen?

●Schaffen Sie nur Sachen an, die Sie wirklich brauchen; informieren Sie sich deshalb bei anderen Eltern, welche Dinge unentbehrlich sind oder blättern Sie hier noch einmal zu den Ausstattungs-Tipps zurück (ab Seite 129).

●Eine Reihe von Ausrüstungsgegenständen können Sie nur ein paar Wochen lang benutzen. Leihen Sie sich solche Dinge oder kaufen Sie sie gebraucht.

●Manche Kinder-Second-hand-Läden verleihen Ausrüstungsgegenstände, fragen Sie aber auch in Ihrer Kirchengemeinde nach.

●Leihen Sie sich Babykleidung. Es gibt immer wieder Freundinnen, die gerne etwas verleihen. Um Verwechslungen zu vermeiden, können Sie die geliehene Wäsche mit gestickten (verschiedenfarbigen) Kreuzen kennzeichnen.

●Wenn Sie dürfen, markieren Sie mit einem Wäschestift.

●Wenn Sie Kleidung kaufen, nehmen Sie sie immer ein bis zwei Nummern zu groß. Die Kinder wachsen schnell hinein.

●Kaufen Sie im offiziell abgeschafften, aber immer noch vorhandenen Sommer- und Winterschlussverkauf. Keine Angst vor Wühltischen!

●Immer wieder gibt es Sonderangebote in Super- und Verbrauchermärkten. Kaufen Sie Höschenwindeln und Gläschenkost nur dann und auf Vorrat. Manche Geschäfte geben auch Rabatte.

●Für Drillingsfamilien übernehmen große Babyartikelfirmen gern Patenschaften und versorgen Sie vielleicht mit Windeln, Pflegepräparaten und Milchpulver.

●Auch Zwillingsfamilien sollten einschlägige Hersteller anschreiben, ein nettes Foto ihrer Zwillinge beilegen und um Unterstützung bitten. Die Zeitschrift ZWILLINGE veröffentlicht dazu immer mal wieder eine aktuelle Adressenübersicht.

●Sparen Sie nicht am falschen Ende. Alles, was Ihnen Arbeit erspart, erleichtert das Leben mit Zwillingen und hilft Ihnen, entspannter mit den Kindern umzugehen. Das betrifft vor allem eine bezahlte Hilfskraft.

PERSÖNLICHE ERFAHRUNG: Nette Briefe kommen gut an!

»Nach der Geburt von Torben und Henrik habe ich mir einen kurzen Brief ausgedacht (›Hallo - hier sind Torben und Henrik, die Zwillinge aus Adolphsdorf ...‹), in

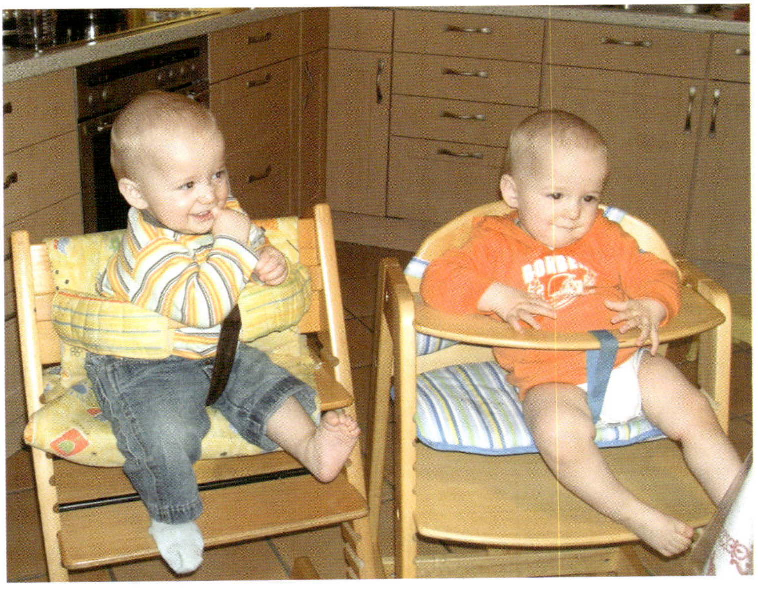

Torben und Henriks Mama Christiane hat Hersteller angeschrieben und um Proben gebeten. Die Ausbeute war riesig.

Foto: Christiane Seeger

den PC geschrieben und ein nettes Foto eingescannt. Damit wir nicht von Versicherungs- und Abo-Lotto-Verkäufern belästigt wurden, habe ich in die Briefe reingeschrieben, dass wir nur von der jeweiligen Firma Produktproben und Infomaterial möchten. Das hat auch bestens geklappt! Ich habe jeweils nur die Anschrift abgeändert und den Brief dann ausgedruckt. Die Aktion habe ich nicht auf einmal durchgeführt, sondern immer nur ein paar Briefe, wenn Zeit dafür da war. Mit den Briefen ist es zwar aufwändiger, aber eine Freundin von mir hat es per Mail versucht und nichts bekommen.
Kurze Zeit später hatten wir viel Besuch vom Postboten. Einige Firmen haben schon nach ein bis zwei Wochen geantwortet, bei anderen hat es länger gedauert. Proben von Beikost (Gläschen oder Brei) dürfen erst ab einem Alter von vier Monaten verschickt werden. Es gab nur eine Firma, die überhaupt nicht reagiert hat. Die Firmen, die keine Proben versenden, haben uns trotzdem zu den Zwillingen beglückwünscht und einige Prospekte geschickt. Auf E-mails reagieren die Firmen nicht - besser einen Brief senden!.« (Christiane S.)

Staatliche Beihilfen

Gewöhnen Sie sich an den Gedanken, dass Ihnen als Zwillingseltern nichts »extra« zusteht. Es gibt allerdings staatliche Stiftungen, die bei Bedürftigkeit finanziell helfen. Ob es in einzelnen Bundesländern oder Gemeinden Beihilfen gibt, erfragen Sie am besten bei Ihrem Sozialamt, beim Jugendamt, bei einer Pro-Familia-Beratungsstelle oder beim zuständigen Sozialministerium. Drillingsfamilien wenden sich an den ABC Club e.V.

Finanzielle Ansprüche abklären

Wenn Ihr Einkommen sehr gering ist, kann eventuell eine Beihilfe zur Erstlingsausstattung gewährt werden. Wichtig: Diese Beihilfe muss vor der Geburt (zum Beispiel über die Caritas) beantragt und die Verwendung nachher anhand von Kassenzetteln und Quittungen belegt werden. Erkundigen Sie sich beim zuständigen Sozialamt. Viele Familien haben auch zusätzlich Anspruch auf Wohngeld, obwohl sie glauben, ihr Einkommen sei zu hoch. Scheuen Sie sich auch in diesem Fall nicht, bei der zuständigen Wohngeldstelle Ihrer Stadtverwaltung eine Auskunft einzuholen.
Auch Drillings- und sogar Vierlingsfamilien steht in der Regel keine vom Staat finanzierte Hilfskraft zu. Allerdings übernehmen die Krankenkassen in Notsituationen die Kosten für eine Haushaltshilfe, wenn eine Bescheinigung Ihrer Ärztin oder Ihres Arztes vorliegt, dass das Leben der Kinder wegen Überforderung der Mutter in Gefahr ist. Kosten für eine Haushaltshilfe, die Sie selbst bezahlen, können Sie derzeit noch steuerlich absetzen, sofern sie sozialversicherungspflichtig beschäftigt ist. Dies gilt auch für Zwillingsfamilien. Eine sehr gute Übersicht über die einzelnen Beihilfen für Drillings- und Vierlingsfamilien in den verschiedenen Bundesländern hat der ABC-Club auf seiner Homepage veröffentlicht.

PRAKTISCHER TIPP: Beihilfen vor der Geburt beantragen!

Wer glaubt, aufgrund seines geringen Einkommens Anspruch auf die Beihilfe einer Stiftung zu haben, muss den entsprechenden Antrag schon während der Schwangerschaft stellen. Beratungsstellen wie Caritas oder Pro Familia helfen dabei.

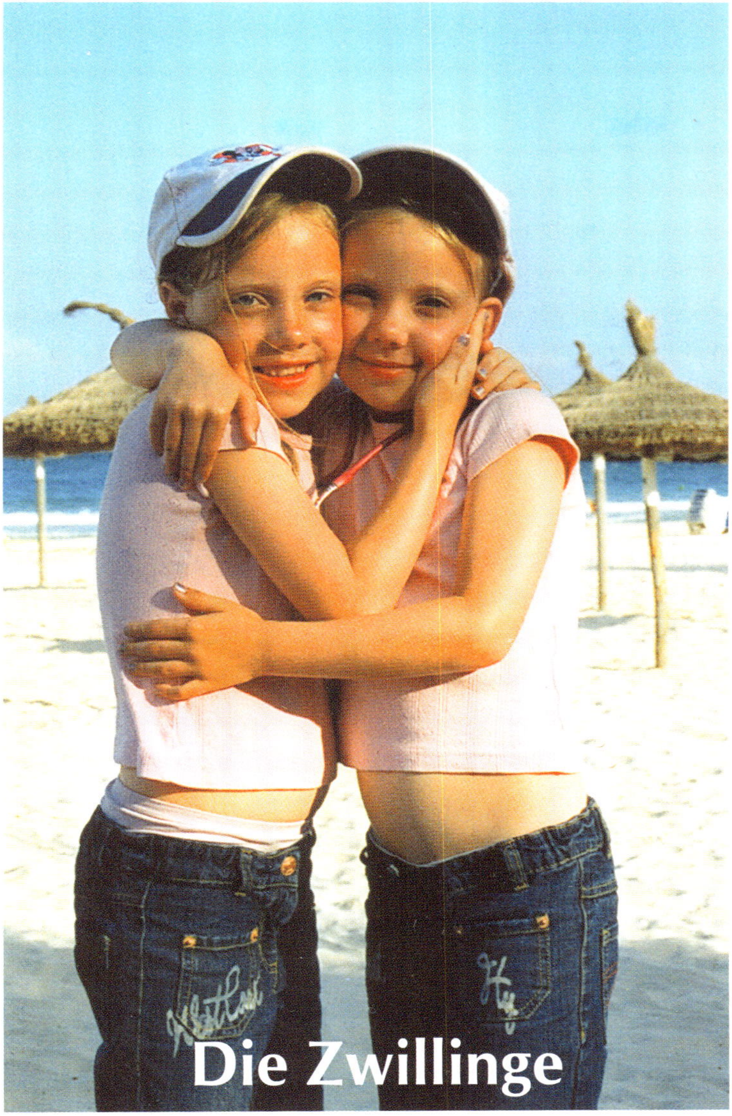

Die Zwillinge

Dieses Kapitel soll Sie mit der (gleichen?) Entwicklung Ihrer Zwillinge vertraut machen. Außerdem geht es um die besonderen Erziehungsprobleme, mit denen Sie vielleicht schon bald konfrontiert werden.

Foto: Isabelle und Josephine Manz

Ähnlichkeiten und Entwicklungsschritte

Das nachfolgende Kapitel ist nicht das Ergebnis einer wissenschaftlichen Studie aus der Zwillingsforschung, sondern die Beschreibung der Zwillingskinder, wie ich sie aus 23 Jahren Tätigkeit für die Zeitschrift ZWILLINGE kenne.

»Ist das nun Tim oder Tom?«

Nur etwa ein Viertel bis ein Drittel aller Zwillinge sind »echt«, das heißt eineiig. Sie sind einander sehr ähnlich, doch völlig identisch sind sie nicht. Drillinge sind hier nicht extra berücksichtigt. Es lassen sich auch nicht alle Erkenntnisse auf sie übertragen, wie Drillingsmutter Christine Disselkamp in einer Doktorarbeit festgestellt hat (siehe Literaturliste im Anhang).

Auch wenn Zwillinge für Außenstehende kaum zu unterscheiden sind, Zwillingseltern finden bald irgendein körperliches Merkmal, einen Leberfleck, ein etwas anders geformtes Ohr, anhand dessen sie die Zwillinge auseinanderhalten können. Manche eineiigen Zwillinge unterscheiden sich in Körpergröße und Figur sogar sehr, weil sie im Mutterleib so unterschiedlich versorgt wurden, dass der schwächere Zwilling den Vorsprung (oder das Anderssein) nicht mehr aufholen (oder ausgleichen) kann. Eltern von sehr ähnlichen Zwillingen tun sich schwer, die Kinder zu unterscheiden, wenn sie nicht nebeneinander stehen, oder wenn sie sie nur von hinten sehen. Andere Verwandte lernen es vielleicht nie, und auch Fremde werden die Zwillinge immer wieder verwechseln.

Unter gleichgeschlechtlichen zweieiigen Zwillingen gibt es einander sehr ähnliche Zwillinge, aber auch Kinder, die grundverschieden sind und nicht einmal jene sprichwörtliche »Familienähnlichkeit« aufweisen. Bei verschieden-geschlechtlichen Zwillingen verstehen sich sichtbare Unterschiede von selbst.

Mit dem Wesen der Kinder verhält es sich wie mit der äußeren Erscheinung. Es gibt solche und solche. Zwar dominiert bei den eineiigen eher eine gewisse Wesensähnlichkeit, doch können auch sie vom Temperament her sehr verschieden sein.

Überhaupt neigen Zwillingseltern dazu, ihre Kinder ständig miteinander zu vergleichen und ihnen bestimmte Eigenschaften anzuheften. Bei zweieiigen Zwillingen gibt es Kinder mit ähnlichem Temperament, die harmonieren, Kinder, deren Wesen sich wunderbar ergänzt, oder auch solche, deren Temperament sie ständig miteinander streiten lässt. In ihren Fähigkeiten, Interessen und bezüglich ihrer Intelligenz können sich Zwillinge unterscheiden oder auch nicht. Dass sie sich unterscheiden, ist bei zweieiigen Zwillingen immer wahrscheinlicher als bei eineiigen.

Überdurchschnittlich viele Zwillingskinder sind Linkshänder. Der Anteil linkshändiger Menschen in der Gesamtbevölkerung liegt zwischen 7 und 10 Prozent. Der Anteil der Linkshänder bei Mehrlingskindern beträgt das Doppelte, also bis zu 20 Prozent. Bei eineiigen Zwillingen ist die Quote mit 14 Prozent erstaunlicherweise niedriger als bei zweieiigen Zwillingen mit 25 Prozent.

Das Entwicklungstempo

Die körperliche und geistige Entwicklung von Zwillingen kann parallel verlaufen, wie das sehr häufig bei eineiigen Zwillingen der Fall ist, die im Abstand von wenigen Stunden krabbeln und laufen lernen oder den ersten Zahn bekommen. Doch auch wenn nicht immer beide gleichzeitig einen Meilenstein in ihrer Entwicklung erreichen, braucht Sie das nicht zu beunruhigen. Auch eineiige Zwillinge können sich mit unterschiedlichem Tempo entwickeln.

Bei zweieiigen Zwillingen sind sogar krasse Unterschiede im Entwicklungstempo an der Tagesordnung. Zwischen dem ersten Schritt des einen und des anderen Kindes können Monate liegen. Sie sollten sich also in keiner Weise beunruhigen, wenn ein Kind noch nicht soweit ist. Zur Sicherheit können Sie ja Ihre Kinderärztin oder Ihren Kinderarzt fragen, ob alles in Ordnung ist. Bei Zwillingen unterschiedlichen Geschlechts sind die Mädchen meist die fixeren. Sie lernen schneller sprechen, werden früher sauber und beherrschen die Feinmotorik besser.

Mehr Selbständigkeit bringt größere Erleichterung

Als Eltern von Zwillingen werden Sie die Entwicklung Ihrer Kinder vielleicht besonders aufmerksam verfolgen. Denn jeder Schritt zu mehr Selbständigkeit bringt Erleichterung für Sie. Vielleicht sind Sie deshalb auch manchmal beunruhigt, weil etwas nicht so schnell klappt, wie Sie sich das vorgestellt haben. Sprechen Sie mit der Kinderärztin oder dem Kinderarzt, ob sich Ihre Zwillinge altersgemäß entwickeln. In den meisten Fällen wird Sie dieses Gespräch beruhigen. Und lassen Sie sich nicht beunruhigen, wenn Außenstehende die unterschiedliche Entwicklung Ihrer Kinder »fachmännisch« kommentieren.

Zwillingskinder spornen sich auch in ihrer Entwicklung an, und das eine Kind lernt vom anderen. Das wird sowohl bei der körperlichen Entwicklung (das eine Kind läuft, das andere wird auch mutiger) als auch beim Sauber-Werden deutlich. Auch stellen viele Eltern fest, dass das Entwicklungstempo wechselt. Mal ist das eine Kind vorne, dann wieder das andere einen Schritt voraus.

Lange Klinikaufenthalte (eines Kindes) werfen denjenigen Zwilling immer spürbar zurück. Urlaube mit Tapetenwechsel sorgen in der Regel dafür, dass beide Zwillinge einen Schub nach vorne tun.

Entwickeln sich Zwillingskinder langsamer oder anders als Einzelkinder? Auch bei einzeln geborenen Kindern kann es große Unterschiede in der Entwicklung geben. Manche Kinder laufen schon im Alter von 10 Monaten, andere lernen es erst mit 16 Monaten. Mein Einling Nicolai krabbelte nicht und lief erst mit 18 Monaten. In der körperlichen Entwicklung gibt es mithin keine Entwicklungsunterschiede zwischen

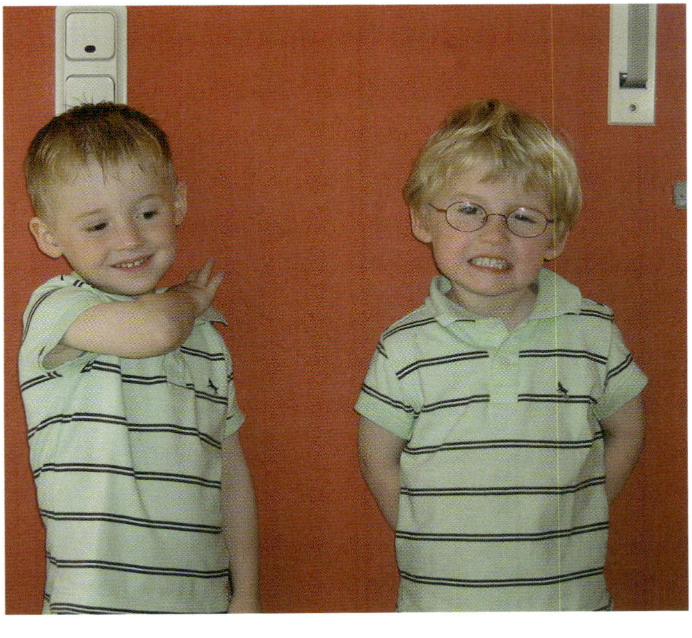

Philipp und Maximilian König sind Zwillinge. Sie sind etwa gleich groß und beide blond. Doch während der eine glatte Haare hat (links: Philipp), hat Maximilian Locken ... und eine Brille. Zweieiige Zwillinge sind halt auch zwei unterschiedliche Kinder.

Foto: Tanja König.

Einzelkindern und Zwillingen, es sei denn, die Zwillinge wären wesentlich zu früh geboren und hätten noch aufholen müssen oder man berücksichtigt, dass sich die Mutter eines einzelnen Kindes sehr viel intensiver mit diesem Kind beschäftigen kann und es deshalb größere Entwicklungsfortschritte macht.
Allerdings haben Forschungen ergeben, dass der Intelligenzquotient von Zwillingskindern bei Schuleintritt geringfügig niedriger ist als der von Einzelkindern. Eine Ursache dafür ist sicherlich die Sprachentwicklung bei Zwillingen, die langsamer verlaufen kann als bei einzeln geborenen Kindern.

Die Sprachentwicklung

Zwillinge können in ihrer Sprachentwicklung »Einlingen« hinterherhinken. Oft entwickeln sie auch ihre eigene Sprache, die aus einem Gemisch von Lauten und Gesten zu bestehen scheint. In manchen Fällen verstehen Mütter und Geschwister die Zwillingssprache. Für andere bleibt sie fremd, hört sich oft auch wie eine Fremdsprache oder eine Verkürzung der »Normalsprache« an. Zwillinge erfinden aber auch eigene, neue Wörter für Alltagsdinge.

PERSÖNLICHE ERFAHRUNG: Sprachretardierung überwunden

»Daniel und Bastian verständigten sich noch Ende des zweiten Lebensjahres mit ihrem eigenen Babygeplapper, das keiner verstand, mit dem sie sich untereinander jedoch bestens verständigen konnten. Als die beiden vier Jahre alt waren, begann ihre ›Karriere‹ bei einer Logopädin. Wir verschlissen in den folgenden drei Jahren zwei von ihnen, letztendlich ohne sichtbaren Erfolg. PS. Die beiden haben inzwischen erfolgreich die Fachoberschule absolviert und studieren.« (Marion F.)

Nicht alle Zwillinge entwickeln einen geheimen Kommunikationscode. Eineiige neigen eher dazu als zweieiige. Normalerweise verliert sich diese eigene Sprache von selbst, wenn die Kinder zwischen 4 und 5 Jahre alt sind.

PRAKTISCHE TIPPS: Wie kann man die Sprachentwicklung fördern?

- **Wenn Sie unsicher sind, ob die Sprachentwicklung Ihrer Zwillinge »normal« verläuft, holen Sie sich ärztlichen Rat.**

- **Testen Sie, ob ein Gehörschaden vorliegt.**

- **Sprechen Sie mit Ihren Kindern nicht in der »Babysprache«, und bitten Sie auch andere darum.**

- **Wiederholen Sie keine falsch ausgesprochenen Wörter, sondern sprechen Sie immer korrekt.**

- **Machen Sie sich nie lustig über missglückte Sprechversuche.**

- **Bestehen Sie darauf, dass jedes Zwillingskind für sich selbst spricht und nicht die Kommunikation stets dem anderen überlässt.**

- **Sprechen Sie viel mit den Zwillingen und überlassen Sie sie nicht aus Bequemlichkeit sich selbst.**

- **Bringen Sie sie mit anderen Kindern zusammen.**

- **Machen Sie Sprachspiele, lesen Sie Geschichten vor.**

- **Gucken Sie sich gemeinsam im Spiegel an, wenn Sie miteinander sprechen. Dabei sieht das Kind die korrekten Mundbewegungen.**

- **Und ganz neu: Bringen Sie Ihren Zwillingen die Babyzeichensprache bei - siehe Seite 128. Dann klappt die erste Verständigung mit Handzeichen.**

Wie gehen Zwillinge miteinander um?

Die Beziehung eineiiger Zwillinge ist in der Regel intensiver als die zwischen zweieiigen. Ersteren unterstellt man eine Art Seelenverwandtschaft, oft weiß der eine, was der andere denkt, bevor der es überhaupt ausspricht. Am stärksten und dauerhaftesten ist die Beziehung zwischen eineiigen Mädchen ausgeprägt.
Alle Zwillinge streiten sich wie andere Kinder auch - je nach Temperament mal mehr, mal weniger. Dass sie sich überhaupt nicht miteinander verstehen, ist eher die Ausnahme und tritt auch meist erst mit dem Erwachsenwerden zutage. Eifersucht untereinander kommt auch seltener vor, als man glauben möchte. Zwillinge bemuttern sich gern gegenseitig, trösten sich, wenn einer bestraft wird oder hinfällt, und sie sind überwiegend gerne bereit, miteinander zu teilen.
Bei vielen Zwillingspaaren gibt es keinen durchgehend stärkeren und durchgehend schwächeren. Sehr oft tauschen Zwillinge ihre Rollen von einem auf den anderen Tag. Viele (ähnliche) Zwillinge bezeichnen zunächst ihr Spiegelbild mit dem Namen des jeweils anderen.

Wie ist ihr Verhältnis zu anderen?

Manche Zwillinge tun sich sehr schwer, eine Beziehung zu anderen anzuknüpfen. Sie sind sich selbst genug und brauchen keine fremden Spielkameradinnen und -kameraden. Begünstigt wird dieses Verhalten oft noch dadurch, dass es den Eltern ganz gelegen kommt, dass sich die beiden »so schön« miteinander beschäftigen. Die Mehrzahl der Zwillinge aber spielt nicht anders als andere Geschwisterkinder - zusammen und auch mit anderen.
Bei vielen Zwillingspaaren übernimmt auch hier einer die Führung, das heißt, einem Kind fällt es leichter, Kontakte zu Dritten herzustellen, das andere verhält sich zögernder. In den ersten Jahren ist das ganz praktisch für den schüchternen Zwilling. Er/sie profitiert von Bruder/Schwester, der/die genügend Kinder zum Spielen heranschafft. Zum Problem könnte es werden, wenn das zurückhaltende Kind plötzlich auf sich allein gestellt wäre. Doch unter diesen Umständen blüht auch mancher schüchterne Zwilling regelrecht auf, weil er sich endlich - unkontrolliert von Bruder oder Schwester - entfalten kann.

PERSÖNLICHE ERFAHRUNG: Berührungsängste

Eine eigenartige Entdeckung machte Gisela S., als Johanna und Katja in den Kindergarten kamen. Sie weinten dort oft still vor sich hin, und um der Ursache auf den Grund zu kommen, setzte sich die Mutter einige Nachmittage zu den Kindern. »Ich bemerkte, dass sie mit den Kindergärtnerinnen prima zurechtkamen, aber sobald ein anderes Kind eine von beiden ansprach (gleichzeitig wurden sie von anderen Kindern nie angesprochen), ›Willst du mit mir Puzzle spielen?‹, fingen die Tränen

schon wieder an zu fließen, und beide sprangen auf meinen Schoß. Irgendwie war es mir auch klar, dass sie durch meine Anwesenheit bei der Kontaktaufnahme zu anderen Kindern gehemmt waren, und ich glaube, dass sie diese hemmende Beobachterfunktion auch untereinander ausübten, wenn ich nicht dabei war. So etwa: ›Die Katja sieht mir jetzt zu, wie ich mit dem Mädchen rede oder spiele‹, und so konnten sie wohl nie spontanen Spielkontakt aufnehmen.« Dagegen waren Kontakte, die sich auf der Straße mit den Nachbarskindern ergaben, völlig unverkrampft.

Gegenseitige Fixierung

Selten sind Zwillinge so sehr aufeinander fixiert, dass sie gar keinen Kontakt zu anderen (Kindern und später Erwachsenen) aufbauen. Wenn es solche Phasen gegeben hat, sind diese meist schnell vergessen, sobald die Zwillinge Gelegenheit haben, mit anderen Kindern zu spielen. Auch in meiner mehr als 23jährigen Laufbahn als Herausgeberin der Zeitschrift ZWILLINGE gab es nur sehr wenige (Problem-)Fälle einer zu starken gegenseitigen Fixierung.
Bei Zwillingen gibt es aber noch ein anderes Problem, nämlich wechselnde Freundschaften. Andere Kinder spielen mit dem Zwilling, der gerade da ist - die beiden sind irgendwie austauschbar. Oder aber sie spielen die Zwillinge bewusst gegeneinander aus: »Heute bin ich nur deine Freundin.«

PERSÖNLICHE ERFAHRUNG: Zwillinge sind eine starke Macht

Ute B. hat noch ein anderes Phänomen beobachtet: »Kommt nur ein Kind zu Besuch, wird es von den Zwillingen nur geärgert und veralbert, es sei denn, es ist ein besonders beliebter Spielgefährte. Es ist schwer, dagegen anzugehen, und die Einzelkinder wissen eigentlich nie so richtig, was los ist. Sie freuen sich, dass sie endlich ein anderes Kind zum Spielen haben, und verstehen die Zwillinge nicht.« Überhaupt verbünden sich Zwillinge gerne gegen andere. Sie können untereinander die schlimmsten Streithähne sein, sobald es gilt, sich gegen fremde Kinder zu wehren, halten sie zusammen wie Pech und Schwefel.
Elisabeth T. stellte auch fest, dass andere Kinder »auf diese Verdoppelung anscheinend verwirrt und dadurch aggressiv reagieren«. Kleinen Spielkameraden fällt es offensichtlich schwer, (sehr ähnliche) Zwillinge auseinanderzuhalten. Sie sprechen dann von »Thomas und dem anderen Thomas«.

Persönlichkeitsentwicklung

Wenn sich Zwillinge nur als Hälfte eines Ganzen fühlen, dann ist irgend etwas in ihrer Entwicklung schiefgelaufen. Die besonderen Umstände ihrer Entstehung rechtfertigen nicht, dass erwachsene Zwillinge auf ein eigenes Leben und individuelles Glück verzichten. Die Weichen für eine zu starke Bindung aneinander oder für die Entwicklung zweier unabhängiger Persönlichkeiten, die sich dennoch sehr gut verstehen können, werden schon in frühester Kindheit gestellt. Sie, die Eltern, können dazu beitragen, dass Ihre Kinder mit der Sondersituation, die das Zwillingsdasein mit sich bringt, fertig werden.

Nicht nur eineiige Zwillinge hängen aneinander

Neben all den Vorteilen, immer jemanden zum Spielen zu haben, gemeinsam stark gegen andere auftreten zu können, nie allein sein zu müssen, hat das Zwillingsdasein auch ganz erhebliche Nachteile. Es heißt nämlich auch, immer teilen zu müssen, sich

nie allein durchsetzen zu müssen und später zu können und schlimmstenfalls immer nur unvollständige Hälfte eines Ganzen, der Einheit »Zwilling«, zu sein.
Wenn solche Zwillinge eines Tages doch getrennte Wege gehen müssen, fällt ihnen das schwer, denn sie haben ja nie gelernt, dass sie auch ohne ihre »bessere Hälfte« auskommen können. Studien haben ergeben, dass manche Zwillinge sich sehr schwer tun, einen (Ehe-)Partner fürs Leben zu finden. Bei meinen Recherchen zu diesem Buch stieß ich auf den Fall von Zwillingsschwestern, die immer noch zusammenlebten, obwohl die eine inzwischen geheiratet hatte und aus dieser Ehe ein Kind existierte. Die unverheiratete Schwester hatte fest versprochen, selbst nie zu heiraten, da sie sich nicht von ihrer Zwillingsschwester trennen wolle.
Als Mutter von gänzlich verschiedenen zweieiigen Zwillingen ist so eine Situation für mich absurd, doch Mütter von sehr ähnlichen oder eineiigen Zwillingen konnten sich diese starke Bindung unter den Schwestern sehr wohl vorstellen. Dennoch ist diese Situation nicht unbedingt typisch und keinesfalls wünschenswert. Natürlich sind Zwillinge von Anfang an aneinander gewöhnt, doch dass diese Gewöhnung im »normalen« Rahmen bleibt, dafür können Sie, die Eltern, etwas tun.

Zwillinge und das »eigene Ich«

Vor allem eineiige Zwillinge tun sich sicher etwas schwerer, eine eigene Identität zu entwickeln. Hier brauchen Eltern etwas Fingerspitzengefühl, wenn sie diesen Prozess sinnvoll unterstützen möchten. Denn keinesfalls soll dieses wunderschöne intensive Band, das manche Zwillinge zueinander haben, durch irgendwelche »Gewaltmaßnahmen« zerstört werden.

Unterschiedliche Kleidung

Viele Zwillingseltern kleiden ihre Zwillinge gleich. Zum einen bekommt man vieles in doppelter Ausführung geschenkt, zum anderen sieht es »halt so nett« aus. Doch die Gleichheit von eineiigen oder sehr ähnlichen Zwillingen durch die Kleidung zusätzlich hervorzuheben oder sehr unterschiedliche zweieiige Zwillingskinder durch gleiche Kleidung in ein gemeinsames Schema pressen zu wollen, ist fragwürdig. Man tut den Kindern keinen Gefallen, wenn Außenstehende sie nicht auseinanderhalten können. Deshalb muss irgendwann mit dem netten »Verwechslungsspiel« Schluss sein.
Wie macht man es nun richtig? Im ersten Lebensjahr dürfte die Persönlichkeitsentwicklung von Zwillingen wohl kaum Schaden nehmen, wenn Sie sie gleich kleiden. Eineiige Zwillinge ziehen Sie vielleicht von Anfang an unterschiedlich an, so verwechseln auch Sie sie nicht. Wenn die Kinder älter werden und anfangen, ihr »eigenes Ich« zu entdekken, sollten Sie sehr ähnliche Zwillinge auf jeden Fall unterschiedlich oder mindestens verschiedenfarbig kleiden. So geben Sie anderen Menschen die Chance, sie auseinanderzuhalten und jedes Kind direkt mit seinem Namen anzusprechen.

PERSÖNLICHE ERFAHRUNG: Andere sehen nur das Gleichsein

»Meine Jungs sehen sich überhaupt nicht ähnlich, und ich sehe nicht ein, warum ich eine Ähnlichkeit betonen soll, die nicht vorhanden ist. Die Meinung der Leute ist natürlich: ›Zwillinge sind lieb, weil sie gleich sind. Alles doppelt! Das ist doch soooo süß!‹ « (Heidi P.)

Spätestens ab dem Kindergartenalter werden Ihnen Ihre Kinder sowieso selbst sagen, was sie anziehen möchten. Das führt dann aber auch dazu, dass sie sich nicht nur unterschiedliche Garderobe aussuchen, weil sie partout nicht wie der andere aussehen wollen, sondern dass sie sich auch ganz bewusst identisch kleiden wollen. Nicht selten möchten Zwillinge wie Zwillinge aussehen. Dann gibt es aber auch so kuriose Situationen, dass das eine Kind wie das andere aussehen möchte, das andere sich aber gerade an diesem Tag auf jeden Fall vom Geschwisterchen unterscheiden will.

Bloß keine ständigen Ver-»gleiche«

Mehr als bei Geschwistern unterschiedlichen Alters neigt man dazu, Zwillingskinder ständig miteinander zu vergleichen. Man schreibt ihnen gern feste, oft gegensätzliche Eigenschaften zu: der eine ist lebhaft, der andere mehr in sich gekehrt, die eine in der körperlichen Entwicklung vorne, die andere sprachlich weiter.
Solche Eigenschaften sollten Sie Ihren Kindern jedoch nicht zu fest aufdrücken, sondern offen bleiben für neue Entwicklungen. Vor allem sollten Sie Ihre Zwillinge nicht hören lassen, wie Sie sie ständig miteinander vergleichen. Wenn immer einer hören muss, der andere sei geistig einfach fixer, ist er deprimiert und glaubt schließlich selbst, er sei weniger wert. Wenn eine immer wieder merkt, dass andere (auch die eigenen Eltern) ihre Schwester vorziehen, weil sie ein aufgeschlosseneres Wesen hat, freundlicher wirkt, wird sie sich bald weniger beliebt vorkommen, bloß weil sie eben nicht so unbefangen auf andere zugeht.
Wer ständig Eigenschaften zugeschrieben bekommt, wird dadurch blockiert und kann sich nur schwer in eine andere Richtung weiterentwickeln. Das kann bis hin zur Schul- und Berufsausbildung gehen: Der/die angeblich langsamere (immer im Vergleich mit dem Bruder/der Schwester schlechter abschneidende) bekommt vielleicht von vornherein keine Chance zu zeigen, was wirklich in ihm/ihr steckt. Andererseits sollten Sie auch nicht versuchen, stets nur gleiche Fähigkeiten oder Eigenschaften zu entdecken.

Öfter mal getrennte Wege

Es kann nicht schaden, wenn Sie Ihre Zwillinge schon früh auch einmal ans »Getrenntsein« gewöhnen. Denn es kann immer Situationen geben, die für sehr aufeinander fixierte Zwillinge schwierig werden, zum Beispiel wenn ein Kind für eine längere Zeit ins Krankenhaus muss.
Gelegenheit für getrennte Wege gibt es immer wieder mal. Etwa wenn ein Kind krank ist, das andere aber mit dem Vater spazierengehen könnte. Oder wenn Sie mit einem Kind zum Arzt müssen, lassen Sie das andere in der Obhut einer Oma zu Hause. Sie sollten vielleicht auch einmal daran denken, getrennte Unternehmungen zu planen. Machen Sie etwa mit einem Kind einen Stadtbummel (mit nur einem Kind ist das leichter), und schicken Sie Ihren Mann mit dem anderen Zwilling auf den Spielplatz (auch für ihn ist es leichter, nur auf ein Kind aufpassen zu müssen). Wenn die Kinder erste eigene Freundschaften schließen, etwa ab dem Kindergartenalter, können Sie auch einmal für einen Zwilling eine Übernachtung außer Haus arrangieren. Das andere Zwillingskind kann sich ja für die gleiche Nacht einen Freund oder eine Freundin nach Hause einladen. Oder eine Oma behält nur ein Kind bei sich über Nacht, das andere kommt beim nächsten Mal dran.

Unterschiedliche Interessen nicht blockieren

Zwillinge sind nun einmal zwei verschiedene Menschen, trotz aller äußerlichen Ähnlichkeiten. Blockieren Sie unterschiedliche Interessen Ihrer Kinder nicht, nur weil Sie annehmen, Zwillinge hätten nun einmal gleich zu sein, sondern fördern Sie sie. Sagen Sie nicht: »Entweder beide oder keiner.« Lassen Sie sie so oft wie möglich getrennte Wege gehen!

Diese kurze Trennung hilft nicht nur den Zwillingen auf dem Weg zur Eigenständigkeit, sie entlastet auch die Eltern. Denn Zwillingskinder sind direkt eine Erholung, wenn sie einmal nicht gemeinsam auftreten. Die Kinder fragen zwar immer danach, wo denn der Bruder oder die Schwester sei, doch meist geben sie sich mit einer Erklärung zufrieden und genießen die ungeteilte Aufmerksamkeit. Es gibt aber auch Fälle, da stehen die Telefone nicht mehr still, und die Zwillinge beschließen, sich nicht noch einmal zu trennen. Auch das muss man akzeptieren.

Zwillinge unterschiedlichen Geschlechts

Ein Viertel aller zweieiigen Zwillinge sind laut Statistik unterschiedlichen Geschlechts. Fällt es diesen Kindern leichter, eine eigenständige Persönlichkeit zu entwickeln? Zwillingseltern bestätigen das. Auch wenn sie ihren Kindern keine althergebrachten geschlechtsspezifischen Rollen vermitteln wollen (»Ein Junge spielt nicht mit Puppen«), so fangen die meisten Mädchen doch irgendwann an, sich »wie Mädchen« anziehen zu wollen (und zu verhalten). Zwillingseltern haben auch festgestellt, dass Jungen in der Regel wilder spielen als Mädchen. Rita Haberkorn beschreibt so eine Situation in ihrem Buch Zwillinge: »Da Hannah einen bekommen hatte, wollte auch Jonathan einen Puppenwagen ... Er benutzte ihn aber weniger zum Puppenspiel, als dass er damit durch die Wohnung und den Park raste.«
Trotz körperlicher Überlegenheit ihrer Brüder dominieren bei »Pärchenzwillingen« die Mädchen. Sie sind in der Entwicklung früher dran, bemuttern ihre Brüder gerne, ja bevormunden sie nicht selten. Die Situation kann sich jedoch ganz schnell ändern, wenn sich der Junge »emanzipiert«.
Eine kuriose Situation schilderte mir neulich eine Zwillingsmutter aus der Schweiz. Ihr dreijähriger Zwillingssohn wollte immer wieder gerne die gleichen hübschen Kleidchen wie seine Schwester anziehen. Andere Leserinnen der Zeitschrift ZWILLINGE empfahlen, dieser kleinen »Macke« nicht zuviel Gewicht beizumessen und einfach abzuwarten. Immerhin sind rosa Kleidchen ja wirklich hübscher als eine langweilige braune Hose ...

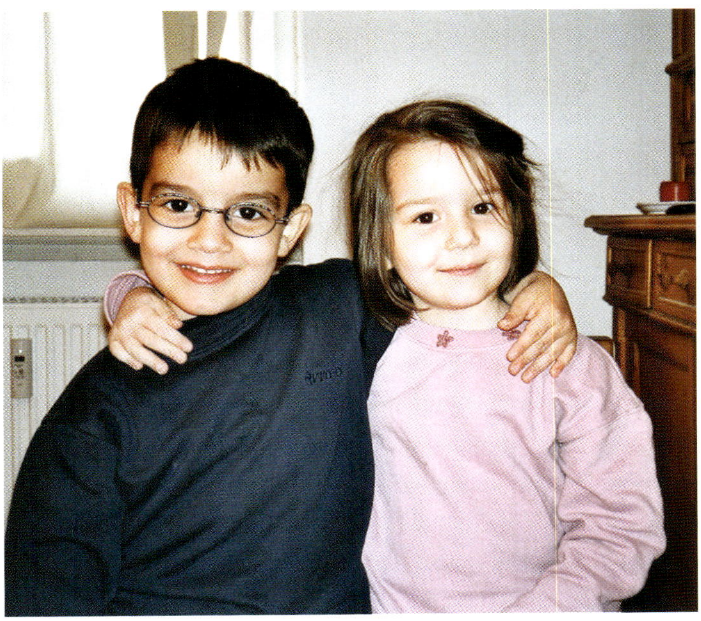

Luca und Léonie Relic waren ein Herz und eine Seele. Zuerst besuchten sie eine gemeinsame Kindergartengruppe, dann wurden sie durch die Kindergartenleitung »zwangsgetrennt« - und schon änderte sich das Verhältnis der beiden. Jeder wollte seine Interessen durchsetzen und war sich seiner selbst bewusst.

Foto: Annette Relic

PRAKTISCHE TIPPS: So unterstützen Sie die Persönlichkeitsentwicklung

●Kleiden Sie Ihre Zwillinge nicht nur gleich, sondern ab einem Alter von 18 Monaten häufiger auch verschieden. Gleiche Kleidungsstücke in unterschiedlichen Farben oder mit verschiedenen Mustern sind auch eine gute Lösung und es lassen sich Kleidungsstücke eindeutig einem bestimmten Kind zuordnen. Lassen Sie Ihre Zwillinge frühzeitig selbst entscheiden, was sie anziehen möchten.

●Machen Sie Ihren Zwillingen unterschiedliche Frisuren.

●Wenn die Kinder älter sind und man an ihre Vernunft appellieren kann, beschenken Sie sie auch mal unterschiedlich. Sie können dann ihre Spielsachen austauschen.

●Entdecken Sie unterschiedliche Fähigkeiten, und fördern Sie sie. »Entweder beide oder keiner« gilt nicht.

●Wenn es aus Platzgründen oder weil die Zwillinge es nicht wollen unmöglich ist, ihnen getrennte Zimmer zu geben, richten Sie jedem Kind im gemeinsamen Zimmer eine eigene Ecke ein, etwa ein Regal oder eine Kommode für eigene Sachen. Lassen Sie »Eigentum« zu, und zwingen Sie Ihre Kinder nicht, alles zu teilen, bloß weil es Zwillinge sind. Jeder muss aber auch für seinen Besitz allein verantwortlich sein.

●Sprechen Sie die Kinder direkt mit ihrem Namen an. Verlangen Sie das auch von anderen.

●Erzählen Sie anderen im Beisein Ihrer Kinder nicht dauernd, dass Sie die Zwillinge auch nur schwer auseinanderhalten können. Wie würden Sie sich fühlen, wenn Ihre eigene Mutter nicht wüsste, wer Sie sind?

●Lassen Sie getrennte Aktivitäten (Fußball für den einen, Eishockey für den anderen, Tennis für Tochter 1, Handball für Tochter 2) zu, und fördern Sie eigene Freundschaften.

●Lassen Sie Ihre Kinder öfter getrennte Wege gehen.

●Verlangen Sie stets, dass jedes Kind für sich selbst spricht und nicht eins immer für beide das Kommando übernimmt.

●Wenn es im Kindergarten Ihrer Wahl zwei unterschiedliche Gruppen gibt, sollten Sie überlegen, jedes Kind in eine andere Gruppe zu geben.

Und wie ist das bei Drillingen?

Drillinge sind eine kleine Gruppe, in der die Kinder - im Gegensatz zu Zwillingen - nicht unbedingt so sehr miteinander verbunden sind. Mal stecken die zwei zusammen, mal die anderen zwei, es wechselt sich ab. Drillingsmütter berichten, dass nicht mehr gestritten wird als anderswo auch. Sicher ist die Gerechtigkeitsfrage bei Drillingen sehr im Vordergrund - also, wie gerecht werden die drei behandelt, fühlt sich einer benachteiligt etc. Zwillingstypische Probleme können da auftauchen, wo zwei eineiige Drillingskinder sehr zusammenhängen und das dritte, zweieiige Kind von den anderen beiden ausgeschlossen wird.
Ausführlich behandelt wird das Zusammenleben von Drillingen im Buch »Drillinge -

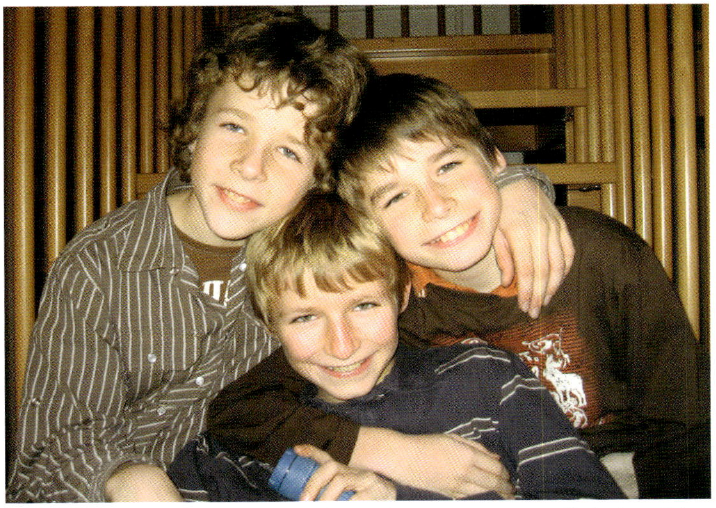

Roman, Jan-Philipp und Christian Disselkamp (von links) bedeuten für ihre Mutter in erster Linie dreifaches Glück. Um ihre Doktorarbeit zu schreiben, hat sie natürlich nicht nur ihre drei Jungs »studiert«, sondern 176 Familien befragt.

Foto: Dr. Christine Disselkamp

eine besondere Geschwisterbeziehung« von Dr. Christine Disselkamp - siehe Anhang. Christine Disselkamp ist Drillingsmutter, natürlich!

Besondere Erziehungsprobleme

Die Probleme bei der Erziehung von Zwillingen sind natürlich nicht doppelt so groß wie bei »Einlings«kindern, aber es gibt Themen, mit denen sich insbesondere Zwillingseltern auseinandersetzen müssen. Das fängt bei der Frage an, wie man beiden mit der eigenen Zuneigung gerecht werden kann, und endet bei der besonderen »Streitkultur« von Zwillingen, mit denen sich die Eltern konfrontiert sehen.
Ein großes Thema ist auch die Tatsache, dass sich Zwillingskinder gern imitieren (natürlich auch das schlechte Verhalten) und gegen die Eltern eine wahre Macht bilden.

Wie können wir beiden Kindern gerecht werden

Ob Sie zwei Kindern gerecht werden können, hat Sie vielleicht schon während der Schwangerschaft beschäftigt. Schließlich mussten Sie sich plötzlich mit einem zweiten Baby anfreunden, nachdem Sie sich gerade an das erste in Ihrem Bauch gewöhnt hatten. Kann man diese Kinder gleich lieben oder machen Eltern Unterschiede, obwohl doch beide Kinder zur gleichen Zeit gezeugt, in einem Mutterleib ausgetragen und kurz hintereinander geboren wurden?
Man kann sehr wohl jedem Zwillingskind gerecht werden - nur eben jedem auf seine Weise. Sie haben ganz gewiss genug Liebe für zwei Kinder, auch wenn diese zwei »auf einmal« geboren wurden und der »normale« Altersabstand fehlt. Sie werden vielleicht einem Kind in einer Phase, in der es Sie mehr braucht als das andere, mehr zugetan sein oder beim einen die, beim anderen jene Eigenschaft schätzen. Doch insgesamt gesehen haben Sie beide gleich lieb.
Überlegen Sie nicht zu viel, ob und wie Sie beiden Kindern gerecht werden können. Handeln Sie spontan - ein genau abgezählter Kuss ist nur halb soviel wert wie einer, der aus einem Gefühl heraus gegeben wird -, handeln Sie situationsbedingt, und geben Sie Ihrem Gefühl nach. Das wird automatisch »Halt« sagen, wenn Sie ein Kind mit Aufmerksamkeit und Zuneigung überhäufen und das Geschwisterchen nur scheinbar bedürfnislos daneben steht.
Nutzen Sie die Zeiten, in denen Sie nur ein Zwillingskind um sich haben, und genies-

sen Sie diese seltenen Augenblicke. In diesen Minuten können Sie vieles wettmachen, wenn Sie das Gefühl haben, dieses Kind sei in der Hektik der letzten Zeit wohl doch etwas zu kurz gekommen. Versuchen Sie nicht, beide Kinder völlig gleich zu behandeln. Manche Kinder brauchen tatsächlich weniger Streicheleinheiten, ihr Bedürfnis nach Zärtlichkeit und Aufmerksamkeit ist geringer als das der Schwester oder des Bruders. Bei aller Ähnlichkeit sind Ihre Zwillinge zwei verschiedene Menschen, denen Sie nur auf unterschiedliche Art und Weise gerecht werden können.
Bei vielen Zwillingspaaren gibt es ein Kind, das dominiert, das auch von Ihnen mehr fordert und meist auch bekommt. Doch diese Führungsrolle wechselt bei vielen Zwillingen oft von einem zum anderen Tag und Kind.

PERSÖNLICHE ERFAHRUNG: Die Favoritenrolle wechselt

»Direkt nach der Geburt war Max mein Favorit. Er sah - obwohl zu früh geboren - einfach süß aus. Später machte er mich mit seiner fordernden Art richtig fertig. Trotzdem oder gerade deswegen bekam er mehr Aufmerksamkeit. Bei Conny dachte ich immer, mal sehen, was er sagt, wenn er sprechen kann. Er sagt auch heute noch nicht viel. Nach der Kleinkinderzeit kümmerte ich mich wesentlich mehr um Conny, weil Max in der Schule ein Selbstläufer war. Heute schätze ich an Constantin, dass er so selbständig ist und so erfolgreich in seinem Beruf als Koch. An Maximilian schätze ich, dass er sehr viel Humor hat und offen ist. Lieben und vermissen, weil sie schon ausgezogen sind, tue ich beide gleich viel.« (Marion v. G.)

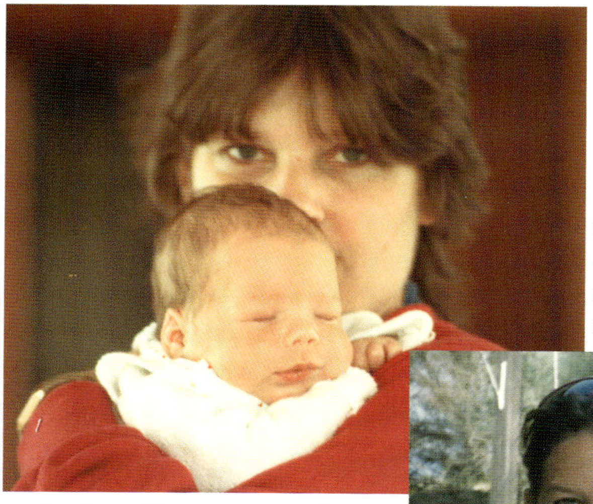

So ändern sich die Zeiten - erst war Maximilian (links) mein heimlicher, kleiner »Favorit« ...

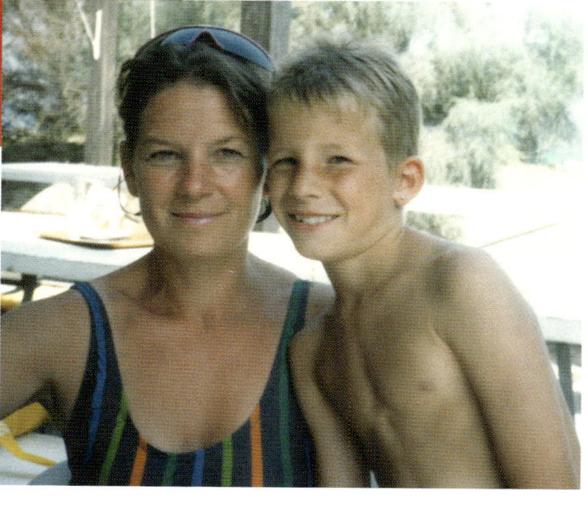

... doch auch Constantin lag und liegt mir am Herzen. Mit ihm war das Kennenlernen schwieriger, da es ihm nach der Geburt so schlecht ging und ich instinktiv erst einmal etwas »Abstand« hielt (ihn aber zeitweise auch nicht anfassen sollte).

Foto: Marion von Gratkowski

Wenn zwei sich streiten ... sind Eltern oft machtlos

Manche Zwillinge sind buchstäblich »ein Herz und eine Seele« und andere streiten sich wie »Hund und Katz«. Und dann gibt es auch noch welche, da können Eltern weder überdurchschnittlich viel Streit, noch überdurchschnittliche Verträglichkeit im Vergleich zu anderen Geschwistern feststellen.

Unsere Zwillinge hatten sehr lang anhaltende Streitphasen. Am schlimmsten stritten sie sich im Kleinkindalter, oft waren sie von blauen Flecken übersät, weil sie sich wieder einmal gebissen hatten. Heute - mit 27 Jahren - sind Maximilian und Constantin eher gute Freunde, die sich so gut verstehen, weil sie genügend Abstand voneinander haben. Constantin ist mit 16 Jahren bereits in eine eigene Wohnung gezogen, da er eine Lehrstelle (als Koch) in einem 70 Kilometer entfernten Ort angefangen hatte. Streit gab es nur noch, wenn er mal wieder sämtliche Socken und Unterhosen von Max mit nach Murnau genommen hat ...

Derzeit lebt Conny in Bad Nauheim und kommt nur, wenn er Urlaub hat. Dann unternehmen die Zwillinge auch mal wieder etwas zusammen. In der übrigen Zeit telefonieren sie nicht einmal miteinander.

Es ist wohl eine Temperamentsfrage, wie Zwillinge miteinander umgehen. Mädchen sind, so die Erfahrungen der meisten Eltern, weniger streitsüchtig als Jungen. Und es ist eine Frage des Alters. Solange sich die Kinder noch nicht ausreichend mit Worten mitteilen können, äußern sie sich durch Beißen, Hauen und Haare-Ziehen. Soziales Verhalten (dazu gehört auch das Teilen) müssen Kinder erst lernen. Gerade Zwillinge, die sowieso vieles von Anfang an teilen müssen, wollen manchmal eben etwas ganz für sich haben.

Es ist also eine Frage der Entwicklung, eine Frage der Zeit, dass die Streitigkeiten abnehmen, wenn auch nicht ganz verschwinden. Doch ein wenig Streit ist normal, für Zwillinge sogar wichtig, denn dieser hilft ihnen, sich voneinander abzugrenzen. Streit hilft ihnen bei der Persönlichkeitsfindung. Nur wer denken kann, »der Ball gehört ***mir***, ***ich*** will den Ball haben«, wird um diesen Ball kämpfen.

Praktische Tipps: Was tun mit streitenden Zwillingen?

- **Lassen Sie Streit unter Zwillingen in Maßen zu. Bloß weil Ihre Kinder Zwillinge sind, müssen sie nicht friedfertiger als andere Kinder sein. Verhindern Sie allerdings, dass sich die Kinder gegenseitig verletzen.**

- **Ergreifen Sie nicht Partei. Ermutigen Sie Ihre Kinder, ihren Streit unter sich auszumachen.**

- **Allerdings können Sie die Streithähne bitten, ihren Kampf woanders als ausgerechnet zu Ihren Füßen auszutragen.**

- **Ermuntern Sie Ihre Kinder immer wieder, zu sprechen, statt gleich zuzuschlagen oder zu beißen.**

- **Gehen Sie mit den Streithähnen nach draußen. Beim Spaziergang oder Ballspielen auf der Wiese können sich die Kinder besser austoben.**

- **Wenn es unterschiedliche Dinge (Geschenke, Mitbringsel) zu verteilen gibt, können Sie das schüchterne Kind zuerst wählen lassen, die Geschenke hinterm Rücken halten und fragen, wer will rechts und wer will links, oder bei eingepackten Dingen die Wahl dem Zufall überlassen.**

•Wenn Sie massiver ins Streitgeschehen eingreifen müssen/möchten, trennen Sie die beiden Wütenden, und schicken Sie sie einige Zeit in die »Verbannung«, aber in getrennte Zimmer.

•Streiten sich beide um ein Spielzeug, dann nehmen Sie es ihnen weg. Wenn es nicht im Guten geht, bekommt es keiner, vor allem wenn es ein Gegenstand ist, mit dem sich die Kinder im Streit verletzen könnten.

•Überlassen Sie das Streitobjekt dem Kind, das es zuerst hatte. Setzen Sie eine Zeit fest, die es das betreffende Spielzeug haben darf. Dann muss gewechselt werden.

•Wenn es nicht reicht, zu sagen: »Jetzt hat es Lina und danach bekommt es Lea«, dann stellen Sie einen Wecker oder eine Küchenuhr auf zwei Minuten ein.

Denken Sie immer daran: Diese nervenzermürbenden Streitigkeiten sind nur eine Phase - das geht vorüber. Zwillinge brauchen eine Portion Auseinandersetzung, vor allem wenn sie anfangen, ihr »eigenes Ich« zu entdecken. Das hilft, sich gegenüber dem Zwilling abzugrenzen.

Gemeinsam gegen den Rest der Welt

Zwillingsmütter berichten immer wieder über ein Phänomen, das es beinahe unmöglich macht, die Kinder erfolgreich zu bestrafen. Diese fühlen so miteinander, dass sie es fast nicht ertragen können, wenn der Bruder oder die Schwester ausgeschimpft, aufs Zimmer geschickt wird oder sogar einen Klaps hinten drauf bekommt. Sie drängen sich dann zwischen Mutter und Missetäter und beschützen ihr Geschwisterchen. Schlimmstenfalls hauen sie die Mutter, um das andere Zwillingskind zu verteidigen, obwohl sie vielleicht selbst noch kurz vorher vom Bruder oder der Schwester verhauen wurden und dieser Streit der eigentliche Anlass für die Strafe ist. Gegen so viel Zusammenhalt ist manche Erziehungsmaßnahme machtlos.
Zwillinge trösten sich aber auch gegenseitig. »Wenn ich über ein Kind verärgert bin und es bewusst einmal links liegen lasse, springt die andere sofort als ›liebe Mutti‹ ein und tröstet ihre Schwester«, stellt Ute B. immer wieder fest, wie schwer es ist, Zwillingskinder »erfolgreich« zu bestrafen. Wurden andererseits beide zur Strafe ins Kinderzimmer geschickt, dann waren die Zwillinge immer froh, die lästige Aufpasserin, die Mutter, los zu sein. Mit einer guten Portion Humor meistern Sie solche erfolglosen Erziehungsversuche, zeigen sie doch nur den besonderen Zusammenhalt Ihrer Kinder. Gegenüber Außenstehenden hat dieses »Sich-Verbünden« eher Vorteile.
Ich habe eine ganz besondere Variante entdeckt: Max und Conny beschuldigten sich als sie noch Kinder waren so lange gegenseitig, etwas angestellt zu haben, bis ich darauf verzichtete, den (welchen?) Missetäter zu bestrafen.

In guten wie in schlechten Taten

So viele Hände hat man gar nicht, Dummheiten zu verhindern, wie die beiden Ideen haben! Zwillinge stiften sich gegenseitig zu allerlei Blödsinn an, wenn sie gemeinsam auf Entdeckungstour gehen. Was dem einen nicht einfällt, da kommt garantiert der andere drauf, sagen viele Mütter. Zwillinge arbeiten Hand in Hand, wenn es darum geht, Stühle auf Tische zu stellen und oben drauf zu klettern. Oder wenn das Kinderzimmer verwüstet, die Wände mit Penatencreme »gestrichen« werden ...
Zwillinge erziehen sich aber auch gegenseitig. Bei uns wachte jeder ganz genau darüber, ob der andere auch nichts tat, was »verboten« war. Es war manchmal ziemlich

anstrengend, von zwei »Gesetzeshütern« umgeben zu sein, die dann auch noch die eigene Mutter zur Ordnung riefen.

Zwillinge im Kindergarten

Vielleicht stellt sich Ihnen die Frage gar nicht, ob Sie Ihre Zwillinge in getrennte Kindergartengruppen geben sollen, denn nicht immer werden zwei Parallelgruppen angeboten. Eine Überlegung ist es allemal wert. Viele Zwillingseltern haben über all die Jahre in unserer Zeitschrift ZWILLINGE berichtet, wie wohl sich die Kinder fühlten, wenn sie sich erst einmal in ihre eigene Gruppe eingelebt hatten. Schüchterne fassten Selbstvertrauen, Dominante wurden ein bisschen »erträglicher« und unterdrückten das andere Zwillingskind weniger.
Ganz wichtig: Die Entscheidung sollte immer bei der betroffenen Familie liegen und nicht durch starre Regeln des Kindergartens festgelegt werden

Noch mehr Info: Vorteile getrennter Kindergartengruppen

- **Die Kinder können sich getrennt individueller entfalten. Kleine Anfangsprobleme müssen Sie dabei in Kauf nehmen.**

- **Beide können lernen, sich allein zu behaupten.**

- **Das Kind, das immer ein wenig hinter seinem Bruder oder seiner Schwester zurückstand, wird so gezwungen, mehr aus sich herauszugehen. Manche Zwillinge blühen unter dieser Situation geradezu auf.**

- **Jedes Kind hat eine eigene Bezugsperson, eine ganz neue Erfahrung für Zwillinge.**

- **Beide können unterschiedliche Freundschaften eingehen.**

- **Beide machen verschiedene Erfahrungen, die sie austauschen können. Der Nachmittag entspannt sich, weil die Zwillinge nicht zu sehr »aufeinander hocken«.**

- **Beide können ihren Geburtstag einmal ganz allein mit den anderen Kindern ihrer Gruppe feiern und stehen dabei allein im Mittelpunkt.**

Was gilt es sonst noch bei der Entscheidung für gemeinsame oder getrennte Gruppen zu bedenken?

- **Die Trennung von der Mutter - von der vertrauten Umgebung - und vom Geschwisterchen auf einmal könnte eine Überforderung sein. Andererseits gilt es immer, eine gewisse Durststrecke einfach durchzustehen.**

- **Wenn Sie sie zunächst in eine Gruppe geben und später trennen möchten, welchem Zwilling wollen Sie den Schritt in eine neue, unbekannte Gruppe mit einer anderen Erzieherin zumuten?**

- **Umgekehrt - zunächst getrennt, dann gemeinsame Gruppen, weil es gar nicht klappt - ist es leichter.**

- **Haben die Erzieherinnen »Zwillingserfahrung« - wie wurde die Betreuung von Zwillingen bisher gehandhabt? Kann man das diskutieren?**

●Gibt es die Möglichkeit, dass sich Zwillinge, die in getrennten Gruppen untergebracht sind, während freier Spielstunden »besuchen« und miteinander spielen können?

●Leider ist es nicht immer möglich, selbst und zum Wohle der Kinder zu entscheiden. Immer wieder hören wir von Eltern, wie starr Erzieherinnen ihre Meinung vertreten, obwohl sie meist nur wenig Zwillingserfahrung haben. Übrigens: Unser Spezialbuch von Rita Haberkorn zum Thema wird sehr selten von Erzieherinnen gekauft. Ich würde es zur Pflichtlektüre machen.

»Wir sind immer noch enttäuscht und verständnislos über das Verhalten der Erzieherinnen, die scheinbar erwartet hatten, dass alle Erziehung in ihre Hände gelegt wird. Für sie geht der Alltag jetzt weiter und wir haben ihretwegen keine Kindergartenplätze!«, schrieb eine Mutter, die in wochenlangen Gesprächen vergeblich versucht hatte, die Erzieherinnen davon zu überzeugen, dass ihre Zwillingsmädchen besser in zwei getrennten Gruppen aufgehoben wären.
Wie immer Sie sich entscheiden - jetzt ist der rechte Augenblick, sie unterschiedlich zu kleiden, damit Erzieherinnen und andere Kinder sie auseinanderhalten können. Unterstützen Sie diese Maßnahmen zum Beispiel durch unterschiedliche Frisuren.
Umfassender können Sie sich über dieses Thema im Buch »Zwillinge in Kindergarten und Schule - auf dem Weg in ein eigenes Leben« (geplant ab August 2011) informieren oder im Buch »Erziehungstipps für Zwillingseltern« von Marion von Gratkowski. Literaturempfehlungen im Anhang.

Literaturzwillinge für Ihren Erziehungsalltag

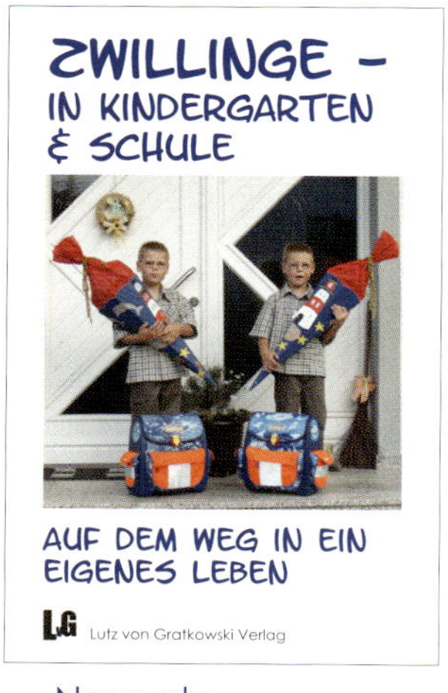

Neu: ab August 2011

Bei uns im Buchshop unter www.twins.de unter Bestellnummer 200 (links) und 066 (rechts) für 19,90 Euro bzw. 16,80 Euro

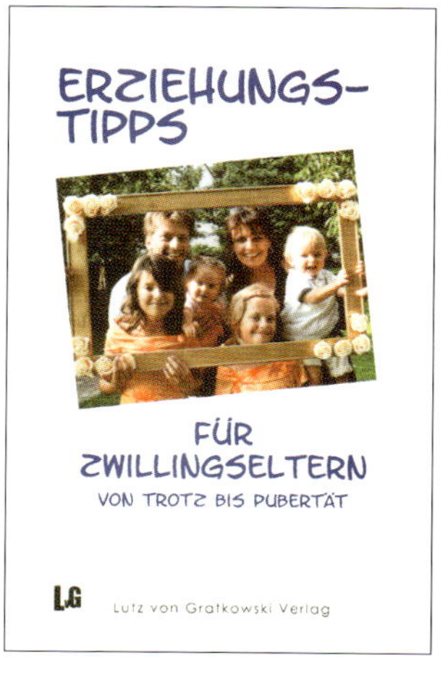

Sofort lieferbar!

Die Zwillingseltern

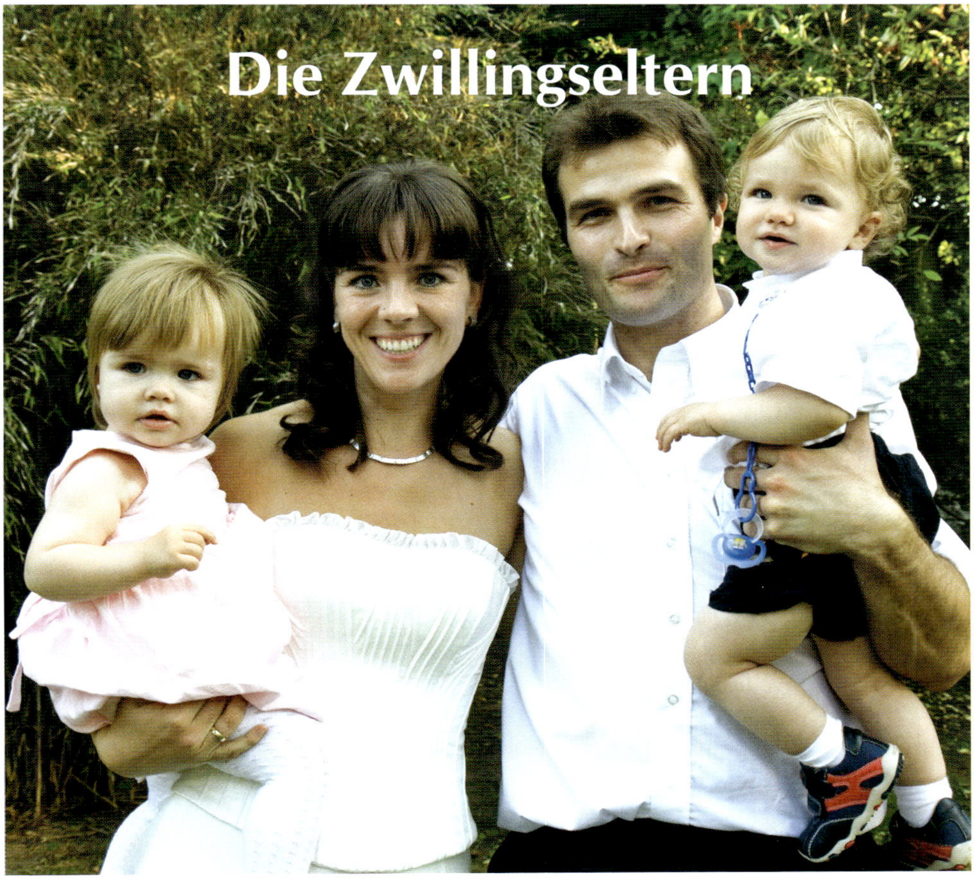

Jetzt geht's noch einmal ganz speziell um Sie:
Wie sieht's mit Ihren Außenkontakten und den
Freundschaften von früher aus? Was können
Zwillingsclubs und Selbsthilfegruppen in diesem
Zusammenhang leisten? Neben persönlichen
Stellungnahmen von Zwillingseltern
gibt's in diesem Kapitel viele Adressen
und praktische Hinweise.

Foto: Familie Kadel

Neue & alte Kontakte für Zwillings- und Drillingseltern

Vielleicht haben Sie diese Erfahrung auch gemacht: Nachdem Sie glückliche Eltern Ihrer Zwillinge geworden waren, blieben die spontanen Besuche Ihrer Freundinnen und Freunde auf einmal aus. Und selbst die Besuchsinitiative zu ergreifen, scheint bei der Doppel-Belastung manchmal unvorstellbar. Und so traurig es klingt, mit kleinen Zwillingen ist man ganz sicher nicht überall als Gast erwünscht. Sind Zwillingsclubs und Selbsthilfegruppen eine gute Möglichkeit, neue Kontakte zu knüpfen?

Außenkontakte kosten doppelte Kraft

Zwillinge und Drillinge sind sich selbst genug. Sie haben immer Spielkameradinnen und -kameraden im passenden Alter. Andererseits ist es auch gerade für Zwillings- und Drillingskinder ganz wichtig, mit anderen Kindern zusammenzukommen, damit sie nicht zu sehr aufeinander fixiert bleiben.
Auch Zwillingsfamilien, also Kinder plus Eltern, sind sich irgendwie selbst genug. Jeder Ausgang zu viert (wenn noch mehr Kinder da sind, zu fünft oder sechst) ist eine riesige Aktion, setzt genaue Planung und vollen Einsatz aller Beteiligten voraus, vor allem, wenn die Zwillinge noch klein sind. Deshalb bleiben Sie vielleicht lieber unter sich, zumindest in der ersten Zeit.
Doch gerade für Zwillinge, Drillinge und deren Eltern lohnen sich Kontakte zur Außenwelt. Das bringt Sie, die Mehrlingseltern, auf andere Gedanken. Sie genießen vielleicht die Bewunderung durch die Umwelt, oder Ihnen helfen vor allem Kontakte zu anderen Mehrlingseltern weiter (»Es gibt ja noch andere, denen es genauso geht!«). Besonders empfehlenswert wäre es, sich direkt mit einer anderen Zwillingsfamilie zusammen zu tun. Da kann man sich nicht nur austauschen und helfen, da haben auch die Zwillinge gleich passende Spielkameraden.

PERSÖNLICHE ERFAHRUNG: Es ergeben sich neue Freundschaften

»Mit meinen gemischten Gefühlen im Bauch erzählte ich meiner Apothekerin, dass ich wohl schwanger sei und außerdem dazu wohl auch noch Zwillinge bekommen würde. Sie brach in Gelächter aus und sagte: ›Das ist ja witzig, auch ich bin schwanger, und auch ich erwarte Zwillinge!‹ Das war dann der Anfang einer schönen und tiefen Freundschaft, die mir bis heute sehr viel bedeutet. Ich glaube, hätten wir uns als Zwillingsmütter nicht gegenseitig gehabt, dann wären so manche Zeiten noch erheblich schwieriger geworden.
Die Telefone standen nicht still, denn als gleich Betroffene mussten wir uns einfach Tag und Nacht austauschen über Stillprobleme, Windeln und Essen für Kleinkinder. Hinzu kam, dass wir auch noch beide Jungen erwarteten, die nur einen Monat auseinander waren.« (Viola G.)

Die Freundschaften von früher

Wenn Menschen Eltern werden, machen sie oft eine seltsame Erfahrung: Sie sind für die früheren Freundinnen und Freunde (ohne Kinder) scheinbar nicht mehr interessant genug. Ein Vorwurf an frischgebackene Eltern lautet immer: Unterhaltungen kommen kaum über den eingeschränkten »Windelhorizont« hinaus. Kein Wunder: Das Wichtigste in Ihrem Leben ist das Kind, in diesem Fall sogar die Kinder. Wenn sich frühere Bekannte zurückhalten, dann beruht das aber auch oft auf einem Missverständnis. Sie glauben, ihr Besuch würde stören. Sie vermuten, Sie hätten zuviel mit Ihren Zwillingen zu tun - was ja in gewisser Weise auch stimmt.

Natürlich sind Sie vor allem in der ersten Zeit mit den beiden Babys wenig mobil. Lassen Sie Ihre kinderlosen Freundinnen und Freunde (auch die, deren Kinder schon wesentlich älter sind) trotzdem wissen, dass Sie gerne Kontakt halten möchten. Laden Sie sie ein, betonen Sie aber, dass Sie keine Zeit haben, große Vorbereitungen zu treffen. Die meisten werden den Wink mit dem Zaunpfahl verstehen und selbst einen Kuchen mitbringen.
Nehmen Sie sich das abgekühlte Verhältnis zu Ihren bisherigen Bekannten nicht so zu Herzen. Wenn Kinder da sind, sind die Interessen einfach verschieden, und beste Freunde teilen sich in unterschiedliche Gruppen: Eltern und Nicht-Eltern! Das geht den meisten Einzelkindeltern ebenso. Gute Freundschaften überstehen diese Phase, schlechte wahrscheinlich eher nicht, aber um die ist es eh nicht schade.
Vielleicht kommen Sie sich wieder näher, wenn die anderen auch Kinder haben oder wenn Ihre Kinder weniger anstrengend sind und zu mancher Aktivität schon mitgenommen werden können. Vielleicht sollten Sie aber auch versuchen, Ihren Freundeskreis zu erweitern. Kontakte ergeben sich durch Kinder beinahe automatisch. Ob im Wartezimmer oder am Spielplatz: Eltern kommen miteinander ins Gespräch.

Zwillingsclubs und Selbsthilfegruppen

Alle Zwillingseltern, die an meiner damaligen Fragebogenaktion (siehe »So entstand das Buch« auf Seite 208) teilgenommen haben, sind überzeugt, dass ihnen Kontakte zu anderen Zwillingseltern weitergeholfen haben. Die Zwillingsrunde e.V., Frankfurt, beispielsweise wurde 1984 von Marion Dörflinger gegründet. Allein durch Mund-zu-Mund-Propaganda wuchs der kleine Kreis auf über 100 Mitgliedsfamilien. Bedauerlicherweise wurde die Runde inzwischen längst aufgelöst, da immer nur einige wenige ihre Arbeit einbrachten, alle anderen nur davon profitieren wollten.
In Stuttgart formierte sich Anfang 1986 ein Club um die Zwillingsmutter Monika Attermeyer. Das »Clübchen II e.V.« trifft sich heute noch regelmäßig, heißt aber anders und natürlich ist auch die Initiatorin eine neue Zwillingsmutter. In Nürnberg ist der sehr aktive Verein »Engelchen und Bengelchen e.V.« ansässig. Auch in Köln, Darmstadt und in einigen anderen Städten existieren sehr rührige Vereine oder Gruppen. Darüber hinaus gibt es praktisch im ganzen Bundesgebiet private Gruppen und Stammtische, die sich zwanglos treffen. Auch in Österreich und in der Schweiz haben sich Zwillingseltern zusammengeschlossen. Wir haben im Anhang nur einige größere Vereine angegeben, da sich die vielen kleineren Gruppen immer wieder neu formieren oder auch mangels Interesse wieder auflösen. Aktuelle Termine stehen ohnehin in jeder Ausgabe der Zeitschrift ZWILLINGE.
Für Eltern von Drillingen, Vier-, Fünf- und Sechslingen hat Helga Grützner vor mehr als 25 Jahren ihren »ABC-Club e.V.« ins Leben gerufen. Dieser Verein funktioniert auch heute noch und leistet wertvolle Arbeit für »Betroffene«.

Geteiltes »Leid« ist halbes »Leid«

Wenn Sie Probleme - gleich welcher Art - haben, wenden Sie sich an einen solchen Club oder an eine private Gesprächsrunde. Diese Mütter/Eltern kennen Ihr Problem aus eigener Erfahrung und haben es vielleicht selbst schon gemeistert. Scheuen Sie sich nicht, dort einfach mal anzurufen. Oft hilft schon bloßes »Darüber-Reden«.
Wenn es keine Zwillingsinitiative in Ihrer Nähe gibt, dann rufen Sie doch selbst eine ins Leben. Sprechen Sie Zwillingseltern an, machen Sie einen Aushang bei Ihrer Frauenärztin/Ihrem Frauenarzt und beim Kinderarzt, oder inserieren Sie »Zwillingseltern treffen sich«. Als Treffpunkt bietet sich ein Pfarrheim (gleich welcher Konfession) an oder eine Gaststätte mit Nebenraum. Wenn Sie nicht gleich einen Verein daraus

machen, ist mit lockeren Treffen gar nicht so viel Organisation verbunden. Dennoch: Bevor Sie mit Ihrem Aufruf starten, überlegen Sie sich gut, ob Sie Zeit dafür haben. Suchen Sie sich eine Zwillingsmutter, die Ihnen dabei hilft.

Internet ersetzt den persönlichen Kontakt?

Es ist ein Wahnsinn, was das Internet in den wenigen Jahren verändert hat - und das nicht immer zum Guten. Die Zwillings- und Drillingsmütter von heute lesen weniger, viele treffen sich virtuell im Internet und chatten. Vieles bleibt dabei oberflächlich. Dennoch ist das Internet eine gute Möglichkeit, an umfassende Informationen zu kommen, die natürlich auch erst einmal selektiert und überhaupt gefunden werden müssen. Da auch wir mit der Zeit gehen wollen, werden wir versuchen, unseren Internet-Auftritt unter www.twins.de durch eine Möglichkeit zum Chatten zu erweitern.

So entstand das Buch

Als ich im April 1984 Mutter der Zwillinge Maximilian und Constantin wurde, musste ich meinen Beruf zeitweise aufgeben. Ich war Wirtschaftsjournalistin. Von der Wirtschaft zog es mich schon bald zu den Windeln. Da es kein einziges Buch zum Thema »Zwillinge« gab, und mir die Situation doch so besonders erschien, erarbeitete ich einen Fragebogen, um einen Ratgeber schreiben zu können.
Durch Zufall lernte ich Zwillingsmutter Marion Dörflinger von der Frankfurter Zwillingsrunde kennen und auch Monika Attermeyer vom Stuttgarter Zwillingsverein. Beide waren mir behilflich und verteilten den umfangreichen Fragebogen in ihrer Gruppe. Auch in der Schweiz fand ich Zwillingsmütter, die die vielen Fragen zu allen Themen rund um Zwillinge beantworten wollten. Die Antworten sind im Buch »Zwillingsmütter berichten - über Schwangerschaft, Geburt und Alltag« heute noch erhältlich.
Dann wertete ich die Antworten aus und in monatelanger Arbeit entstand das Buch »Zwillinge - mit ihnen fertig werden, ohne fertig zu sein«. Ich schickte das fertige Manuskript an 36 Verlage. Ich wurde von drei Verlagen zu einem Gespräch gebeten, ein vierter versprach, sich für meine Arbeit bei der Zeitschrift ELTERN zu verwenden. Der ELTERN-Redakteur wusste gar nicht, wer ich bin, als ich einige Tage später bei ihm anrief, ob die Zeitschrift vielleicht ein Sonderheft ZWILLINGE herausgeben wolle. (So viel zum Verhältnis ELTERN zu Marion von Gratkowski ...)
Ich war kurz davor, das mühsam auf einer Schreibmaschine getippte Manuskript dem Altpapier zu übergeben, als der Stuttgarter Thieme Verlag Interesse bekundete. Also ließ ich Max und Conny in der Obhut ihres Vaters und fuhr nach Stuttgart zu einem Gespräch. In der Mittagszeit verließ ich hungrig, aber glücklich die Verlagsräume, um wieder nach Hause zu fahren. Zu essen hatte es nichts gegeben, aber der Thieme Verlag würde mein Buch veröffentlichen.
Das Manuskript musste um ein Drittel gekürzt werden, was ich mittels Schere, leeren Seiten und viel Klebstoff bewältigte, da ich damals noch keinen Computer, geschweige denn einen PC hatte. Dann hieß es warten. Es dauerte mindestens noch ein Jahr, bis der Thieme Verlag das Buch zum ersten Mal herausbrachte - und das in seiner neuen Sparte, dem Trias Verlag, der als populärwissenschaftliche Variante des Medizinverlages neu gegründet worden war. Inzwischen hatte Rita Haberkorn ihr Buch veröffentlicht und auch Lydia Hauenschilds Klassiker zum Thema Zwillinge lag in den Buchhandlungen auf. Ich war enttäuscht.
Doch das Buch »Zwillinge - mit ihnen fertig zu werden, statt fertig zu sein« verkaufte sich unerwartet gut. Die Zeitschrift ZWILLINGE entstand und das Thema hielt mich nicht nur zu Hause, sondern auch beruflich gefangen. Nach der Geburt meines drit-

ten Sohnes, Nicolai, gab ich meine Redakteursstelle beim Industriemagazin auf und »Zwillinge« wurden einmal mehr mein Leben.
Das Buch kam in insgesamt vier Auflagen heraus, die natürlich immer wieder überarbeitet wurden, damit die Texte und Informationen auf dem neuesten Stand waren. Es hat meistens Freunde gefunden, für viele Zwillingsmütter war es »die Bibel« zum Thema Zwillinge.
Natürlich gab's auch immer wieder ein paar Meckerer, die das Buch zu negativ fanden. Doch das Negative liegt in den Kritikern selbst, die nur die Probleme sehen wollten (und wohl selbst einige haben?!) Ich persönlich habe Zwillinge immer als etwas sehr Positives empfunden und Ratschläge für einen stressfreieren Umgang mit ihnen, finde ich auch überhaupt nicht negativ, sondern sinnvoll.
Jetzt habe ich das noch einmal ganz überarbeitete Buch unter seinem neuen Titel im eigenen Verlag herausgebracht, da der Trias Verlag eine andere Autorin für diesen Bereich gefunden hat. Danke an alle, die dies möglich gemacht haben, an die ursprünglichen Teilnehmer der Fragebogenaktion, an Marion Dörflinger und Monika Attermeyer und Danke an Dr. Karen Franke, die seit einigen Jahren nicht nur medizinische Texte für ZWILLINGE verfasst, sondern auch die medizinischen Passagen dieses Buches kontrolliert hat und auch die »Frühchenkapitel« beigesteuert hat. Danke an Zeichnerin Uta Knyrim. Danke auch an Karin Peyerl, Hebamme am Klinikum Großhadern für das Gespräch über die heutige Handhabung von Mehrlingsgeburten. Danke aber auch an alle, die in dieser Fassung mit ihren statements und wunderschönen Fotos mitgeholfen haben, das Buch neu zu gestalten und zu komplettieren.
»Zwillinge - doppelt so schön & halb so schlimm« soll Ihnen helfen, das Leben mit Zwillingen als etwas zu begreifen, was es wirklich ist: Ein aufregendes, schönes und manchmal eben nicht ganz stressfreies Abenteuer.

Zwillingseltern ziehen ein persönliches Fazit

Als ich den Frauen der Frankfurter Zwillingsrunde vortrug, dass ein Fazit aller an der Fragebogenaktion beteiligten Eltern den Schlusspunkt dieses Buches setzen sollte, lachten sie. Nachdem ich all die Probleme aufgezeigt hätte, wolle ich wohl zum Schluss die Leserinnen und Leser etwas aufmuntern. Genau das soll dieses Kapitel tun: Es soll Ihnen als werdenden Zwillingseltern Mut machen, und es soll auch Ihnen, den Eltern, deren Zwillinge schon geboren sind, ein positives Gefühl vermitteln.
Zwillinge sind toll - und wer es jetzt trotz dieser Fülle von Tipps und Anregungen nicht glaubt, kann sich hier noch ein bisschen »in Stimmung« bringen für diese aufregende und interessante Aufgabe, Zwillinge zu bekommen und großzuziehen.

PERSÖNLICHE ERFAHRUNGEN: Zwillinge sind toll!

»Das Glück kann man schlechter beschreiben als die Problematik, die man mit Zwillingen hat. Es gibt immer wieder Tage, da denke ich, ich schaffe es nicht. Und doch geht jeder Tag vorbei und es gibt auch immer wieder schöne Momente. Etwa, wenn sich beide Kinder um eine Mutter streiten, das erfüllt mich schon mit Glück. Oder wenn zwei Anderthalbjährige Hand in Hand spazierengehen, das ist ein Bild für die Götter.« (Monika A.)
»Für mich und meinen Mann ist es das größte Glück, Zwillinge zu haben. Es gibt so viel Spaß und Freude, das wiegt alles andere auf. Am schönsten ist für mich immer wieder, wie die beiden miteinander umgehen, wie sie zusammen spielen, sich gegenseitig trösten. Ich habe mich auch nie mit dem Haushalt verrückt gemacht, es muss ja nicht immer alles blitzblank sein. Ich würde meine Zwillinge für nichts auf der Welt hergeben.« (Irene W.)

»Wir leben mit unseren Zwillingen sehr glücklich. Es müsste die Regel sein, als Zwilling geboren zu werden. Unser Rat: keine Panik, kein überzogenes Gefühl von Besonderheit oder Überlastung bei Eltern oder Kindern.« (Sonja von L.)

»Machen Sie sich nicht allzuviele Gedanken im voraus. Probleme kommen noch früh genug, und wenn man nicht zu stark vorbelastet ist, geht es leichter. Wichtig ist der Kontakt zu anderen Zwillingseltern. Es erleichtert, wenn wir feststellen können, dass wir alle im selben Boot sitzen.« (Vreny V.)

»Mein Rat: Unbedingt eine Oma, Ersatzoma oder einen Babysitter engagieren, um ab und zu persönliche Bedürfnisse zu befriedigen; außerdem Kontakt zu anderen Zwillingseltern schaffen. Das ›doppelte Glück‹ genieße ich natürlich! Den Kindern kann nichts Besseres passieren, als mit einem Bruder oder einer Schwester aufzuwachsen, davon hat jedes Kind nur Vorteile.« (Gabriele S.)

»Wenn die Väter einspringen, ist es nicht so schwer. Mit Zwillingen ist man auch davor behütet, allzu verrückt und nachsichtig mit seinen Lieblingen zu sein. Mit zweien muss man halt immer konsequenter und vernünftiger sein, und das kommt ganz bestimmt den Kindern zugute.« (Ute B.)

»Wenn ich die Zeit zurückdrehen könnte und die Wahl hätte zwischen einem Kind und Zwillingen, würde ich mich für Zwillinge entscheiden. Mein Rat: Angebotene Hilfe von Freunden, Verwandten und Eltern annehmen, auch wenn man meint, es wäre (noch) nicht unbedingt nötig. Denn Kraftreserven sind sehr wichtig. Den Partner einspannen, darüber ihn aber nicht vergessen. Er ist nicht nur Vater, sondern auch Mann, und Sie sind Frau.« (Melitta K.)

»Obwohl ich durch meine beiden älteren Söhne, bei denen der Altersunterschied nur anderthalb Jahre beträgt, im Umgang mit kleinen Kindern in Übung gekommen bin, ist die Erziehung und Betreuung von Zwillingen eine enorme Mehrbelastung. Bestätigt wurde ich in dieser Erfahrung in dem Buch Zwillinge von Rita Haberkorn, da schreibt eine Zwillingsmutter: ›Bis zu einem bestimmten Alter kann man bei keinem der beiden an die Vernunft appellieren. Immer kommt der Druck doppelt. Das wird einem von anderen Eltern oft nicht abgenommen. In anderen Familien sind die Geschwister ein Jahr und mehr auseinander. Das ist ein großer Unterschied.‹ « (Gudrun Sch.)

»Wichtig ist, dass man mit einer gesunden Grundeinstellung zu Kindern überhaupt an die Sache herangeht. Ich lasse oft einmal etwas liegen, um mich mit meinen Kindern zu beschäftigen. Diese Einstellung musste ich erst mühsam lernen. Immer wenn ich unbedingt etwas machen wollte, was ich mir vorgenommen hatte, klappte es garantiert nicht. Heute kann ich das besser akzeptieren. Ich tue oft auch Dinge für mich, obwohl noch ein riesiger Berg Arbeit vor mir liegt. Das tut mir gut, letztlich aber auch den Kindern. Dadurch geht es uns allen gut. Ich bin ausgeglichen und meine Kinder auch.« (Angela B.)

»Man sollte sich unbedingt während der Schwangerschaft die Zeit nehmen, die man nachher nicht mehr hat. Trödeln Sie, und gönnen Sie sich etwas. Sie haben nachher lange keine Gelegenheit dazu! Obwohl die erste Zeit sehr, sehr hart ist, sind doch immer kleine Momente da, die alles aufwiegen!« (Karin K.)

»Am allerwichtigsten finde ich gute Information schon während der Schwangerschaft, so dass man sich orientieren kann, was auf einen zukommt. Heute kann man sich übers

Internet und auch in Büchern und in der Zeitschrift ZWILLINGE genau das rauspikken, was einem weiterhilft. Natürlich darf man sich auch nicht verrückt machen lassen. Zwillinge, zu bekommen und aufzuziehen, ist eine besondere Aufgabe. Trotzdem soll man sich auf sie freuen. Und man kann sich auch auf Zwillinge freuen, wenn man einen Blick hinter die Kulissen tut und sieht, dass nicht immer alles so glatt läuft. Wäre doch schlimm, wenn wir alle perfekt wären. Ich bin froh, dass es vielen Müttern geht wie mir. Dass wir alle unsere Zwillinge lieben, aber auch zugeben können, dass sie uns manchmal ganz schön an die Grenzen bringen.« (Benita S.)

»Als ich mit Zwillingen schwanger wurde, hatte ich schon einen Sohn. Dass Zwillinge so viel anders sein sollten, als ein einzelnes Kind, konnte ich mir nicht vorstellen. Aber es ist tatsächlich so. Am Anfang hat mich sehr frustriert, nicht immer sofort jedem Kind gerecht werden zu können. Als sich alles eingespielt hat, habe ich es einfach akzeptiert, dass es so ist. Den Zwillingen hat es nicht wirklich geschadet. Sie haben eine ganz tolle Beziehung zueinander und das entschädigt nicht nur sie, sondern auch mich. Es ist einfach zu herzig, anzusehen, wie sie liebevoll miteinander umgehen. Und auch Florian ist total lieb zu seinen Schwestern, obwohl es auch für ihn nicht immer einfach war - am Anfang. Ganz wichtig ist aber auch, dass der Partner in alles miteinbezogen wird. Mein Mann hat von Anfang an mitgeholfen, hat sich damals auch besonders um Florian gekümmert. Die beiden sind eine richtige Männermannschaft. Danke, Peter, dass Du mich so unterstützt hast!« (Margot N.)

»Ich war ziemlich blauäugig, als ich noch mit meien Zwillingen schwanger war. Nach dem ersten Schreck freute ich mich auf sie - klar. Aber, was es wirklich bedeutet, zwei Babys zu versorgen und später zwei Kleinkinder zu erziehen, das ahnte ich nicht einmal ansatzweise. Es gab schwierige Zeiten, sicher, aber es gibt auch so viele schöne Momente, die dies alles wett machen. Ich möchte allen Zwillingsmüttern, die dies noch vor sich haben, raten, freut Euch auf Eure Kinder und informiert Euch vorher, ohne gleich jedes Problem auf Euch zu beziehen. Nehmt jeden guten Ratschlag, den ihr von bereits erfahrenen Zwillingesmüttern bekommen könnt, gerne an. Lasst Euch helfen und versucht nicht, immer alles allein und selbst machen zu wollen. Gerade, wenn es Schwierigkeiten gibt, ist es gut, dass man sich auf andere Zwillingsmütter - sei es beim Stammtisch oder im Verein - verlassen und mit ihnen sprechen kann. Mir hat es gefehlt, dass ich mich mit niemandem austauschen konnte. Da hätte ich manche „Unvollkommenheit“ in meinem Erziehungsstil leichter genommen. Mein Fazit: Zwillinge sind etwas besonderes, aber auch etwas besonders schönes.“ (Gaby M.)

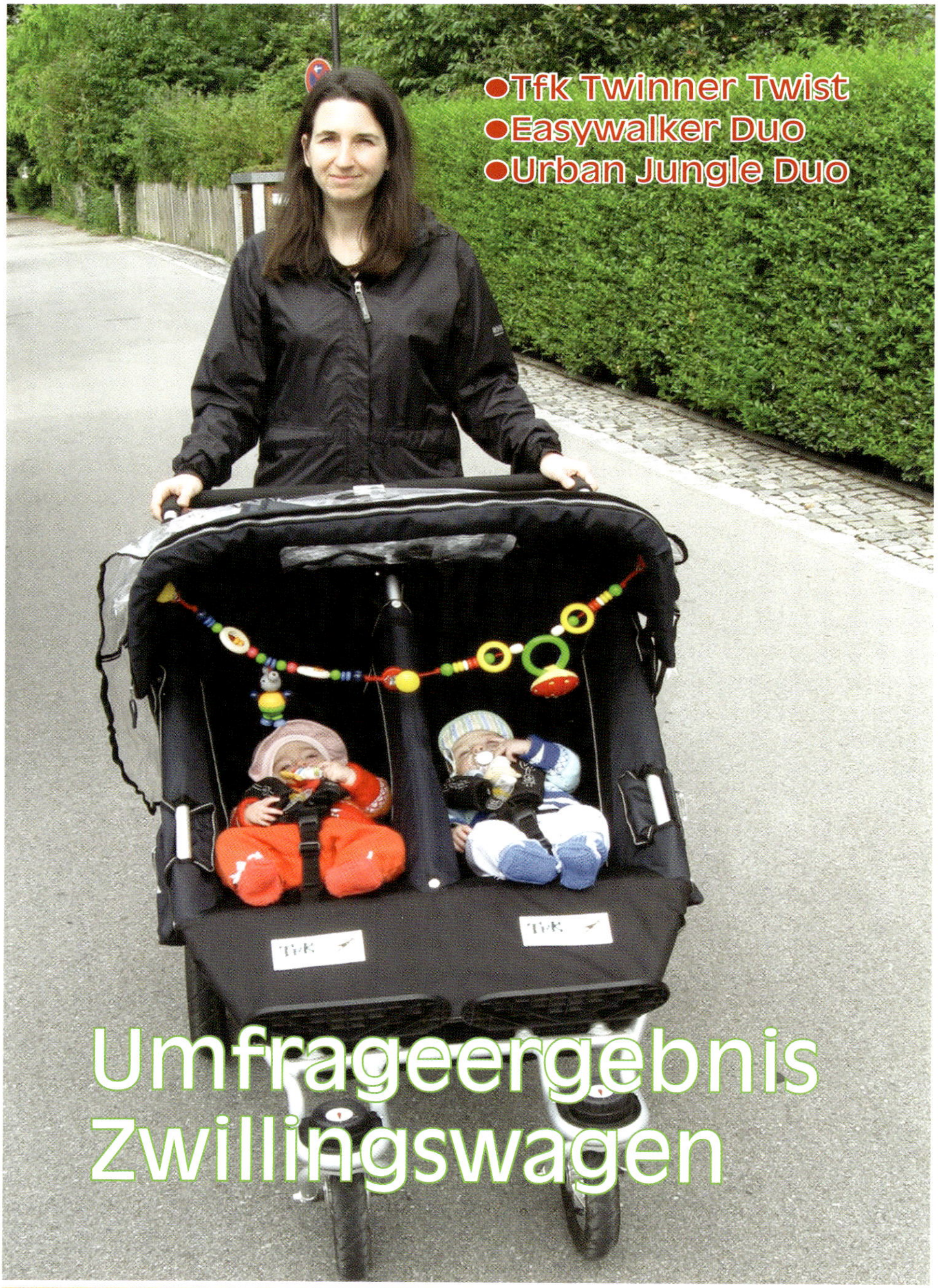
●Tfk Twinner Twist
●Easywalker Duo
●Urban Jungle Duo
Umfrageergebnis
Zwillingswagen

Die folgenden zusätzlichen 32 Seiten sollen Ihnen die Orientierung beim Kauf eines Zwillingskinderwagens erleichtern. Die Seiten wurden der Zeitschrift ZWILLINGE entnommen und stellen die „Testsieger" einer Umfrage unter unseren Lesern und Leserinnen vor. Die Übersicht erhebt keinen Anspruch auf Vollständigkeit. Etwaige Neuerungen sind stets aktuell in ZWILLINGE nachzulesen.

Die Verlosung eines Fahrradanhängers Croozer Kid for 2 hat viele eifrige Leserinnen dazu animiert, uns ihre Erfahrungen mit ihrem Zwillingswagen zu schicken, was Voraussetzung für die Teilnahme war. Sehr viele Leser fahren einen Tfk Twinner Twist (Duo).

Wir haben den TfK Twinner Twist und sind sehr froh, dass wir uns schon vorab recht ausführlich mit dem Thema Zwillingskinderwagen beschäftigt hatten. In verschiedenen Beiträgen in Internet-Foren haben wir festgestellt, dass sich so manche nach relativ kurzer Zeit ihren zweiten Zwillingswagen kaufen, da der erste nicht wirklich alltagstauglich war. Aufgrund dieser Erfahrungen haben wir uns überlegt, was für uns wichtig ist:

Das Gefährt soll mit Tragetaschen und als Buggy/Jogger genutzt werden und nicht breiter sein als 80 Zentimeter, damit es durch Standardtüren passt. Darüber hinaus soll es nicht zu schwer sein und zusammengeklappt in den Kofferraum unseres Autos passen.

Und mit diesen Kriterien war die Auswahl schon sehr eingeschränkt. Der Urban Jungle ist zusammengeklappt zu lang für unseren Kofferraum (Golf Kombi), also blieben Easywalker und TfK in der Auswahl. Die Entscheidung für den TfK war knapp und wurde an sich wegen Kleinigkeiten getroffen (wie: Feststellen der Vorderräder ist beim TfK etwas einfacher; die Optik fanden wir auch etwas ansprechender).

Wir sind vom Tfk Twinner Twist begeistert!

Wir sind mit unserer Wahl sehr zufrieden. Nicht nur, dass unsere „Mindestanforderungen" erfüllt wurden, wir sind richtig begeistert. Der Wagen lässt sich super schieben, auch unebene Wege machen keine Probleme. Selbst bei Rolltreppen, in U- und S-Bahnen, öffentlichen Aufzügen und in den meisten Geschäften kommen wir durch.

Das erste Halbjahr verwendeten wir die Tragetaschen, doch das wurde Stefanie und Sebastian dann zu langweilig. Da haben wir den beiden die bessere Aussicht gegönnt und sie in die normalen Sitze gelegt - das fanden sie viel besser. Und als das mit dem

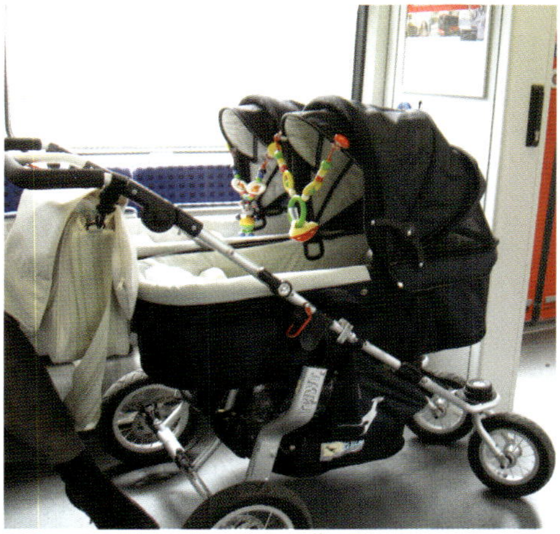

Passt sogar in die Öffentlichen Verkehrsmittel rein: Tfk Twinner

Sitzen immer besser geklappt hat, haben wir die Lehnen hoch gestellt - was unsere Kinder auch sehr genießen.

Von einer Freundin hatten wir einmal einen MacLaren Zwillingsbuggy geliehen bekommen - und waren im Vergleich zu unserem TfK enttäuscht. Der ist zwar leichter und zusammengeklappt noch kleiner, aber der Fahrkomfort war lange nicht so hoch. Beim Schieben sind wir mit den Füßen ständig am Wagen angestoßen, einen Bordstein hochzufahren war wegen der ungünstigeren Hebelverhältnisse deutlich schwieriger - und die Kinder hatten spürbar weniger Platz. Das hat uns mal wieder gezeigt, wie gut unsere Entscheidung für den TfK war.

Kritikpunkte haben wir nur wenige. In 14 Monaten hatten wir (nur) einen Plattfuß. Der Korb unter dem Wagen ist zwar geräumig, aber durch die Bauweise des Wagens ist er nicht optimal zugänglich. Und da der Wagen schmal ist, wird es für die Kinder natürlich auch enger, wenn sie fleißig wachsen - aber bisher stört das unsere beiden

Tfk Twinner Duo

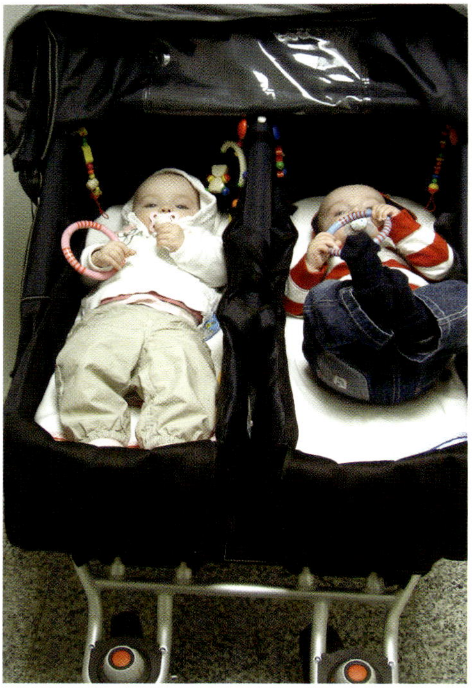

noch überhaupt nicht. Wie gesagt ist nicht alles an dem Kinderwagen perfekt, aber für unsere Bedürfnisse hat er sehr gut gepasst und unter den gleichen Voraussetzungen würden wir unsere Wahl wieder genau so treffen. Allerdings gibt es inzwischen Entwicklungen, deren Vorzüge wir auch gerne genutzt hätten: wir haben gesehen, dass der Easywalker die Möglichkeit bietet, zwei Maxi Cosis auf dem Wagen zu befestigen. Wenn die Kleinen bei einer Autofahrt eingeschlafen sind, muss man sie nicht wecken um sie dann in den Kinderwagen zu legen. Allerdings fällt dieser Vorteil durch Herauswachsen aus den Maxi Cosis und dem verringerten Schlafbedarf auch schnell weg. (Doris Theuer)

Wir haben 2008 den TfK Twinner Twist als Musterwagen direkt aus einem Geschäft gekauft, weil wir fürchteten, es würde plötzlich sehr schnell gehen müssen und acht Wochen Lieferzeit waren uns zu riskant ...
Der TfK ist uns von vielen Seiten empfohlen worden und wir haben ihn hier in Bamberg bei anderen Zwillingseltern auch des öfteren gesehen. Wir haben noch einen Twinner

„Softtaschentheater" muss nicht sein, wenn man die Taschen richtig nutzt - nämlich maximal 6 Monate ...

Twist mit durchgängigem Dach über beide Kinder.
Die Vorteile an diesem Wagen sind:

- er ist echt leicht und superschmal und passt durch jede normale Tür (Maße circa 80 x 78 x 41 cm - mit Rädern);
- 2 schwenkbare Räder vorne, dadurch ist er superwendig und leicht zu fahren;
- lässt sich trotz seiner Größe relativ klein zusammen klappen;
- höhenverstellbare Schiebestange, auch für große Mütter und Väter rückenschonend zu fahren;
- alles ist abnehmbar und waschbar;
- die Fußsäcke sind super (Einschränkung siehe unten), haben innen auch ein herausnehmbares Fleece, ideal für den Winter. Sie sind wirklich super warm eingepackt und man muss die Kinder nicht so dick anziehen;
- die Babyschalen sind prinzipiell super, die Kinder liegen dort richtig kuschlig und sicher, Einschränkung siehe unten. Unsere Zwei haben auch immer sehr gerne darin geschlafen. Im Buggy übrigens auch ...

Alles in allem lieben wir diesen Wagen, die Kinder auch.
Aber trotzdem gibt es doch leider einiges zu kritisieren. Was uns nicht so gut gefällt ist:

- der integrierte Sonnen- und Insektenschutz im Buggydach ist eigentlich nur ein Insektenschutz. Blenden tut die Sonne trotzdem;
- der Regenschutz für den Buggy ist definitiv zu eng bemessen. Man muss ihn richtig spannen, was ja bei diesem durchsichtigen Kunststoff ziemlich heikel ist, weil er auch leicht an den Nähten reißen kann. Wenn man mal so rumfragt bei anderen, haben sie spätestens nach einen Jahr einen zweiten kaufen müssen, weil der erste hinüber ist;
- die zweifach verstellbare Rückenlehne ist einfach zu wenig beim Buggy, aber bei den neuen Modellen ist dies ja auch schon auf vierfach umgestellt worden. Unsere Zwillinge sitzen bei unserem Modell leider nicht

Raus aus den festen Tragetaschen = Wannen und rein in die Sportsitze - das geht, bevor die Kinder sitzen können. Hier Johann und Katharina Schlicher.

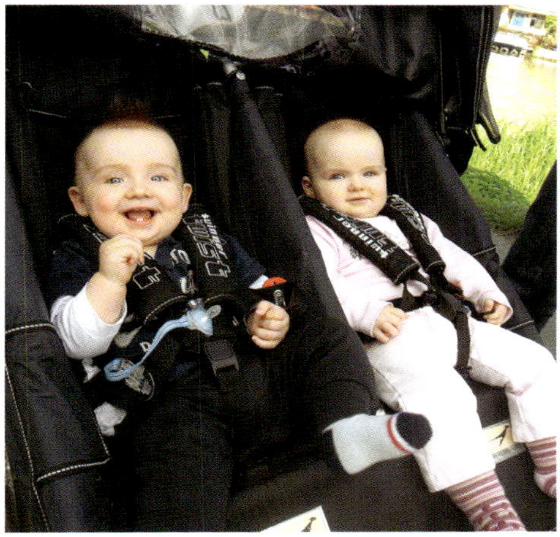

richtig gerade, sondern müssen sich immer vorn überbeugen (Anm. d. Red.: Sie sollen bei dieser Art Wagen auch nicht gerade sitzen - siehe Kasten);

Gerade sitzen is nich & soll auch nicht sein!

- leider haben die Babyschalen nicht lange gepasst, gerade mal bis zum 6. Monat, dann waren unsere beiden eigentlich schon zu groß dafür und stießen schon fast oben und unten an. Es war ihnen auch zu eng darin und sie konnten nicht mehr gescheit rausgucken, so dass wir früh auf den Buggy umstellen wollten. Wir haben dann die Softtaschen ausgepackt, aber die gingen gar nicht, die sind unserer Meinung nach eine totale Fehlkonstruktion. Sie lassen sich nur „verkehrt herum" fahren und die Kinder können nicht herausschauen. Mit sechs Monaten sind sie dafür schon zu neugierig und unsere Zwei haben sich darin nicht wohl gefühlt. Wir haben anfangs dann die „Deckel", die man ja mit den Reißverschlüssen einfach öffnen kann, einfach geöffnet und unten runter gestülpt.
Aber bald mussten wir wohl oder übel die Softtaschen weglassen, weil sie zu mobil wurden und man die Kinder ja in den Softtaschen nicht anschnallen kann. Das ging so halbwegs, weil dann auch Sommer war. Die Softtaschen haben wir übrigens ganz am Anfang viel für Übernachten „woanders" genutzt. Dafür waren sie ideal und so haben sie doch noch ihren Nutzen gehabt.
- Die Fußsäcke sind leider nicht wasserdicht ... wir haben den Wagen und die Fußsäcke in blau und der rosa Schneeanzug unserer Tochter wurde nach einem zufällig eintretenden Regenschauer eingebläut. Es ließ sich rauswaschen - ist aber trotzdem ärgerlich, weil sie ja eine Zeitlang im Nassen saß.
- der Korb unter dem Wagen ist - meiner Meinung nach - auch eine leichte Fehlkonstruktion, auf jeden Fall dann, wenn er als Buggy umgebaut ist. Man muss sich richtig runterknieen, um etwas hinein zu legen oder gar heraus zu nehmen. Außerdem ist er für eine mitten in der Stadt lebende Zwillingsmutter, die viel zu Fuß einkaufen geht, viel, viel zu klein. Und gescheite nutzbare Einkaufsnetze für Zwillingswägen gibt es ja leider nicht. Wir haben dann zwei einfache aufgehängt, die aber natürlich auch nur leichtes Gepäck transportieren können. Ich schimpfe eigentlich jeden Tag darüber ...
- die vielen kleinen Taschen rundherum nutzen wir eigentlich gar nicht, außer die oben am Dach.

Grundsätzlich sagen wir: Man hat alles dabei, um die lieben Kleinen vom Säuglingalter bis zum dritten Lebensjahr sicher zu transportieren. Der Twinner Twist ist durch die schwenkbaren Räder super wendig, lässt sich trotz seiner Größe relativ klein zusammen klappen und passt durch jede handelsübliche Tür. Das sind aus unserer Sicht die großen positiven Merkmale. Der Preis ist im Vergleich zu den anderen guten Wägen sicher sehr gut. Aber vielleicht schneiden die anderen (etwas teureren) auch in den von uns kritisierten Punkten besser ab ... (Maike Schlicher)

Unsere Zwillinge sind nun achteinhalb Monate alt und genießen den fast alltäglichen Spaziergang. Wir haben den Zwillingswagen TfK Twinner Twist.
Der Kinderwagen ist sehr gut zum Spazierengehen, doch wenn man einkaufen will und die Kinder schlafen in der Liegeposition (Buggy), dann kommt man sehr schlecht an

Tfk Twinner Duo

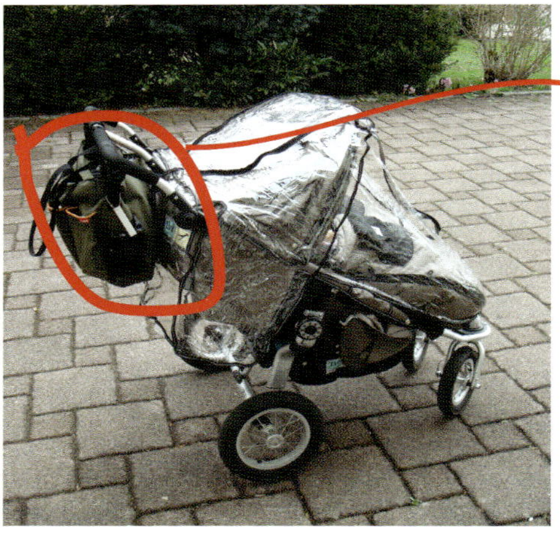

Schwere Taschen dürfen nicht an einen hecklastigen Jogger wie diesen gehängt werden! Kippgefahr bei Überladung!

das Fach unter den Sitzen. Wenn die Baby-Wannen dran sind, ist es besser.
Was extrem schlecht ist, ist das Verstellen der Rückenlehnen per Reißverschluss. Manche Kinder wachen bestimmt schnell auf, wenn die Liegeposition zu spät verstellt wird. Unsere Kinder wachen (noch) nicht davon auf. Aber wer weiß ... In der Mitte des Wagens kommt man schlecht an die Zipper und dann hängt da ja noch die Wickeltasche.
Was man auch beachten sollte, ist, dass der Reifendruck stimmt, sonst ist der Wagen zu schwer zu schieben. Habe etwas spät bemerkt das die Reifen nicht genügend Luft haben, Unterschied wie Tag und Nacht, wie leicht er zu schieben geht.
Was sehr zum Vorteil ist, ist, dass er fast überall durch die Türe kommt. Bei bestimmten Supermärkten kann man die Kasse benutzen, bei der der Gang rollstuhlgerecht ist. Und ansonsten einfach das Laufband voll machen und außen wieder zurücklaufen zur Kasse und einpacken.
Was wir ganz toll finden, ist das Sonnenschutz-Netz. Es schützt prima vor neugierigen Blicken. Und am Dach gibt es ja noch ein Kontrollfenster für uns Mütter.
Allerdings kostet das Anbringen per Reißverschluss etwas Geduld - ziemliche Fummlerei!
Die Scheibenbremse quietscht etwas, das könnte auch an der Einstellung liegen.
Die Baby-Wannen sind sehr gut abzuclikken und zum Transport haben die Wannen einen tollen Tragegriff.
Leider haben wir keine Vergleichsmöglichkeit so sind wir bis jetzt zufrieden mit dem Kauf des TfK- Twinner Twist. (Tanja Hauser)

Auch wir haben den TfK Twinner Twist und sind sehr zufrieden damit. Als ich in der 20. Woche schwanger war, haben wir uns aufgemacht und nach Kinderwagenmodellen Ausschau gehalten. Wir hatten dann aber das Problem, dass die Geschäfte nur eine Marke als Zwillingswagen zur Anschauung hatten und wir keinen Vergleich hatten. Irgendwann hatten wir dann endlich ein Geschäft gefunden, das drei Marken als Zwillingswagen zur Auswahl hatte - Teutonia, Hartan und TfK. Nach mehrmaligen Zusammenklappen und Fahren der Kinderwagen hatten wir uns dann ziemlich schnell und eindeutig für den TfK entschieden. Überzeugt hat uns vor allem, dass der TfK einfach und relativ klein zusammen zu klappen ist und für mich alleine auch das Tragen zu bewerkstelligen ist. Die anderen beiden waren deutlich schwerer und unhandlicher. Außerdem überzeugte uns auch das Wannenset, statt der üblichen Softtragetaschen bei den anderen Wagen. Für uns war nämlich wichtig, den Kinderwagen draußen stehen zu lassen und die Kinder in ihren Wannen in die Wohnung rein und raus zu tragen, was sich meines Erachtens mit den Wannen besser bewerkstelligen lässt, da die Kinder nicht so hin- und hergeschüttelt werden.
Im Gebrauch kann ich nur sagen, dass ich nach wie vor sehr zufrieden bin. Ich komme durch jede normale Tür mit dem TfK und er lässt sich gut lenken, so dass man keinen großen Wendekreis benötigt.
Als Phillip und Hendrik acht Monate alt waren, haben wir den Wagen zum Jogger umgebaut, was sich sehr leicht bewerkstelligen lässt. Der Gebrauch des Wagens ist zwar deutlich weniger geworden, aber wir sehen keine Veranlassung, uns einen Zwillingsbuggy zuzulegen. Den TfK kann man

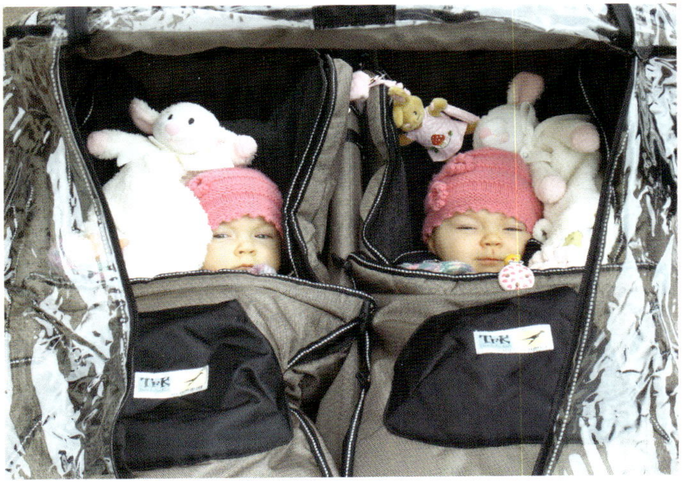

So schön kuschlig liegen Senta und Pauline Hauser in ihrem TfK.
Die Fußsäcke sind natürlich nicht total wasserdicht, aber das Regenverdeck hält einiges ab.

bis zum Schluss benutzen. (Leona Schellstede)

Sind wir mit unserem Kinderwagen - TfK Twinner Twist Duo - zufrieden? Auf jeden Fall! Und warum?
Wir wollten einen Kinderwagen, den man für alle Situationen gebrauchen kann. Schließlich kostet so ein Wagen ja eine Menge Geld! Eben einen „All-in-one" - erst Wannen, mit Fußsäcken (Winter) und später die Buggyversion (Sport).
Um diese Kriterien alle unter einen Hut zu bringen - blieben, vor allem im Zwillingswagenbereich - nicht allzu viele Modelle an Kinderwägen übrig.
Zur Auswahl standen zur guter Letzt der Urban Jungle und der TfK Twinner Twist Duo. Wir haben uns für den TfK entschieden. Er ist kostengünstiger und hat den großen Vorteil einer Scheibenbremse - was uns die Entscheidung letztendlich leicht gemacht hat. Sie ist Spitze in ihrer Funktion und gibt einem ein sicheres Gefühl, den Wagen im Griff zu haben. Er ist natürlich auch optisch schön anzuschauen.
Da der TfK ein qualitativ sehr guter Kinderwagen ist und er nicht nur für Zwillinge, sondern auch als Geschwisterwagen benutzt werden kann, ist der Wiederverkaufswert natürlich enorm.
Nachteile finden wir nur in der unteren Ablage. Sie bietet keinen großen Stauraum und ist deshalb für Shoppingtouren nicht besonders geeignet.
Wir sind also rund um zufrieden, würden uns jederzeit wieder den TfK Twinner Twist Duo kaufen und können diesen nur anderen Eltern weiterempfehlen! (Nicole Gräßle)

Ding Dong - mit dem Modell von Tfk sind wir so fix unterwegs, dass sich das Anbringen einer Fahrradklingel durchaus gelohnt hat. Unsere beiden Mädels sind zwar erst zwei Monate alt, aber ich würde auch nach dieser kurzen Zeit den Wagen als eine sehr lohnenswerte Anschaffung bezeichnen! Bisher

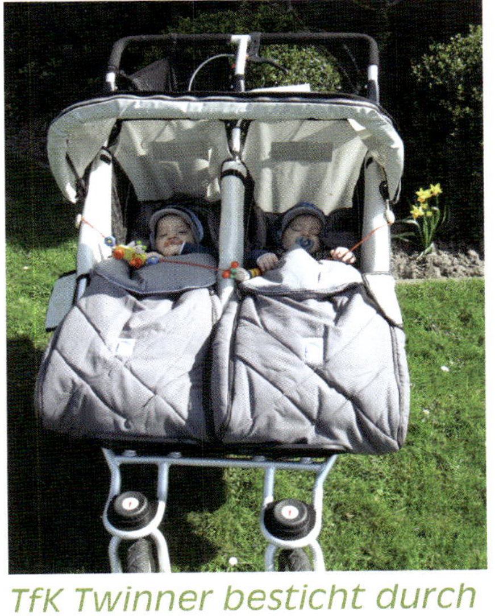

TfK Twinner bestícht durch Funktion und Preis.

Tfk Twinner Duo

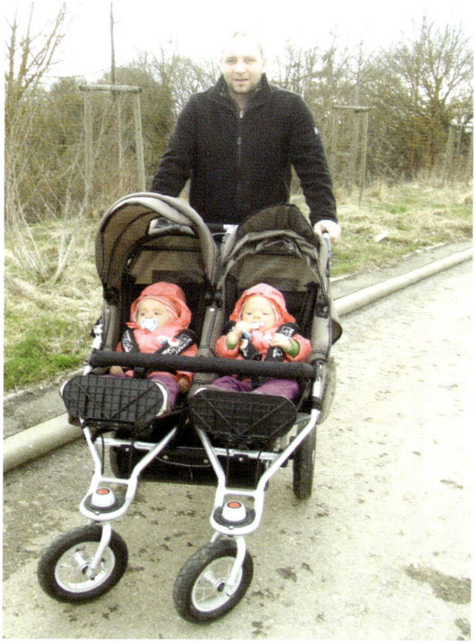

Da schiebt auch Papa gern: Hier Wolfgang Gräßle mit Sophia und Emilia

haben wir durch alle Türen gepasst und auch mit den Öffentlichen oder dem Auto gab es keine Probleme (Gestell und Schalen sind mit wenigen Handgriffen zusammen gefaltet).
Als besonders positiv hervorzuheben: durch die großen Räder, vor allem durch die drehbaren Vorderräder ist der Wagen extrem wendig, da darf es auch mal enger sein im Bus oder dem Supermarkt. Er ist außerdem ziemlich leicht für einen Zwillingswagen, was sowohl das Schieben erleichtert, aber auch das Überwinden kleinerer Treppen usw. Die Körbchen lassen sich schnell und sicher befestigen, so dass ich auch alleine die Kinder gut die Treppen rauf und runter tragen kann und nicht nach Hilfe Ausschau halten muss.

Besser Neukauf trotz kleinen Budgets

Das einzige, was ich bemängeln würde, ist der recht kleine Platz für Einkäufe. Einige Windelpakete haben zwar Platz in der unten befestigten Tasche, aber man kommt schlecht heran. Es ist sicher praktischer, sich eine passende Tasche zu „basteln", die man am Griff befestigen kann.
Obwohl unser Studenten-Budget recht begrenzt ist, sind wir sehr froh, in den Wagen investiert zu haben, statt ein gebrauchtes, altes Modell zu wählen (Gestell und Buggy-Teile sind neu, die Körbchen haben wir gebraucht bekommen und dadurch Geld gespart). Ich freue mich schon sehr darauf, wenn unsere beiden Mädels Eva und Frieda ihn als Buggy nutzen können! Bis dahin schlafen sie aber noch gemütlich in ihren Körbchen und lassen sich auch nicht durch das gelegentliche Klingeln der Fahrradklingel stören.
Unsere Beurteilung hier in Kurzform:
- Besonders positiv: leicht, robust, wendig, einfach auseinander- und zusammenbaubar.
- Kleines Manko: wenig Platz für Einkäufe.

(Lena Bergmann)

Bei der Auswahl des Kinderwagens fühlten wir uns zu Beginn ziemlich hilflos. Zum Glück hat mein Mann einen Geschäftskollegen, der auch Zwillinge hat und uns testweise zwei Ausgaben der Zeitschrift Zwillinge überlassen hatte. In einer der beiden Ausgaben war zufällig eine ausführliche Beschreibung der einzelnen Kinderwagen mit Angaben, für welchen Typ welcher Wagen geeignet ist. Da war ich wirklich sehr froh über diesen glücklichen Zufall. Und habe die Zeitschrift natürlich postwendend abonniert.
Wir haben uns aufgrund der Informationen für den TfK Twinner Twist entschieden und nach einem Praxistest in einem Geschäft in unserer Nähe blieben wir bei der getroffenen Wahl. Bis heute (unsere Zwillingen sind jetzt 11 Monate alt) haben wir die Entscheidung nicht bereut.
Der Wagen ist circa 76 Zentimeter breit, das heißt, durch die gängigen Standardtüren von 80 Zentimeter kommt man problemlos durch. Auch die Fahrt mit der Stadtbahn in unserem Wohnort Stuttgart ist kein Problem.
Zusammenlegen lässt sich der Wagen nach einiger Übungen sehr schnell und aufgrund

des relativ geringen Gewichts (für Zwillingswägen) von 18 Kilogramm kann man ihn auch als Frau in den Kofferraum einladen.
Die zwei Vorderräder sorgen für Stabilität, sind aber auch komplett drehbar. Dadurch ist der Wagen sehr wendig und kann auf einem Punkt gedreht werden. Die Vorderräder können jedoch auch fixiert werden, was insbesondere im Gelände (Waldwege etc.) oder auch bei Schnee von Vorteil ist.
Bei den Babyschalen haben wir uns für die Hartschalen entschieden, die Kinder schauen dabei in Richtung des „Schiebers".
Die Befestigung der Schalen auf dem Wagen geht super schnell. Aufgrund des Zwillingswagens sind die Schalen schmaler als bei Einzelkinderwagen, dennoch konnten wir unsere Zwillinge bis 7,5 Monate in den Schalen spazieren fahren.
Der Umbau in einen Jogger ging problemlos auch ohne die Anleitung (die hatte ich im Schrank verlegt und erst danach wieder gefunden).
In der Jogger-Variante kann die Rücklehne in drei Stufen einstellt werden (sitzen - schräg - liegend), die Änderung der Position erfolgt durch öffnen oder schließen von Reißverschlüssen. Es ist daher auch möglich, bei schlafenden Kindern die Position zu wechseln, ohne dass das Kind wach wird.
Die Reifen bestehen aus Mantel und Schlauch. Aufgepumpt haben wir sie an einer Tankstelle. Einen Platten hatten wir auch schon (durch einen Reißnagel), dieses konnten wir aber mit normalem Fahrradflickzeug beheben.
Etwas Negatives gibt es jedoch auch - die Regenverdecks: Sowohl die Regenverdecke für die Variante mit den Babyschalen als auch für die Joggervariante sind sehr knapp bemessen und lassen sich dadurch nur schlecht befestigen/schließen. Insbesondere bei der Joggervariante hatten wir zu kämpfen, da wir dies erstmals im Winter befestigen mussten und es durch die Kälte wohl etwas kleiner und auch deutlich steifer war,

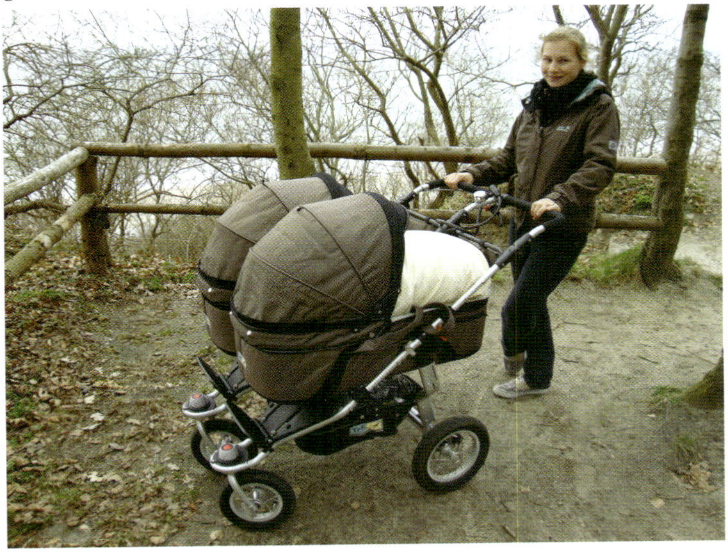

Als Rostocker sind die Bergmanns viel im „Gelände" der Ostseesteilküste unterwegs. Wind und Wetter, aber auch holprige Wege sind mit dem Wagen kein Problem.

Tfk Twinner Duo

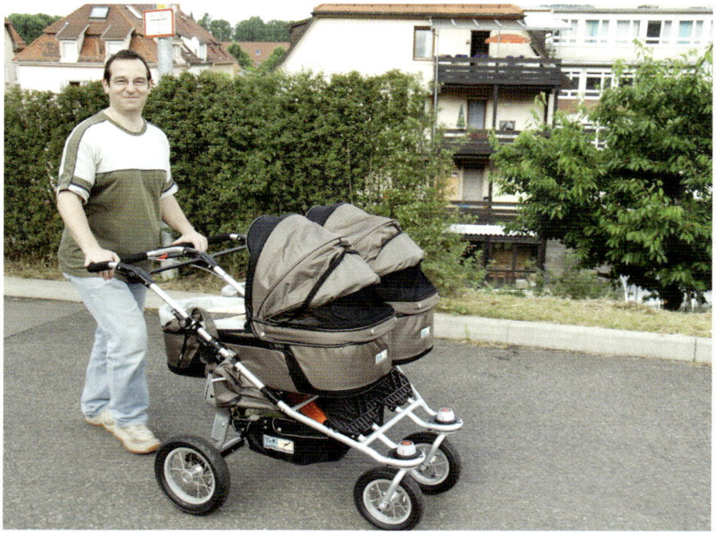

Noch ein Papa, der seinen Nachwuchs gerne schiebt: Niklas und Carolin Klingler liegen ja auch in einem sehr sportlichen Wagen - dem TfK Twinner Twist.

als wenn es warm ist. Es wäre wünschenswert, dass der Hersteller die Verdecks um einige Zentimeter größer machen würde. (Daniela Klingler)

Mit der Gewissheit, demnächst tatsächlich Zwillingspapa zu werden, begann ein Zeitabschnitt, der für mich mindestens so spannend und aufregend war, wie die Schwangerschaft meiner Frau.

Was kann schöner sein, für einen Auto- und Motorradverrückten werdenden Papa, als die Suche nach dem richtigen Gefährt für die Nachkömmlinge?

Ich muss zugeben, dass ich es mir leichter vorgestellt habe. Heute, da meine Sprösslinge ein halbes Jahr alt sind und man bereits einige Erfahrungen mit Zwillingszeitschriften sowie Internetseiten hat, würde die Suche vermutlich leichter fallen.

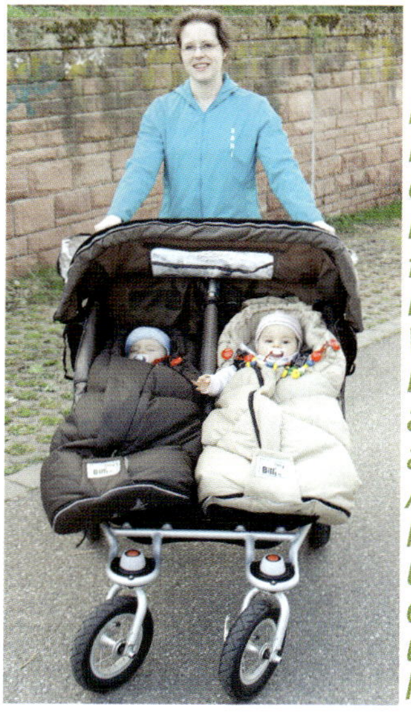

Mama Daniela darf auch mal fahren. Diesen Wagen kann sie auch allein ins Auto heben und ist so ein wenig unabhängiger.

Internet ja, anschauen kann besser sein ...

Das moderne Medium Internet ist zwar sehr hilfreich, Bilder alleine aber sind wenig aussagekräftig. Also habe ich ziemlich jeden größeren Babymarkt im Ruhrgebiet aufgesucht. Hört man auf den mehr oder weniger fachlichen Rat der Verkäufer, so landet man schnell - als Ottonormalverdiener - bei zwei bekannten deutschen Marken (H ... & T...). Wir hatten uns nach längerem Hin und Her für einen Wagen dieser Hersteller entschieden, schließlich war man doch in der Familie mit dem Singlewagen dieser Firma zufrieden.

ICH NICHT!!! Ich hatte ein nicht einfach zu beschreibendes Gefühl in mir, als meine Frau mich bat, nun endlich den Kinderwagen zu bestellen. „Zuviel Plastik!“ sagte eine Stimme in mir. Ich gab aber nach und fuhr mit meiner Frau zum Fachgeschäft,

Durch einen Zufall an einem Fehlkauf vorbeigeschrammt. Nicole Laska freut sich, dass ihr Mann Arthur den richtigen „Riecher" hatte.

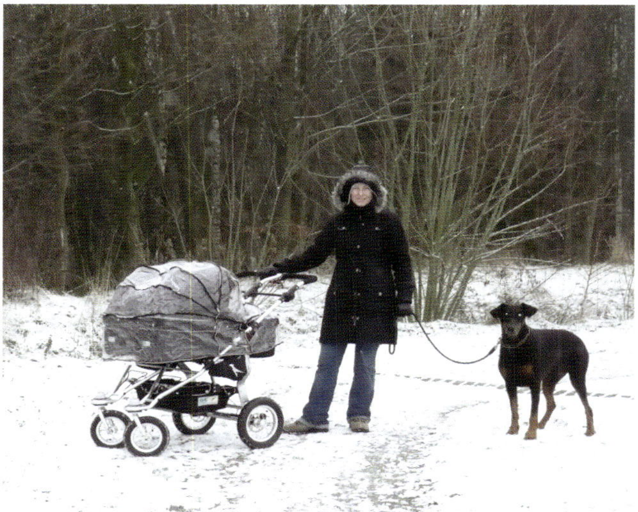

um den Wagen zu bestellen. Es war wohl Schicksal, dass das gewählte Design nicht mehr zu bekommen war, da S. Oliver den Stoff nicht mehr liefern konnte. Meine Frau war fassungslos und ein wenig vorwurfsvoll („Siehst Du ... hätten wir uns nicht so viel Zeit gelassen.")
Meine innere Stimme erwiderte: „GUT SO!" Sie hatte die Schwangerschaft und ich eine andere Mission.

Gute Information auf der Seite buggy.de

Kommissar Zufall wollte, dass die Bekannte der Bekannten meiner kürzlich Mutter gewordenen Arbeitskollegin einen alten, nicht mehr als Sonntagswagen zu nutzenden, für kleines Geld abzugebenden, Zwillingswagen in der kaum zugänglichen Garage fand. Wir kauften ihn - zur Sicherheit - falls ich mit meiner Suche nicht rechtzeitig fertig werden sollte. Der Wagen war zwar etwas schmutzig, ein wenig eingerissen und leicht ausgeblichen, aber das Grundgerüst war ganz nach meinen Vorstellungen stabil und mit wenig Plastik! Ein TfK!!!
Leider fällt die Auswahl in Babyfachmärkten an TfK-Modellen, außer beim Joggster (für Einlinge), recht bescheiden aus. Also habe ich mich unter anderem auf der offiziellen Internetseite von TfK www.buggy.de informiert und dann bei Baby Walz bestellt. Ich war und bin weiterhin begeistert.
Immerhin ist dies der einzige Zwillingswagen, der vom Hersteller zum Joggen freigegeben ist - das kann schon etwas über die Qualität aussagen. Ich will gar nicht auf die technischen Daten eingehen, diese sind leicht auf „buggy.de" nachzulesen.
Der Twinner Twist Duo ist ein Buggy mit einzeln beweglichen und verstellbaren Verdecken. Nimmt man den Buggybezug, der mit Druckknöpfen am Rahmen befestigt ist ab, lassen sich zwei stabile Einzelwannen (Babytaschen) in den Aluminiumrahmen schieben und mühelos befestigen. Alles, was man für den Umbau benötigt, sind zwei Stangen, die ohne Werkzeug am Rahmen angebracht werden.

Mit dem Tfk Twinner passt man durch Türen

Wie vielleicht schon dem Wort Einzelwanne zu entnehmen ist, hat jede Wanne ein eigenes Verdeck, welches sich arretieren und durch einen Reißverschluss im Bogenbereich öffnen lässt, um im Sommer eine bessere Belüftung zu ermöglichen (mit Insektenschutz). Der Stoff der Wannen sowie des Buggys wirkt sehr hochwertig und bleicht dank Carbonanteilen nicht aus - wie bei älteren Modellen mal vorgekommen.
Die beiden vorderen Räder, die etwas enger als die Hinterräder zusammenliegen, sind schwenkbar, mit einem Handgriff feststellbar und per Knopfdruck abnehmbar. Auch die Hinterräder lassen sich per Knopfdruck abnehmen, jedoch muss man dafür die Züge der Scheibenbremse, die vom Griff zentral zu bedienen und zu arretieren ist, aushängen. Alles ohne Probleme, auch für handwerklich wenig geschickte Menschen. Die Breite des Kinderwagens, egal ob als Buggy oder mit beiden Wannen im Gebrauch, liegt bei 75 Zentimeter, so passt man durch jede Tür und Kasse. Die Länge von 118 Zentimeter lässt sich durch Abknicken des Griff-

Tfk Twinner Duo

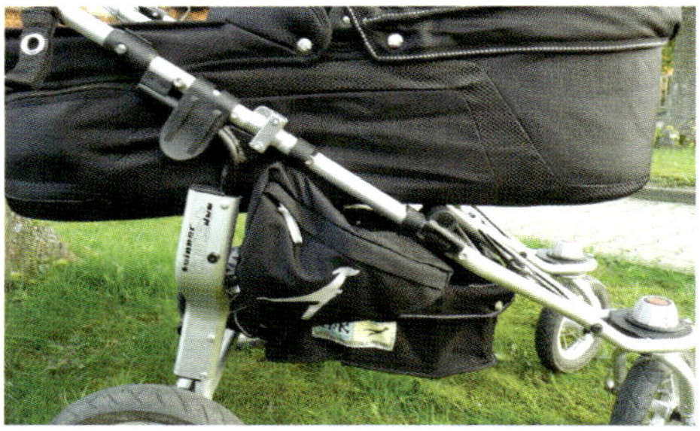

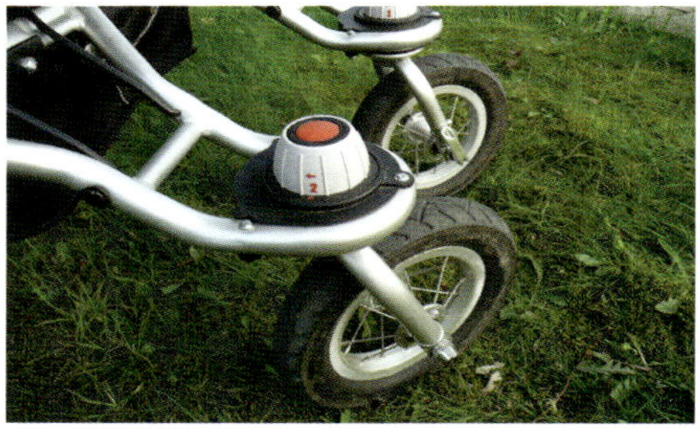

stücks auf 100 Zentimeter kürzen, was in kleinen Fahrstühlen für nur vier Personen notwendig ist.

Nimmt man die Räder ab und klappt die Wannen zusammen, lässt sich dieser Zwillingswagen selbst in einem VW Polo verstauen. In unserem SUV werden die Räder nicht einmal abgenommen und trotzdem findet unser drittes „Kind“, ein 10jähriger Dobermann im Kofferraum Platz.

Hat man den Kinderwagen ein oder zwei mal auf- und abgebaut, so kann man es im Schlaf. Ich bin mittlerweile in der Lage, den Wagen mit beiden Wannen in 6 bis 10 Sekunden aufzubauen. Mag sein, dass es bei den anderen Herstellern ähnlich ist, die haben aber meist Softtaschen und viel zu viel PLASTIK.

Nicht zu vergessen sind diverse praktische Taschen am Wagen selbst, jeweils eine links und rechts des Gestells und jeweils zwei kleine pro Wanne (reicht für Taschentücher oder Handy).

Schmale Reflektorstreifen an den Nahteinfassungen sorgen dafür, dass man auch bei Dunkelheit gut zu sehen ist.

Ein kleiner Wehrmutstropfen ist der hohe Preis. Bedenkt man aber, dass man für das investierte Geld einen hochwertigen, wendigen Kinderwagen bekommt, mit mehrfach kugelgelagerten Rädern, geht der Preis in Ordnung.

Den Unterschied merkt man beim Spaziergang über Stock und Stein oder Kopfsteinpflaster, nichts klappert, quietscht oder vibriert. Von der Leichtgängigkeit ganz zu schweigen. Sie können mir glauben, wenn ich behaupte, den Wagen bereits in allen Lebens- und Wetterlagen, aufs Äußerste getestet zu haben. Die Spaziergänge mit den Kindern und Hund waren diesen Winter kein Zuckerschlecken. Auch da haben sich die mittelgroßen Räder bewährt. Selbst 10 Zentimeter Pulverschnee konnten unsere junge Großfamilie nicht aufhalten. Im Gegenteil, nachdem der erste Versuch so gut verlaufen war, durfte ich nun täglich einen Ausflug in die weiße Pracht unternehmen.

Ganz toller Service beim Twinner Twist

Zum Schluss vielleicht noch ein Wort zum Service der Firma TfK. Da der Paketzusteller mit dem großen Karton offensichtlich nicht zimperlich umgegangen ist (oder ein Verpackungsfehler), war eine Scheibenbremse etwas verzogen. Das Rad drehte sich zwar problemlos, aber es quietschte.

Ein Anruf, eine kurze Problemschilderung und nicht nur eine neue Bremsscheibe war in kürzester Zeit da - nein ein komplettes Rad (mit dem Hinweis: „Dann haben Sie ein Ersatzreifen“). Danke dafür!

Insgesamt können wir den TfK Twinner Twist aber absolut empfehlen. (Arthur Laska)

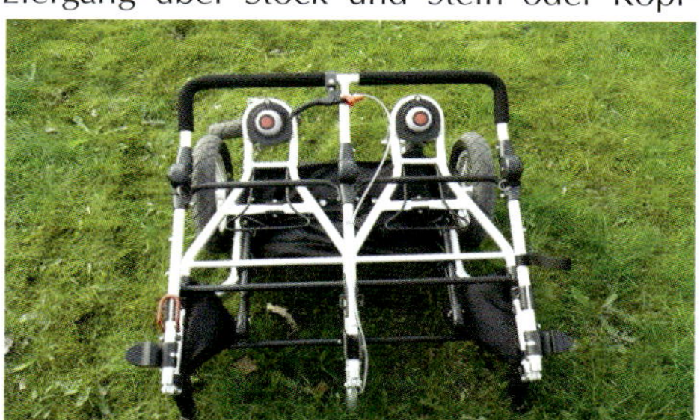

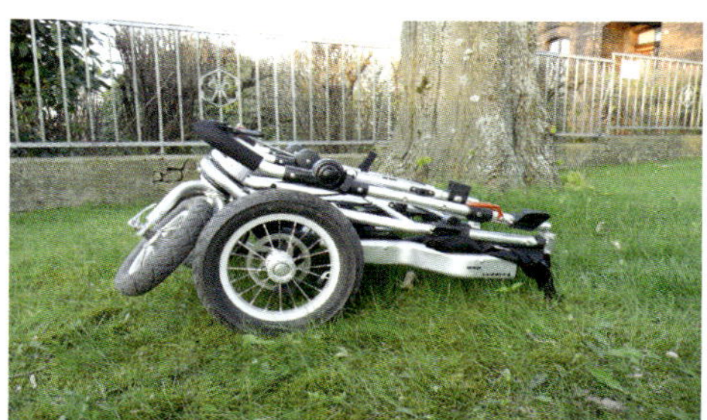

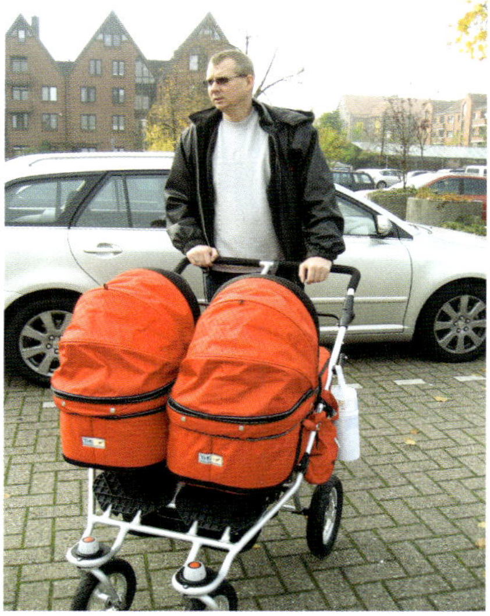

Während meiner Zwillingsschwangerschaft haben wir uns in einem großen Babymarkt nach einem geeigneten Zwillingskinderwagen umgeschaut. Am besten gefiel uns der Twinner Twist von TfK.
Er ist schön wendig, lässt sich auf der Stelle drehen und ist nicht zu schwer, um ihn in den Kofferraum zu heben. Er ist leicht zusammenklappbar (auch von Frauenhand) und schnell wieder einsatzbereit. Mit nur 78 Zentimeter Breite passt er durch alle Standardtüren und auch durch fast alle Supermarktkassen. Die beiden Vorderräder sind schwenk- oder feststellbar, je nachdem wie man es gerade braucht. Zudem sind sie leicht entnehmbar, falls der Kofferraum nicht groß genug ist. Überall sind kleine Taschen angebracht, praktisch um Kleinigkeiten immer dabei zu haben (z. B. Handschuhe, Einkaufsnetz usw.) Der Korb ist natürlich doppelt so groß wie bei normalen Kinderwagen, allerdings durch eine Stange, die mittig davor verläuft, leider schwer mit großen Sachen zu befüllen. Der Twinner Twist sieht schön sportlich aus und nicht so klobig wie andere Zwillingswagen. Am Anfang benutzt man ihn mit zwei Babywannen. Wenn die Zwillinge sitzen können, ist er zum Jogger umbaubar. Für meinen großen Ehemann ist es super, dass die Schiebestange höhenverstellbar ist.
Den Twinner Twist haben wir dann in einem Spielzeugladen in unserer Nähe gekauft, falls mal was damit ist. Leider hatten wir auch schon zwei Reklamationen, aber die wurden ganz schnell und problemlos von TfK gelöst. Von diesem schönen Zwillingswagen sind wir wirklich überzeugt und können ihn nur empfehlen. (Tina Collin)

Wir haben den TfK Twinner Twist und sind eigentlich sehr zufrieden damit. Das will was heißen, denn wir sind jeden Tag mindestens einmal damit unterwegs!!! Ich bin immer wieder ganz begeistert von der Wendigkeit, denn man kann ihn wirklich auf der Stelle drehen, das heißt, man kann auch in engen Geschäften wieder den Rückweg antreten. Auch wenn man gerade mal nur eine Hand frei hat, lässt er sich gut lenken.
Vom Gewicht her ist er im Rahmen, ich kann ihn alleine ins Auto laden, das fand ich ein wichtiges Kriterium. Wir hatten die ersten Monate einen VW Polo und der TfK ließ sich, nachdem die hinteren Räder abmontiert waren, ganz bequem im Polo verstauen, die Montage der Räder ist zum Glück sehr einfach. Mittlerweile haben wir einen Bus - das ist natürlich viel bequemer.
Wir hatten am Anfang die Wannen, die fand ich praktisch, weil sie schnell am Wagen zu befestigen und recht stabil sind. So konnte ich beide Wannen gleichzeitig durch das Treppenhaus tragen konnte, anstatt immer ein Kind stehen zu lassen.
Natürlich gibt es auch paar Dinge, die mich nicht so begeistern, wie zum Beispiel der geringe Stauraum für Einkäufe etc.
Ausserdem bin ich nicht ganz glücklich mit der Bremse - eine Handbremse. Sie ist sehr nützlich, wenn es steil bergab geht. Allerdings vertraue ich ihr nicht so ganz, wenn ich den Kinderwagen an einer abschüssigen Stelle parke. Toll wäre es, da noch eine Feststellbremse zu haben.
Ein weitere Kritikpunkt ist die Position der Sitze, wenn er zum Buggy umgebaut ist. Es gibt zwei Positionen, in die man die Rückenlehne einstellen kann. Bei uns gab es eine Phase, da hätte ich die Kinder gerne aufrechter setzen können, denn sie wollten alles von der Welt sehen. Zu der Zeit saßen sie in den Fußsäcken und konnten deshalb nicht so einfach frei sitzen. Wir haben uns dann mit kleinen Kissen beholfen, aber richtig ideal war das nicht. Seit die Fußsäcke weggepackt sind, ist es eigentlich kein Problem mehr.
Ich würde trotz allem jederzeit wieder den gleichen Wagen kaufen, finde das war eine sehr gute Anschaffung für uns und die Jungs mögen ihn auch gerne. (Tanja Hammer)

Easywalker weiter auf Siegeszug

Wir sind durch Umwege zum Easywalker Duo gekommen und total begeistert. Vorher jedoch hatten wir noch einen Fehlkauf...
Als wir uns 2007 vom anfänglichen Schock erholt hatten, dass wir nicht nur EIN zweites Kind bekommen werden, sondern ZWEI, mussten wir dann auch irgendwie einsehen, dass die zwei Babys wohl kaum in den Kinderwagen unseres ersten Sohnes Joschua passen würden. Also auf zum Zwillingswagenkauf!
Wir sind dann extra in Berlins größten Babyfachmarkt, um dann festzustellen, dass es dort zwischen gefühlten 300 Kinderwagen gerade mal drei verschiedene Zwillingswagen-Modelle gab. Ein billiges, schweres Ungetüm, einen Teutonia und den Hartan ZX II. Der Hartan gefiel uns am besten, wir entschieden uns dann für die „Gebraucht-aber-gut-erhalten"-Variante und ersteigerten einen bei ebay.
Zunächst fand ich den Wagen gut, dann merkte ich doch nach und nach, wie schwer er doch zu lenken ist. Damals war mein „Großer" knapp drei Jahre und wollte mich oft beim Laufen anfassen. So musste ich das „Schiff" einhändig navigieren. Wenn die Vorderräder festgestellt waren, musste ich zum Lenken ja auf den Schieber drücken, was einhändig sehr anstrengend war. Ließ ich die Räder schwenkbar, so konnte ich zwar ganz gut nach links oder rechts lenken, zurück in die „Geradeausposition" war dann aber auch nur schwer möglich (zumindest einhändig). Mit Joschi an der einen Hand und dem Zwillingswagen an der anderen machte es auch nicht so richtig Spaß, Straßen mit hohen Bordsteinkanten (die es bei uns sehr viel gibt) zu überqueren.
Hinzu kam dann noch nach einiger Zeit, dass mir unterwegs eine Schraube brach, die wohl der dauerhaften Belastung nicht mehr standhielt. Leider war diese sehr wichtig, da sie sich an der Aufhängung befand. Und so musste ich den Wagen dann am Lenker

Karin Günter entschied sich für einen Hartan, als sie Zwillinge erwartete. Viel mehr als das haben deutsche Händler ja leider auch nicht anzubieten. Nachdem am gebraucht gekauften Hartan ständig Schrauben brachen, hatte Zwillingsmutter Karin bald die Nase voll. Sie informierte sich im Internet und auch in ZWILLINGE und stieß so auf den Easywalker Duo. Der musste her und er wurde neu gekauft!

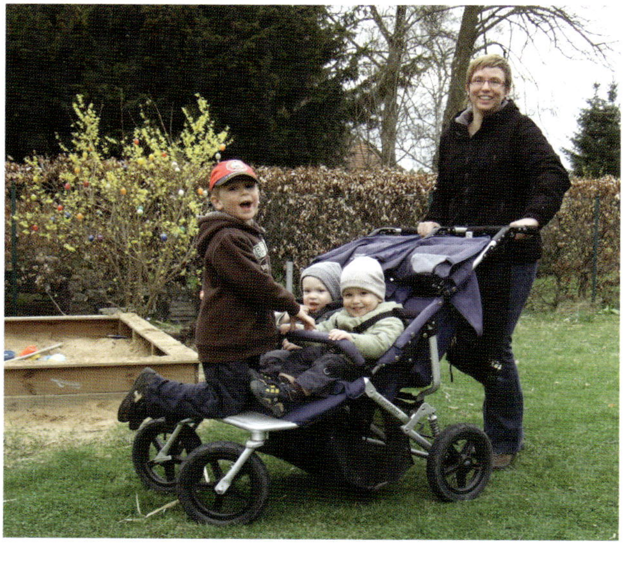

Der Easywalker Duo ist immer noch auf Siegeszug bei Zwillingseltern in Deutschland. Einmal entdeckt, wird der wendige, gut durchdachte Wagen geliebt ... und natürlich auch gerne weiter empfohlen. Zum Beispiel in unserer großen Kinderwagenübersicht.

hoch haltend (halb schiebend halb tragend) nach Hause bekommen. Wir ersetzten die Schraube zwar durch eine passende aus dem Baumarkt, jedoch passierte es kurze Zeit später noch einmal mit der neuen und dann auch noch mit der Schraube auf der anderen Seite.

Nun hatte ich die Lust am Hartan endgültig verloren und entschied, dass nun doch ein NEUER her muss. Ich studierte damals Ihre Tipps zur Kaufentscheidung und las Erfahrungsberichte in diversen Zwillingsforen. Und so stieß ich auf den Easywalker. Ich wollte ihn damals unbedingt vor Ort ausprobieren und war doch sehr erstaunt, dass es selbst in Berlin nur zwei Händler gab, die den Easywalker führen. Der eine davon hatte jedoch nicht einmal das Zwillingsmodell vorrätig.

Beim Anschauen und Testen im Laden war ich schnell von der Qualität überzeugt und gönnte mir also nun doch noch eine Neuanschaffung. Mittlerweile waren Henry und Erik ja schon neun Monate alt, so dass ich wenigstens auf den Kauf der Wannen verzichten konnte. Es war Ende Januar 2009 und die beiden lagen dann gut verpackt in ihren Wintersäcken darin. In der Liegeposition kommt man allerdings so gut wie gar nicht an den Korb ran, das fand ich schon ein bisschen nervig. Allerdings glaube ich, dass das beim neuen Modell mittlerweile etwas besser gelöst ist.

Jedenfalls liegen zwischen den beiden Zwillingswagen Welten, es ist unglaublich. Der Easywalker ist total wendig und leicht lenkbar, sogar mit einer Hand. Durch die großen luftbereiften Räder ist er auch „offroad" perfekt. Selbst im Wald oder letzten Winter durch die hohen Schneeberge ist er ganz einfach zu navigieren. Mehrere „Einlingsmamas", die meinen Easywalker mal kurz geschoben haben, waren total überrascht und meinten, dieser große Zwillingswagen wäre ja sogar wendiger als ihr eigener!

Das Zusammenklappen ist recht einfach, er passt gut in unser Auto. Wenn wir mehr Platz im Auto brauchen, nehmen wir manchmal noch schnell die Räder ab, dann lässt er sich noch platzsparender verstauen. Das ist aber eigentlich nur bei Urlaubsreisen der Fall. Der Wagen hat auch ein tolles Regenverdeck. Es passt wirklich super auf den Wagen und sitzt schön straff und stabil, dank einer eingearbeiteten Metallstrebe. Nachteil dabei ist aber, dass man das Regenverdeck nicht schön klein verpacken kann und mitnehmen kann. Ich habe schon einiges versucht, jetzt bin ich mit einer zusammengerollten „Regenverdeckwurst" unterwegs. Vielleicht hat da ja noch eine andere Mama eine bessere Idee, vor allem wie und wo am Wagen ihr das Verdeck verstaut?

Auch ein größeres Kind kann mitfahren

Ein weiterer Nachteil ist für mich, dass man die Sitzpositionen nur durch das Öffnen, bzw. Schließen von Reißverschlüssen verstellen kann. Möchte man beide Kinder von der aufrechten Position in die liegende Position bringen, so muss man insgesamt acht Reißverschlüsse öffnen. Das fand ich immer total nervig, vor allem, weil wir ein großes Zwillingswagen-Einkaufsnetz am Wagen haben und dann immer so halb zwischen Wagen und Netz kriechen mussten. Aber ich glaube, beim weit teureren Urban Jungle ist das ähnlich. Wahrscheinlich lässt sich das einfach bei dieser Art Wagen technisch nicht anders lösen.

Da unsere mittlerweile zwei Jahre alten Zwillinge nur noch sehr selten im Wagen schlafen, ist das nun auch nicht mehr von Bedeutung für uns. Wenn sie uns unterwegs überhaupt mal einschlafen, weigern sie sich dann sowieso und wollen sich einfach nicht in die Schlafposition legen lassen. Sie schlafen dann lieber ungemütlich im Sitzen, man könnte ja sonst was Spannendes verpassen!

Übrigens kann man noch sehr gut ein größe-

res Geschwisterkind auf dem Fußbrett mitfahren lassen. Das haben wir früher sehr oft gemacht. Mittlerweile ist Joschi mit knapp fünf Jahren zu groß und Henry und Erik auch nicht mehr bereit, einen Mitfahrer zu akzeptieren. Aber letztes Jahr fanden das alle drei immer sehr lustig, wir haben damit auch immer alle Blicke auf uns gezogen. Anbei noch ein aktuelles Foto davon.
Zusammenfassend ist der Easywalker Duo ein richtig toller Wagen, der zwar nicht ganz billig ist, aber seinen Preis auf jeden Fall wert ist. Er hat zwar - zumindest für uns - auch Nachteile, über diese sollte man sich vor einem Kauf auf jeden Fall klar sein. Aber irgendeinen Kompromiss wird man sowieso immer eingehen müssen, den zu 100 Prozent perfekten Wagen gibt es einfach nicht. Für uns ist der Easywalker aber nahe dran!
Karin Günter

Unsere Zwillinge Jara und Noah wurden am 7.11.2008 geboren. Wir haben uns lange

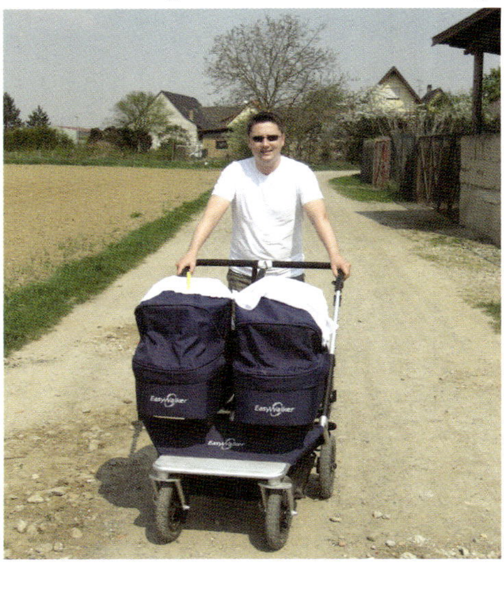

mit dem Thema Kinderwagen beschäftigt und uns für einen Easywalker entschieden. Ein ganz toller Kinderwagen!!!
Für uns war entscheidend, dass der Kinderwagen „schmal" (76 Zentimeter breit) und „leicht" (13 Kilogramm) ist. Wir konnten im Nachbarort den Kinderwagen beim Händler anschauen und auch testen, ob dieser gut ins Auto (Van) passt. Er lässt sich gut und schnell zusammen klappen und von mir problemlos ins Auto laden. Die Lieferzeit betrug nur vier bis sechs Wochen, so dass er auch kurzfristig (für ängstliche werdende Eltern) bestellt werden konnte.
Der Easywalker ist ein toller Kinderwagen für die Stadt (sehr wendig) und perfekt für's Land (gute Federung). Er lässt sich auf jedem Untergrund (sogar auf Schnee und Matsch) sehr gut schieben und ich benutze ihn mindestens ein- bis zweimal täglich. Die Babyschalen haben eine 5 Zentimeter dicke Matratze und die Länge von 80 Zentimeter hat bei unseren großen Winterkindern super gepasst und wurde auch zum Ende nicht zu knapp.
Fazit: Wir würden den Easywalker genau so wieder kaufen! Viele Grüße Monique Braun

In Sachen Kinderwagen für Zwillinge will ich mich doch auch endlich mal zu Wort melden. Ich bin fleißige ZWILLINGE-Leserin, muss aber gestehen, dass ich noch nie dazu gekommen bin (auch wenn ,ich es mir schon sehr oft vorgenommen habe), auf einen Artikel zu reagieren. In letzter Zeit treffe ich ganz viele Mütter von Zwillingen die total unglücklich mit ihrem Kinderwagen sind. Wir haben uns nach langem Hin und Her im letzten Jahr (unsere Zwillinge

Der Easywalker ist sehr wendig in der Stadt und perfekt für's Land. Auch diesen Wagen schieben stolze Väter gern. Hier Papa Braun.

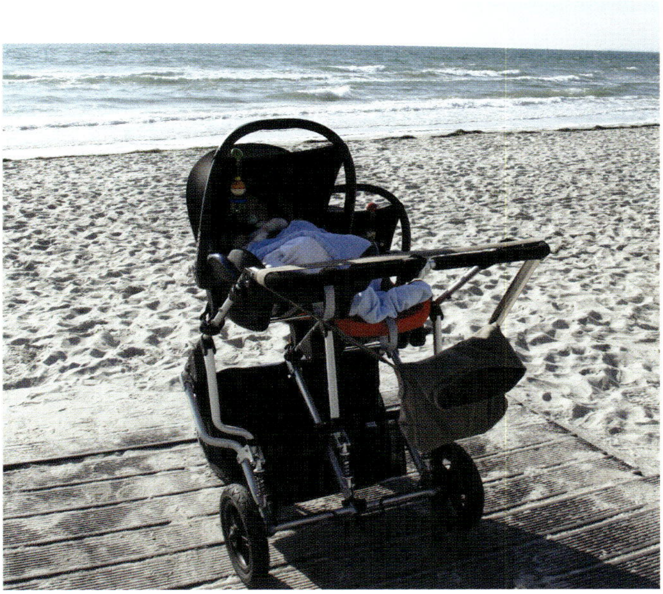

Wie alle Jogger ist auch der Easywalker gut für's unebene Gelände geeignet. Hier machen die Hoppes einen Strandausflug. Auch die Möglichkeit, den Wagen mit MaxiCosis zu bestücken, wird gern genutzt.

Felix und Robert sind im Mai 2009 auf die Welt gekommen) für den Easywalker entschieden. Lange Zeit war der Urban Jungle bzw. der TfK bei uns ganz angesagt.
Durch einen puren Zufall bin ich auf der TWINSHOP-Seite auf den Easywalker gekommen. Den sind wir im Laden auch gleich „probegefahren" und waren sofort begeistert. Er ist leicht (17 Kilogramm), sehr, sehr schmal (76 Zentimeter) - passt somit durch jede Normtür, er ist super einfach zu lenken (mit einer Hand) und noch einfacher zusammen bzw. auseinander zu klappen. Wenn man ihn zusammenklappen will, benötigt man nur zwei klitzekleine Handgriffe und wenn man ihn wieder öffnen will, sogar nur einen Handgriff.
Wir haben ihn am Anfang mit zwei Softtragetaschen von TfK benutzt (über TWINSHOP bestellt), die passten super dazu und später haben wir dann im TWINSHOP die Maxi-Cosi-Variante für Zwillinge entdeckt und den Easywalker umgebaut.
Seit einer Woche ist er nun wieder in seiner ursprünglichen Form und die beiden Zwerge sitzen jetzt mit dem Blick nach vorne im

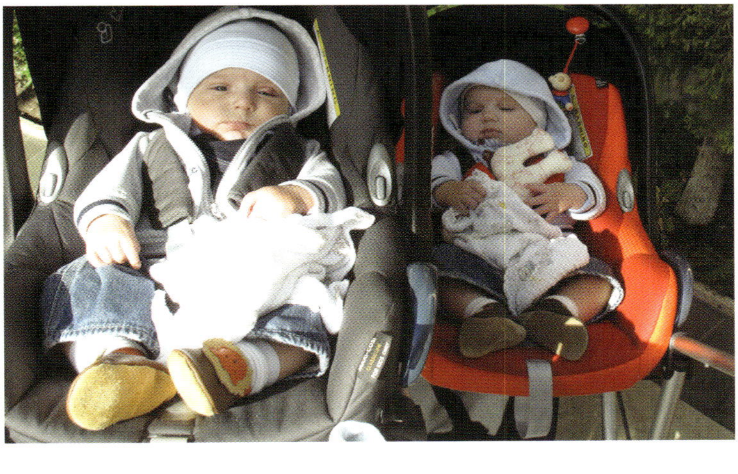

Der Vorteil beim Easywalker ist ganz klar, die Möglichkeit, die Zwillinge im MaxiCosi auf's Gestell zu packen. Außerdem zählen die geringe Breite, das relativ niedrige Gewicht und der akzeptable Preis.

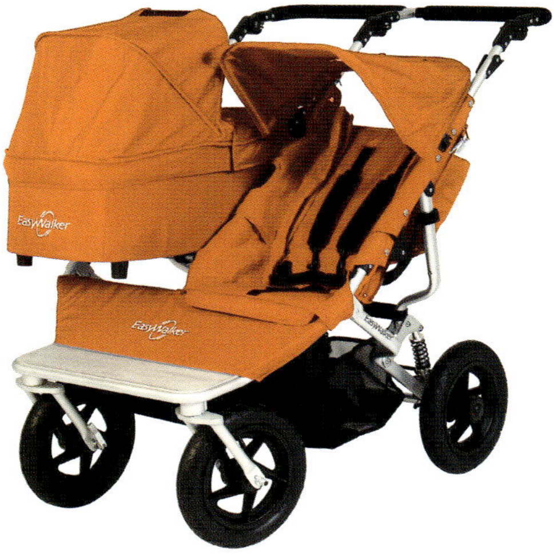

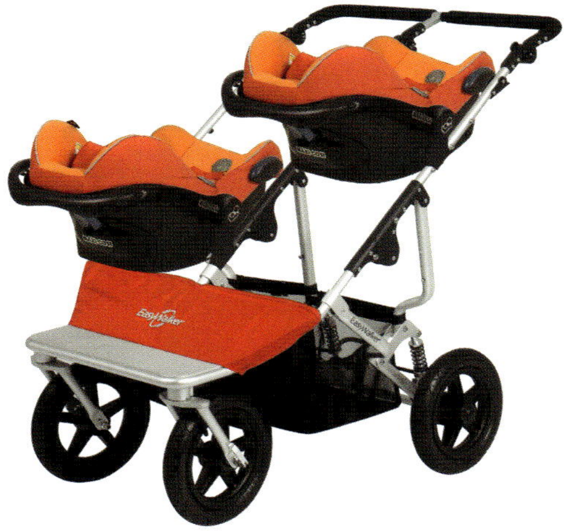

Kinderwagen. Wir kommen mit dem Wagen fast überall hin und rein. Aufzüge, öffentlichen Verkehrsmittel etc. sind eigentlich kein Problem. Es gibt nur wenige Hürden, die man meistern muss. Zugestellte Gänge in Supermärkten oder Kaufhäuser, super kleine Aufzüge in den man sich irgendwie noch mit reinquetschen muss und den Griff nach unten klappen muss damit die Tür zu geht. Wir würden den Easywalker wieder kaufen und die MaxiCosi-Variante zu Beginn auch wieder wählen. Es ist super praktisch, wenn man die Kids in der Wohnung in die Schalen setzen kann und sie dann einfach auf die Adapter klickt. Super geniale Erfindung.

Wir machen Werbung für den Easywalker

Der Easywalker bietet auch sehr viel Stauraum für den Einkauf bzw. für Kleinigkeiten (Feuchttücher, Schnuller etc.) Das Einzige was noch fehlt, ist ein Flaschenhalter. Aber da haben wir uns einfach einen gekauft, der dazu passt. Auch alle Zusatzprodukte wie die Fußsäcke sind sehr durchdacht. Sehr praktisch ist auch das zweigeteilte Sonnendach. Und waschen kann man natürlich auch alles.

Wir wurden unterwegs schon so oft von zukünftigen Zwillingseltern bzw. Zwillingsgroßeltern auf unseren Wagen angesprochen, dass wir schon überlegt haben bei Easywalker eine Beteiligung zu beantragen ;-). So, ich glaube ich habe genug geschwärmt und alles mitgeteilt, was man so wissen muss.

Für die einzelnen Bauvarianten habe ich noch Fotos beigefügt. Links ist Felix sehen und rechts Robert. Sabine Hoppe

Wir haben uns nach Internetrecherche und Probefahren von verschiedenen Zwillingswagen mit geborgtem „Kinderinhalt" - Danke an die Mütter, die kurzfristig ihre Kinder zur Verfügung stellten - für den Easywalker Duo entschieden.

Die Lieferzeit war mit zwei Monaten kürzer als angekündigt, so dass wir genug Zeit hatten, den Chemiedunst aus den komplett waschbaren Innen- und Aussenbezügen zu waschen und den Wagen zu lüften, so dass ich ihn mit gutem Gewissen in Gebrauch nehmen konnte.

Er war schnell zusammengebaut und nach ein paar mal Üben konnten wir, mein Mann, mein Vater und ich den Wagen schnell zum Beispiel mit den Babyschalen oder den MaxiCosi-Adaptern ausstatten, ihn zusammenklappen und verladen. Dank des geringen Gewichts (Gestell 15 Kilogramm) der einzelnen Teile, war es mir auch direkt nach Entbindung schon möglich, den Wagen ins Auto zu heben. Dort schiebe ich ihn auf den Rädern an die Rücksitzbank und fixiere ihn mit einem Expander, die Babyschalen passen dann bequem davor (Touran). Dadurch, dass

er auch im zusammengeklappten Zustand zu schieben geht, muss man ihn wirklich nur kurz heben!
Durch die MaxiCosi-Adapter waren wir zwar festgelegt auf den MaxiCosi-Cabrio, sind aber auch sehr flexibel unterwegs. Man muss die Kinder nicht erst umsetzten, so dass ich wirklich schnell mit beiden einkaufen gehen konnte und kurze Besorgungen unkompliziert mit beiden Kindern möglich sind. Ausserdem konnten die Kinder weiterschlafen und wurden durch eine Decke schnell zusätzlich geschützt, wenn es ausserhalb des Autos zu kalt war. Mir hat das von Beginn an viel Freiheit geschenkt!

Uns fehlt nur eine Handbremse ...

Der Easywalker zeichnet sich zudem dadurch aus, dass er sehr wendig ist und schmal genug, dass er nahezu durch jede Tür und in jeden Fahrstuhl passt. Die Luftbereifung ist zu Beginn ein bisschen anstrengend, da wir eine Weile gebraucht haben, bis wirklich auf allen Reifen der gleiche Druck herrschte und der Wagen nicht nach rechts oder links zog. Jetzt läuft er aber super und ein Loch ist ruck zuck mit Fahrradpflaster geflickt. Jeder Fahrradladen kann die Reparatur schnell übernehmen.
Die stabilen Babyschalen mit Füßen untendrunter haben unterwegs als Reisebetten gedient und auch tagsüber als Schaukeln in der Wohnung gehangen, da der Griff stabil und feststellbar ist. Darin haben die Kinder immer gut geschlafen. Jetzt sitzt Linda gerne mit Kissen im Rücken in der Schale und Tim kann in seinem Abteil noch eine Runde schlafen. Bald werden wir auf den Buggy-Einsatz umsteigen. Den kann ich also an dieser Stelle noch nicht bewerten!
Wir vermissen eine Handbremse, da wir bergig wohnen und fänden es toll, wenn man die Kinder im Buggy auch andersherum schieben könnte - aber man kann nicht alles haben. Bis jetzt sind wir vollauf zufrieden mit dem Preisleistungsverhältnis und dem Komfort! Getestet ist der Wagen inzwischen auf Sandstrand, Wiese, Schotterweg, Straße und sogar im Schnee - mit festgestellten Rädern haben wir sogar kurze Tiefschneestrecken gut gemeistert. Für die Bodenfreiheit hatte ich in diesem schneereichen Winter den Korb unten abgenommen.
Fazit: mit diesem Wagen kann man auch mit Zwillingen alles machen - Schranken gibts (fast) nur im Kopf! Frauke und Bernd Siegmüller mit den Zwillingen Linda und Tim

Easywalker auch im TWINSHOP

Auch am Erfolg des Easywalkers hierzulande waren das TWINSHOP und die Zeitschrift ZWILLINGE maßgeblich beteiligt. Schon wie Jahre vorher den Urban Jungle, hatte ich den Easywalker auf der Kölner Messe entdeckt.
Der positiven Beurteilung unserer Leserinnen ist nur noch hinzuzufügen, dass es kaum einen Wagen gibt, der wirklich alle Wünsche und Bedürfnisse der Eltern erfüllt. Und da kommt der Easywalker schon sehr nahe an die 100-Prozent-Marke ran. Er war Vorreiter für ein doppeltes Maxi-Cosi-Transportsystem, ist leicht, leicht zu bedienen und klein zum Zusammenlegen.
Was ich nachwievor sehr schade finde, ist, dass viele Händler Kunden so schlecht beraten, dass Sie den richtigen Wagen erst im zweiten Anlauf finden. Und Lieferfristen von bis zu 6 Wochen gehören auch ins Reich der Grimm'schen Märchen. (MvG)

Der Ferrari unter den Babyjoggern

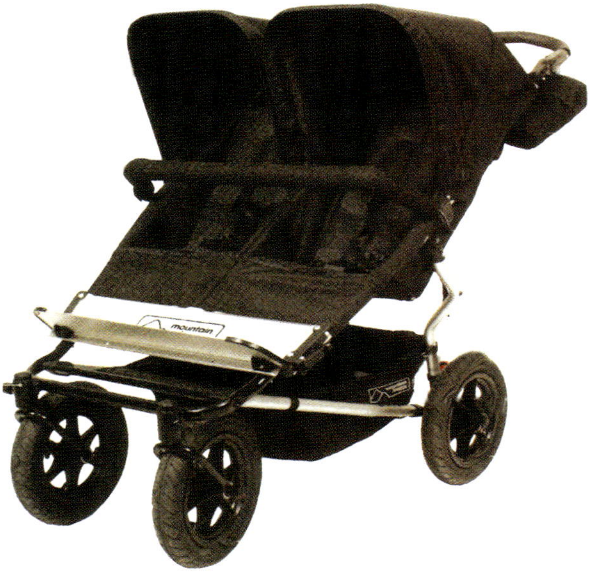

Mobil mit Zwillingen? Da gibt es für mich nur eine Antwort: Urban Jungle Duo! Als sich uns die Frage stellte, welcher Kinderwagen es sein sollte, begann ich, mich bei Zwillingseltern im Internet und aus dem Bekanntenkreis zu informieren. Es fielen verschiedene Modellnamen, aber in Erinnerung blieb mir die Aussage: Ich habe zwar aus Kostengründen den TFK, aber wenn ich könnte, würde ich den UJ nehmen.

Meine Argumente sind und waren das niedrige Gewicht, denn ich wusste, ich würde den Wagen hauptsächlich im Kofferraum lagern und somit häufig ein- und ausräumen müssen sowie die Breite, mit der ich durch Standardtüren passen würde. Zudem ist die Wendigkeit durch die luftbereiften und schwenkbaren Vorderräder Gold wert, denn wie oft steht man im dem Kinderwagen vor der verschlossenen Tür zum Kaufhaus, drückt sie mit dem Rücken auf, schwenkt den Kinderwagen mit einer Hand durch die Tür und geht dann hinterher.

In meiner neuen Schwangerschaft habe ich zwischenzeitlich den Twin Techno Buggy von MacLaren benutzt, weil der Bauch mich daran hinderte, um den ganzen Urban Jungle herum zu fassen. Im Alltag habe ich es aber gehasst, denn an jeder Bordsteinkante musste ich stehen bleiben, um die kleinen Reifen hochzukriegen, über die die großen Luftreifen des UJ mühelos rollen würden. Im September werden die Zwillinge 3 Jahre alt und so lange wird der Wagen auch mindestens noch genutzt. Schon jetzt dient er als Geschwisterwagen, wenn einer läuft und der andere neben „Nummer 3“ im Wagen sitzt. Danach wird er wohl von meinen Tageskindern weiter verwendet werden, denn die Haltbarkeit ist klasse! (Katrin Krafczyk)

Der Urban Jungle brachte die Revolution bei den Zwillingskinderwagen. Waren frühere Zwillingswagen behäbig, breit und kaum zu schieben, so wurde nun alles leicht und flott, sah klasse aus und war von höchster Qualität. Unsere LeserInnen schwärmen davon.

Ich möchte gerne unseren super Kinderwagen an andere Eltern weiterempfehlen!
Wir haben den Mountain Buggy/ Urban Jungle und der ist wirklich fantastisch! Er sieht gut aus und ist sehr leicht zu schieben und zu manövrieren. Man kann ihn sogar einhändig schieben und gleichzeitig telefonieren, da man ja sonst keine Minute Zeit dafür hat!
Der Kinderwagen passt auch durch alle Türen und auch in Fahrstühle. Unsere Kinder haben, als sie kleiner waren, tagsüber immer darin geschlafen, man konnte sie auch super darin einschuchteln auf dem Balkon ...
Und auch heute, unsere Kinder sind mittlerweile 18 Monate alt, schiebt er sich immer noch lässig. Wir haben auch noch einen Buggy von MacLaren und hier fallen mir nach ein paar Minuten die Arme ab und telefonieren geht auch nicht.
Der einzige Nachteil ist, dass die Kinder später nicht so aufrecht sitzen können. In dem Buggy von MacLaren können sie besser sehen.
Ansonsten kann ich ihn auch gut alleine zusammenklappen und im Kofferraum verstauen.
Ich kann den Urban Jungle weiterempfehlen, wir sind sehr zufrieden. Herzliche Grüße aus Paris. Juliane Le Mentec

Wir haben und empfehlen den Urban-Jungle Duo baroque. Damit sind wir sehr zufrieden und können ihn auf jeden Fall vielen Zwillingseltern empfehlen - hier die Liste warum:
Der Urban Jungle ist schmal. Er passt durch jede Einkaufstür (!) und Haustüre. Wir konnten die schlafenden Kinder mit ins Haus reinschieben und dort durch den Flur wieder hinaus auf der Terrasse oder im Wohnzimmer weiter schlafen lassen. Und - wir haben so manchen Verkäufer beeindruckt, weil wir durch die engsten Türen kamen. Die Kinder hatten dennoch immer genügend Platz.
Der Urban Jungle hat wenig Gewicht. Obwohl an den Urban Jungle keine zusätzliche Handbremse anbringbar ist, hat er ein so

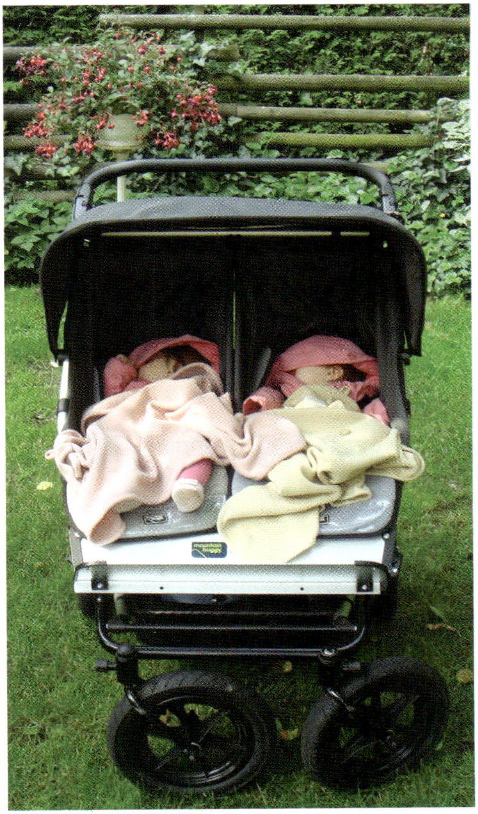

So schön schlafen Maja und Adèle in ihrem Luxuswagen Urban Jungle. Juliane Le Mentec hat ihn bei uns gekauft.

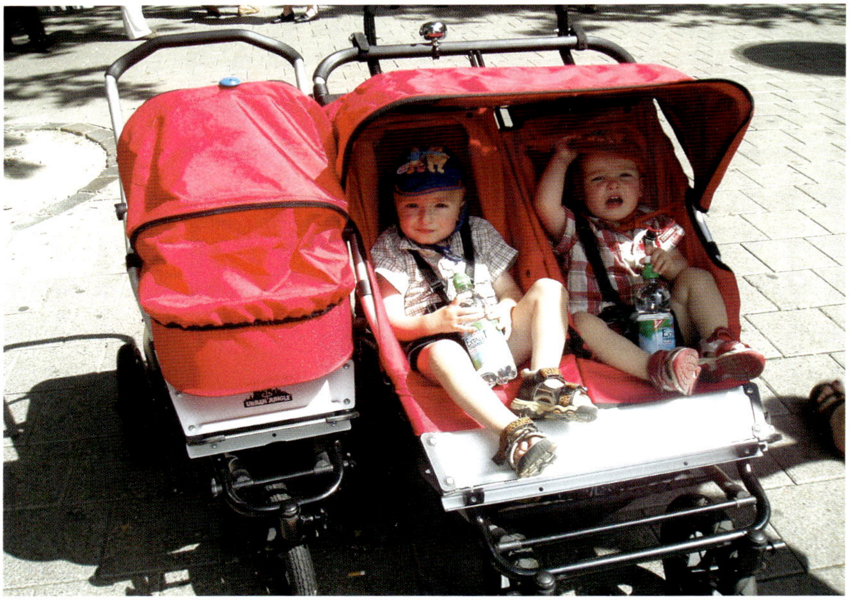

Nicht nur für Zwillinge ein super Kinderwagen: Der Urban Jungle als Zwillingswagen und in der Einlingsversion. Auf dem Foto: Niklas und Alina Krafczyk.

leichtes Eigengewicht, dass er gut zu „handlen"und halten war.

Der Urban Jungle gab mir Freiheit. Ich war oft alleine unterwegs und konnte den Wagen dann leicht zusammenklappen und selbst in den Kofferraum heben (ohne Fremdhilfe, ganz selbständig und frei, das war toll!) Ausserdem kam ich damit sogar in öffentliche Verkehrsmittel!

Der Urban Jungle sieht chic aus. Vor allem das Baroque-Designmuster (schwarz mit weiß) innen gab viel Helle. Mir gefielen auch die anderen Farben. Die Kinder sitzen nebeneinander (nicht hintereinander), haben gute Sicht und dennoch eine kleine „Streittrennwand".

UJ - leicht lenkbar auf jedem Untergrund

Der Urban Jungle lässt sich leicht lenken. Der Wagen ist mit einer Hand lenkbar (toll vor allem gleich nach dem Kaiserschnitt) und die Räder lassen sich mit einer Drehung feststellen (zum Beispiel auf Waldbodengelände).

Wir sind mit dem Wagen gejoggt und spaziert, auf der Straße in der Stadt, zum Einkaufen und zum Wandern auf die Berge, durch Matsch und Steine und Schnee - und überall leicht durchgekommen!

Auch wenn sich die Sitze nicht drehen lassen (zum Beispiel gegen die Sonne) so lässt sich der Wagen auch ganz leicht rückwärts nachziehen (statt schieben).

Der Urban Jungle ist belastbar. Zuerst musste der Wagen schwere Lasten tragen (und ist nicht gekippt!). Ich habe unten das Wagennetz mit Einkäufen und Gläschen und Milch beladen (super Qualität - hält auch schwere Lasten)! Und an die Lenkstange vorne noch die Wickeltasche und weitere Einkaufstüten (vom „dm" mit Klickverschluss) angebracht.

Der Urban Jungle ist praktisch. Durch die Mittelstange kann man viele Taschen dort mit anbringen, inkl. Schnullerbox. Die Sonnen-Abdeckung beim Buggy hat an den Seiten Schlitztaschen für Tempos (Schnellzugriff möglich, super) und unten neben den Bremsen Fläschchenhalter und eine geschlossene Reißverschlusstasche zum Beispiel für Erste-Hilfe-Sachen und im Bodennetz zusätzlich Innennetze als Halterung. Das ist genial!

Wir hatten am Anfang feste Wannen zum

Urban Jungle - nur der Name macht Probleme, weil ihn viele nicht aussprechen können ...

einklicken, die ich geliebt habe. Mit einem kurzen Klick habe ich die schlafenden Babys aus dem Wagen in die Wohnung transportiert (dadurch, dass zwei Wannen möglich sind, konnte auch mal ein Baby noch schlafen und eines haben wir schon rausgeholt ohne das andere zu wecken). Ferner hatten die Wannen tolle Taschen vorne angebracht für allerlei „Kram" was „frau" so beim Spazieren braucht.

Den Urban Jungle kann man von Anfang an nutzen. Buggy und Babykinderwagen sind praktisch in einem. Ich wollte gleich einen Kinderwagen, der dann anschließend auch zum Buggy umgebaut werden konnte - ganz problemlos.

Der Urban Jungle hat individuell verstellbare Rückenlehnen. Durch ein Ziehband (wie bei einem Gürtel) kann der Sitz stufenlos in verschiedene Positionen gebracht werden ... bis zum ganz Liegen. Die Fußenden sind zwar für die kleinen Beine in weiter Ferne und nicht aufrastbar, aber durch die Sitzauflage-Möglichkeit ist der Sitz super bequem für die Kinder. Beide Sitze sind individuell einstellbar (zum Beispiel, wenn ein Kind schläft, das andere aber in die Gegend gucken will).

Urban Jungle bietet maximale Sicherheit

Der Urban Jungle hat durchdachtes Zubehör. Es gibt auch eine höhere Lenkstange für größere Eltern (haben wir nicht gebraucht). Heute ist der Schiebegriff eh höhenverstellbar. Sehr zufrieden waren wir auch mit dem Sonnen- und Moskitonetz (passgenau und sicher).

Der Urban Jungle bietet maximale Sicherheit. Sicherheitsbügelanbringung beim Buggy (einfaches Anklicken, hält aber super) und auch die einfachen Klick-Gurte haben die Zwillinge sicher in ihren Sitzen gehal-

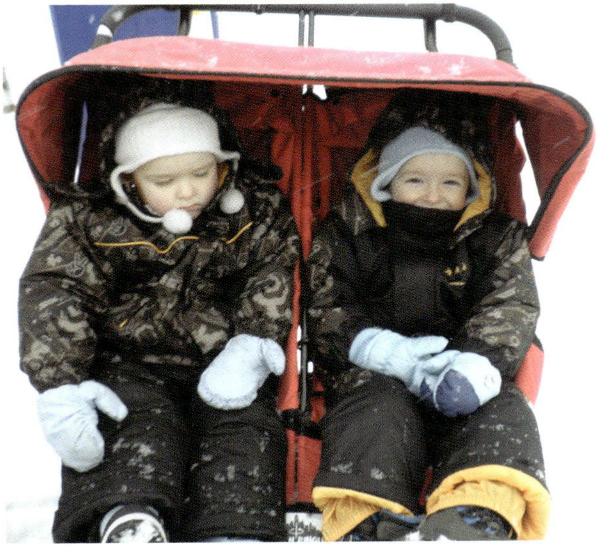

Ob Schnee oder im Sommer ein Sandstrand - alles kein Propblem für den Urban Jungle. Dieser Zwillingswagen kann wirklich von Anfang an benutzt werden. Frauen können ihn allein ins Auto heben. Er passt nahezu überall durch. Und auch vom Preis her, ist er nicht mehr zu teuer (gemessen an den anderen).
Auf dem Foto: Niklas und Alina Krafczyk.

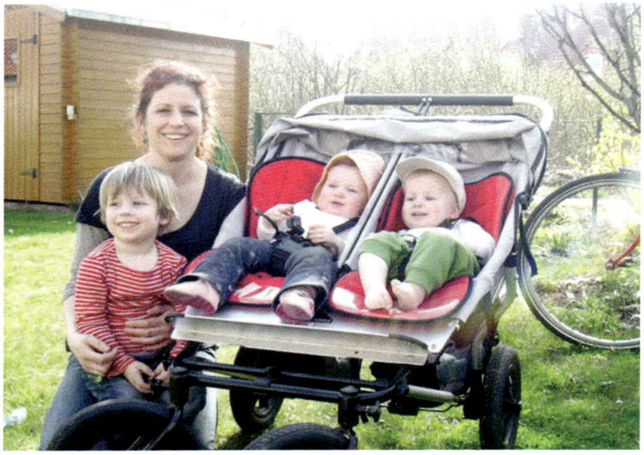

Trotz des hohen Preises absolut überzeugt vom Urban Jungle - Susanne Skoluda mit Ben und den Zwillingen Hannah und Til.

ten. Außerdem war der Bügel auch nett zur Anbringung von Spielzeug.
Beim Buggy-Sonnenschutzdach gab es eine mit Klappe (Klettverschluss verschließbar), durch die man durch eine Plastikabdeckung durchsehen kann, was die beiden gerade machen.
Die Dächer der Wannen und auch beim Buggy sind super stabil und schirmen auch den Seitenwind ab.
Der Urban Jungle hat praktische Luftreifen. Die Leichtigkeit im Spaziergang liegt auch in den Reifen, die einfach aufgepumpt werden konnten und Stöße von den Kindern abwandten. Leider kann der Reifen bei einem Loch nicht repariert werden sondern nur ersetzt - aber einen Ersatzreifen zu kaufen (kostet zwar 40 €!) ging sehr schnell und der Reifenwechsel war problemlos. Die ganze Handhabung der „Wagenmechanik" ist problemlos.

Urban Jungle - jeden Cent wert!

Der Urban Jungle ist jeden Cent wert. Der Preis ist im ersten Moment üppig und man fragt sich - ja wofür denn? Aber der Wagen ist jeden Cent wert.
Was das bedeutet, merkt man erst, wenn man mal ein paar andere Zwillingswagen von anderen Zwillingseltern „getestet bzw. probegefahren" ist: Der Urban Jungle ist wirklich von guter Qualität vom Stoff bis zum Zubehör.
Fazit: Für mich persönlich war der Wagen einfach die „pure Freiheit" - durch die Leichtigkeit, ihn selbst ins Auto heben zu können, in die Stadt „raus" aus dem Alltag mit den Kindern zu flüchten, Einkaufstaschen anzuhängen und in alle Läden durch engste Türen oder Bordsteine zu gelangen (Breite: 74 cm). Die einfache Handhabung und die vielen Taschen empfand ich als überaus praktisch. Und wenn ich mir auch mal im Gelände eine Bremse gewünscht hätte, hätte ich mir doch keinen besseren Kinderwagen aussuchen können. (Michaela Fischer)

Bei unserem ersten Sohn hatte ich mir gebraucht einen Kinderwagen von Hartan zugelegt, weil ich für einen Kinderwagen nicht so viel Geld ausgeben wollte. Der Kinderwagen ließ sich nur mit den Worten schwerfällig, schwergewichtig und schwer zusammenklappbar beschreiben. Ich habe diese Entscheidung früh bedauert und mir frühzeitig einen sehr guten Buggy zugelegt.
Bei der Geburt unserer Zwillinge im Januar 2009 war mir klar, ohne einen guten Kinderwagen würde ich möglicherweise das Haus nicht mehr verlassen. Sehr schnell bin ich auf den Urban Jungle gestoßen. Der Neupreis von 1.500,- Euro mit allem, was man so benötigt (von den Babyschalen über das Regenverdeck bis hin zum Fußsack) hat mich etwas abgeschreckt. Mein Mann hat glücklicherweise einen Gebrauchten aufgetan. Mittlerweile bin ich von dem Kinderwagen so überzeugt, dass ich mir ihn auch neu kaufen würde.

Der Urban Jungle ist bequem für die Kinder

Der Urban Jungle ist enorm wendig und leicht, passt durch jede Tür, Kasse im Supermarkt oder ähnliche Engpässe durch und lässt sich hervorragend zusammenklappen und ins Auto laden. Zudem ist er, glaube ich zumindest, für die Kinder bequem.
Zum Kinderwagen hinzugekauft habe ich

noch die Sitzverkleinerer, die die Bequemlichkeit für die Kinder noch einmal erhöhen. Unsere Zwillinge haben bis zum siebten Monat in den Babyschalen ausgeharrt, dann haben wir den Kinderwagen umgebaut und sie bis sie sitzen konnten, erst einmal in liegender Position transportiert. Die Rückenlehnen lassen sich bequem hoch und runter stellen. Unter den Sitzflächen befindet sich ausreichend Stauraum für Einkäufe.

In einen guten Wagen ist gut investiert

Zusammenfassend kann ich jedem, der Zwillinge bekommt, diesen Kinderwagen nur empfehlen. Bei dem Preis sollte man sich bewusst machen, dass man den Kinderwagen jeden Tag fährt und er einem das Leben enorm erleichtert, was für Zwillingseltern wie ich finde, ein ganz wesentlicher Faktor ist.
Wir (das sind mein Mann Georg, unser Sohn Ben, unsere Zwillinge Hannah und Til und ich) sind mit unserem Kinderwagen absolut zufrieden! (Susanne Skoluda)

Nach dem Urban Jungle Duo kommt der Duett

Die Zeit bleibt nicht stehen. Der Urban Jungle Duo soll eines Tages vom Duett abgelöst werden. Der Urban Jungle Duett ist schmäler (die Kinder haben trotzdem genügend Platz), lässt sich kleiner zusammenklappen und er wiegt weniger als der bisherige Urban Jungle Duo.
Man wird ihn von Anfang nutzen können, das heißt er ist ein Zwillingswagen für alle Zwecke und Sie brauchen keinen ganzen Fuhrpark durchzumachen.
Sobald wir eine Information über den neuen Urban Jungle Duett haben, werden wir diese auch in der Zeitschrift ZWILLINGE veröffentlichen. Derzeit ist er noch nicht auf dem Markt.

Die „Entdecker" des Urban Jungle von Mountainbuggy

**Auch den Urban Jungle - oder besser dessen Vorgänger „Mountainterrainbuggy" haben wir auf der Messe in Köln entdeckt. Kein anderer Händler vor uns hatte diesen Wagen im Programm und wären wir nicht so hartnäckig gewesen - wer weiß, ob Urban Jungle oder Mountainterrainbuggy so schnell so erfolgreich gewesen wären.
Aber Undank ist der Welten Lohn - wie es so schön heißt. Unser damaliger holländischer Lieferant hat uns trotz des großen Erfolges, den wir der Firma und ihrem Produkt beschert haben, immer ziemlich mies behandelt.
Zum Abschied haben Sie von uns für jedes Schräubchen das Geld im Voraus verlangt ... Dann der „große Knall" - die Firma Mountainbuggy in Neuseeland wurde von Phil&Teds (auch Neuseeland) übernommen. Bereits bezahlte Ware wurde nicht mehr ausgeliefert und erst drei Monate später und nach Intervention der neuen holländischen Importfirma für UJ und Phil&Teds bekamen wir unser Geld zurück.
Inzwischen wird der UJ übrigens komplett in China gefertigt - deshalb die Preisreduktion vor etwa einem Jahr, die zum Teil zurückgenommen wurde.
Heute wird der Urban Jungle praktisch überall angeboten. Die große Konkurrenz im Handel scheint auf den ersten Blick gut für den Kunden zu sein. Doch der Urban Jungle kann immer nur so gut wie der gebotene Service für den Wagen sein. Viele große Händler verkaufen ihn gern, doch wenn es um Ersatzteile geht, landet mancher Kunde dann doch bei uns im TWINSHOP ... (MvG)**

Wir hatten in ZWILLINGE gefragt: Welchen Zwilligswagen können Sie empfehlen? Die gängigsten Modelle sind Tfk, Easywalker und Urban Jungle. Es gibt aber noch einige andere Wagen. Diese Übersicht erhebt keinen Ansprucht auf Vollständigkeit.

Zoom von ABC-Design

Das gute Stück ist ein Geschwisterwagen und hat uns viel Freiheit geschenkt. Er kostet 499,90 € neu bei Baby Walz. (Mit einem Auktionsrabatt und Zwillingsrabatt konnten wir ihn für 300 € kaufen. Super!)
Er ist ziemlich leicht. Zusammengeklappt benötigt er kaum Platz im Auto. Überhaupt kein Vergleich zu den gängigen Zwillingswägen. Wir haben eine VW Transporter und stellen ihn immer so wie er ist einfach hinten rein.
Er bietet viele Variationsmöglichkeiten. Je nach Alter der Kinder kann man ihn mit Babyschalen (damit haben wir selbst keine Erfahrung gemacht) oder mit Sitzen variieren. Ganz nach Stimmung der Eltern oder Kinder bzw. Sonnenstand kann man schnell die Sitze zueinander oder voneinander drehen. Einfach zwei Knöpfe drücken, umdrehen, einklicken. Dauert nur eine Minute. So können die Kleinen sich beim Spazierengehen anschauen sowie kommunizieren, ohne sich das Spielzeug klauen zu können oder sich gar aufzuwecken. Sehr entspannend, extrem stressfrei! Somit kann man den Kids auch mal ein bisschen Raum & Ruhe für sich schenken. Beide Sitze können auch in Liegeposition gestellt werden. Nicht ganz flach, aber mit Füßen nach oben, schaut nicht nur bequem aus, sondern auch das Schlafen klappt bei uns ohne Probleme. Für den Winter hatten wir die Odenwälder Fußsäckchen verwendet. Perfekte Kombination.
Der gelenkige Wagen passt auch wie jeder Einlingskinderwagen überall rein, da er die gleiche Breite hat. Er lässt sich gut schieben, viele Einkäufe verschwinden in der Mitte. Mit der Füllmenge habe ich schon einige Verkäuferinnen an der Kasse überrascht. Bei uns fährt er dann gleich bis in die Küche (er passt durch jede Tür!), um dort dann direkt ausgeladen zu werden. Nur bergauf wird er dann ganz schön schwer ;-)
Das einzige, kleine Manko sind die Dächer, da sie nicht fest montiert, sondern aufgesteckt sind. Dadurch verrutschen sie ab und an. Aber das ist nicht allzu nervig.
Die Kinder sind mit einem sicheren Gurt

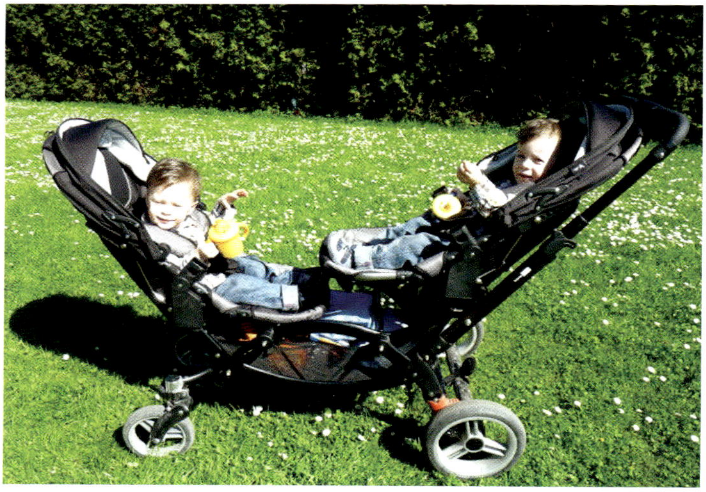

Kian (links) und Samuel in ihrem Geschwisterwagen von ABC-Design. Dieser Wagen, der eigentlich für Geschwister unterschiedlichen Alters gedacht ist, bescherte der Familie viel Freiheit.

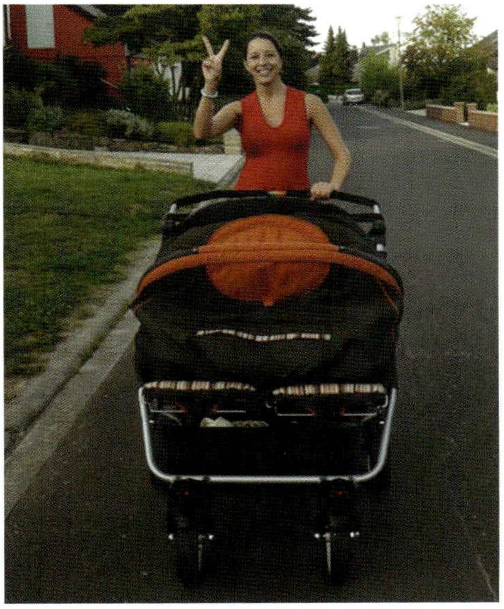

festgeschnallt. Nach anfänglicher Verwunderung, hatten wir dann auch raus, wie man die kindersicheren, festen Schnallen aufbekommt. Als eine davon ziemlich am Anfang defekt war, bekamen wir ohne großen Aufwand sofort den kompletten Sitzbezug (Schnallen sind integriert) neu zugeschickt.
Wir können Euch den Wandlungskünstler wirklich empfehlen.
Davor hatten wir den Zwillingskinderwagen von Teutonia Team Alu. Damit waren wir auch zufrieden. Er ging superleicht zu schieben, man hatte beide Babys gut im Blick und konnte ihn auch ganz geschickt umbauen. Wobei die Breite einen dann doch oft von dem Gehweg auf die Straße verwiesen hat und manche Kassen sowie Geschäfte einen zu einem wahren Organisationstalent werden ließen. In unsere Wohnung hat er auch nur durch eine einzige Balkontür mit viel Geschick gepasst.
Wir haben ihn dann hergegeben, da unsere Jungs sich in der Zeit der Ruhe (= Spazierengehen!) nur noch gestritten hatten oder sich gegenseitig weckten, was wirklich anstrengend war und uns allen so gar keine Ruhe mehr gebracht hat.
Gerade für die Anfangszeit war er aber wirklich toll!
Claudia & Barry mit den Zwillingen Samuel & Kian Miskella, geboren am 2.8.2008 mit 2.090 und 1.655 Gramm.

Claudia Miskella fuhr erst einen Teutonia Team Alu, dann einen ABC-Design Zoom. Der Teutonia war etwas breit und bot zu viel Streitpotential.

City Twin von Firstwheels

Wir haben den City Twin von Firstwheels im November 2007 gekauft. Vorweg: Bis auf eine Kleinigkeit sind wir super zufrieden mit dem Zwillingswagen und freuen uns immer wieder aufs Neue, dass wir uns für dieses Modell entschieden haben.
Zum Vergleich hatten wir uns vor der Geburt unserer Mädchen einen Tfk-Zwillingswagen ausgeliehen. Der war viel schwerer und ein tägliches Zusammenklappen und Wegstellen könnte ich mir damit absolut nicht vorstellen, dazu war er viel zu unhandlich.
Im Laden hatten wir uns noch Zwillingswagen von Hartan und Teutonia angesehen. Diese Wagen waren uns einfach zu wuchtig und vom Gesamtgewicht viel zu schwer. Schon deshalb waren wir froh, dass wir den Firstwheels entdeckt haben. Bei uns im Rhein-Main-Gebiet gab es ihn zu diesem Zeitpunkt nur bei Mann Mobilia in Eschborn.

Hier nun die Eckdaten:

- Umwendbarer Sitz (in Fahrtrichtung und entgegen);
- Liegesitz möglich;
- drei verschiedene Sitzpositionen;
- höhenverstellbarer Schieber - super easy in der Handhabung für große und kleine Leute, auch die Kinder können mal schieben;
- feststellbare vordere Schwenkräder;
- kompakt zusammenfaltbar (passt auch in schmale Hausflure);
- geringes Gewicht: nur 15 Kilogramm (ohne Sitze oder Wannen);
- Maße aufgeklappt (Länge x Breite x Höhe): 79 cm x 78 cm x 110 cm;
- Maße zusammengeklappt: 85 cm x 78 cm x 32 cm;
- Gewicht der Kinderwagenwanne: 3,5 kg.

Zwillingskinderwagen

Als unsere Kinder klein waren, hatten wir die Kinderwagenwannen (inklusive Moskitonetz), die sehr bequem zu handhaben sind. Sie werden einfach auf das Gestell gesteckt - mit nur einem Handgriff. Ebenso leicht werden sie wieder abgenommen. Die Wannen sind praktisch, da man sie überall mit hinnehmen kann (inklusive Baby). Wenn ich zum Beispiel duschen war, habe ich Tara und Julie einfach in der Wanne mitgenommen. So konnten sie immer in meiner Nähe sein. Auch beim Wickeln war das praktisch: Ein Kind auf der Wickelkommode und das andere in der Babywanne neben dran oder beim Baden etc.

Der City Twin als praktische „Fütterstation"

Ebenso haben die beiden, als sie noch klein waren, darin ihre Fläschchen bekommen. Ich saß einfach dazwischen und konnte so rechts und links die Fläschchen halten. Die Wannen hatten wir in grün gekauft. Das Gestell ist neutral in silber und schwarz. So hatten wir zu Beginn einen grünen Kinderwagen.
Als die Mädels dann sitzen konnten, wurden die Wannen gegen die verstellbaren Sitze ausgetauscht. Diese hatten wir in der Farbe rot ausgesucht. So wurde es nicht langweilig. Es stehen viele schöne Farben zur Auswahl.
Bei Bedarf kann man natürlich auch eine Wanne und ein Sitz auf dem Gestell befestigen. Egal in welche Richtung, da ist man total flexibel. Wenn wir unterwegs sind und der Wind pfeift aus der falschen Richtung, drehe ich die Sitze einfach um. Oder die Kinder ärgern sich gegenseitig im Wagen, dann positioniere ich sie einfach in unterschiedliche Richtungen.
Kleinere Einkäufe kann man in den Taschen unter dem Wagen verstauen. Der Wagen hat eine Breite, die auf gängige Maße, wie zum Beispiel Haustüren, abgestimmt ist. Wir sind bisher nur einmal „stecken geblieben", und das war in einem schon in die Jahre gekommenen Parkhaus, wo wir nicht in den Fahrstuhl passten - es fehlten 1 bis 2 Zentimeter.
Das Gestell ist kinderleicht zusammenklappbar und durch das geringe Gewicht sehr gut zu transportieren. Die Wannen oder Sitze werden vorher einfach abgenommen. Da unser Hausflur sehr schmal ist, müssen wir den Kinderwagen nach jedem Gebrauch zusammenklappen. Wir stellen ihn dann entweder hochkant ins Treppenhaus (nimmt dort wenig Platz ein), aber fast immer kommt er direkt in den Kofferraum unseres Autos. Die Sitze oder früher die Wannen passen auf das Gestell. So haben wir das Gefährt immer griffbereit.
Hier nun der einzige Nachteil, der uns persönlich stört: Die Anschnallgurte sind nicht so ganz das Gelbe vom Ei. Man muss einen Teil des Gurtes, um die Kinder ordentlich anzuschnallen, durch eine Schlaufe des Gurtes, der zwischen die Beine kommt, durchstecken. Das ist, wenn im Winter noch der Fußsack mit von der Partie ist, ein ziemliches „Gewurschtel". Doch auch daran haben wir uns gewöhnt. Vielleicht wird das bei einem neueren Modell auch mal verbessert, was natürlich wünschenswert wäre. Es gibt auf jeden Fall bessere Anschnallsysteme, die leichter zu bedienen sind.

Auch ohne Luftbereifung geländegängig

Des Weiteren ist der Kinderwagen absolut geländegängig (zwei große Räder/Luftreifen hinten, zwei kleinere vorne), auch bei nicht idealer Bodenbeschaffenheit kommt man gut vorwärts - im Gegensatz zu einem Buggy mit Hartgummirädern.
Ansonsten lautet unser Urteil: Absolut empfehlenswert! Besonders wegen des geringen Gewichts und weil man den Firstwheels wirklich sehr schnell und ohne Verletzungsgefahr gut zusammen- bzw. auseinander klappen und verstauen kann. Auf einer Skala von 1 bis 10 vergeben wir eine 9.
Wichtig ist dann wohl noch der Preis: Wir haben vor zwei Jahren für den Wagen (Sitze inkl.) 499,00 Euro bezahlt. Pro Wanne 99,00 Euro, pro Fußsack 49,50 Euro, pro Regenverdeck 19,95 Euro und je Sonnenschirm 19,90 Euro. Auf den Gesamtpreis haben wir bei Mann Mobilia in Eschborn 10 Prozent Zwillingsrabatt erhalten.
Liebe Grüße sendet Familie Roth aus Wiesbaden

City Twin von Firstwheels

Wir fünf, das sind die Zwillinge Marlin Ole und Linnea (zwei Jahre), die große Schwester Chiara (fünf Jahre), Papa Sascha und Mama Sandra, möchten uns auch gerne an Eurer Aktion (auf den „letzten Drücker") beteiligen.
Wir starteten damals, am 21. November

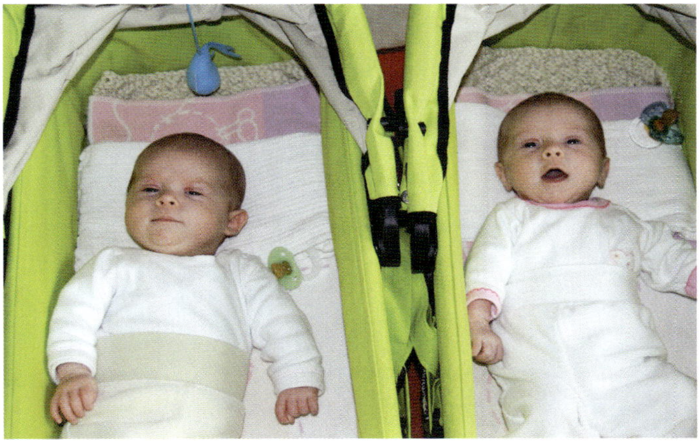
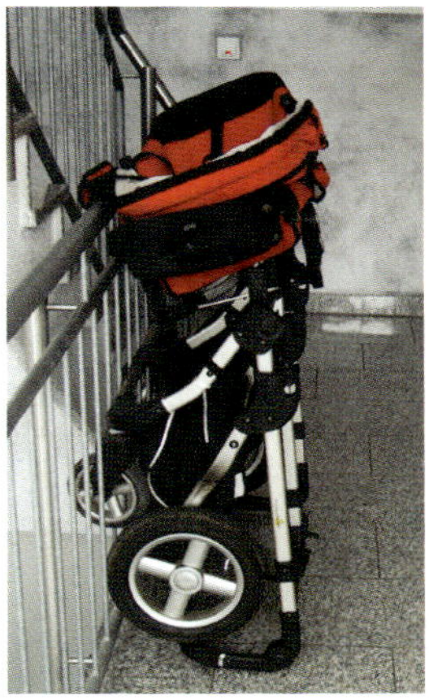

Der City Twin von Firstwheels ist für die Zwillinge Tara und Julie von Anfang bequem. Später - wenn sie sich streiten - kann man die Sitze gegenläufig anbringen. Und Platz im Treppenhaus hat der Wagen ebenfalls.

2007, mit einem gebrauchten Hartan Z II. Wir dachten, ein gebrauchter Kinderwagen tut es auch, da die Modelle ja recht teuer in der Anschaffung sind. Leider hielt der Wagen nur knappe acht Monate durch und dann verabschiedete sich die Bremse für alle Zeit. Jegliche Reparaturversuche scheiterten, also musste ein anderer Kinderwagen her.

Wendigkeit: alles klappt mit einer Hand

Diesmal entschieden wir uns für einen Neuwagen. Ich recherchierte im Internet und fand dann in eurem Twinshop unseren jetzigen Sportwagen, den City Twin von Firstwheels. Der City Twin ist mit einem Eigengewicht von 15 Kilogramm, 7 Kilogramm leichter als unser Vorgänger-Modell. Er lässt sich schnell mit zwei Griffen wunderbar klein bzw. flach zusammenklappen und nimmt somit nicht den gesamten Kofferraum des Autos ein. Die Sportwagenaufsätze lassen sich variabel versetzen, das heißt, die Kinder können beide nach vorn, hinten oder jeder in eine andere Richtung (manchmal sehr angenehm!) schauen. Die Sitzposition lässt sich mit Betätigen der seitlich angebrachten Knöpfe flexibel verstellen. Sonnendächer sind an jedem Sitz vorhanden, wir haben noch zusätzlich zwei Sonnensegel montiert. Unter den Sitzen sind zwei Einkaufskörbe angebracht, in denen man den mitgelieferten Regenschutz und etliches andere verstauen kann. Stellt sich für mich jetzt schon die Frage an die Eltern mit größeren Kindern: Wie transportiert man später die Einkäufe beim Bummeln ect.? *grins*

Das Schönste an diesem Wagen ist die Wendigkeit, gerade wenn man noch zusätzlich eine Hand braucht für ein weiteres Kind oder sich selbst die Türen öffnen muss, wie es in Deutschland immer noch häufig vorkommt, ist der City Twin ***gold*** wert. Er lässt sich wunderbar einhändig bedienen.

Eins muss man fairer Weise noch sagen, für's Gelände ist der Wagen nur bedingt geeignet, aber um ihn dann etwas einfach zu lenken, kann man die vorderen Räder feststellen.

Ich würde mich immer wieder für diesen Wagen entscheiden, er ist einfach der Richtige für uns. Besonders liebe Grüße Eure Sandra Felzmann

Wichtige Adressen für Zwillings- und Drillingseltern

Zwillingsinitiativen*)

Doppelpack Zwillingsinitiative in Köln
Corinna Matthiessen, D-50735 Köln
Tel. 0221-7604920
E-mail: corinna.matthiessen@doppelpack.org
www.doppelpack.org

Zwillingsrunde e.V.
c/o Martin Schmitt
Friedrich-Ebert-Platz 3, D-64289 Darmstadt
E-mail: info@zwillingsrunde.de oder
kunz.schmitt@zwillingsrunde.de
www.zwillingsrunde.de

Engelchen & Bengelchen e.V.
c/o Dorota Schäfer (1. Vorsitzende)
Röntgenstr. 50, D-91154 Roth
Tel. 09171-829013
E-mail: info@mehrlinge-franken.de
www.mehrlinge-franken.de

ABC-Club e.V. (ab Drillinge)
Bethlehemstr. 8, D-30451 Hannover
Tel. 0511-2151945, Fax 0511-2101431
E-mail: abc-club@t-online.de
www.abc-club.de

*) In früheren Auflagen des Buches hatte ich alle Adressen von Zwillingsgruppen veröffentlicht, die mir überhaupt bekannt waren. Da sich jedoch viele Treffs sehr schnell wieder auflösen und andere ebenso schnell entstehen, sind diesmal nur die größeren Treffs angegeben. Wer nach einer Adresse in seiner Nähe sucht, kann eine Ausgabe der Zeitschrift ZWILLINGE bestellen, die stets die neuesten Termine enthält.

Schwangerschaft und Geburt

Deutscher Hebammen Verband e.V.
Gartenstr. 26, D-76133 Karlsruhe
Tel. 0721-98189-0, Fax 0721-98189-20
E-mail: info@hebammenverband.de
www.hebammenverband.de

IRIS- Regenbogenzentrum
Schleiermacherstr. 39, D-06114 Halle
Tel. 0345-5211232, Fax 0345-5211233
E-mail: irisfamilienzentrum@t-online.de
www.irisfamilienzentrum.de

ISIS-Zentrum für Schwangerschaft, Geburt und Elternschaft e.V.
Groner-Tor-Str. 12, D-37073 Göttingen
Tel. 0551-48 58 28
E-mail: isis-goettingen@t-online.de
www.isis-goettingen.de

Zentrum für Geburtsvorbereitung und Elternschaft e.V.
Wasserstr. 25, D-59423 Unna
Tel. 02303-12630, Fax 02303-490783
Email: info@zentrumfuergeburt.de
www.zentrumfuergeburt.de

Familie in Bewegung e.V.
Bremserstr. 108, D-67063 Ludwigshafen
Tel. 0621-45 49 215
E-Mail: info@familie-in-bewegung.de
www.familie-in-bewegung.de

Beratungsstelle für Natürliche Geburt und Eltern sein e.V.
Häberlstr. 17 (Rückgebäude)
D-80337 München
Tel. 089-550678-0, Fax 550678-78
E-mail: info@natuerliche-geburt.de
www.natuerliche-geburt.de

Gesellschaft für Geburtsvorbereitung (GfG) Bundesverband e.V.
Antwerpener Str. 43, D-13353 Berlin
Tel. 030-45026920, Fax: 030 - 45026921
E-mail: gfg@gfg-bv.de
www.gfg-bv.de

Pro Familia Deutsche Gesellschaft für Familienplanung, Sexualitätspädagogik und Sexualberatung e.V.
Bundesverband
Stresemannallee 3, D-60596 Frankfurt
Tel. 069-639002, Fax 069-639852
E-Mail: info@profamilia.de
www.profamilia.de

Bundeszentrale für Gesundheitliche Aufklärung (BZgA)
Ostmerheimer Str. 200, D-51109 Köln
Tel. 0221-89920, Fax: 0221-8992-300
E-mail: poststelle@bzga.de
(hier kann unter anderem auch der Familienferien-Katalog mit über 170 gemeinnützigen Familienferienstätten angefordert werden, der aber auch in jeder ADAC-Niederlassung ausliegt.)
www.bzga.de

Mütterzentren Bundesverband e.V.
Müggenkampstr. 30 a
D-20257 Hamburg
Tel. 040-40170606, Fax 040-4903826
E-mail: info@muetterzentren-bv.de
www.muetterzentren-bv.de

Eltern werden - Eltern sein e.V.
Am Schloß Broich 34
D-45479 Mülheim an der Ruhr
Tel. 0208-756633
E-mail: ewes.ev@arcor.de
www.ewes-ev.de

Arbeitskreis - Pränatale Diagnostik
Die freie Initiative von Ärztinnen, Sozialarbeiterinnen und Pädagoginnen verschiedener Schwangerschaftsberatungsstellen informiert auf ihren Internetseiten ausführlich über die verschiedenen vorgeburtlichen Diagnostikmethoden. Dabei wird das Für und Wider der pränatalen Diagnostik beleuchtet.
www.praenataldiagnostik-info.de
www.frauenarzt-infos.de
Auf dieser Website finden Sie viele allgemeinverständliche Informationen von Frauenärzten zum Thema Schwangerschaft und Geburt. Die Rubrik

Pränatale Diagnostik ist umfangreich berücksichtigt. Zudem gibt es verschiedene Foren, die von Frauenärzten moderiert werden.

Stillgruppen

La Leche Liga Deutschland e.V.
Gesellenweg 13, D-32472 Minden
Beratung per E-mail:
beratung@lalecheliga.de
Notfalltel. 0571-4049481
E-mail: mail@lalecheliga.de
www.lalecheliga.de

Arbeitsgemeinschaften Freier Stillgruppen (AFS) Bundesverband e.V.
Bornheimer Str. 100, D-53119 Bonn
Tel. 0228-3503871, Fax 0228-3503872
E-Mail: ak.internet@afs-stillen.de
Internet: www.afs-stillen.de
Stillhotline: Tel. 0180-784 55 36
(vermittelt Kontakt zu regionalen Gruppen)
E-mail: geschaeftsstelle@afs-stillen.de
www.afs-stillen.de

IBCLC Deutschland
(examinierte Still- und Laktationsberaterinnen)
Hildesheimer Str. 124 E, D-30880 Laatzen
Tel. 0511-87649860, Fax 0511-87649868
E-Mail: sekretariat@bdl-stillen.de
www.bdl-stillen.de

Kinderbetreuung

Notmütterdienst Familien- und Altenhilfe e.V.
Geschäftsstelle Hamburg
Tel. 040-361119-0, hamburg@nmd-ev.de
Geschäftsstelle Berlin
Tel. 030-847116-0, berlin@nmd-ev.de
Geschäftsstelle Frankfurt am Main
Tel. 069-951033-0, frankfurt@nmd-ev.de
E-mail: info@nmd-ev.de
(vermittelt Ersatzmütter für die Zeit des Wochenbetts)
www.nmd-ev.de

Tagesmütter Bundesverband für Kinderbetreuung in Tagespflege e.V.
Moerser Str. 25, D-47798 Krefeld
Tel. 02151-1541590, Fax 02151-1541591
E-mail: info@bvktp.de
www.tagesmuetter-bundesverband.de

Tagesmütter e.V.
Breite Str. 2 , D-40670 Meerbusch
E-mail: TagesmuetterMB@web.de
www.tagesmuetter-verein.de

Verband alleinerziehender Mütter und Väter e.V. (VAMV) Bundesvorstand
Hasenheide 70, D-10967 Berlin
Tel. 030-6959786, Fax 030-69597877
E-mail: kontakt@vamv.de
www.vamv.de

Väter helfen Vätern e.V.
Neuer Wall 2, D-47441 Moers
Tel. 02841-8855662
E-mail: postmaster@vaeter-helfen-vaetern.de
www.vaeter-helfen-vaetern.de

Kinder in besonderen Situationen

Schatten & Licht - Krise nach der Geburt e.V.
Schatten & Licht e. V.
Obere Weinbergstr. 3, D-86465 Welden
Tel. 08293-965864, Fax 08293-965868
Email: info@schatten-und-licht.de
www.schatten-und-licht.de

Klinik für Geburtshilfe und Pränatalmedizin Universitätsklinikum Hamburg-Eppendorf (für Zwillinge mit FFTS)
Martinistr. 52, D-20246 Hamburg
Tel. 040-7410-20309 (Pränatalambulanz)
FFTS-Spezialist: Prof. Dr. med. Kurt Hecher
Initiative betroffener Eltern FFTS: Gabriele Bergert, Tel. 040-4803886
E-mail: info@uke.uni-hamburg.de
www.uke.de

Weitere Internetadressen, bei denen Sie sich über FFTS informieren können:
www.eurotwin2twin.org
www.twin2twin.org
www.twinhope.com

Arbeitsgemeinschaft Allergiekrankes Kind AAK e.V.
Hilfen für Kinder mit Asthma, Ekzem oder Heuschnupfen
Augustastr. 20, D-35745 Herborn
Tel. 02772-92870 , Fax 02772-9287-9
www.aak.de

Bundesverband Allergie- und umweltkrankes Kind e.V.
Scherner Weg 4, D-45894 Gelsenkirchen
Tel. 0209-30530
E-mail: info@bundesverband-allergie.de
www.bundesverband-allergie.de

Aktionskomitee Kind im Krankenhaus e.V.
Geschäftstelle Berlin, Florapromenade 16
D-13187 Berlin
Geschäftstelle Frankfurt, Theobald-Christ-Str. 10 (Carl-Haus), D-60316 Frankfurt
E-mail: info@akik.de
www.akik.de

Bundesarbeitsgemeinschaft SELBSTHILFE von Menschen mit Behinderung und chronischer Erkrankung und ihren Angehörigen e.V. (BAG SELBSTHILFE) e. V.
Kirchfeldstr. 149, D-40215 Düsseldorf
Tel. 0211-31006-0, Fax: 0211-31006-48
E-Mail: info@bag-selbsthilfe.de
www.bag-selbsthilfe.de

Kindernetzwerk e.V. für kranke und behinderte Kinder und Jugendliche in der Gesellschaft
Hanauer Str. 8, D-63739 Aschaffenburg
Tel. 06021-120 30 und 0180-5213739,

Fax 06021-12446
eMail: info@kindernetzwerk.de
www.kindernetzwerk.de

Frühchen

Bundesverband Das frühgeborene Kind e.V.
Speyerer Str. 5 - 7
D-60327 Frankfurt am Main
Tel. 01805-875 877, Fax 069-58700999
eMail: info@fruehgeborene.de
www.fruehgeborene.de

Das Frühchen e.V.
Im Neuenheimer Feld 153
D-69120 Heidelberg
www.dasfruehchen.de

Bunter Kreis e.V. -
Verein zur Familiennachsorge
Stenglinstr. 2, D-86156 Augsburg
Tel. 0821-400-4848
Fax 0821-400-4849
E-Mail: info@bunter-kreis.de
www.bunter-kreis.de

Schreibabys

»Trostreich«, Selbstinitiative für Familien mit Schrei-Babys
c/o Jutta Riedel-Henck
Schulstr. 10, D-27446 Deinstedt
Tel. (AB) 042 84-395, Fax 0180-3551861480
E-Mail: info@trostreich.de
www.trostreich.de

http://rund-ums-baby.de/schreibaby/beratungsstellen.htm
Auflistung von Schreisprechstunden im ganzen Bundesgebiet nach PLZ
www.rund-ums-baby.de

Tod eines Zwillings/beider Zwillinge/eines Drillings

Gesellschaft zur Erforschung des Plötzlichen Säuglingstods Deutschland e.V. (GEPS)
Bundesgeschäftsstelle
c/o Simone Beardi
Fallingbosteler Str. 20, D-30625 Hannover
Tel. 0511- 8386202, Fax 0511-83 86 202
E-mail: geps-deutschland@t-online.de
www.geps.de

Initiative Regenbogen Glücklose Schwangerschaft e.V.
Hauptgeschäftsstelle, Martina Severitt
Westring 100, D-33378 Rheda-Wiedenbrück
Tel. 05565-9119113, (evtl. AB)
E-mail: MS@initiative-regenbogen.de
www.initiative-regenbogen.de

Bundesstelle Verwaiste Eltern e.V. und Verwaiste Eltern Hamburg e.V.
An der Verfassungslinde 2,
D-04103 Leipzig
Tel. 0341-94 68 884 (Mo - Fr von 9 - 12 Uhr)
E-mail: kontakt@veid.de
www.veid.de

Au-pair-Vermittlung

Verein für Internationale Jugendarbeit Arbeitsgemeinschaft Christlicher Frauen Bundesverein e. V.
Bundesgeschäftsstelle
Burgstr. 106, III OG
D-60389 Frankfurt am Main
Tel. 069-46939-700, Fax 069-46939-821
E-Mail: office@vij.de
www.vij.de oder www.au-pair-vij.org

IN VIA - Deutscher Verband katholischer Mädchensozialarbeit
Karlstr. 40, D-79104 Freiburg
Tel. 0761-200-0
invia@caritas.de
www.invia-deutschland.de

Urlaub für Zwillings- und Mehrlingseltern

Zentrale für den Landurlaub
(Kataloge: „Ferien auf dem Lande“ und „Zu Gast beim Winzer“ mit über 3500 Adressen)
Maarstr. 96, D-53227 Bonn
Tel. 0228-96302-0, Fax 0228-96302-33
E-mail: info@bauernhofurlaub.com
www.bauernhofurlaub.com oder www.verreisen.de

Deutsche Landwirtschaftsgesellschaft e.V. DLG
(stellt ca. 1500 Bauernhöfe vor, die das DLG-Gütezeichen haben)
Eschborner Landstr. 122, D-60489 Frankfurt
Tel. 069-247880
www.dlg.org

Katholischer Arbeitskreis für Familienerholung e.V.
(Verzeichnis von Familienferienstätten/Kolpingferien-Katalog)
Kolpingplatz 5 -11, D-50667 Köln
Tel. 0221-20701-127, Fax 0221-20701-270
E-Mail: info@kafe.de
www.kafe.de

Paritätischer Arbeitskreis für Familienerholung c/o Paritätischer Wohlfahrtsverband e.V.
Oranienburgerstr. 13 - 14, D-10178 Berlin
Tel. 030-24636-423/-322,
Fax 030-24636-140
jugendberatung@paritaet.org
www.paritaet.org und www.dpwv.de

Deutsches Erholungswerk e.V.
Gotenstraße 19, D-20097 Hamburg
Tel. 040-41345753 und 456208,
Fax 040-413 45 758
E-mail: info@dew-hamburg.de
www.dew-hamburg.de

Mutter-Kind-Hilfswerk e.V.
Kurberaterin Karina Ortmann Tel. 07307-926655 vermittelt spezielle Zwillingskuren.
Den Verein erreicht man auch unter:
Millberger Weg 1, D-94152 Neuhaus am Inn

Tel. 08503-9149-0, Fax 08503-9149-20
E-Mail: kurinfo@mutter-kind-hilfswerk.de
www.mutter-kind-hilfswerk.de

Spezielle Adressen

Zwergensprache
Vivian König, Bayernring 29, D-06237 Leuna
Tel. 03461-813571
E-mail: info@babyzeichensprache.com
www.babyzeichensprache.com

PEKiP e.V.
Prager-Eltern-Kind-Programm
Am Böllert 7, D-47269 Duisburg
Tel. 0203-712330, Fax 0203-712395
E-mail: Info@pekip.de
www.pekip.de

Stiftung Warentest
Lützowplatz 11-13, D-10785 Berlin
Tel. 030-2631-0, Fax 030-2631-2727
E-mail: email@stiftung-warentest.de
www.test.de

IMGM Laboratories GmbH
Lochhamer Str. 29
D-82152 Martinsried
Tel. 089/895578-40, Fax: 089/895578-41
www.imgm.com oder
www.abstammungsanalyse.de

Adressen in Österreich

Bundesministerium für Gesundheit (Familie)
Radetzkystraße 2, A-1030 Wien
Tel. 01/71100-0, Fax 01/71100-14300
www.bmg.gv.at

Baby-Guide
(ausführlicher Wegweiser zum Thema Schwangerschaft, Geburt, Baby, Kinder)
Pillergasse 13. A-1150 Wien
Tel: 0664-1003906, Fax 01-5774932
E-mail: info@babyguide.at
www.babyguide.at

NANAYA - Zentrum für Schwangerschaft, Geburt und Leben mit Kindern
Zollergasse 37, A-1070 Wien
Tel. 0222-5231711, Fax 0222-5231764
E-mail: rundumgeburt@nanaya.at
www.nanaya.at

Österreichisches Hebammengremium
Spörlinggasse 3-5/2, A-1061 Wien
Tel. 01-5971404, Fax: 01-5971404
E-Mail: oehg@hebammen.at
www.hebammen.at

Österreichischer Dachverband für Vorbereitung auf Geburt und Elternschaft (DGE)
Sekretariat Eltern-Kind-Zentrum (EKIZ)
Gilgegasse 15, A-1090 Wien
Tel. 01-406 97 75
E-mail: elternkindzentrum@chello.at
www.elternkindzentrum.com

Verband der Still- und Laktationsberaterinnen Österreichs VSLÖ
Lindenstrasse 20, A-2362 Biedermannsdorf
Tel. + Fax 02236-72336
E-mail: info@stillen.at
www.stillen.at und www.stillbuch.at

La Leche Liga Österreich
E-mail: info@lalelcheliga.at
www.lalecheliga.at

Verein zur Unterstützung von Mehrlingseltern (Vorarlberg)
www.mehrlingselternverein.at

Initiative Regenbogen Verein für Hilfestellung bei Glückloser Schwangerschaft
Petra Hainz c/o Zentrum Nanaya
Zollergasse 37, A-1070 Wien

Geburtsallianz Österreich
Perfektastr. 83, A-1230 Wien
Tel. 00043-(0)650-4132888
Email: info@geburtsallianz.at
www.geburtsallianz.at

Weitere Adressen, nach einzelnen Bundesländern gegliedert und sehr ausführlich, sind im „Baby Guide" enthalten, den viele Informationsstellen, aber auch Ärztinnen und Ärzte kostenlos bereithalten.

Adressen in der Schweiz

Pro Juventute
(Adressenliste Mütterberatungsstellen)
Seehofstr. 15, CH-8008 Zürich
Tel. 01-2517244
E-mail: info@projuventute.ch
www.projuventute.ch

Schweizerischer Hebammenverband - Zentralsekretariat
Rosenweg 25 c, CH-3000 Bern 23
Tel. 031-3326340, Fax 031-3327619
E-mail: info@hebamme.ch
www.hebamme.ch

Marie-Meierhofer-Institut für das Kind
(Mutter-Kind-Beratung)
Schulhausstr. 64, CH-8002 Zürich
Tel. 044-2055220
E-mail: info@mmizuerich.ch
www.mmizuerich.ch

SVM Schweizerischer Verein der Mütterberaterinnen
Elisabethenstr. 16
Postfach 8426, CH-8036 Zürich
Tel. 044-3823033, Fax 04-3823035
E-mail: svm@bluewin.ch
www.muetterberatung.ch

Dachverband Schweizerischer Mütterzentren
c/o Sabine Schifferdecker -
Standstrasse 1, CH-9320 Arbon
Tel. 071-4468730
E-mail: info@muetterzentrum.ch
www.muetterzentrum.ch

La Leche Liga Schweiz
Postfach 197, CH-8093 Zürich
Tel. 01-943 33 00
E-mail: info@stillberatung.ch
www.stillberatung.ch

Regenbogen Schweiz - Selbsthilfevereinigung von Eltern, die um ein verstorbenes Kind trauern
Postfach, CH-3297 Leuzigen
Tel. 0848-085085
www.verein-regenbogen.ch

Adressen in Luxemburg

Zwillingsmüttertreffen in Luxemburg
c/o Chantal Eisen-Wohl
Tel. 802041
E-mail: eisen58@pt.lu
www.zwillinge.hot.lu

La Leche Liga Luxembourg
29, rue Follereau, L-1529 Luxembourg
E-mail: lalecheleague@internet.lu

Initiative Liewensufank asbl.
Beratungsstelle für Schwangerschaft, Geburt und Elternschaft
20, rue de Contern, L-5955 Itzig,
Tel. 360598
www.liewensufank.lu

Bezugsquellennachweise

TWINSHOP
(vertreibt u. a. Stillkissen, Zwillingskinderwagen mit Zubehör, Laufstall etc.)
Postfach 40 11 11, D-86890 Landsberg
Tel. 08191-966739, Fax 08191-966740
E-mail: info@twins.de
www.twins.de

Fahrradanhänger
www.croozer.de
www.chariot.de

Namensschnuller
Namensschnuller®
Pia Callesen
Bergsoesvej 27
DK-8600 Silkeborg
E-Mail: Kontakt@namensschnuller.de
www.namensschnuller.de

www.sleepingbaby.de
Die schweizer Familie Berger vertreibt eine Spezialfeder, an die man einen Babyautositz (Maxi Cosi, Römer u.a.) aufhängen kann. Durch die Schwingungen beruhigen sich Babys ... und Eltern gleichermaßen.

Medela Medizintechnik GmbH & Co. Handels KG (vertreibt Milchpumpen)
Postfach 11 48, D-85378 Eching
Tel. 089-3197590
E-mail: info@medela.de
www.medela.de

Modische Bauchbinden, Aufkleber, Namensartikel
MY-BABY-SHOP.com
Foellerweg 39
61352 Bad Homburg
Email: info@my-baby-shop.com
www.my-baby-shop.com

Tragemaus GmbH (Tragehilfen aller Art)
Großfeldstraße 4, D-85467 Oberneuching
Tel. 08123-986684 (Mo - Fr 9 - 12 Uhr)
E-mail: info@tragemaus.de
www.tragemaus.de

perbelle - Franziska Oberkirch & Yasmin Weber GbR (Frühchenkleidung)
Längenhardstr. 34, D-79104 Freiburg
Tel. 0761-2172720, Fax 0761-2172981
E-mail: info@perbelle.de
www.perbelle.de

Didymos GmbH
(Didymos-Tragetücher)
Alleenstraße 8, D-71638 Ludiwgsburg
Tel. 07141-921024
E-mail: post@didymos.de
www.didymos.de

baby wild
(Stillkissen)
Mozartstr. 14, D-80336 München
Tel. 089-51469821
E-mail: info@babywild.de
www.baby-wild.de

Fotostudio Petra Kraus
Reisgasse 2 - 4, D-91207 Lauf
Tel. 09123-81001
Fax 09123-81002
E-Mail: Info@Fotostudio-Kraus.de
Vielen Dank an Petra Kraus, deren schönes Foto unseren Titel ziert. Titelmädchen sind Antje Tschunt mit Ella und Selma.

Bücher zum Weiterlesen

Zwillings- und Drillingsbücher

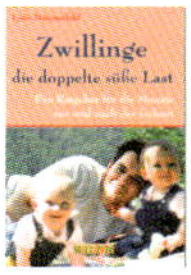

»Zwillinge - die doppelte, süße Last«, Lydia Hauenschild, Verlag für die Frau, € 10,90.
Inhalt: Immer sind es Betroffene, die zur Feder greifen. Und so ist auch diese Autorin Mutter von Zwillingen. Sie gibt viele praktische Tipps. Das Buch richtet sich an Schwangere und Mütter von Zwillingen, die bis zu ein Jahr alt sind.

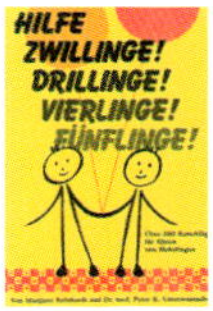

»Hilfe Zwillinge, Drillinge, Vierlinge, Fünflinge«, Marijane Reinhardt, Dr. Peter Unterwurzacher, € 13,00.
Inhalt: Zuerst war das Buch nur eine dünne Broschüre, heute ist es ein umfangreiches Buch und enthält zahlreiche gute Tipps zum Thema Zwillinge, aber auch für Drillinge und Vierlinge.

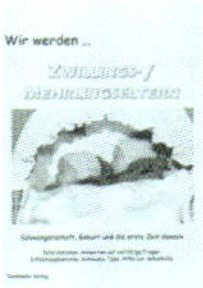

»Wir werden Zwillings-/Mehrlingseltern«, Broschüre, TWINMEDIA Verlag - in Deutschland nur bei uns, € 8,50.
Inhalt: Viele Sorgen und Überlegungen strömen auf werdende Eltern ein, wenn aus dem einen ersehnten Kind plötzlich, zwei oder drei werden ... In dieser Broschüre werden die wichtigsten Ängste durch gute Ratschläge zerstreut und Eltern können sich einen ersten Überblick darüber verschaffen, was auf sie zukommt.

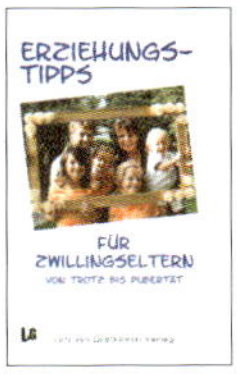

»Erziehungstipps für Zwillingseltern«, Marion v. Gratkowski, Verlag von Gratkowski, € 15,00.
Inhalt:: Zwillinge sind anders, anders als andere Kinder. Und die Erziehung ist anders - sie erfordert Geduld, Nervenstärke und das richtige Gefühl. Hier geht es um Tipps für mehr Individualität, um Streit unter Zwillingen, es geht ums Trotzalter, das die Eltern oft doppelt hart trifft. Das Buch gibt nicht nur Eltern eineiiger Zwillinge Tipps, sondern auch den Eltern zweieiiger Zwillinge, die ziemlich oft unter starker Konkurrenz leiden.

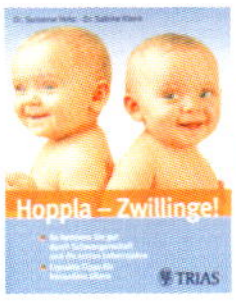

»Hoppla Zwillinge«, Dr. Susanne Holst, Dr. Sabine Klonk, Trias Verlag, € 14,95.
Inhalt: Viele Fotos, wenig Neues - eher ein kompaktes Buch für die erste Information. Wer mehr zum Thema wissen will, tut gut daran, sich wenigstens einen anderen Ratgeber zuzulegen.

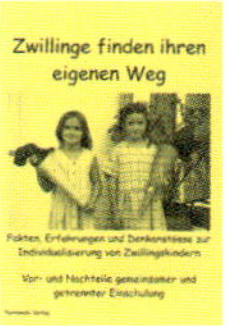

»Zwillinge finden ihren eigenen Weg«, TWINMEDIA Verlag, in Deutschland nur über uns bestellbar, € 8,50.
Inhalt: Sind die Zwillinge aus den Windeln raus, plagt Eltern der Gedanke, sie könnten sich nicht individuell entwickeln und seien zu sehr aufeinander fixiert. Die Broschüre hilft Zwillingseltern bei der Erziehung und bei der Unterstützung ihrer Zwillinge auf dem Weg in mehr Selbständigkeit.

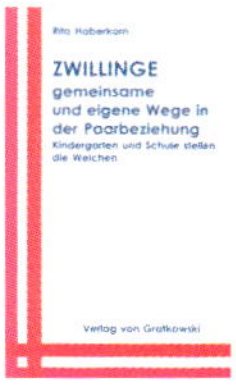

»Zwillinge - eigene und gemeinsame Wege in der Paarbeziehung«, Rita Haberkorn, Verlag von Gratkowski, € 11,90.
Inhalt: Rita Haberkorn ist Zwillingsmutter und Pädagogin. Hier hat sie einen kompakten Ratgeber zum Thema gemeinsamer oder getrennter Besuch des Kindergartens gemacht. Es geht um die Wahl der Schulklassen, um Einschulung von Zwillingen in verschiedenen Jahren, um weiterführende Schulen, Pubertätsprobleme und um Linkshändigkeit.

»Zwillinge in Kindergarten + Schule«, Verlag von Gratkowski, € 19,90.
Demnächst neu.

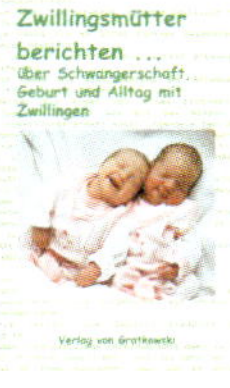

»Zwillingsmütter berichten ... über Schwangerschaft, Geburt und Alltag«, Marion von Gratkowski (Hrsg.), € 12,90.
Inhalt: Um Buch 001 zu schreiben, reichten natürlich nicht nur die Erfahrungen der Autorin. Also wurden über 80 Frauen befragt (und 1 Mann!), deren Antworten auf einen umfangreichen Fragebogen hier zusammengefasst wiedergegeben sind. Tauchen Sie ein in die faszinierenden Lebensgeschichten anderer Zwillingseltern.

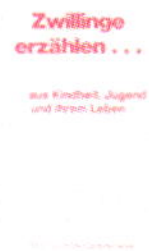

»Zwillinge erzählen ... aus Kindheit, Jugend und ihrem Leben«, Marion von Gratkowski, Verlag von Gratkowski, € 7,80.
Inhalt: Wie haben erwachsene Zwillinge ihre Kindheit, ihre Jugend und ganz allgemein ihr Leben erlebt? Sind sie mit den Erziehungsversuchen ihrer Eltern einverstanden? Haben sie dieses viel beschriebene besondere Band oder sind sie nur Geschwister mit dem zufällig gleichen Geburtsdatum? Ein ideales Buch auch für erwachsene Zwillinge.

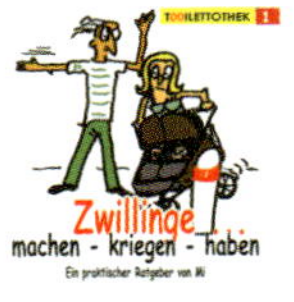

»Zwillinge - machen, kriegen, haben«, Marion von Gratkowski, Mike Neumann, neue Auflage Juni 2011, € 9,90.
Inhalt: Muss man denn immer alles so bierernst nehmen? Zwillinge einmal von der heiteren Seite - das sollte in diesem kleinen Büchlein zusammengestellt werden. Situationen, die viele Zwillingseltern kennen - von der Zeugung, aus dem Kreißsaal und im Alltag. Wenn nicht für die eigene »Bibliothek«, so ist der Comic eine schöne und lustige Geschenkidee.

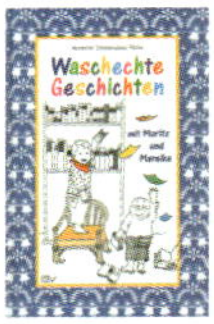

»Waschechte Geschichten ... mit Moritz und Mareike«, Annette Dossmann-Vette, Hubert Mönnig Verlag, € 10,20.
Inhalt: Lustige Geschichten über den manchmal weniger lustigen Alltag mit Zwillingen. Eine ideale Geschenkidee für werdende Zwillingsmütter oder zur Geburt.

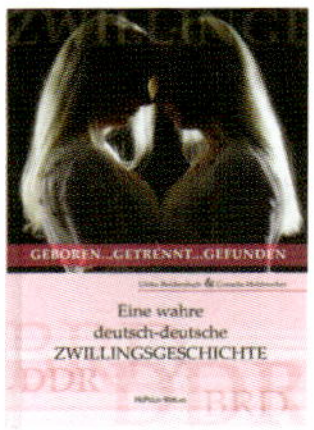

»Geboren-getrennt-gefunden«, HEPELO-Verlag, Ulrike Reichenbach, Cornelia Holzbrecher, € 19,80.
Inhalt: Welche Tragik. Zwillinge werden getrennt und wachsen ohne Wissen voneinander in der DDR und in der BRD bei Pflegefamilien auf. Nach der Wende suchen und finden sich Ulrike und Cornelia wieder. Ein spannendes Buch für alle, die mit Zwillingen zu tun haben.

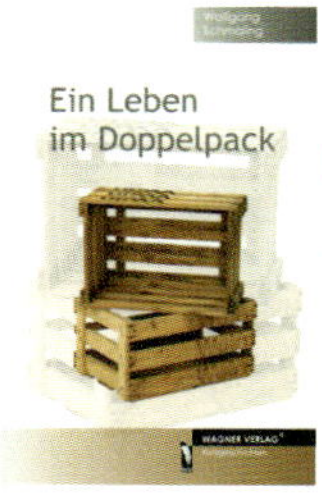

»Ein Leben im Doppelpack«, WagnerVerlag, Wolfgang Schmaling € 14,80.
Inhalt: Wolfgang und Eberhard werden mitten im Krieg geboren. Sie wachsen in der ehemaligen DDR auf. Verwechslungskommödien und Späßen waren sie abgeneigt. Wolfgang hat ihre bewegte Kindheit und Jugendzeit zu Papier gebracht.

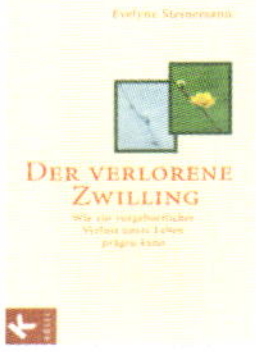

»Der verlorene Zwilling«, Evelyne Steinemann, Kösel Verlag, € 14,95.
Inhalt: Viele Schwangerschaften fangen als Doppelschwangerschaften an. Doch dann geht eine Anlage ab. Oft merkt die Schwangere nicht einmal etwas davon. Und doch, so ein verlorener Zwilling, kann das Leben des übrig gebliebenen Menschen beeinflussen. Dieser interessanten These geht die Autorin in ihrem Buch anhand vieler Beispiele nach.

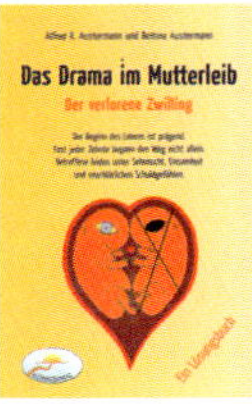

»Das Drama im Mutterleib - Der verlorene Zwilling«, Alfred R. Austermann/Bettina Austermann, € 15,90.
Inhalt: Ähnlich wie das zuvor genannte Buch beschäftigen sich die Autoren mit doppelt angelegten Schwangerschaften, bei denen ein Kind verschwindet. Wie geht der verbliebene Zwilling damit um, ist die zentrale Frage. Spannend wie ein Krimi.

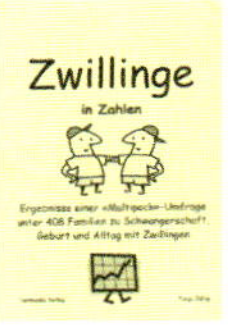

»Zwillinge in Zahlen«, TWINMEDIA Verlag, in Deutschland nur bei uns bestellbar, € 8,50.
Inhalt: Der Schweizer Twinmedia Verlag hat einmal die Daten von Zwillingseltern unter die Lupe genommen. Da geht es um die Gefühle in der Schwangerschaft, über die Narkosearten beim Kaiserschnitt bis hin zum Alltag mit Zwillingen. Wichtigste Frage: Wie sah die Hilfe konkret aus?

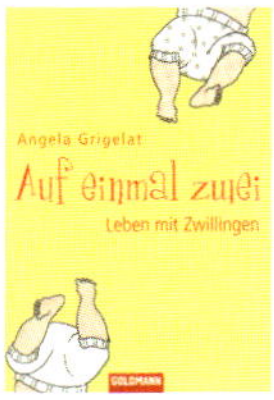

»Auf einmal zwei - Leben mit Zwillingen«, Angela Grigelat, Goldmann Verlag, TB 8,95 €.
Inhalt: In einer unheimlichen Fleißarbeit hat die Autorin alles zum Thema Zwillinge aus Literatur und anderen Quellen zusammengetragen. Nur die Zeitschrift ZWILLINGE und auch sämtliche Bücher aus dem Verlag von Gratkowski bleiben unerwähnt. Das Buch kann man trotzdem bei uns kaufen, wir sind ja nicht so ...

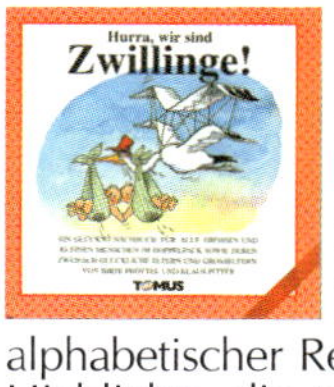

»Hurra, wir sind Zwillinge«, Birte Pröttel, Tomus Verlag, 7,80 €.
Inhalt: Sie kennen jemanden, der Zwillinge bekommen hat? Dann ist dieses Glückwunschbüchlein genau das Richtige. In alphabetischer Reihenfolge sind die wichtigsten Highlights, die man mit Zwillingen so erleben kann, dargestellt. Ebenso witzige Zeichnungen runden das kleine Büchlein ab.

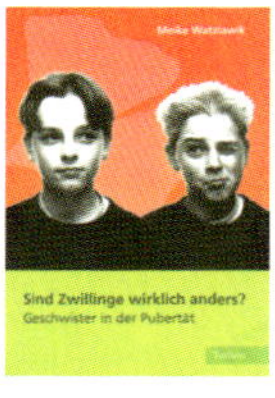

»Sind Zwillinge wirklich anders? Geschwister in der Pubertät«, Meike Watzlawik, Tectum Verlag, 29,90 €.
Inhalt: Der Text ist eher wissenschaftlich. Wen wissenschaftliche Texte nicht abschrecken, der hat hier eine höchst interessante Lektüre, die sich sicher auch auf den eigenen Alltag beziehen lässt.

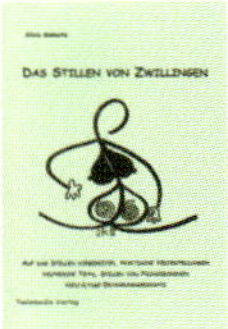

»Das Stillen von Zwillingen«, Broschüre, TWINMEDIA Verlag, in Deutschland nur bei uns, € 8,50.
Inhalt: Gerade, wenn Sie Zwillinge stillen möchten, sind doch viele Unwägbarkeiten und ist doch viel Unsicherheit im Spiel. Hier finden Sie Rat für die Sondersituation Zwillinge stillen. Wer sich richtig aufs Stillen vorbereiten möchte, kann beide Bücher lesen.

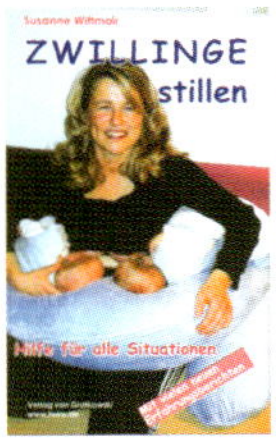

»Zwillinge Stillen - Hilfe für alle Situationen«, Susanne Wittmair, Verlag von Gratkowski, € 14,90.
Inhalt: Stillberaterin und Zwillingsmutter Susanne Wittmair gibt die richtigen Tipps. Sie hat nicht nur selbst die nötige Erfahrung, sondern auch jede Menge Kontakt zu ratsuchenden Müttern. In ihrem Büchlein hat sie alles Wissenswerte zur Sondersituation Zwillinge stillen zusammen getragen, die gängigsten Positionen, Hilfsmittel und Problemlösungen vorgestellt.

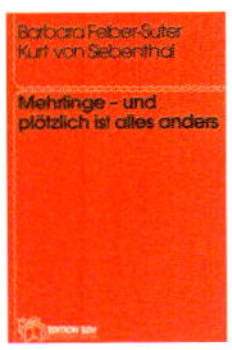

»Mehrlinge - und plötzlich ist alles anders«, Barbara Felber-Suter, Kurt von Siebenthal, Edition ZHS, € 17,90.
Inhalt: Hier wird einmal nicht der schöne Schein beschworen, sondern die ungeschminkte Wirklichkeit gezeigt. In dem sehr interessanten Buch sind die Schicksale von Mehrlingsfamilien dargestellt. Es geht um Drillinge und Vierlinge, die besonderen Anforderungen, aber auch um Behinderungen und andere Probleme.

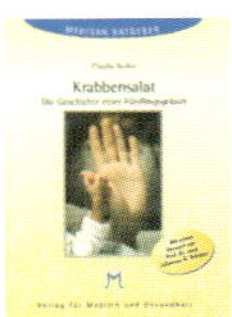

»Krabbensalat - Geschichte einer Fünflingsgeburt!«, Claudia Ascher, € 18,00.
Inhalt: Fünflingsmutter Claudia Ascher hat die Geschichte ihrer Familie aufgeschrieben. Wir erleben und bangen mit ihr, weinen, als zwei der Kinder sterben und freuen uns, dass drei von ihnen überlebt haben. Ein bewegendes Buch, das auch Zwillingseltern sehr gerne lesen.

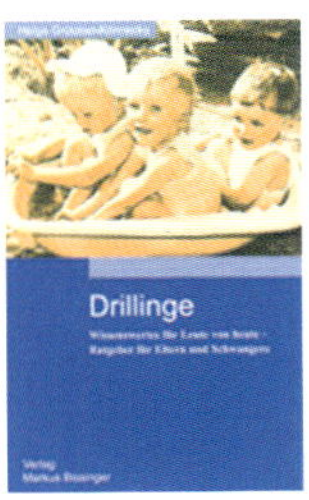

»Drillinge - Wissenwertes für Leute von heute«, Helga Grützner-Könnecke, Gründerin des ABC-Clubs, Bissinger Verlag, € 18,90.
Inhalt: Wenn dieses Buch die Bibel für Zwillingseltern ist, dann ist dieses Buch die „Bibel" für alle, die mit Drillingen zu tun haben - sei es als Eltern, Großeltern, Erzieher, Lehrer usw. Helga Grützner hat hier ein außerordentlich interessantes Werk zusammengetragen und ihre lange Erfahrung als Vorsitzende des von ihr gegründeten ABC-Clubs einfließen lassen.

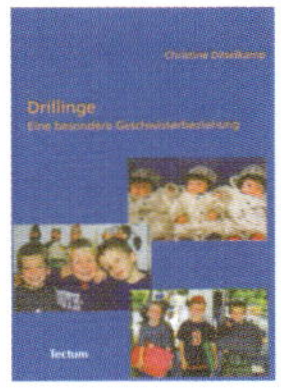

»Drillinge. Eine besondere Geschwisterbeziehung«, Dr. Christine Disselkamp, Tectum Verlag, € 24,90.
Inhalt: Die Autorin weiß, wovon sie schreibt. Sie ist Drillingsmutter. Für ihre Doktorarbeit hat sie die Beziehung ihrer Kinder untereinander durchleuchtet, aber auch eine umfangreiche Fragebogenaktion ausgewertet.

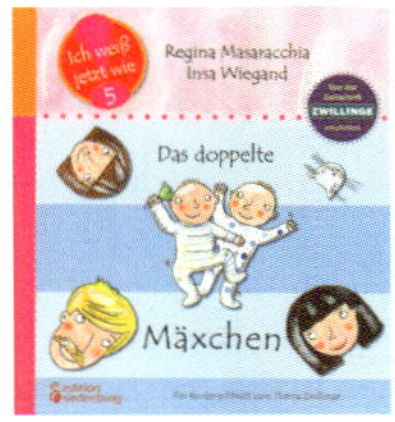

»Das doppelte Mäxchen«, edition riedenburg, € 14,90.
Inhalt: Ein Kinderbuch zum Thema Zwillinge. Mama bekommt Zwillinge und was passiert mit mir? Wie entstehen Zwillinge und was ist das Besondere an ihnen? Und dann sind Max und Marvin da. Ganz schön spannend!

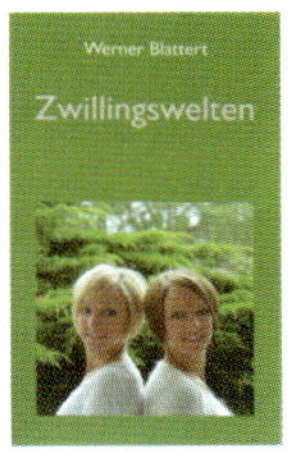

»Zwillingswelten«, Werner Blattert, bod Verlag, € 19,10.
Inhalt: Selbst Zwilling und auch Zwillingsvater lässt den Autor das Thema nicht mehr los. Hier hat der pensionierte Lehrer manche Zwillingsgeschichte zusammengetragen. Skurriles ebenso wie ganz Normales aus dem Leben von Zwillingen.

Neue Zwillingsbücher

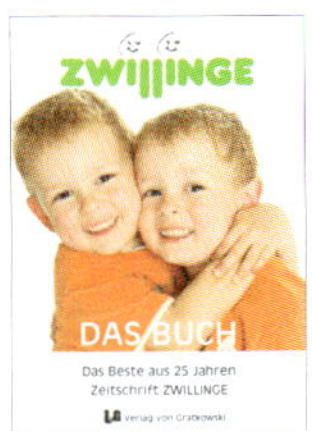

»ZWILLINGE - das Buch - das Beste aus 25 Jahren Zeitschrift ZWILLINGE«, Hrsg. Marion von Gratkowski, 256 Seiten, LvG-Verlag, € 24,90.
Inhalt: Die Zeitschrift ZWILLINGE gibt es seit fast 25 Jahren, also ein Vierteljahrhundert. Grund genug, Themen aus früheren Jahren so aufzubereiten, dass sie in ein Buch passen. In diesem „best-of-Buch" sind alle Themen vereint - von der Schwangerschaft über das Stillen, aber auch bis zur Wesensart von Zwillingen, Kindergarten & Schule.

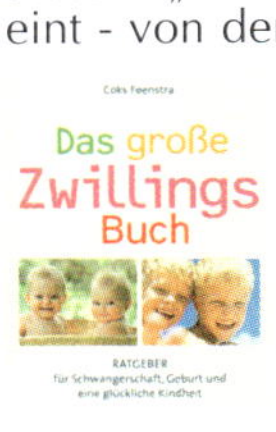

»Das große Zwillingsbuch«, Coks Feenstra, Beltz Verlag, € 24,95.
Inhalt: Alles zum Thema Zwil-

linge ist in diesem Buch vereint. Nicht zuletzt deshalb ist es ein richtiger „Wälzer“ geworden. Ähnlich wie ein Lexikon können Zwillingseltern dort gut nachschlagen. Es kann also nicht schaden, das dicke Buch ebenfalls im Regal zu haben.

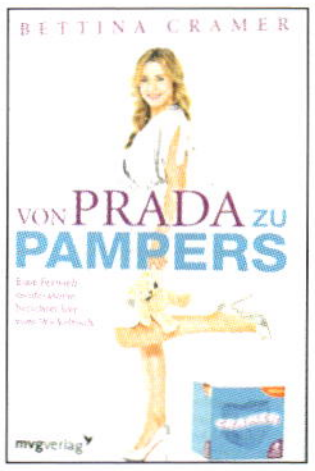

»Von Prada zu Pampers«, Bettina Cramer, mvg Verlag, 17,99 €.
Inhalt: Unverhofft kommt oft und so trifft es auch die erfolgreiche TV-Moderatorin Bettina Cramer. Sie bekommt Zwillinge. Und seit Carla und Luis da sind, berichtet sie „live vom Wickeltisch“. Lassen wir uns überraschen ... ich kenne das Buch selbst noch nicht.

Andere empfehlenswerte Bücher

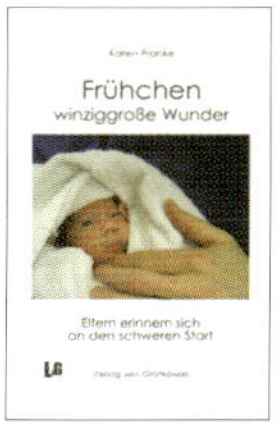

»Frühchen - winzig große Wunder. Eltern erinnern sich an einen schweren Start«, Dr. Karen Franke, LvG Verlag, 14,90 €.
Inhalt: Zwillingsmutter Karen Franke hat zahlreiche andere Frühcheneltern befragt und sie sehr schönen, persönlichen Berichte mit ihrem Sachverstand ergänzt. Mit Herzblut geschrieben.

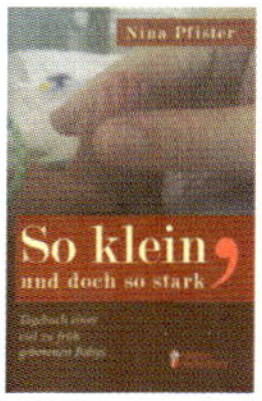

»So klein und doch so stark«, Nina Pfister, edition riedenburg, 24,90 €.
Inhalt: Nina Pfister erzählt in einer Art Tagebuchaufzeichnung über Höhen und Tiefen des Frühchenmutter-Daseins. Wer selbst betroffen ist, kann dies gut nachvollziehen und so neue Kraft schöpfen.

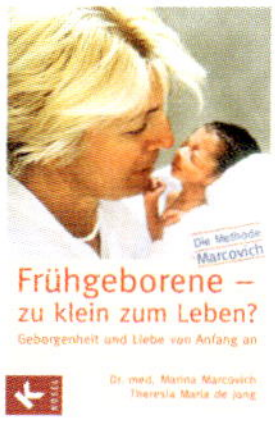

»Frühgeboren - zu klein zum Leben? Die Methode Markovich«, Dr. Marina Markovich, Kösel Verlag, 16,95 €.
Inhalt: Frühgbeorene brauchen intensive Zuwendung auf der Intensivstation. Dr. Marina Markovich hat die Frühchenversorgung in dieser Hinsicht revolutioniert. Sie führte als erste das sogenannte Kängurun ein.

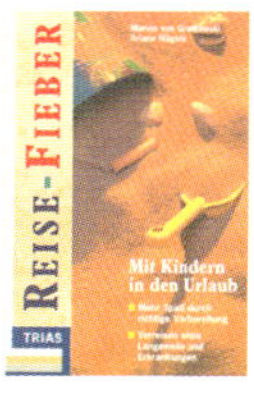

»Reisefieber - mit Kindern in den Urlaub«, von Gratkowski/Nägele, Trias Verlag, 8,- €.
Inhalt: Soll der Urlaub gelingen, muss er sich am jüngsten Teilnehmer orientieren. Das Buch enthält die beste Planung für Ferien mit Babys & Kleinkindern. Und auch für den Krankheitsfall gibt es ein ganzes Kapitel.

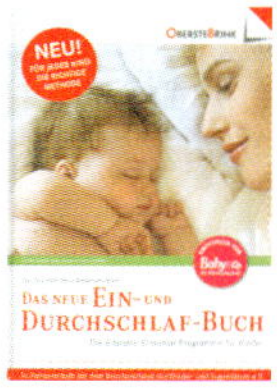

»Das neue Ein- und Durchschlafbuch - die 6 besten Ein- und Durchschlaf-Programme für Kinder«, Dipl.-Soz.-Päd. Petra Weidemann-Böker, Oberstebrink Verlag, € 22,80.
Inhalt: Das Nachfolgebuch zu »Jedes Kind kann schlaf lernen« ist sicher nicht weniger umstritten und doch noch viel hilfreicher. Wer die Programme nicht punktgenau durchführen möchte, lernt trotzdem eine Menge über den kindlichen Schlaf.

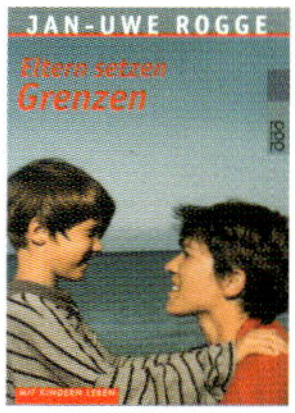

»Kinder brauchen Grenzen«, Jan-Uwe Rogge, rororo-TB, € 9,90, »Eltern setzen Grenzen«, Jan-Uwe Rogge, rororo-TB, € 8,50, »Wenn Kinder trotzen«, Jan-Uwe Rogge, rororo-Verlag, € 8,90.

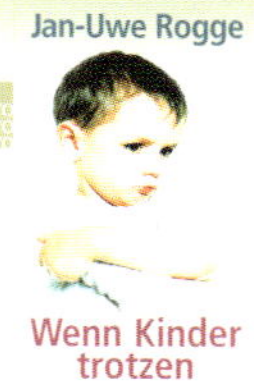

Inhalt: Die Bücher des Erziehungsexperten Jan-Uwe Rogge haben ein Thema: Es müssten eher die Eltern erzogen werden, wenn sie ihren Kindern Vorbild sein wollen. Alle drei Bücher sind gleich empfehlenswert.

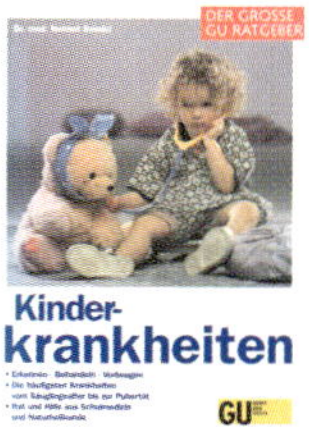

»Kinderkrankheiten«, Dr. med. Helmut Keudel, Gräfe + Unzer Verlag, € 20,50.
Inhalt: Ein Buch zum Thema Kinderkrankheiten sollte jede Familie im Regal haben. Vorzugsweise eines, das Krankheiten und Wehwehchen gut erklärt, so dass ein Blick ins Buch beruhigt, statt Angst zu machen. Den Gang zum Kinderarzt soll das Buch dennoch keinesfalls ersetzen.

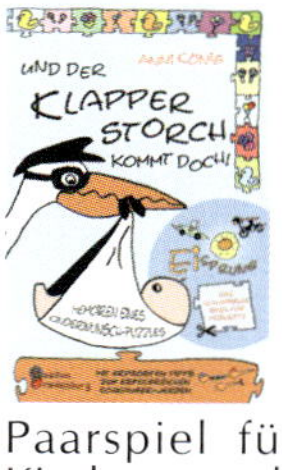

»Und der Klapperstorch kommt doch«, Anni König, edition riedenburg, 19,90 €.
Inhalt: Im Buch gibt es neben Annis Geschichte die Sicht des Partners, Selbst-Test-Fragebögen zum Thema „Kinderwunsch“ und „Kinder-Reife“, das Spiel „EiSprung“ – ein schlüpfriges Paarspiel für Verliebte mit dringendem Kinderwunsch, die original Dr. Klasto-Zykluskurvenblätter (sympto-thermale Methode).

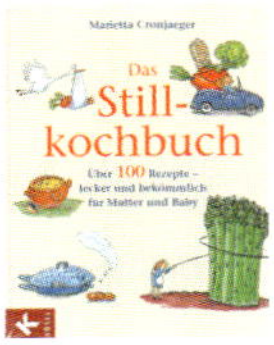

»Das Stillkochbuch«, Marietta Cronjaeger, Kösel Verlag, € 15,50.
Inhalt: Was kann ich, was soll ich als stillende Mutter essen? Ernährungsexpertin Marietta Kronjäger hat hier Gerichte zusammen gestellt, die nicht nur nährreich für Mutter und Kind(er) sind, sondern auch frisch und schnell zubereitet.

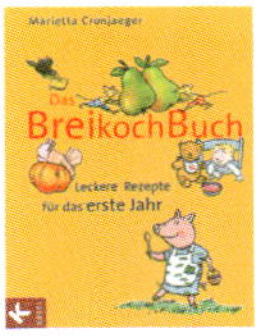

»Das Breikochbuch«, Marietta Cronjaeger, Kösel Verlag, Euro 15,95.
Inhalt: Selbst kochen für Babys ist keine Hexerei und auch nicht so zeitraubend, wie manche Mütter meinen. Gerade bei Zwillingen fehlt die Zeit an allen Ecken und Enden. Wer dennoch lieber selbst zum Kochlöffel greift, findet hier ansprechende Rezepte für jeden Geschmack.

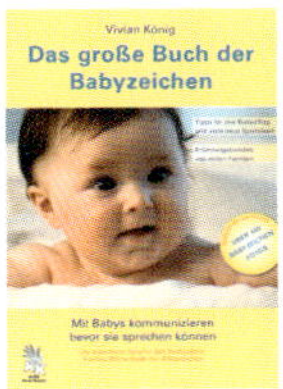

»Babyzeichensprache«, Vivian König, Verlag Karin Kestner, Euro 27,90.
Inhalt: Schon kleine Babys können sich mit Handzeichen und entsprechender Mimik verständlich machen - und das lange, bevor sie richtig sprechen können. Für Mütter mit Zwillingen eine Riesenerleichterung, da Babys, die sich nicht verständlich machen können, oft quenglig sind ... und das mal zwei??!! Das Buch Babyzeichensprache zeigt die wichtigsten Zeichen, die Sie aber auch in speziellen Kursen erlernen können.

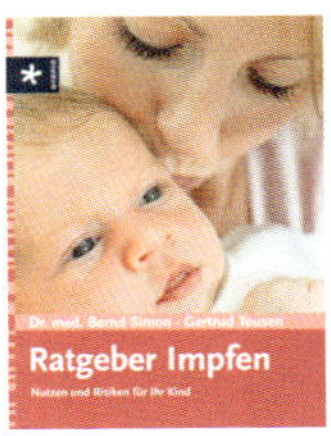

»Ratgeber Impfen - Nutzen und Risiken für Ihr Kind«, Dr. Bernd Simon, Gertrud Teusen, Urania Verlag,12,95 Euro.
Inhalt: Impfen - das Reizthema schlechthin. Wenn Sie im Zweifel sind, was das Richtige für Ihr Baby/Ihre Babys ist, lassen Sie sich gut beraten. Zum Beispiel mit diesem Ratgeber, der Nutzen und Risiken übersichtlich darstellt.

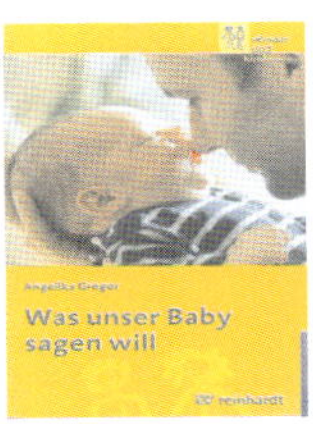

»Was unser Baby sagen will«, Angelika Gregor, Ernst Reinhardt Verlag, 16,95 Euro.
Inhalt: Junge Eltern müssen erst lernen, die Zeichen ihre Babys zu verstehen und dabei will dieses Buch helfen. Die Autorin erklärt leicht verständlich und doch wissenschaftlich fundiert, was es mit Blickkontakt, Mimik und Körpersprache eines Neugeborenen auf sich hat.

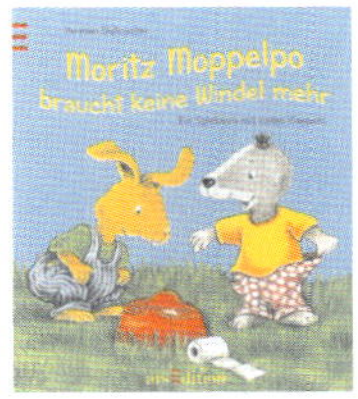

»Moritz Moppelpo braucht keine Windel mehr«, Hermien Stellmacher, ars edition Ver-lag, 6,90 Euro.
Inhalt: Moritz ist ein Häschen. Mama bietet ihm das Töpfchen an. Moritz will aber lieber eine Windel, dann kann man Pipi machen und gleichzeitig spielen ... Erst als Moritz Moppelpo sieht, dass alle seine Freunde schon sauber sind, klappt's bei ihm auch. Ein witzig erzähltes Spielbilderbuch mit vielen Klappen zum Öffnen.

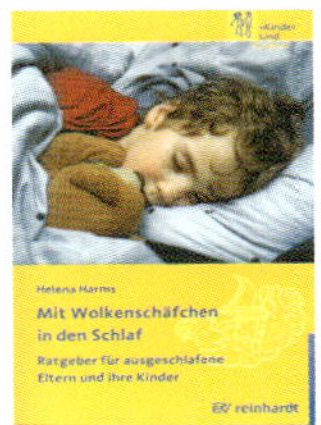

»Mit Wolkenschäfchen in den Schlaf«, Helena Harms, Ernst Reinhardt Verlag, 16,90 Euro.
Inhalt: Viele Kinder tun sich mit dem Einschlafen schwer. Dieses Buch ist genau das richtige für diese Situation. Hier gibt es nicht nur die Erklärung zum Thema Schlaf, sondern auch einige Gutenacht-Geschichten und Vorschläge für ein ruhiges Zubettgeh-Ritual.

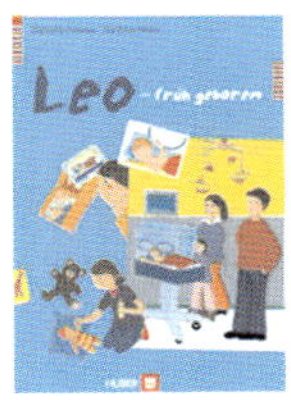

»Leo früh geboren«, Daniela Greinert, Matthias Nelle, Hans Huber Verlag, 19,95 Euro.
Inhalt: Dies ist ein Kinderbuch, mit dem Eltern und Großeltern erklären können, wieso ein zu früh geborenes Geschwisterchen noch so lange in Krankenhaus bleiben muss. Mit vielen Bildern und wichtigen Adressen im Anhang.

Alle Bücher sind zu Buchhandelspreisen auch bei uns bestellbar. Selbstverständlich bekommen Sie die vorgeschlagenen Bücher auch im normalen Buchhandel oder auch im Internet.

Unseren Buchshop finden Sie unter

www.twins.de

Inhaltsverzeichnis

Nach der Geburt - Seite 58 bis 82

Der Alltag in den ersten Wochen - Seite 83 bis 127

Die Ausstattung - Seite 129 bis 148

Unfallgefahr - Seite 153 bis 158

Mobil bleiben mit Zwillingen & Co. - Seite 159 bis 168

Der Alltag - alles spielt sich ein - Seite 169 bis 188

Die Zwillinge - Seite 189 bis 204